小児・発達期の包括的アプローチ

PT・OTのための実践的リハビリテーション

編集

新田　收 首都大学東京大学院教授
竹井　仁 首都大学東京大学院教授
三浦香織 東京医療学院大学講師

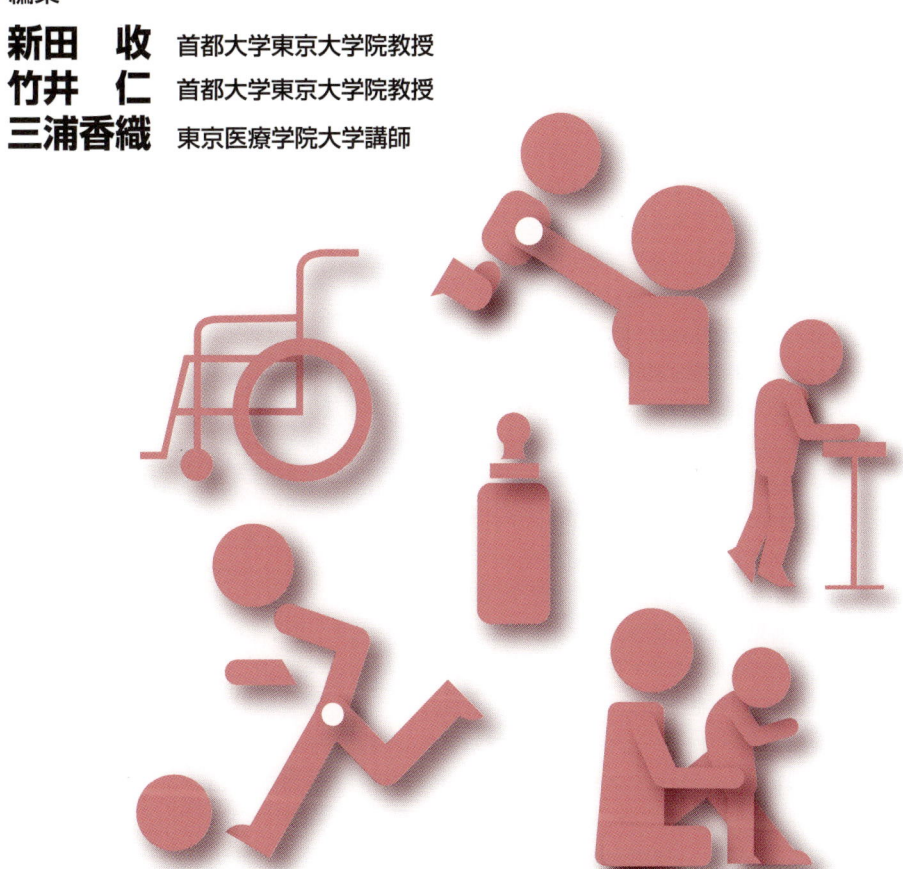

文光堂

編者・執筆者一覧

編集

新田　收	首都大学東京大学院人間科学研究科理学療法科学域教授
竹井　仁	首都大学東京大学院人間科学研究科理学療法科学域教授
三浦香織	東京医療学院大学保健医療学部リハビリテーション学科作業療法学専攻講師

執筆 (執筆順)

石原房子	人間総合科学大学非常勤講師
森　秀美	東邦大学看護学部講師
新田　收	首都大学東京大学院人間科学研究科理学療法科学域教授
黒澤淳二	大阪発達総合療育センターリハビリテーション部部長
米持　喬	大阪発達総合療育センターリハビリテーション部作業療法科主任
中島るみ	大阪発達総合療育センターリハビリテーション部作業療法科副主任
高見葉津	東京都立北療育医療センター　非常勤言語聴覚士
三浦香織	東京医療学院大学保健医療学部リハビリテーション学科作業療法学専攻講師
伊藤祐子	首都大学東京健康福祉学部作業療法学科准教授
池田由美	首都大学東京健康福祉学部理学療法学科准教授
浅野大喜	日本バプテスト病院リハビリテーション科主任
関内美奈子	新宿区立新宿養護学校非常勤講師，作業療法士
篠崎昌子	すみれクリニック院長，医師
楠本泰士	東京工科大学医療保健学部理学療法学科助教
松尾　篤	南多摩整形外科病院医師
岡田節子	首都大学東京健康福祉学部客員研究員，非常勤講師
儀間裕貴	東京大学大学院教育学研究科身体教育学コース
米津　亮	大阪府立大学地域保健学域総合リハビリテーション学類理学療法学専攻准教授
横山美佐子	北里大学医療衛生学部リハビリテーション学科理学療法学専攻講師
三戸香代	西多摩病院
栗田英明	東京工科大学医療保健学部理学療法学科講師
佐久間直美	杉並区立済美養護学校非常勤講師
信太奈美	首都大学東京健康福祉学部理学療法学科助教
兒玉妙子	心身障害児総合医療療育センター作業療法士
成澤　修	東京都立府中療育センター訓練科主任技術員，理学療法士
松田雅弘	植草学園大学保健医療学部理学療法学科講師
松原敦子	さいたま市総合療育センターひまわり学園主査，作業療法士
池上　洋	東京都立小児総合医療センターリハビリテーション科主任　作業療法士
小野寺泰子	東京都立品川特別支援学校主任教諭
髙橋克子	東京都立大塚ろう学校特別支援教育コーディネーター，言語聴覚士，S.E.N.S
樋口善英	高崎健康福祉大学保健医療学部理学療法学科講師
高嶋直美	国立スポーツ科学センターメディカルセンター理学療法士，アスレティックトレーナー
金子満寛	株式会社ジェネラス訪問看護ステーションほたる小児部門長
竹井　仁	首都大学東京大学院人間科学研究科理学療法科学域教授
中嶋信太郎	大阪赤十字病院附属大手前整肢学園訓練課課長
波多野裕子	東京都立志村学園肢体不自由教育部門，主任教諭

序　文

　本書を手に取っていただきありがとうございます．小児領域に関わるセラピストの方々とセラピストを目指す学生の皆様に是非お役に立てていただきたく執筆者一同総力上げて完成させました．

　本書は「小児・発達期の包括的アプローチ」をテーマにしております．ところで小児領域の意味する範囲は広く簡単に定義することはできません．年齢から小児期，成人に達する以前の年齢層を対象とする領域と定義することも可能です．つまり人として未完成な状態にあり，発達の過程にある者を対象とする領域とすることもできます．この定義にしたがえば内部疾患であれ，運動器疾患であれこの年齢層を対象とする場合小児理学療法となる．ただ年齢層だけの定義では十分とは言えません．

　小児リハビリテーションの代表的対象疾患である「脳性麻痺」「筋ジストロフィー」等について考えると，成人した脳性麻痺であっても通常小児の専門家が対応します．養成課程においても，これら疾患は年齢に関係なく一貫して小児領域として扱われます．

　つまり小児領域のセラピストは人の全般的な発達と，当領域に特徴的な疾患について深く理解することが求められます．このことを念頭に目次構成を検討いたしました．

　前半「総論」として，人の発達に関して，運動，認知，コミュニケーション，セルフケア等に分け解説しています．理学療法士，作業療法士などセラピストはそれぞれ養成課程において，重点を置かれる内容が異なります．このためにそれぞれ知識に偏りがあることも否めません．臨床の場ではこうした養成課程の事情にかかわらずセラピストは発達に関する総合的な知識が求められます．一度ページをめくってください，発達について知識を整理し，理解を深めることにきっとお役に立てると思います．

　そして目次後半では「各論」として，疾患と治療手技について具体的に解説しています．それぞれの解説は実践的であることを心がけました．疾患の理解から，評価方法，プログラムの立案と実行に至るまで，事例を挙げ詳細に述べています．もしいま気になる疾患があるようでしたらそのページだけでもお目をお通しください．きっと参考になると思います．

　また取り上げる疾患についても慎重に検討いたしました．これは最近小児領域にみられる変化に敏感に反応し，より臨床現場のニーズに答えた形にすることに焦点を当てたからです．周産期医療の変化により，セラピストが対象とする児像も変化しつつあります．

　以前多かった歩行獲得を目標とする障害児は減少し，重症心身障害児が増加する傾向が報告されています．一方走り回る障害児である発達障害が増加しているとの報告も見られます．超未熟児，NICUといった一連の経過がこうした障害像の変化に何らかの関連があるとの指摘もあります．こうした状況下でセラピストは従来の専門性にこだわらず広く疾患を理解することが求められています．

　本書は各セラピストの専門性の枠をこえて対象児の理解に役立つことを確信しております．どうか実践的な臨床現場でお手元にお置きください．

編者一同

小児・発達期の包括的アプローチ
　—PT・OTのための実践的リハビリテーション

目　次

総　論

1　人はどのように発達するのか　2
受精から出産まで　2
人はどのように発達するのか　4
心理的な発達　7

2　人はどのようにして歩行を獲得するのか　15
運動器の発生　15
運動発達　16
姿勢反射　23
Milaniの運動発達評価表　27

3　器用さとは何か—視覚機能と手の機能の発達から考える—　31
はじめに—器用さとは—　31
手の役割　32
視覚機能と手の機能の発達　34
視覚機能と手の機能の連続機構　39
脳性麻痺児の手とセラピィ　43
脳性麻痺児の視覚機能とセラピィ　45

4　食べることは生きるための基本です　49
摂食・嚥下機能はどのように発達するのか　49
嚥下障害とは　53
誤嚥対策　56
摂食・嚥下指導　58

5　コミュニケーションは社会で生きる基本です　63
子どものコミュニケーションの発達にかかわる概念　63
コミュニケーションの力が育つ樹　65
子どものコミュニケーションを育てるために　74
子どもとのコミュニケーションを促すために　75

6　感覚統合について知ろう　77
感覚統合理論　77
それぞれの感覚はどのような情報を私たちに提供しているのだろうか？　77

感覚の統合とはどのようなことなのだろうか ······ 79
　　感覚統合はどのように発達するのだろうか ······ 80
　　感覚と運動はどのように連携するのだろうか ······ 82
　　人の生活と感覚統合はどのように関係しているのだろうか？ ······ 83
　　感覚統合障害に対する支援とは？ ······ 84

7 認知の発達を知ろう ······ 87
　　認知とは何か ······ 87
　　運動・行為を創り出す「身体」 ······ 87
　　身体-運動・行為-認知（知覚） ······ 88
　　自分の身体を知る ······ 88
　　自分を取り巻く環境を知る ······ 89
　　発達の神経基盤 ······ 91
　　脳性麻痺児の世界 ······ 93
　　認知運動療法とは？ ······ 93
　　認知運動療法（認知神経リハビリテーション）における運動のとらえ方 ······ 94
　　認知運動療法（認知神経リハビリテーション）における評価 ······ 95
　　認知運動療法の実践 ······ 96
　　認知運動療法の実際 ······ 98

8 セルフケアの発達，遊びの発達 ······ 101
　　食事行動の発達 ······ 101
　　更衣動作の発達 ······ 104
　　排泄の発達 ······ 108
　　遊びの発達 ······ 109

9 障害の病理を知ろう ······ 112
　　中枢神経疾患はどのようにして発生するのか ······ 112
　　遺伝性疾患のいろいろ—遺伝が関係する疾患のとらえ方 ······ 120
　　小児の代謝障害 ······ 123

10 痙性の整形外科的な治療 ······ 127
　　痙性の治療—整形外科的選択的痙性コントロール手術— ······ 127
　　OSSCSの概念 ······ 127
　　OSSCSの目的 ······ 128
　　OSSCSの適応と時期 ······ 128
　　手術部位 ······ 129
　　術後リハビリテーション ······ 136

| 11 | 障害のある子どもを育てるのに必要なサービス・支援とは？ 142
    障害のある子どもを支援するサービス 148

各論

| 1 | NICU 164
    増加する低出生体重児〜発達の場としてのNICU 164
    NICUにはセラピストが必要 164
    児の現在と未来を評価する 165
    NICUでセラピストが考えるべきこと，やるべきこと 170
    どのように介入手段を決定しアプローチを進めていくか 174

| 2 | 脳性麻痺の理学療法〜運動発達を引き上げるこころみ〜 178
    脳性麻痺の運動発達の特徴 178
    セラピストは試されている？ 178
    病態像を整理する 179
    脳性麻痺児の運動の着眼点を学びとろう！ 182
    見通しをもった治療を展開する 184
    治療成果をわかりやすく提示する 190
    理学療法介入後の動作の変化を確かめる取り組み 190

| 3 | 脳性麻痺の理学療法〜学童期の理学療法〜 193
    脳性麻痺（Cerebral Palsy：CP）とは？ 193
    脳性麻痺の定義 193
    脳性麻痺の分類 194
    学童期の理学療法 196
    理学療法の介入手段 202

| 4 | 脳性麻痺の作業療法 208
    脳性麻痺と遊び 208
    運動発達と知覚・認知の発達の特性 208
    「意味のある作業」としての遊び 209
    セルフケア 210
    就学に向けた準備 211
    アテトーゼ型脳性麻痺の作業療法 212
    作業を獲得するために必要な事柄 213
    教科学習 217

心理面 …………………………………………………………………………… 220
　　社会参加 ………………………………………………………………………… 220

5　Duchenne型筋ジストロフィーの理学療法 …………………………… 222
　　Duchenne型筋ジストロフィーの特徴 ………………………………………… 222
　　DMDはどのようなことで困るのか？ ………………………………………… 222
　　DMDの理学療法で必要なことは？ …………………………………………… 223
　　DMDの理学療法評価で大切なことは？ ……………………………………… 223
　　DMDの理学療法 ………………………………………………………………… 229
　　脊柱の変形に対して何をするのか？ …………………………………………… 233
　　コンディショニングについて …………………………………………………… 234

6　デュシェンヌ型筋ジストロフィーの作業療法 ………………………… 236
　　疾患の概要 ………………………………………………………………………… 236
　　DMDの経過と支援 ……………………………………………………………… 239
　　まとめ ……………………………………………………………………………… 249

7　二分脊椎の理学療法 ……………………………………………………… 250
　　二分脊椎とは何か ………………………………………………………………… 250
　　乳児期の特徴（0〜1歳）………………………………………………………… 253
　　幼児前期（1〜3歳）……………………………………………………………… 254
　　幼児後期（4〜6歳）……………………………………………………………… 255
　　学齢期の特徴 ……………………………………………………………………… 257
　　二分脊椎児の歩行 ………………………………………………………………… 257
　　補装具を活用しよう ……………………………………………………………… 258
　　長期的予後 ………………………………………………………………………… 259

8　二分脊椎の作業療法 ……………………………………………………… 262
　　SB児に対するOTの流れ ………………………………………………………… 262
　　幼児期の特徴を知ろう …………………………………………………………… 262
　　学齢期の特徴を知ろう …………………………………………………………… 264
　　SB児の評価と援助の実際 ……………………………………………………… 265
　　重度のSB児についても知ろう ………………………………………………… 273

9　重症心身障害児者 ………………………………………………………… 275
　　重症心身障害児者とはどのような方々で，何を必要としているのか ……… 275
　　正常運動発達の連続性を胎内にまでさかのぼって類推するようにする …… 276
　　長期の時間経過のなかで変形や拘縮が進行することを知る ………………… 278
　　体幹のアライメントの崩れを見逃さない ……………………………………… 278

ポジショニングの重要性を認識し，関係者に伝達する ………………………… 280
　　　年少・年長を問わず，既製品の車椅子・座位保持装置を安易に提示しない ……… 282
　　　職員数が少ないことや学齢期ということを理由に理学療法の機会を制限しない …… 282
　　　安楽な車椅子をつくる ……………………………………………………………… 283
　　　養育者の努力に敬意を払い，その経験から学ぶ姿勢をもつ ……………………… 284
　　　セラピスト自身の哲学を構築する ………………………………………………… 285
　　　重症心身障害児者の治療効果とは何であろうか ………………………………… 286

10　ダウン症候群の理学療法 …………………………………………………………… 287
　　　ダウン症候群とはどのような疾患だろうか？ …………………………………… 287
　　　なぜ，染色体数の異常が生じるのか？ …………………………………………… 288
　　　ダウン症候群は合併症が皆異なる ………………………………………………… 288
　　　ダウン症候群児では年齢別の母子指導で発達を促そう ………………………… 289
　　　ダウン症候群の特徴に沿った発達援助によって抗重力姿勢を促そう …………… 291
　　　ダウン症候群児のリスク管理ってあるの？ ……………………………………… 299

11　知的障害の作業療法 …………………………………………………………………… 301
　　　知的障害とは ……………………………………………………………………… 301
　　　知的障害児へのアプローチ ……………………………………………………… 302

12　発達障害の作業療法 …………………………………………………………………… 314
　　　感覚統合療法 ……………………………………………………………………… 314
　　　TEACCHプログラム ……………………………………………………………… 316
　　　認知行動療法 ……………………………………………………………………… 322
　　　SST（Social Skill Training：社会生活技能訓練） …………………………… 322

13　発達障害と姿勢の安定（発達障害の理学療法） …………………………………… 325
　　　理学療法士はどのように発達障害をとらえるか ………………………………… 325
　　　DCDの基本的運動機能評価方法 ………………………………………………… 326
　　　協調運動障害とはどのような障害なのか ………………………………………… 327
　　　症例紹介 …………………………………………………………………………… 329
　　　評価の解釈 ………………………………………………………………………… 330
　　　介入の考え方 ……………………………………………………………………… 331
　　　基本的な介入方法 ………………………………………………………………… 331
　　　比較的速い動きを伴った介入方法 ………………………………………………… 335

14-1　視覚障害児の作業療法 ………………………………………………………………… 338
　　　視覚障害の概念をおさえよう …………………………………………………… 338
　　　視覚機能（「視力」と「視野」）とその評価方法についておさえよう ………… 341

視覚障害児が生活，学習している場を知ろう ……………………………………… 345
　　　視覚障害児に対する具体的な支援の例を知ろう …………………………………… 347

14-2 視覚・聴覚障害 …………………………………………………………………… 353
　　　耳のしくみを簡単解説！！ …………………………………………………………… 353
　　　難聴（聴覚障がい）とは ……………………………………………………………… 353
　　　私たちの聴力は，オージオグラムで表される ……………………………………… 353
　　　聴覚障がいのある子どものオージオグラムの例とその様子 ……………………… 355
　　　聞こえにくさを補うために …………………………………………………………… 362
　　　心がけたいこと ………………………………………………………………………… 364

15 子どもの虐待の作業療法 …………………………………………………………… 370
　　　子どもの虐待とはなにか ……………………………………………………………… 370
　　　虐待の分類をあげよう ………………………………………………………………… 370
　　　虐待の相談件数を知ろう ……………………………………………………………… 371
　　　虐待はひとごとではない ……………………………………………………………… 372
　　　虐待の世代間連鎖とは ………………………………………………………………… 372
　　　評価項目から虐待が子どもに及ぼす影響の大きさを知ろう ……………………… 372
　　　虐待を受けた子どもと家族への支援の流れ ………………………………………… 373
　　　虐待を受けた子どもとかかわるための基礎知識 …………………………………… 374
　　　評価と治療・援助の実際 ……………………………………………………………… 375

16 小児整形外科疾患の理学療法 ……………………………………………………… 380
　　　小児整形外科疾患を評価・治療するうえで必要なこと …………………………… 380
　　　子どもにかかわるうえで必要なこと ………………………………………………… 385
　　　保護者への配慮 ………………………………………………………………………… 386
　　　代表的な小児整形外科疾患 …………………………………………………………… 386
　　　【小児の側弯症におけるクリニカルリーズニングの流れ】 ………………………… 394

17 小児スポーツ外傷・障害 …………………………………………………………… 400
　　　二極化する小児・成長期スポーツ …………………………………………………… 400
　　　小児・成長期という特性をふまえる ………………………………………………… 400
　　　スポーツ外傷とスポーツ障害の違い ………………………………………………… 401
　　　骨端線とは ……………………………………………………………………………… 401
　　　復帰の際に考慮すべき小児・成長期スポーツ外傷・障害の要因 ………………… 401
　　　内的要因：成長 ………………………………………………………………………… 402
　　　成長と個人差 …………………………………………………………………………… 402
　　　内的要因：性別 ………………………………………………………………………… 402
　　　内的要因：身体機能 …………………………………………………………………… 403

外的要因 ··· 403
　　小児・成長期スポーツ外傷・障害の予防，再発予防 ············ 404
　　ストレッチングと体幹エクササイズ ································· 405
　　ストレッチング ·· 405
　　体幹エクササイズ ·· 406
　　片脚立ちと片脚スクワットでの姿勢チェックの方法 ··········· 409
　　トレーニング開始に先立って ·· 412
　　腹筋（腹斜筋）·· 413
　　殿部のトレーニング ··· 414
　　小児・成長期に特有なスポーツ障害 ································· 416

18　徒手療法 ··· 424
　　徒手療法とは ·· 424
　　構造的アプローチ＋機能的アプローチ＝包括的アプローチ ··· 424
　　脳性麻痺の運動障害のとらえ方 ······································· 425
　　成長に伴う筋の変化 ··· 427
　　成長に伴う筋膜の変化 ·· 429
　　痙縮と拘縮との関係 ··· 432
　　筋・筋膜が拘縮を生じる悪循環 ······································· 433
　　筋長や筋節長の短縮に対する治療効果 ····························· 433
　　徒手療法による治療介入 ·· 433
　　筋膜リリース ·· 434
　　小児の筋膜リリース ··· 434

19-1　中枢性疾患へのアプローチいろいろ　ボバースコンセプトに基づく
セラピー ·· 440
　　ボバースコンセプトとは何か？ ······································· 440
　　ボバースコンセプトに基づく治療とは ····························· 440
　　ボバースコンセプトを構成する治療原則 ························· 440
　　ボバースコンセプトに基づく治療（実践場面）················ 446
　　ボバースコンセプトとは何か？ ······································· 451

19-2　中枢性疾患へのアプローチいろいろ　—ボイタ法について— ··· 453
　　ボイタ法って，なに？ ·· 453
　　ボイタの理想的な正常運動発達 ······································· 453
　　反射性移動運動について ·· 463
　　ボイタ法の特徴 ·· 463
　　ボイタ法に興味がある方へ ··· 469

20 小児の訪問リハビリテーション ……… 471
　はじめに ……… 471
　小児の訪問に対する社会的ニーズや制度 ……… 471
　対象となる疾患，年齢など ……… 476
　訪問支援に対する親の期待 ……… 477
　特に実施している理学療法技術 ……… 478

21 特別支援教育 ……… 481
　はじめに ……… 481
　特別支援教育は今 ……… 481
　外部からの専門職による支援が求められている ……… 482
　学校にいるOTは何をやっているか ……… 482
　校内OTの視点で「学校」をとらえる ……… 485
　校内研修会の企画 ……… 488

索引 ……… 492

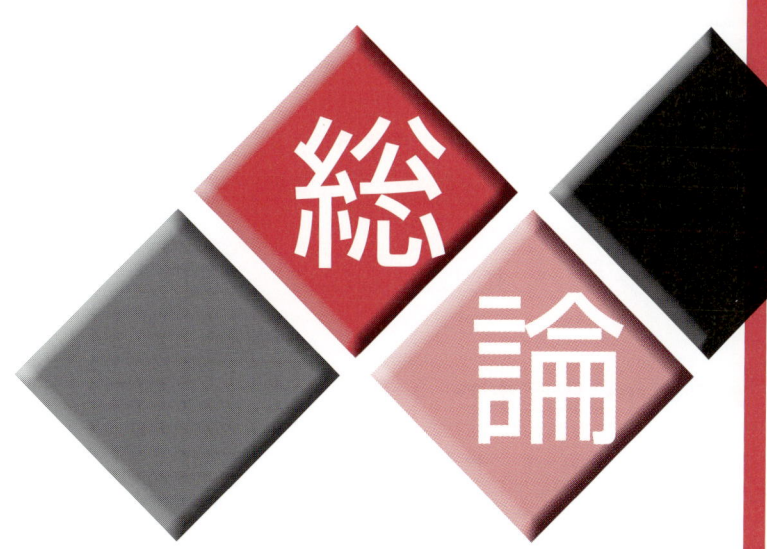

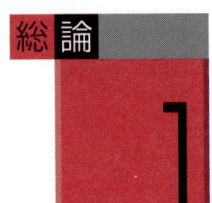

人はどのように発達するのか

Basic Standard

- 受精から出産まで，人はどのように形成され成長するのか？
- 人はどのように発達するのか？ 発達にはどのような要因が影響し，どのようなとらえ方があるのか？
- 認知的発達はどのように起こるのか？

受精から出産まで

　卵子へ精子が進入し，核が融合することで受精が成立し，子宮内膜に着床することにより妊娠が成立する．臨床的には，最終月経の第1日目から起算して，満週数と日数，または月数などで妊娠期間を表す．受精から出生までは，通常約40週間であり，胎生期と呼ばれる．この胎生期に1個の受精卵が細胞分裂を繰り返し，人間として身体諸器官が分化し形成される．胎生期は，胚期（卵体期），胎芽期，胎児期の3期に分けられる．

▶胚期（卵体期）(the germinal stage)

　胚期とは受精卵が卵管中で細胞分裂を繰り返しながら子宮内に移動し，着床するまでの約8～14日間を指す．受精後3日目で12～16個の細胞に分割され，5日目には約100個の細胞集団となる．

▶胎芽期 (the embryonic stage)

　胎芽期とは受精後2～8週頃であり，この時期に受精卵はさらに分裂を繰り返し，重要な諸器官の原型が分化し，形成される．細胞の分化により，まず外胚葉，中胚葉，内胚葉の3つの細胞群が形成される．外胚葉は皮膚や脳神経系，中胚葉は骨格，筋肉や血液循環系，内胚葉は消化管や気管，上皮，膀胱などを形成する．この期間に身長は約2.5 cm，体重は3～5g程度まで成長する．

　この時期は器官形成期であり，母体を通じてアルコールやニコチンなどの化学物質，ウイルス，放射線などの催奇形因子の影響を受けやすく，臨界期とも呼ばれる（表1）．

▶胎芽期における各器官の発生と形成時期（図1）

- 中枢神経：5週目頃には基本的な脳構造となり，さらに小脳，橋，延髄などが形成される．
- 頭部および顔：3週目頃から頭部が現れ，目，鼻，耳，口が形成される．

表1 胎児の発育におけるリスク因子と影響

	リスク因子	影響
胎児因子	染色体異常	ダウン症候群
	胎芽異常（奇形）	流産，胎内死亡，死産
	多胎	低出生体重児，未熟児
母体因子	体格	妊娠合併症
	年齢	流産，早産，妊娠合併症
	嗜好（アルコール，喫煙）	胎児性アルコール症，未熟児，小頭症，精神発達遅滞
	薬物使用	奇形児，先天性薬物症候群
	母体合併症	未熟児，胎児死亡
	栄養状態	未熟児，発育不全
	疾患への罹患	低出生体重児，巨大児
	出生順位	低出生体重児，未熟児
	就業環境	流産，早産，奇形児
胎盤機能		発育不全

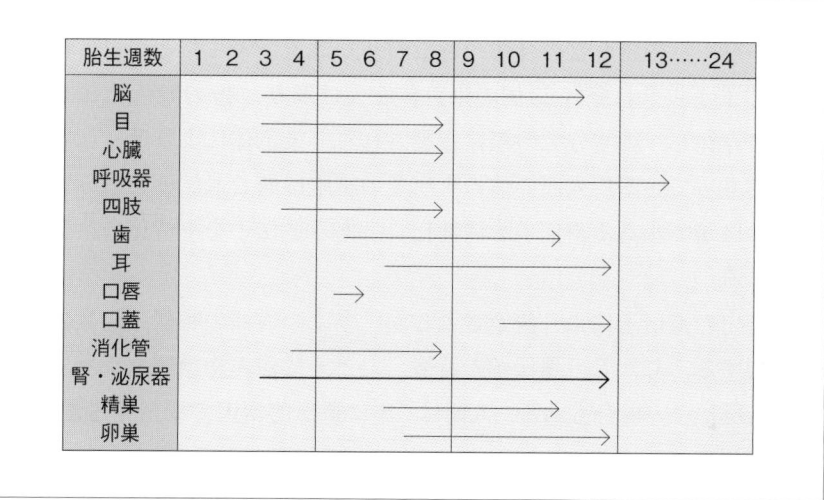

図1 身体諸器官の発生から形成時期

- 循環器：3～4週目には心臓が現れ，拍動を開始する．
- 呼吸器：3～4週目に下気道が発生する．
- 消化器：3週目頃に発生する．腸管の蠕動運動は8～9週目頃にはじまる．
- 腎・泌尿器：3～4週目に腎臓が発生する．
- 生殖器：7～8週目に性染色体に基づく遺伝子が働き，内性器が形成される．

■胎児期（the fetal stage）

受精後8週目の終わりから出生までの時期を指す．この時期に諸器官の分化がさらに進み，臓器としての成熟が見られる．顔や四肢が形成されて胎児となり，受精卵周囲の栄養胞胚葉は分化して胎盤を形成する．胎児は子宮内で臍帯を通じて胎盤とつながり，羊水に

浮かんでいる．胎盤を通じて母体から胎児へ栄養や酸素，抗体などが移行し，胎児の老廃物（尿など）が母体へと移行する．11週目頃には胎児心音が聴取されるようになり，18週目頃からは胎動がはじまり，次第に活発になる．24週頃から呼吸機能にきわめて重要な界面活性物質（サーファクタント）の産生がはじまり，次第に十分量を産生するまでになる．人間としての行動を統制する中枢神経系は，さらに分化・成長する．それに伴い，神経細胞およびグリア細胞も分化・成長し，25週以降にグリア細胞の増加がピークを迎えると，中枢神経系が機能しはじめることが示唆されている．25〜26週目には造血機能が骨髄へ移行し，およそ32週目には体重が1,400 g以上になり外界に出ても生存が可能な状態になる．

　通常分娩予定日の前後2週間，37〜41週あたりの出産が多く，この期間の出産は正期産といわれる．この頃までに胎児は身長50 cm，体重3,000 g程度に成長している．

▶染色体と遺伝子

　身長，骨格，髪や目の色などの身体的特徴の多くは遺伝することが知られている．受精により精子と卵子からそれぞれ23個の染色体を受け取り，46の染色体となる．この染色体は細胞の核に存在し，細胞分裂の際に複製される．染色体により運ばれるデオキシリボ核酸は遺伝子をもっている．人間の体のすべての細胞は同じ遺伝子をもっているが，受精卵からの発達の段階で，ある遺伝子を活性化し，ある遺伝子を不活化の状態にして，特定の形質が発現する．

　ある形質は特定の遺伝子により決定されるが，多くの人間の特徴は複数の遺伝子により決定され，発現する．しかし，遺伝子の特徴，たとえばがんや糖尿病などの遺伝的素因をもちながら，発現しない場合もある．人間は，単に遺伝的素因で成長発達するのではなく，環境との相互作用で発達する．

■人はどのように発達するのか

　発達とは，身体的，生理的および精神的機能が，低い段階からよりすぐれた段階へと進歩し，変化することととらえられ，大きさや量が増えるという意味の成長とは異なる概念である．人間は誕生から死に至るまで逆戻りすることなく一方向へ進むが，そのさまざまな時期で多様な発達的変化を示す．従来，発達とは以前の状態からより高度の成熟したものへ変化することとされていたが，バルテス（Baltes PB, 1987）は，発達とは全生涯を通じて常に獲得（成長）と喪失（衰退）とが連動していく過程であることを示している．

▶発達における要因および概念

▶遺伝か環境か

　人間の発達の流れを決定する要因は遺伝的要因（生得的要因）か環境的要因（経験的要因）かという議論が，何世紀にもわたり繰り広げられてきた．17世紀にイギリスの哲学者，

ジョン・ロック（Locke J, 1632-1704）が生得説を否定して，新生児は白紙の状態である「タブラ・ラサ」とし経験説を主張した．その後19世紀に入ると，ダーウィン（Darwin C, 1809-1882）は，自らの子どもの観察記録をもとに人間は系統発生的に進化することを示唆し，生得説が見直される契機となった．20世紀に入り，ゲゼルら（Gesell AL & Amatruda CS, 1945）の双生児研究による成熟優位説の検証が，遺伝的要因を強調する動きに影響を及ぼす一方，ワトソン（Watson JB, 1930）やスキナー（Skinner BF, 1969）の行動主義の台頭により，環境的要因を強調する動きが現れた．

　これらの流れを受けて，20世紀後半に入り，遺伝と環境が相互に影響し合い，発達へ作用するという考えが多く受け入れられるようになってきた．これらの相互作用を導く立場として，ジェンセン（Jensen AR, 1969）は，遺伝的素因が環境の影響を受ける閾値は各特性により異なるという環境閾値説を唱えた．さらにバルテス（Baltes PB, 1980）は，生涯発達の視点から，発達を規定する要因として，年齢・成熟的要因，世代・文化的要因，個人的要因の3要因をあげ，子どもでは年齢・成熟的要因の影響を最も多く受けるとしている．

▶ 成熟と発達

　精子と卵子の遺伝情報は，受精の時点で多くの個人的特徴を決定づける．人間として成長し，肌や目の色，性別を決定するといった遺伝的要素が時間の経過とともに発現することを成熟という．その過程では，まとまりであったものが独自の機能をもつようになる分化と，それらが組織化されより複雑で高度な機能となる統合が繰り返される．成熟は先天的に決められた成長と変化の連続であり，一般的に環境的変化とは独立して現れる．しかし，何らかの環境の異変が生じた場合，この成熟の連続性は断たれ，障害となって現れる可能性がある．

　一方，発達は，人間が成長し変化するなかでの，一定方向への持続的変化を指す．受精の直後から個体と環境の双方の要因が相互に作用し，分化や統合を繰り返しながら成熟した固有の特徴をもつ個人が形成されていく．

▶ 変化（可塑性）と安定性

　人間は自分だけで自由に動くことができない状態で出生する．めざましく成長する乳児期，比較的定常的に成長する幼児期と学童期などを経て，思春期に入り再び急激な成長がはじまる．この間，さまざまな環境因子によって影響されながら発達的に変化するが，乳児期の影響がそのまま成人期の成長や人間形成に直結するということではなく，つながるものとつながらないものがある．このような変化を可塑性と強靱性という視点でとらえ，研究が進められている．人間は，自由に動くこともままならない状態で出生するが，際立った可塑性と強靱性をもつ動物であり，長い時間をかけて成長し，生涯にわたり発達していく．

▶ 発達の敏感期（臨界期）

　人間の発達には，ある時期を逃すと，のちに刺激や環境を整えても生涯その能力を発現

したり，構造的変化を戻すことができない可逆性の低い時期が存在するとされている．このような特定の正常な発達を促すのに決定的な期間を敏感期あるいは臨界期という．

■発達のとらえ方　―発達区分と発達段階―
▶発達区分（ライフコース）

　人間の発達は，発達の内容が質的に異なる段階を区分して考えることが多い．一般的に年齢的な発達時期を乳児期（出生後4週間を新生児期），幼児期，児童期，青年期という区分が用いられる．

　小児期の区分としては，青年前期を思春期としてこの時期までを指す（表2）．

胎生期：受精から出生までの約40週間を指し，人間としての身体諸機能が分化し，形成される．

新生児：自分自身で行動することができず，単独では生存不可能な状態である．一方，周囲からの刺激を選択的に受け止め，反応していることが明らかにされている．視覚刺激については，コントラストの強さや色の明るさにより反応が異なること，聴覚刺激については音源の方向がわかること，味覚については味の違いを認識できることなどが明らかになっている．

乳児期：運動能力が発達し，自らの意思で移動できるようになる．養育者との相互作用を通して，心理社会的発達が促進される．さまざまな刺激に対して指向性をもって反応し，不安や不快なものを解消してくれる養育者とのやりとり，愛着要求などにより，基本的信頼が育つ．また，やりとりを通して言語獲得の基礎が形成される．

幼児期：自立歩行の開始，言語獲得により，行動範囲や対人関係が拡大する．遊びが豊かになり，他児との交流が発展し，自分の思いどおりにはいかない経験から我慢することを学び，自律性が養われ，基本的生活習慣の自立が促進される．反

表2　発達区分と発達の特徴

発達区分	期間	特徴
胎生期	受精から出生まで	胚期，胎芽期，胎児期の3つに区分される．胎芽期は重要な諸器官の分化が起こり，母体からの影響を受けやすい．
新生児期	分娩直後から出生後2ないし4週間	自分自身での自由な行動はできないが，周囲の刺激の選択的受けとめや反応が見られる．
乳児期	0～1歳	原始反射から随意的な運動が増す．視覚・聴覚的な刺激，欲求への指向性と反応が見られる．喃語が現れ，言葉が出はじめる．
幼児期	1～6歳	自我の目覚めとともに，生活において遊びが主体となる．遊びを通して基本的生活習慣の自立や社会性が発達する．
児童期	6～12歳	身体成長や運動能力が発達し，論理的思考，思考操作の構造化など知的活動が充実する．
思春期（青年前期）	13～	生物学的側面（第二次性徴）や社会文化的側面などの諸側面で，発達的変化が大きい．

面，自我が目覚め，圧力に反発する．幼児後半は，養育者の価値観を内在化し，超自我が育つ時期でもある．

児童期：身体成長と運動能力が着実に発達する．論理的思考が可能となり，思考操作が構造化され，知的活動が充実する．生活する文化の基本的ルールを学び，親子関係から友人関係へと活動の中心が移行し，社会性が育成され，自己概念の形成が促進される．

▶ **発達段階**

発達は量的な変化と見られる反面，ある特性の発達は質的な変化と見られることがある．この場合発達は質的に異なるいくつかの段階からなるものの序列と考えられる．これが発達段階である．ある一つの発達段階のなかでは比較的等質に推移し，段階と段階の間には，明確な区分はなく中間的な移行期が見られることもある．また，発達段階の順序は一定であるが，それを経過する速さには個体差がある．

発達段階をとらえる枠組みとして，諸理論が展開されている（詳細は____参照）．ピアジェ（Piaget J, 1896-1980）は，乳幼児の知的認識，学習可能性，知能と感情を統合した質的な変化に着目し，認知発達理論を展開した．ヴィゴツキー（Vygotsky LS, 1896-1934）は，発達を社会的な関係システムにおける全体的変化ととらえ，個人の認知・行動の発達における，社会，文化，歴史的文脈の重要性を主張し，発達＝文化獲得理論を展開した．また，エリクソン（Erikson EH, 1902-1994）は，フロイト（Freud S）の精神分析的な発達理論を発展させ，ライフサイクルに基づき，自我の分化・統合・発達過程に着目し，心理・社会的発達段階を展開した．さらに，ハヴィガースト（Havighurst RJ, 1900-1991）は，身体的成熟，社会・文化的圧力，個人の価値観や要求水準を発達課題の源とし，発達課題を設け，その課題を達成できれば個人の幸福や成功をもたらし，達成しえない場合は個人の不幸や社会からの否認などの困難をもたらすという理論を展開した．

■ 心理的な発達

さまざまな発達理論があるが，ここではピアジェ，ヴィゴツキー，エリクソンの理論をとりあげる．

▶ ジャン・ピアジェ（Jean Piaget）の認知的発達理論

ピアジェは，子どもは単なる大人の未熟な縮小版ではなく，大人とは異なったしかたで能動的に世界を発見し理解を深めていく存在であるとした．認知的発達の原動力は自分の体験やこの世界を理解したいという子どもの知的好奇心であるともいえる．

ピアジェは，認知的発達の仕組みをシェマの同化と調節の均衡化を用いて説明している．シェマとは，認知的枠組みのことであり，私たちは犬や猫，愛など数えきれないほどのシェマを獲得していく．たとえば，ある子どもは家で飼っている犬について4本足で毛があるものという単純なシェマをもっているとしよう．その子どもが猫を見て「犬がい

る！」と言う．これは，猫をすでにもっている犬のシェマに当てはめようとしているのである．このように，新しい体験をすでにあるシェマに取り込むことを同化という．しかし母親に「犬じゃなくて猫よ」と教えられると，犬のシェマはおおざっぱすぎて変更が必要であることに気がつく．このように，新しい体験に合わせてすでにあるシェマが調節される．新しい体験をするごとに，同化と調節を繰り返しながらバランスを取り，シェマはより複雑で高度なものに発達していく[1]．

認知的発達は誕生直後の反射からはじまっており，抽象的思考が可能となるまでに4段階を経る．各段階は質的に異なり，一つの段階から次の段階へと移行してゆく階層をなしている．単純な知識量の増加が次の段階へと移行させるわけではない．ピアジェの提唱した認知的発達段階は次のとおりである．なお，各発達段階に示された年齢はおよそのものであり，その時期には個人差がある．

■感覚運動期（誕生〜2歳頃）

乳児は，見たり，聞いたり，触れたり，くわえたり，つかんだりといった自分自身の感覚と運動を通じて世界を認識する．子どもが世界に働きかける手段は，最初は反射に限られるが，次第に積極的な運動へと移行していく．この時期，対象の永続性が成立しはじめる．

▶対象の永続性

ものやできごとは直接見えたり，聞こえたり，触れたりできなくても存在し続けること．対象の永続性が成立していない子どもには「見えなければ存在しない」ため，たとえ目の前でものが隠されても，そのものは消えてしまったと思い探そうとはしない．

■前操作期（2〜6, 7歳頃）

言葉やイメージなどを使うことができるようになる．これにより，子どもの世界は大きく広がる．しかし，操作はまだできない．この段階の思考は直観的であり論理的ではない．また，物事を分類することは難しい．イメージは個人に限定されているため，たとえば，自分の使っているリュックサックや飼っている犬についての知識はもっているが，一般的なリュックサックや犬については知らない．この時期では中心化が見られ，量の保存は未成立である．

▶中心化

注意を1つの特徴に向け，その他一切には向けないこと．たとえば，背の高いコップに入ったミルクは「そんなに飲めない」と思うが，背の低いコップに移し替えられると「これなら飲める」となる．ミルクの高さにのみ注意が向き，そのほかの特徴には目が向いていない．

▶量の保存

物体の見かけが変わっても量そのものは変わらないこと．たとえば，背の低いコップに

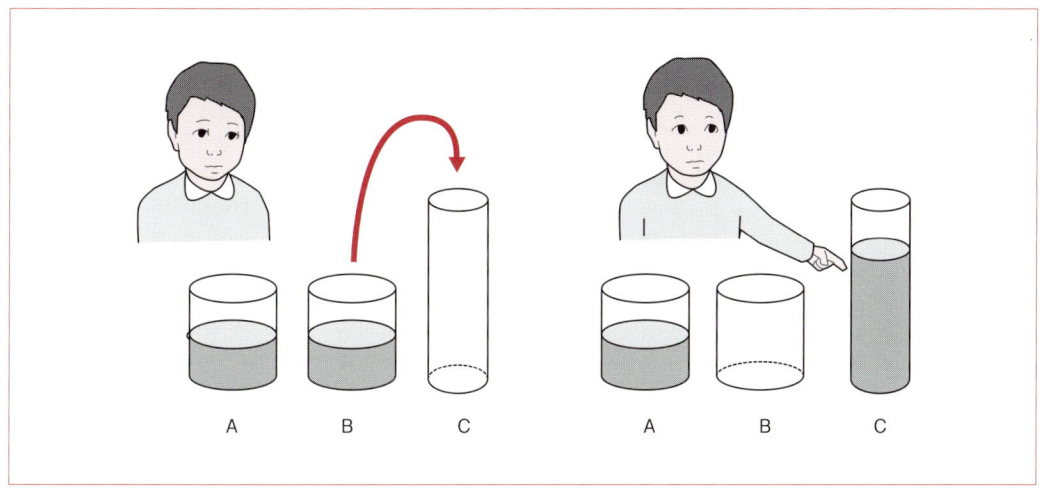

図2 量の保存
AとBには同量の水が入っている．子どもの目の前でBのコップからCのコップに水を移し替える．量の保存が成立していない子どもは，CのほうがAよりも水の量が多いと答える．

入った水を細長いコップに移しても，水の量は変わらない．この時期の子どもは，心のなかで水をもとに戻すという可逆的操作ができないため，量の保存は困難である（**図2**）．

前操作期はさらに象徴的思考段階と直観的思考段階に分けられる．

■ 象徴的思考段階（2〜4歳頃）

ふり遊び，ごっこ遊びが盛んに行われる．ふり遊びの複雑さは年齢によって異なる．初期では普段自分がしていることを行うが，次第に他人の行動のまねをする．親，パン屋さん，電車の運転手さんなど何かの役になって遊ぶようになる．

この時期では自己中心性とアニミズムが見られる．

▶ 自己中心性

自分自身の視点と他者の視点を区別できず，自分の立場からしか物事をみることができないこと．性格的なわがままのことではなく，他者の視点に立つことが難しいことである．

4歳の子どもと祖母との電話での会話を例にみてみよう．祖母「お母さんはいる？」，子ども「（黙ってうなずく）」，祖母「お母さんと替わることはできる？」，子ども「（再度黙ってうなずく）」．この子どもは電話の向こうにいる祖母の視点を考慮することなく反応しており，自己中心性を示している．自分から見えなければ相手からも見えていないと考えるのも自己中心性の例である．

▶ アニミズム

無生物にも生物と同じような性質があり，生命や意識があると信じること．子どもが「葉っぱが悲しんで枯れちゃった」「時計が疲れて眠っている」などと言うのはアニミズムの例である．

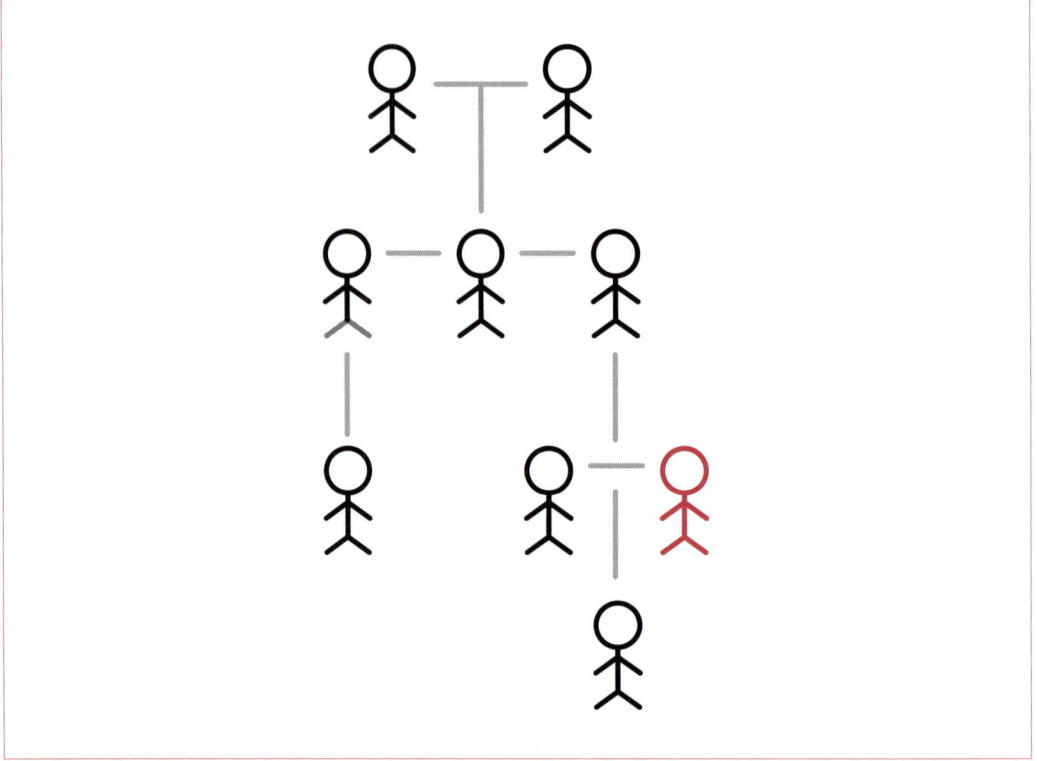

図3　分類と相互関係の理解

■ 直観的思考段階（4〜7歳頃）
　概念的な思考が行われるようになる．しかし，直観的な思考であり，論理的思考ではない．この時期の子どもは自分の知識や理解していることに確信をもっているように見えるが，どうやってそれらを知ったのかについては意識していないように見える．また，あらゆる疑問への答えを知りたがり大人を「なぜ？」で質問攻めにするのもこの時期の特徴である．

■ 具体的操作期（7〜11歳頃）
　直観的な思考ではなく，論理的に物事を考えるようになる．しかし，具体的という言葉が示すとおり，もしこうであったらなどの仮定，可能性に基づいた思考は難しく，論理的思考は具体的事物やできごとに制限されがちである．可逆的操作ができるようになるため，量の保存の理解も可能となる．
　さまざまな次元への分類ができるようになる．前操作期の子どもにはバスは車という大きなグループの一部であることはわからないが，具体的操作期の子どもには理解できる．相互関係の理解も可能となる．たとえば，4世代を表す家系図を理解できるようになる（図3）．縦，横，斜めの関係性が理解できるため，一人の人が同時に息子，弟，父であることを理解できる．

自己中心性から脱していく時期でもあるため，社会的な相互作用を理解する基礎が形成される．

▶ 形式的操作期（11，12歳〜）
具体的なできごとにとどまらず，抽象的・論理的思考ができるようになる．仮説を立て，それをもとに演繹的な考え方ができるようになる．

理想をイメージすることができるため，たとえば，理想的な自分，親，友達とはどんなものかを考え，実際と比較したりするようになる．この段階は個人差が非常に大きく，すべての人がこの段階に完全に到達できるとはいえない．

▶ レフ・ヴィゴツキー（Lev Vygotsky）の発達理論
ヴィゴツキーもピアジェと同様に，子どもは能動的に世界を理解し働きかける存在であるとしている．ヴィゴツキーの発達理論の特徴は，子どもの認知的発達は社会・文化に大きく依存するとした点である．

▶ 発達の最近接領域
子どもが一人で解決できる課題（現下の発達水準）と，子どもが一人では難しすぎて解決できないが，知識のある大人や仲間のガイダンスと手助けがあれば解決できる課題（可能的発達水準）との間の隔たりを指す．未成熟ではあるが成熟しつつある過程のことである．一般的には，子どもが一人で解決できる課題をもとに発達の程度は評価されることが多いが，ヴィゴツキーは子どもの発達を真にとらえるには現下の発達水準とともに発達の最近接領域も考慮しなければならないとした．子どもの認知発達は協力して活動するような場面での他者とのやりとりのなかで最も進むといえる．

▶ 独り言と内言
子どもは言語を社会的コミュニケーションのためだけでなく，思考を進める道具としても使用している．独り言は計画を立てたり，自分の行動をガイドしたり，自己制御のためなどの思考の重要な道具であり，発達に伴い内言へと移行する．

ピアジェとヴィゴツキーは，子どもは決して受動的に外界からの刺激を受けているだけの存在ではなく，能動的にこの世界に働きかけ思考していることを示している．ピアジェは，子どもが世界を探り発見し理解を深めるためには，大人のロジックを押しつけるのではなく，その子どもの発達段階に沿ったサポートが必要であることを示している．ヴィゴツキーは，子どもが指導者や仲間とともに学ぶことのできる機会をできる限り多くもつことが重要であることを示している．どちらの理論からも，子どもの認知的発達においては，指導者は指示役や監督役ではなく，促しガイドする役割が求められていることがわかる．

8 老年期								統合 対 絶望,嫌悪 英知
7 成人期							生殖性 世代性 対 停滞 世話	
6 前成人期						親密 対 孤立 愛		
5 青年期					同一性 対 同一性混乱 忠誠			
4 学童期				勤勉性 対 劣等感 適格				
3 遊戯期			自主性 対 罪悪感 目的					
2 幼児期前期		自律性 対 恥,疑惑 意志						
1 乳児期	基本的信頼 対 基本的不信 希望							
	1	2	3	4	5	6	7	8

図4 エリクソンの心理社会的発達段階
(Erikson EH, Erikson JM（村瀬孝雄,近藤邦夫,訳）．ライフサイクル，その完結，増補版，みすず書房，p73, 2001を一部改変)

▎エリック・エリクソン（Erik Erikson）の心理社会的発達理論

エリクソンは，自我は生涯を通して発達すると考え，ライフサイクルを乳児期から老年期までの8段階に分けた心理社会的発達理論を提唱した（図4）[2]．それぞれの段階には，個人の身体的・心理的発達，および社会とのかかわり方の変化によって生じる心理的葛藤があり，この葛藤を解決することで徳（心理的な力）を獲得することができるとしている．この心理的葛藤には肯定的な面と否定的な面があり，その対立する両面を経験する．発達においては最終的に肯定的な経験が否定的な経験を上回ることが重要であるが，否定的な経験は避けるべきものではなく発達の必要要素に含まれる．対立する感情による葛藤のなかからこそ心理的な力が獲得されるのである．

乳児期から青年期までを簡潔に述べると次のとおりである．

▶ 乳児期

世話をしてくれる養育者は信頼でき，この世界は安全であることを学んでいく．時には要求が満たされず，不信を経験する．信頼が不信に勝ることで葛藤は解決され，希望という心理的な力が獲得される．

▶ 幼児期前期

自分のことが自分でできるという自信が芽生える．うまくいかず叱られたり，失敗が続いたりすると恥じたり自信をなくしたりする．獲得される心理的力は意志である．

▶ 遊戯期

積極性や自主性を発揮する．自主的な行動が罰せられたりすると行動に罪悪感をもつ．獲得される心理的力は目的である．

▶ 学童期

技術や能力を発達させ，課題をやり遂げることができる．他の子どもたちと比べることで劣等感を感じることもある．獲得される心理的力は適格である．

▶ 青年期

アイデンティティを形成する．さまざまな役割を経験し，それらを一つの一貫したアイデンティティへと統合させる．この形成がうまくいかないとアイデンティティの混乱が生じる．獲得される心理的力は忠誠である．

Advice

人間は，一般的に環境的要因との相互作用を受けながら発達し，さらに可塑性と強靭性を通して各個人の発達的特徴が発現する．人間は，このようにさまざまな要因の影響を受けながら，長い年月をかけて発達していくことを理解する必要がある．

発達の段階により，物事の認識のしかたや思考の特徴は異なる．そのことを念頭に置きながら子どもの発達段階に沿った対応をしていくことが重要となる．また，一つの事象を評価する際には，それ単体としてみるのではなく，発達過程のなかでとらえることも大切である．

Summing-up

- 受精から出生までは，胎生期と呼ばれ，胚期（卵体期），胎芽期，胎児期の3期に分けられる．
- 胎芽期は器官形成期であり，母体を通じて化学物質，ウイルス，放射線などの催奇形因子の影響を受けやすく，臨界期とも呼ばれる．
- 人間は，遺伝的要因と環境的要因が相互に影響しながら発達に作用する．
- 子どもの認知的発達は能動的なものであり，環境との相互作用のなかで発達する．
- ピアジェの認知的発達理論では，認知の発達は誕生直後の反射から始まり，抽象的思考が可能となるまでに4段階を経る．
- ヴィゴツキーは，子どもの認知的発達はより知識のある大人からのガイダンスや仲間との協同のなかで進んでいくとした．
- 自我は生涯を通して発達する．

文献

1) Santrock JW：Life-span Development, McGraw-Hill, 2004
2) Erikson EH（小此木啓吾，訳編）：自我同一性―アイデンティティとライフ・サイクル，誠信書房，1973

（石原房子・森　秀美）

2 人はどのようにして歩行を獲得するのか

Basic Standard

- 人の運動器はどのように発生し，成熟するのだろうか？
- 新生児期の姿勢と運動はどのように変化するのだろうか？
- 人の歩行獲得と姿勢反射はどのように関係しているのだろうか？
- 歩行獲得で運動発達は完成してしまうのだろうか？

■ 運動器の発生

▶ 骨の発生

　骨は形状としては大腿骨，上腕骨のような長管骨と，頭蓋骨，肩甲骨のような扁平骨に分けられる．成熟過程から分類すると，胎生期に軟骨で形成され成長に伴い化骨が進む軟骨性骨（軟骨性硬骨）と，軟骨を形成せず，膜質の組織内で成熟する膜性骨（膜骨）に分けられる．一般に長管骨は軟骨性骨に属し，扁平骨は膜性骨に分類される．四肢の長管骨は出生時，膝を除く骨端は軟骨でできている．その後時間をかけて石灰化が進み，硬骨となる．この変化を化骨と呼ぶが，この過程は骨ごとに一定の規則性があり，この対応を年齢ごとに標準化したものが骨年齢である．新生児期におけるX線像では骨幹のみ確認される．化骨の中心となる部分が骨核であり，骨核は融合し成熟した骨となるが，融合した痕が骨端線瘢痕である．手根骨で最初に化骨するのは有頭骨であり，最後に化骨するのは豆状骨である[1]（図1）．手根骨は全部で10個あり，3〜9歳の間ではその数はほぼ年齢に相

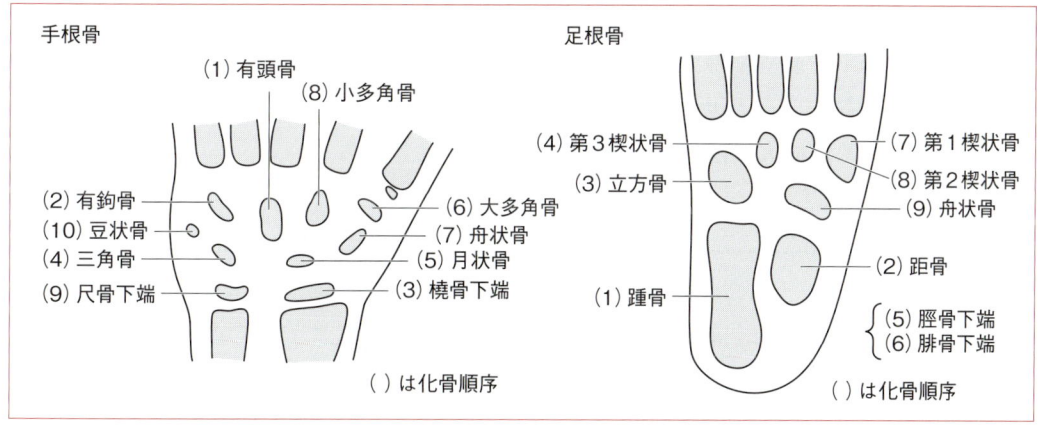

図1　手根骨と足根骨の化骨順序

（新井清三郎，他：リハビリテーション医学全書2　人間発達，医歯薬出版，第1版，p41，1972）

表1 骨の発育〜化骨の発生数

	生下時	1年未満	1〜2年	3〜4年	4〜5年	6年	7年	8年	9年	12年	13年
手根骨	0	2	3	4	5	5〜7	8〜9	8〜9	9	9〜10	10
足根骨	2	4	8	9	9	9	9	9	9	9	9

(新井清三郎,他：リハビリテーション医学全書2　人間発達,医歯薬出版,第1版,p41, 1972)

当している．12〜13歳で全部が出現する．足根骨は全部で9個あり，3〜4歳で全部が出現する（表1）．大腿骨頸部が融合するのは16〜20歳である．頭蓋骨も出生時化骨が不十分なため，骨の縫合の間に泉門が形成されている．大泉門は1歳までに閉じる．

memo 大泉門

頭蓋骨は45個の骨によって構成されている．これらの縫合により結合するが，出生時，骨の交差部に隙間が残っている．これが泉門であり，出生時6個確認できる．このうち最大のものが，左右の前頭骨と左右の側頭骨の間にある大泉門である．大泉門は1歳頃までに閉じる．泉門の下は脳膜のみで脳をおおっており，脈拍を感じることができる．人が進化の過程で脳を拡大化することができた要因の一つに泉門があったとされている[2]．

■筋の発生

筋は組織学的には横紋筋，平滑筋に分類できる．随意筋（骨格筋）と不随意筋（心筋・平滑筋）に分類することもできるが，骨格筋と心筋は横紋筋である．骨格筋は関節運動に関与している．骨格筋を構成する筋線維は複数の細胞が融合した巨大多核細胞である．

筋線維はミトコンドリアに富んで，酸素を利用した持続的な収縮の可能なtype I 線維（遅筋線維，赤筋）と，ミトコンドリアは比較的少なく，ピルビン酸による瞬発的な収縮の可能なtype II 線維（速筋線維，白筋）に分類される．

筋線維は胎生期に発生する．胎生20週頃type I 線維が出現し，30週頃からtype II 線維が現れはじめる．筋線維の大きさは新生児から成人の間に約3倍となるが，筋線維数は出生時までに増殖を完了させ，その後は基本的に増殖することはない．筋線維typeは遺伝の影響が大きく，成人ではtype I からIIへの変化は起こらない[3]．

■運動発達

ヒトは誕生後約12ヵ月で立位保持が可能で，歩行が可能な状態にまで段階的に変化する．この12ヵ月の変化は一般的に変化の道筋が知られている．

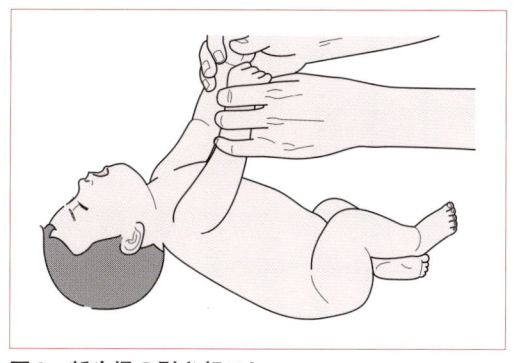
図2　新生児の引き起こし

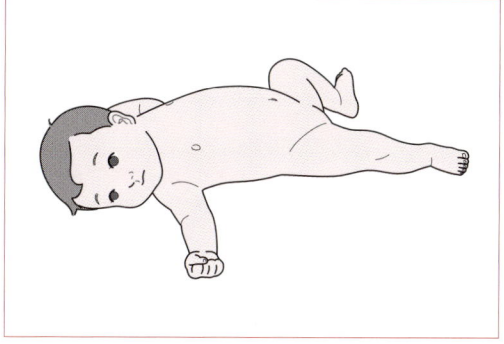
図3　1ヵ月児の背臥位

新生児期
背臥位
　肩関節外転，股関節屈曲位，外転，外旋は腹臥位に比較し小さい．頭部の立ち直りはなく，引き起こすと頭部は後方に残る（図2）．覚醒時，四肢にはランダムな屈伸運動が観察される．

腹臥位
　全身屈曲位をとる．頭部は一側に回旋し，股関節は屈曲，外転，外旋，膝関節は屈曲位，足関節は背屈する．股関節が屈曲するため，骨盤は床から持ち上がる．

1ヵ月
背臥位
　姿勢は伸展位に近づくが非対称性が残り，頭部を正中に保つことができない（図3）．

腹臥位
　腹臥位における全身屈曲位姿勢は弱まる．2ヵ月後半では，腹臥位では頭部を45°程度まで挙上することが可能となる．腰椎の伸展が増加する[4]．

3ヵ月
背臥位
　左右対称の姿勢を取ることが多くなる．頭部，両肩を床から挙上することが可能となる．また同時に下肢の挙上も可能となる．両上肢を胸の前に合わせ，握り合うなどして遊ぶ．4ヵ月頃には脊柱を屈曲させることで殿部を床から挙上させ，股関節，膝関節を屈曲させることで引き上げた下肢を上肢で触れて遊ぶことが可能となる．

腹臥位
　頭部を安定して挙上することが可能となる．4ヵ月頃にはさらに脊柱を伸展させ，前腕で上体の支持が可能となる（図4）．

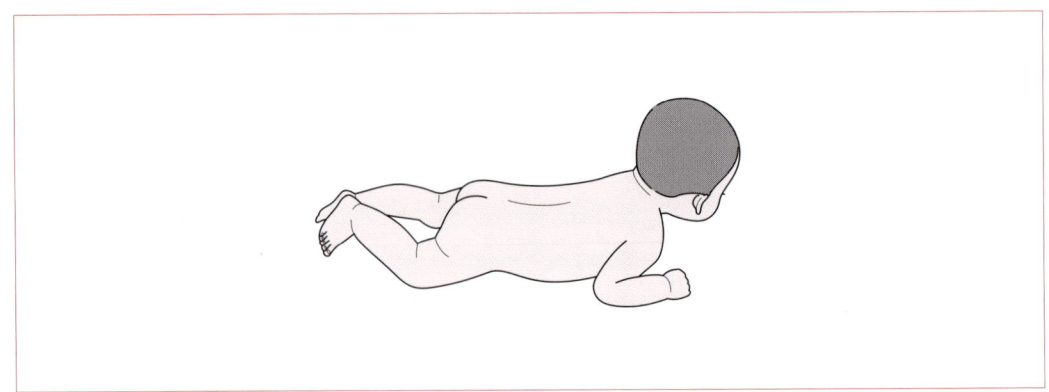

図4　3ヵ月児の腹臥位

▶寝返り

　5ヵ月頃,背臥位で下肢を挙上した姿勢から,側臥位,腹臥位へと寝返りが可能となりはじめる.

▶座位

　座位姿勢で上体を支えると頭部を垂直に保持する.3ヵ月を過ぎると,体幹を垂直に保ったときに頭部は左右の眼球が床に対して平行な状態に保つことが可能となる.4ヵ月までに頭部の立ち直りはさらに確実なものとなり,空間で体幹側屈,腹臥位にしても頭部は立ち直ることが可能となる.

▶立位

　3ヵ月では,立位に支えると短時間,下肢で体重を支えることが可能となる.

> **memo　定頸**
>
> 　定頸とは,どのような姿勢であっても,安定して頸部を床に対して垂直に支えられることを意味している.頭部コントロールは突然可能となるわけではなく,生後8ヵ月をかけて徐々に完成する.背臥位と腹臥位における頭部コントロールの状態を計測すると,月齢と安定化の変化を確認することができる(図5).図6は月齢と頭部コントロールの変化を示している.屈筋群は背臥位から上体を引き上げたときに頭部と体幹を直線的に保持可能な角度であり,伸筋群は腹臥位で頭部を挙上可能な角度である.総合点はこの両角度から主成分分析により算出した総合点である[5].

▶6ヵ月

▶背臥位

　肩関節,股関節を屈曲させ,四肢を活発に挙上して遊ぶ.さらに,足を床についてブリッジ位をとる,体幹を回旋するなど活発に運動する(図7).

▶腹臥位

　四肢を床から挙上して自由に操作することが可能となる.両肘関節を伸展し,上体を安

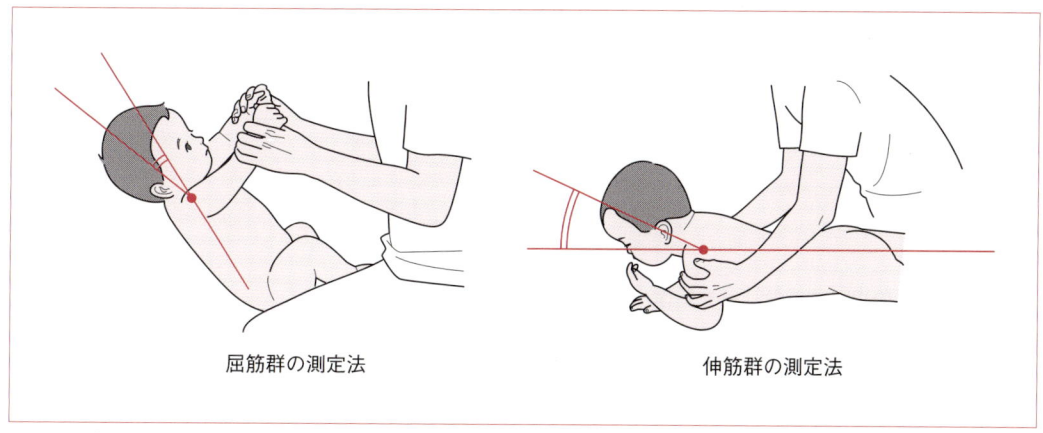

図5　頭部コントロール状態の計測法

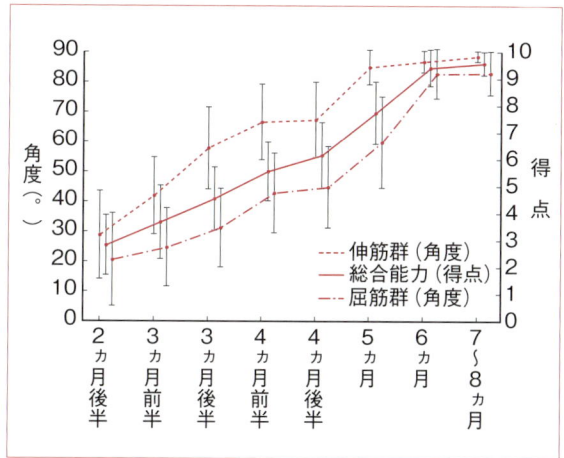

図6　月齢と頭部コントロールの関係

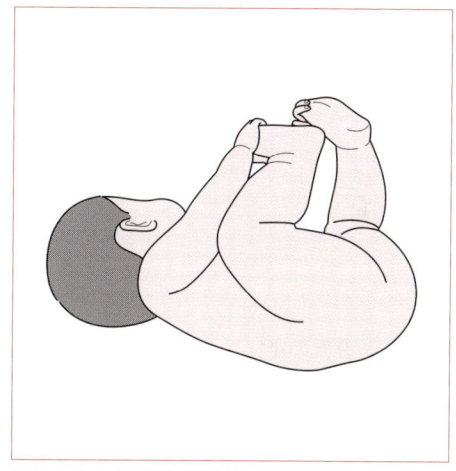

図7　6ヵ月児の背臥位

定して反らすことが可能となる．前方のおもちゃに上肢をリーチする（図8）．さらに，四肢を操作し移動しようとする．6ヵ月ではまだうまく前進できないが，7ヵ月頃までに前進可能となる．

▶寝返り

　背臥位から一側下肢を伸展し，床を蹴り安定して寝返ることが可能となる．背臥位，側臥位，腹臥位といった姿勢を自由に変化させることが可能となる．

▶座　位

　座位を取らせると両手を体の前について数秒座ることが可能となる．床から上肢を挙上することはできない．一側のみ短時間挙上することがあるが，バランスを崩してしまう．脊柱は伸展せず円背となる．頭部は立ち直り，前方も向くことは可能となる．バランスを崩すと容易に転倒してしまう（図9）．

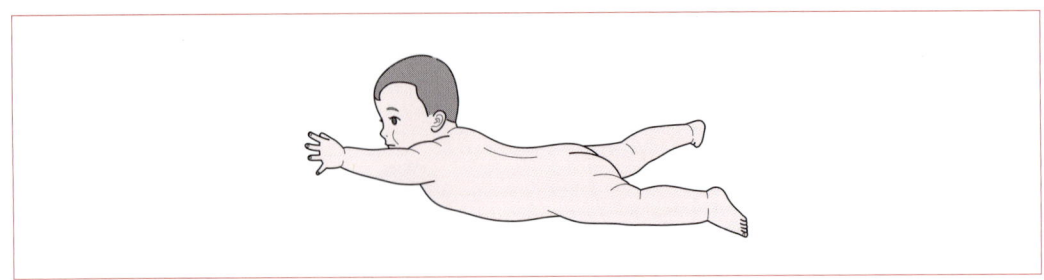

図8　6ヵ月児の腹臥位でのリーチ動作

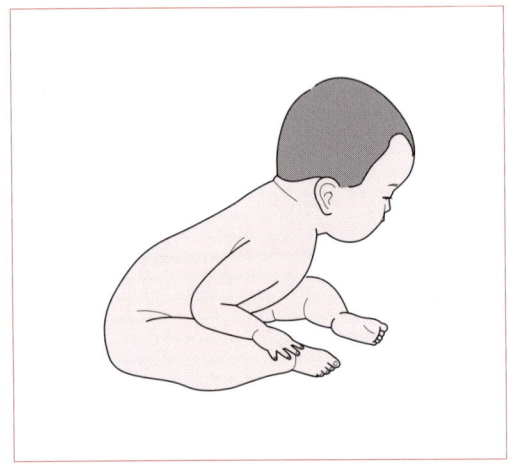

図9　6ヵ月児の座位

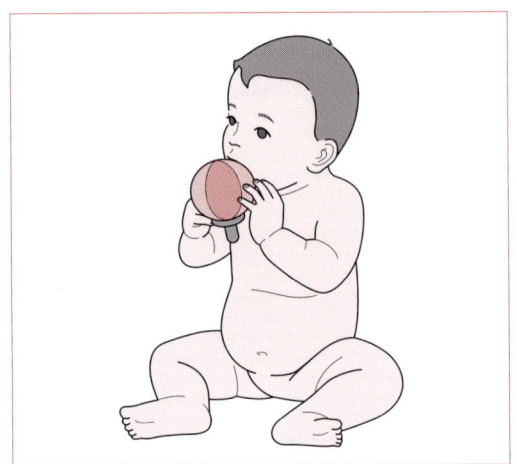

図10　8ヵ月児の座位

▶立　位

　体幹を支えて立位を取らせると，下肢で体重を支えることが可能となる．さらに，膝の屈伸をするなど活発に運動する．

■8ヵ月
▶腹臥位

　腹臥位で遊ぶことが多く，腹這いから，安定した四つ這いへと変化する．さらに，四つ這いから後方に骨盤を落として座位となる．

▶座　位

　座位で脊柱を伸展することが可能となる．座位は安定し，両上肢を自由に操作することが可能となる．両手におもちゃを持って遊ぶことが可能になる．バランスを崩すことも少なくなるが，まれに後方に転倒することがある（図10）．

▶四つ這い

　8ヵ月で四つ這いを行うが，安定していない．10ヵ月頃までに四つ這いが安定して行えるよう変化する．

▶ 立 位

何かにつかまり起立しようとする．下肢は不安定で，台などに腹部を寄りかからせて短時間立位を取ることが可能となりはじめる．

■ 10ヵ月
▶ 座 位

転倒することはなくなる．体幹を回旋して後方のおもちゃにリーチすることも可能になる．骨盤は前後傾中間位となり，脊柱のＳ字カーブが明確となる．さまざまなかたちでの起座が可能となり，体幹を回旋させ一側上肢を伸展させて起き上がることも安定して行える．

▶ 四つ這い

活発に四つ這い移動をすることが可能となる．座位，四つ這い位の姿勢変換を体幹の回旋をまじえ，スムーズに行える．さらに，膝をついた四つ這いから足底をついた高這いへと変化する（図11）．階段を四つ這いで昇ることができはじめる．

▶ 起 立

台などにつかまって起立することが可能となる．しゃがみ込むことも可能になり，座位，四つ這い位，起立の姿勢変換を活発に行う．

▶ 歩 行

台などにつかまり，伝い歩きが可能となる（図12）．

■ 12ヵ月
▶ 起 立

台などにつかまることなく，座位から四つ這い位を経て，重心を下肢へ移動し起立することが可能になる．

▶ 歩 行

台などにつかまることなく，独歩が可能となる．この時，両上肢を頭部横に挙上したハイガードの姿勢を取る．歩隔は肩幅よりやや広く，ワイドベースとなる．歩行時体幹の回旋はみられず，コンパス様の側方動揺の大きい不安定な歩行となる．バランスを崩しやすく，尻もちをついたり，転倒することも多い（図13）．

■ 14ヵ月
▶ 歩 行

屋外でも活発に歩行する．歩行に伴う体幹の回旋がみられるようになり，歩容は安定するが，まだ時折バランスを崩し転倒することもある．両上肢を腰横に広げるミッドガードの姿勢を取ることが多い（図14）．

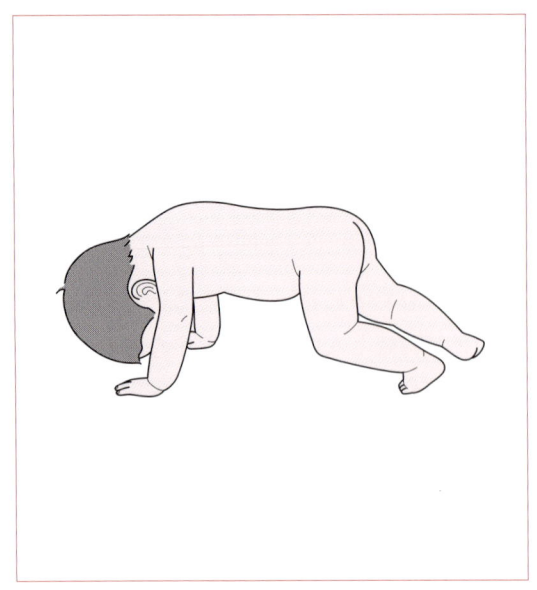

図11　10ヵ月児の高這い

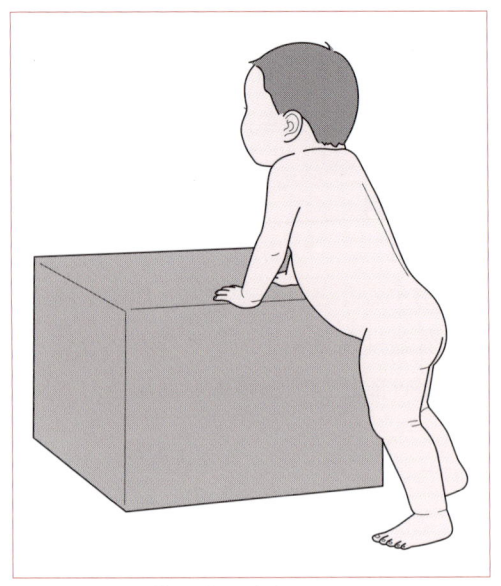

図12　10ヵ月児の伝い歩き

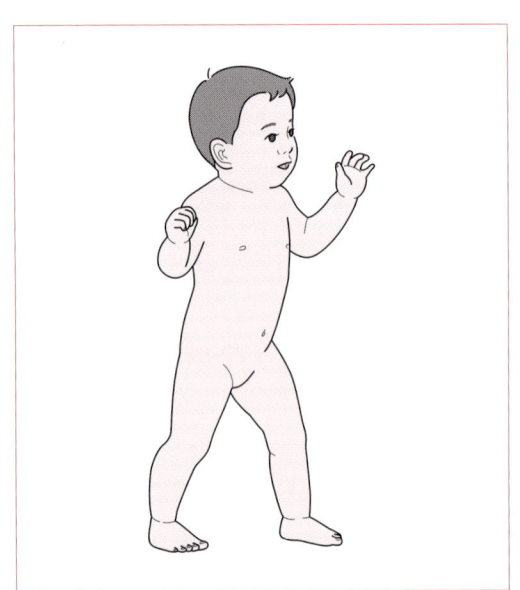

図13　12ヵ月児の歩行

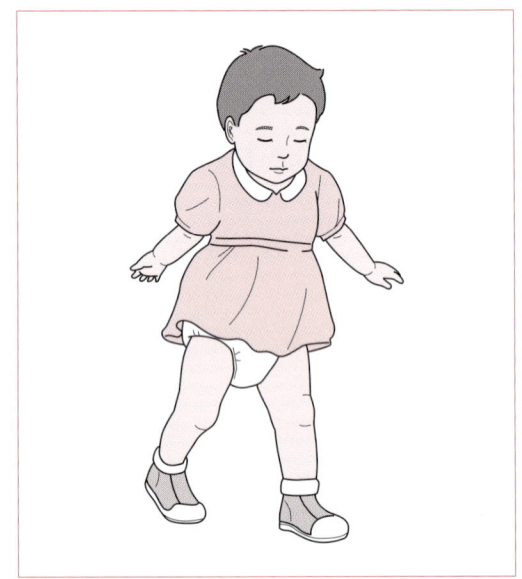

図14　14ヵ月児の歩行

▶ 18ヵ月

▶ 歩　行

　歩行はさらに安定し，バランスを崩しても転倒することはなくなる．手すりなどにつかまれば一人で階段昇降が可能となる．

▶ 24ヵ月
走行可能，両足ジャンプ可能となる．

▶ 36ヵ月
片足立ちが可能となる．

> **memo　発達の個人差**
> 　運動発達には個人差があり，一定範囲内であれば発達に遅れがあっても問題とならない．公表されている発達評価表によって，参考となる運動発達と月齢に多少の差異がみられる．デンバー式発達評価表（Denver Developmental Screening Test）は，このことを考慮して運動の達成時期に幅をもたせている[6]．

■ 姿勢反射

▶ 姿勢反射の役割
　姿勢保持とは，全身の関節が固定され，完全に静止した状態の維持ではない．変わり続ける状態に全身の関節が対応し続ける結果である．姿勢保持のための筋活動は非常に複雑で，意識的に行うことはできない．全身の筋活動は意識することなく体重心の変化に対して自動的に行われており，この反応機構が姿勢反射である．姿勢反射は粗大運動発達の変化と表裏の関係にあり，粗大運動発達は無意識に姿勢コントロールが可能となる過程といえる[7]．姿勢反射は出生時から経時的に変化し，協調して働く形へ完成されていく．この変化は中枢神経系の成熟過程に沿うものであり，正常発達における変化の様子を基準として，対象児の成熟の程度を評価することができる．中枢神経系の成熟過程に異常が存在すると，出生からの経過時間（週齢，月齢あるいは年齢）において観察される反射が，正常発達において観察される状態から逸脱する．

> **memo　Vojtaによる早期診断法**
> 　Vojtaは1974年，こうした姿勢反射に関するこれまでの研究を統合するとともに，彼自身によって記載された反応を加え，これらの反応が月齢によってどのように変化するかを指標として，運動的発達を診断する方法をまとめた．具体的には，7つの神経学的誘発テストによって神経運動学的検査が行われる[8]．

▶ 姿勢反射の分類
　姿勢反射とはさまざまな反射・反応を含む広い概念であり，原始反射，立ち直り反応，平衡反応に分類することができる（図15）．

▶ 原始反射（primitive reflex）
出生後早期に出現し，やがて表面的には観察されなくなる反射である．一定月齢を過ぎ

図15　姿勢反射の分類

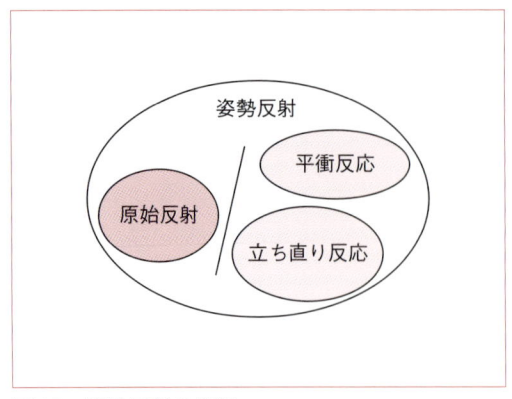

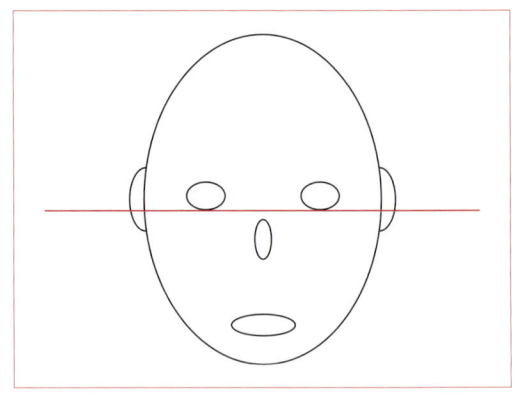

図16　立ち直り反応

てもなお観察される場合は，中枢神経系の異常がうかがわれる．

▶ 立ち直り反応（righting reaction）

　空間において頭部を正常な位置に保つように反応する．ヒトの場合，頭部の正しい位置とは，鼻からあごへのラインが垂直で口裂が水平となる状態であり，反応は視覚，迷路，固有感覚等さまざまな感覚器官からの刺激により起こる（**図16**）．この反応が欠如すると，空間で頭部を垂直に保つことができない．

▶ 平衡反応（equilibrium reactions in standing position）

　座位，立位などにおいてバランスが崩れたときに，上肢を伸展させる，下肢を踏み出すなどして基底面を拡大させ，転倒を防ぐ反応と定義される．この反応がなければ姿勢を安定させることができない．

▐ 評価方法

▶ 原始反射

1. 陽性支持反応（positive supporting reaction）

　足底あるいは足趾に対する圧刺激により，屈筋群，伸筋群の両方に同時収縮が起こり，関節が強く固定される反応である．生後3ヵ月から8ヵ月までは観察される．

2. 緊張性迷路反射（tonic labyrinthine reflex）

　臥位で検査する．刺激は腹臥位，背臥位の姿勢そのものである．反応としては腹臥位では四肢および頸部，体幹の屈筋の緊張が高まり，背臥位では逆に伸筋の緊張が高まる．4ヵ月まで観察される[9]．

3. 手掌把握反射（hand grasp reflex, palmar grasp reflex）

　対象児を背臥位とし，頭部は中間位とする．児の手掌尺側より検者の示指を挿入する．これに対して手指を屈曲し検者の示指を把握する．3ヵ月半で反応が現れなくなる．

4. 非対称性緊張性頸反射（asymmetrical tonic neck reflex）

　背臥位で実施し，頭部を体幹に対して回旋させる．陽性反応は，顔面側上下肢が伸展し，

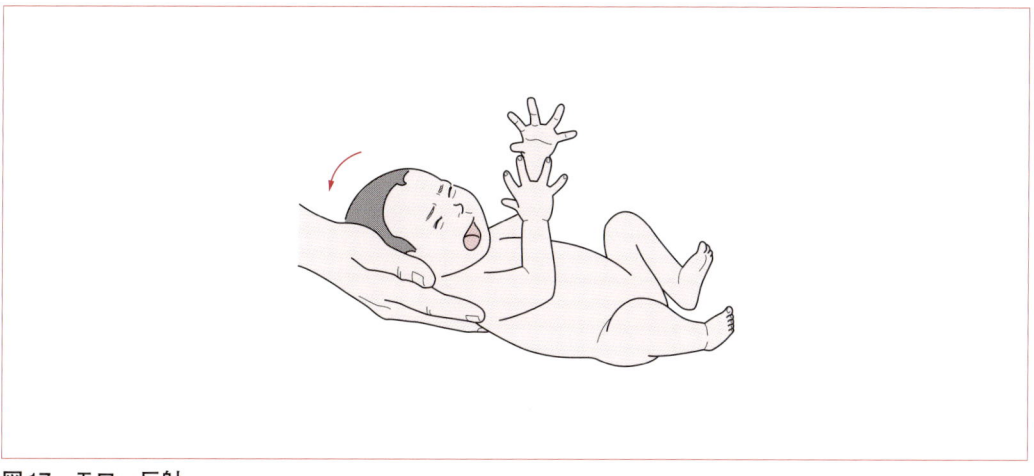

図17　モロー反射

後頭部側上下肢が屈曲する．生後2ヵ月以内にほとんど見られなくなる[9]．

5. モロー反射（Moro reflex, Moro reaction）

対象児を背臥位として検査する．誘発方法として最も効果的なのは頭部を後方に倒す方法である．この時反応として，はじめ肘関節伸展，肩関節外転，手指を開き，続いて上肢屈曲位に戻る．生後4ヵ月で見られなくなる（図17）．

6. 対称性緊張性頸反射（symmetrical tonic neck reflex）

四つ這い位で，頭部を挙上すると，前肢を伸展し後肢を屈曲する姿勢となり，逆に頸部を前屈すると，前肢を屈曲し後肢を伸展する．生後6～8ヵ月まで見られる．

7. 足底把握反射（foot grasp reflex, plantar grasp reflex）

対象児の足裏を検者の母指で圧迫すると，足趾はあたかも目的物を把握するように屈曲する．出生時には存在し，生後9ヵ月で見られなくなる[9]．

▶ 立ち直り反応

1. 空間での頭部の立ち直り反応（head righting reaction）

空間での頭部の立ち直り反応は，迷路性の頭部の立ち直り反応（labyrinthine head righting reaction）と視覚性立ち直り反応（optical righting reaction）の2種類に分けられる．

迷路性の頭部の立ち直り反応は，対象児を目隠しし，前額面の反応では骨盤を保持して空間で体幹，頸部垂直位とする．この姿勢から左右に体幹を傾ける．反応は，頭部を垂直に保とうとして，頸部が体幹と逆方向に側屈する．矢状面の反応では，児を腹臥位あるいは背臥位で空間に保持する．このとき頭部が腹臥位では後屈，背臥位では前屈して頭部垂直位を保とうとする．腹臥位での反応は1～2ヵ月で，背臥位および前額面での反応は6～8ヵ月で出現する[9]．視覚性立ち直り反応は上記評価を目隠しせずに行う[9]．

2. 巻き戻し反応（derotative righting reaction）

背臥位で実施し，頭部を一側方向へ回旋させた状態と，頭部に対する体幹および下肢の

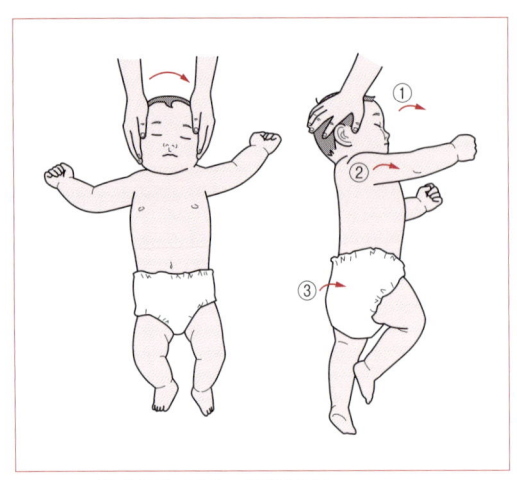

図18　巻き戻し反応の評価方法

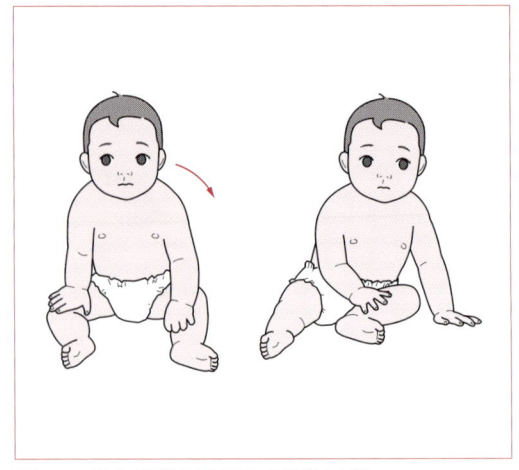

図19　側方保護伸展反応の評価方法

状態(立ち直り方)を観察する．陽性反応では，頭部を一側に回旋すると，両下肢が屈曲し，胸部，腰部，下肢が回転して頭部と体幹が一直線に並ぼうとする．陰性反応は，この反応が現れないか，頭部の回旋とともに丸太状に体幹が一塊に回旋する．この反応は自力で寝返りが可能となるために必要な反応とされており，正常児の運動発達では生後4ヵ月で出現する(図18)．

▶ 平衡反応

1. 前方保護伸展反応 (forward parachute reaction)

座位をとらせ前方に傾けたときの上肢の状態を観察する．反応は前方に上肢が伸展し，転倒を避けようとする．生後6ヵ月頃出現し，一生涯継続する[9]．

2. 側方保護伸展反応 (sideways parachute reaction)

座位をとらせ側方(左右)に傾けたときの上肢の状態を観察する．反応は傾いた方向の床面に上肢が伸展し，転倒を避けようとする．7～8ヵ月頃出現する[9] (図19)．

3. 後方保護伸展反応 (backwards parachute reaction)

座位をとらせ後方に傾けたときの上肢の状態を観察する．反応は後方の床面に上肢が伸展し転倒を避けようとする．生後9～10ヵ月頃に出現する(図20)．

4. 前方立位平衡反応 (forwards equilibrium reactions in standing position)

両下肢に体重を負荷して立位に保持し，前方に傾けたときの下肢の動きを観察する．正常児の運動発達では生後10ヵ月頃出現する(図21)．

5. 後方立位平衡反応 (backwards equilibrium reactions in standing position)

両下肢に体重を負荷して立位に保持し，後方に傾けたときの下肢の動きを観察する．正常児の運動発達では生後12ヵ月頃出現する(図21)．

6. 側方立位平衡反応 (sideways equilibrium reactions in standing position)

正常児の運動発達では生後15～18ヵ月頃に出現する．

図20　後方保護伸展反応の評価方法

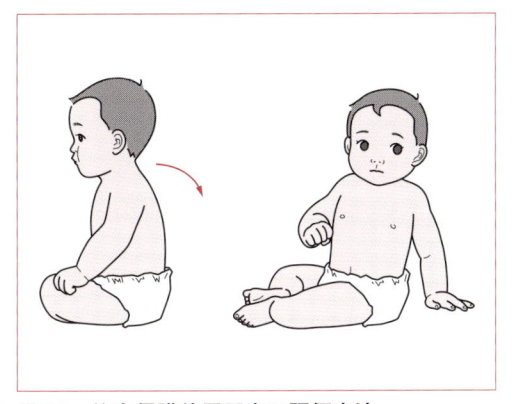

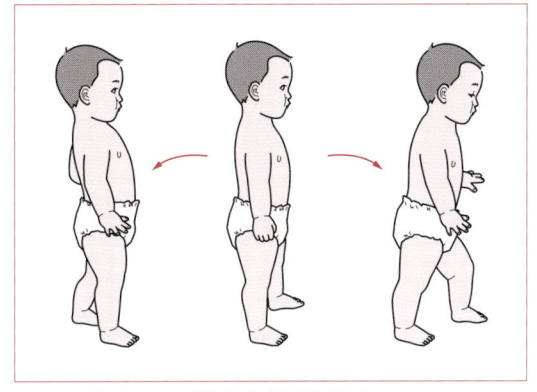

図21　前方および後方立位平衡反応

■Milaniの運動発達評価表

　Milaniの運動発達評価表は姿勢反射について整理し，その出現時期について示している．それと同時に，表の上段には座位，立位，歩行といった運動発達の経過が時間経過に沿って示されている．運動発達評価表は上段に示されている運動発達が下段に示された姿勢反射の出現とどのように関連しているかがまとめられており，この関係から評価対象となる児の運動発達の状態を把握できる．各運動発達の段階において，必要な姿勢反射と，逆に発達の障害となる姿勢反射を示している．たとえば，座位，立位姿勢を保つために必要な反射として，立ち直り反応，保護伸展反応，傾斜反応をあげ，逆に生後長期間表面に現れ続けると運動発達を阻害する反射として，原始反射を示している[10]（図22）．

▶歩行獲得後の運動発達

　図23は小児の静止ボールキック動作の発達である．Pattern 1は1〜3歳，Pattern 2は3〜4歳，Pattern 3は4〜5歳，Pattern 4は6〜7歳，Pattern 5は9歳以降で観察される[11]．ボールキックのような動作は，歩行獲得後さらに変化する．ここには姿勢反射をさらに進化させた機構が関わっている．姿勢反射はさまざまな感覚器からの情報をいったん中枢に伝達し，この情報を解釈，整理した後に末梢の運動器を反応させる連携から成り立っている．末梢の感覚器から姿勢に関する情報を中枢神経へ伝達する部分をフィードバックと呼ぶ．フィードバック制御には最低限わずかな処理時間を必要とする．このために速い動きに伴う姿勢保持には異なる制御機構が働いている．乳児が初めて立ち上がる時，あるいは子どもが新たな運動技術を取得しようとした場合などはフィードバック制御が全面的に関わっているが，習熟するに従い，末梢からのフィードバックなしに運動器が反応するようになる．この反応は動作に従い次の瞬間姿勢に何が起きるのか予測し，運動器が活動していると考えられる．この反応を予測制御という意味合いでフィードフォワードと呼ぶ．キック動作の変化にはフィードフォワードの関わりが大きい．

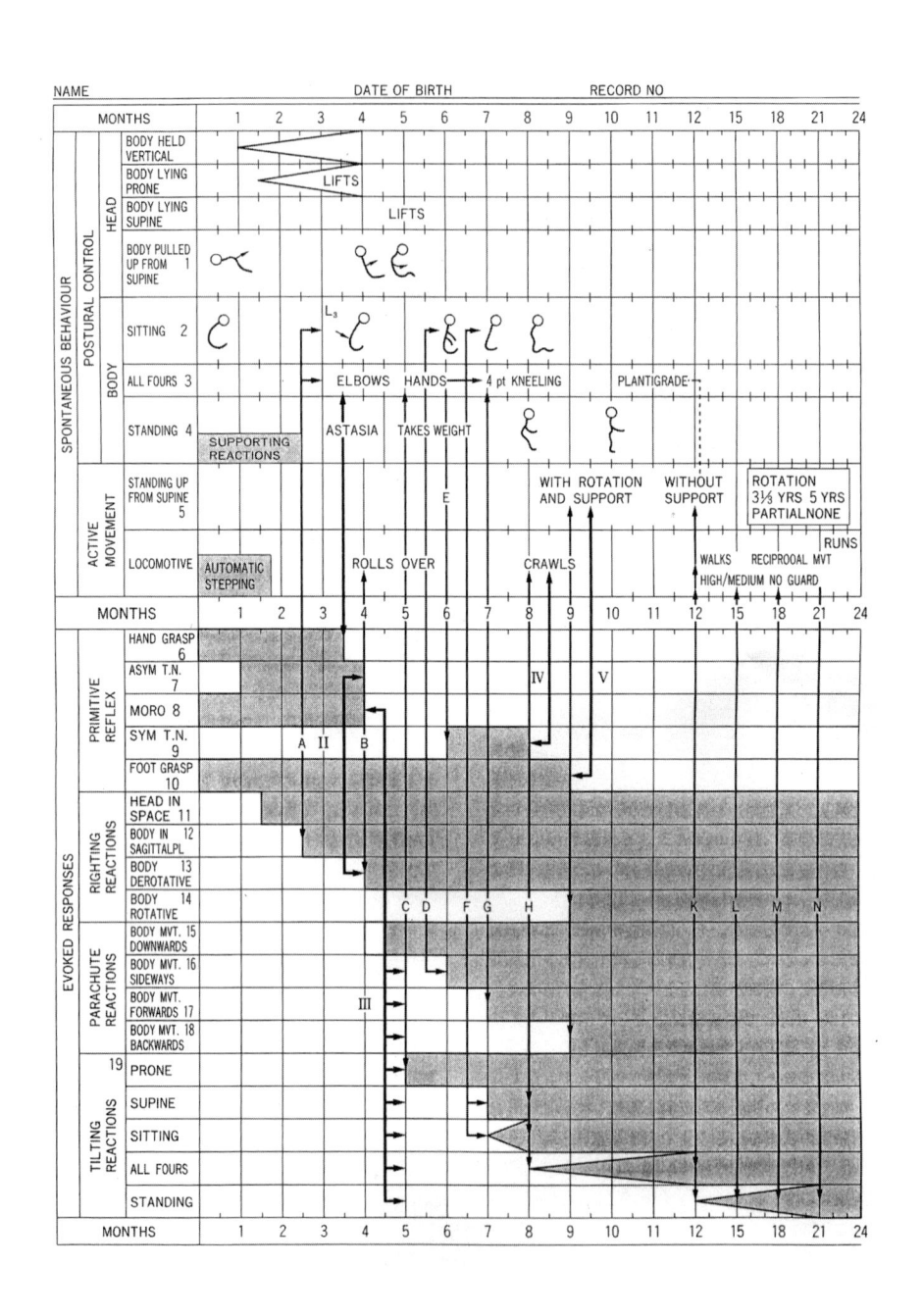

図22　Milaniの運動発達評価表

総論 —— 2. 人はどのようにして歩行を獲得するのか

図23　ボールキック動作の変化

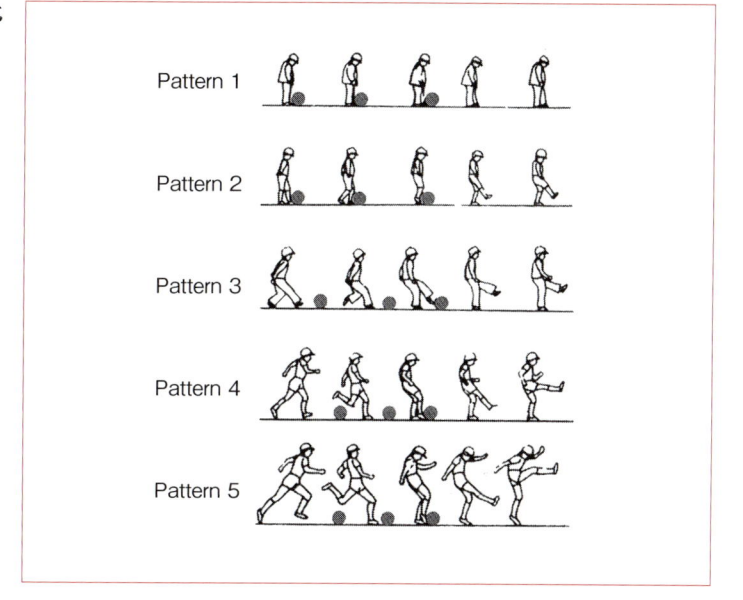

Advice

　運動はさまざまな器官の成熟の上に成り立っている．特に人は出生時非常に未熟な状態にあり，このことが人の個性形成に大きく影響している．このため出生後環境からの影響をダイレクトに受けながら人は成熟に近づいていく．もちろん遺伝的な影響のように先天性の要因は非常に大きく，出生後の変化は先天性要因をどのように修飾するかである．しかし障害をもつ乳幼児は，さまざまな制限をもつために，生後環境の要因が健常児に比較して大きく影響する．セラピストは乳幼児の機能を評価し，必要な環境を提供しなくてはならない．環境は乳幼児にとって，成熟を助ける刺激となる．提供される環境が適切であるか否かは，対象児の状態に対応しているかどうかで決定される．「人がどのようにして歩行を獲得するのか」を理解することは，人の運動成熟過程を知ることである．このことを基礎とすることで対象となる乳幼児を詳細に評価し，適切な環境を選択することが可能となる．

Summing-up

- 人は出生時に完成しているわけではありません．骨，筋が成熟し，これとともに運動機能が変化します．
- 姿勢と運動は月齢に伴う変化の順序がおおよそ明らかになっています．これらを知ることは発達障害児を評価するための重要な指標となります．
- 出生後2歳までの運動機能の進歩は，劇的なものです．この変化には姿勢反射が大きく関わっています．
- 歩行を獲得した後も運動機能は進歩します．これはより高度なスキルへの適応として現れます．

文　献

1) 新井清三郎,他：リハビリテーション医学全書2　人間発達,医歯薬出版,1978
2) 竹下研三：人間発達学,中央法規,2011
3) 大山良徳,他：発達生理学,光生館,2005
4) Rona Alexander,他：機能的姿勢—運動スキルの発達,協同医書,2011
5) 新田　收,他：乳幼児の定頸に及ぼす原始・姿勢反射の影響.姿勢研究10(2)：127-134,1990
6) 稗山富太郎,他：脳性麻痺の早期診断.総合リハ2(1)：7-22,1974
7) Rudolf Magnus：Some results of studies in the Physiology of Posture. Lancet 208(5376)：531-536,1926
8) 渡辺　隆：脳性麻痺のVojtaによる評価.理学療法と作業療法11(3)：189-195,1977
9) Mary R Barnes, et al：運動発達と反射—反射検査の手技と評価—,医歯薬出版,p60-62,1998
10) Milani-Comparetti A, et al：Routine developmental examination innormal and retarded children. Dev Med Child Neurol 9：631-638,1967
11) 三宅一郎：運動発達の科学,大阪教育図書,2009

（新田　收）

総論 3 器用さとは何か
―視覚機能と手の機能の発達から考える―

Basic Standard

- 器用さの構成要素を考えるとき，視覚と手の機能のみを取り出すことはできないが，各々の発達過程とその関連性は，他の機能発達を類推する手がかりとなることに留意する
- 視覚と手の機能は姿勢制御をはじめ多様なシステムとの相互関係のなかで発達するので，多職種間で分担する必要もあるが，必ず連携し，チームで取り組むこと
- 手の役割を分類し，子どもの生活における難しさをより詳細に分析すること
- 視覚と手の機能の連続機構から，人が対象を操作する過程について洞察を深める
- 事例はあくまでも一例である．視覚と手の機能に焦点をあてたクリニカルリーズニングとして参考にしてほしい

はじめに―器用さとは―

　器用さとは，「身体を思うように動かして芸事・工作などをうまくこなすこと．そのさま．」とある（小学館，デジタル大辞泉，2013）．器用さについては，認知行動科学などさまざまな領域から研究がなされており，毎年新たな知見が報告されている．不器用な子どもたちを対象とするセラピストにとって，常に最新の情報を探索する姿勢が求められる．本節では器用さについて，これまでセラピィ場面で焦点化することが多かった「手の機能」と「視覚機能」の発達について再度整理することを試みた．そして事例を通して，各機能とその関連性に焦点をあてたセラピィのクリニカルリーズニングを提示する．

　ヒトは直立二足歩行の獲得により，手の機能を格段に進化させた．立位，座位が安定することで両手が自由になった．ADLにおける作業：遊び，仕事，学業，レクリエーション，余暇活動……の大部分は手を使って遂行している．手の機能は姿勢制御において頭部のコントロールの影響を受け，頸部，体幹および肩の安定を基盤とし，手は肩甲骨と密接に関係する．肩甲帯は，胸郭上に浮いた状態で骨性の安定性は低い．生体学的に安定するにはバランスのとれた筋活動が必要で，肩甲骨の安定性は発達過程で末梢部と中枢側との運動の繰り返しのなかで獲得する．このように手の機能は，粗大運動機能との相互作用によって発達するが，発達初期は<u>目の機能が手を誘導し，体幹と上肢を協調させ，巧緻化する</u>．

　視覚はさまざまな役割を果たしている．覚醒-睡眠調整，情緒の調整，姿勢制御，注意，身体図式の発達，行為に必要な視空間知覚・認知，対象知覚・認知，非言語的コミュニ

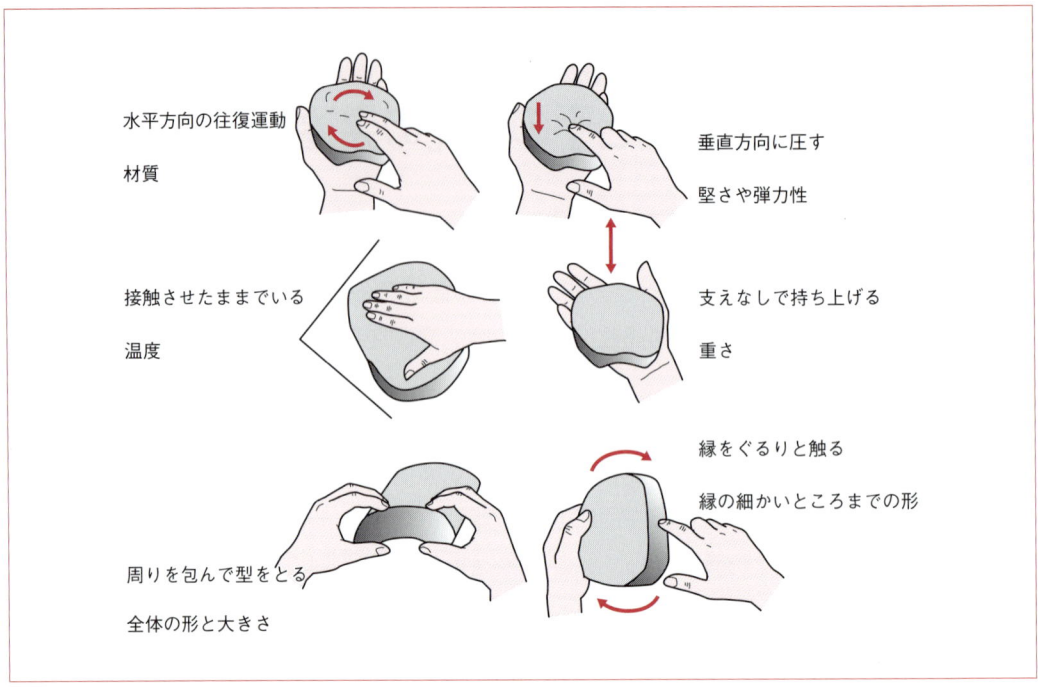

図1 物の特定の性状を認知するときの手や指の運動パターン
(Lederman SJ, Klatzky RL：Hand movements: A window into haptic object recognition. Cogn Psychol 19：342-368, 1987)

ケーションなどがあり，物や道具操作の発達へと結びつく．視覚は人間の最も強い感覚の一つと考えられており，視覚を通して人間は環境との適切な相互作用や外界の知識を深めている．視覚機能は生後3～6ヵ月で急速に発達し，8歳ごろまで緩やかに，そして，12歳ごろには成人の視覚機能とほぼ同等の機能を獲得する．

実際のセラピィにおいては，これらの要素を遊びのなかに盛り込み，段階づけ，それぞれの機能に対する環境を整えて，年齢相応の作業遂行課題の成功を支援する．

■手の役割

手には多様な役割がある．カントによれば，「手は人間の外に出た脳である」とも表現され，手を使った実験を通して認知機能が発達する．手の8つの役割を示す．

▪支　持

支える，つかまるなどで身体が安定する．物が動かないように支える．

▪保　持

身体や物が動かないように保ち続ける．

▣ バランス

両手を拡げてバランスを保つ．不十分なときには，何かにつかまって身体を安定させる．積み木を積むような物の操作においてもバランスが必要である．

▣ 探索・識別

素材感，圧覚と硬さ，温度，重さ，立体感，柔らかさなど，感覚器官として感じ取る（図1）．手からの感覚情報は，対象物の理解に役立つ．

例）握手をするとき，相手の手のひらの温度，湿り気，柔らかさ，握り方などの感覚から相手の感情を読み取ることもできる．

> **memo** **アクティヴタッチ**
>
> 能動的触覚．われわれは対象物を触って知覚するとき，その対象の表面をつっついたり軽く動かしたりして，その手ざわりをもとに性状を知覚している．たとえば，暗闇のなかで電灯のスイッチを探したり階段を昇降したりするとき，あるいはビックリ箱に手を入れて未知なるものを知ろうとするさまを想像してほしい．われわれは手指や足指の先端でつっついたり軽く撫でるようにして対象の性状を探索している．このようにわれわれは常に動くことで触覚情報を生成，収集，処理している．感覚情報処理機能を考えるとき，単一の様式でとらえがちであるが，実際には運動を伴った複合的な過程を経て対象を知覚している．
>
> 子どもの発達においては，当初，自らの手でたたく，ひっかく，握りこむなど，意図なく起こした運動の結果，得られる対象からの触覚や固有感覚からの情報を絶え間なく収集していくことで，環境と自己との関係性における枠組みを形成していく．

▣ 物の操作

玩具で遊ぶ・食事や更衣などADLのなかで対象物を必要に応じて動かす．

▣ 道具操作

スプーンや箸，鉛筆など手の延長として物を介して物を操作する．

> **memo** **ダイナミックタッチ**
>
> 対象を介して次なる対象を知覚すること．たとえば，われわれはスプーンの先のアイスクリームが硬いのか軟らかいのか，無機物であるスプーンという道具を介して知覚することができる．棒を振ることで長さを知覚できるし，運転手は車両を介して路面の状態を感じとったり，製缶会社では缶詰を叩いて中の状態を調べたりすることもできる．スイカを叩いて熟れ具合を知ることもできる．このように，対象を介して生成される音や振動，加速に伴う重量の変化など，過去の記憶や経験と照

らし合わせて解釈していくことで，さらにその先の対象の不変的な性状をも知ることができる．

▶創作表現
脳内のイメージを具現化する．手で新しいものをつくり出すこと．
例）文学・絵画などを独創的につくる．

▶コミュニケーション
ボディーランゲージとして，身振りや手まねで相手に意思を伝える．
例）親指と人差し指でつくる円は，お金やOKを意味する．

作業療法におけるセラピィでは，作業活動を用いて，"物の操作"，"道具操作"，"創作表現"，"コミュニケーション"を練習することは想像しやすいが，発達過程や中枢神経系の損傷がある対象児者には，動作の背景，基盤となる基本的な機能，"支持"，"保持"，"バランス"，"探索・識別"について，観察・評価してプログラムを立案する必要がある．

■視覚機能と手の機能の発達

視覚機能と手の機能は出生当初，別々の機能として発達する．そして，目と手が出合い，協力し合い，最終的にはブラインドタッチに表現されるような手の視野外操作にまで至る．ここでは，視覚機能と手の機能の発達過程を概観する．

▶胎児期：それぞれの機能構造の準備
▶視覚機能
眼は胎生4～5週頃に形成され，18週頃には神経系の発達がみられる．24週頃には瞼などの視覚に関する器官が発達し眼球を上下に動かす運動が起こり，25～26週頃には瞬きが可能となる．

網膜の血管は16週頃から形成がはじまるが，20週後半では光を感じることが可能になる．36週以降に網膜の構築は黄斑部を除いてほぼ完成し，新生児と同等の視力が備わる．

> **memo　未熟児網膜症**
> 在胎34週未満，出生体重が1,800g未満の低出生体重児に起こりやすい，網膜の血管の未熟性に基づく疾患．網膜の血管は満期産の出生時には眼底周辺部に達するが，未熟児では血管の発達が不十分となる．これにより，網膜は酸素不足の状態になり，それを補うために新生血管という未熟で異常な血管が周囲に伸びていく．新生血管は破れやすいため，出血したり，重症例では線維性増殖を生じ，網膜剥離により失明するケースもある．高濃度の酸素投与，感染，脳室内出血，栄養障害，輸血などさまざまな因子が関係している．

▶ **手の機能**

　7週頃には，皮膚感覚が生じてくる．胎児は，自分の指を探しては口の中に入れたり，手をなめたりもする．胎内で大きくなり，徐々に身動きが取れなくなることで自己の安定を得る．そして胎内から手で腹腔を押すことで上肢への固有感覚が入力され，体幹や肩甲帯の安定性へと作用する．このように，体外で重力および感覚刺激に適応するための準備を整える．

▶ 0～3ヵ月：目が手に気づき，両目と両手が出合い，協応するまで
▶ **視覚機能**

　新生児の視力は，0.02～0.05程度（0.1以下）で，目から約20 cmの距離が対象物をとらえやすく，母親の顔なども認識できる．頭部のコントロール，眼球そのものの運動も不安定で，周囲をぼんやりと見つめていることが多い．2～3秒の注視，大きく，ゆっくりと動く物の追視も可能であるが，物が近づくと頭をそらす反応が見られる．両眼視はまだ難しく，単眼視が主である．

　2ヵ月になると，テレビ画面や人などの動く物をじっと見る強制固視が出現する．単眼視から両眼視へと発達し，輻輳・開散が可能になりはじめる．物を見る際には，頭部の動きを伴うことは少なく，眼球運動のみで対象物を見る．

　3ヵ月頃には眼と頭部の協調がはじまる．中心に出された対象物を素早く見つめることができ，動く自分の手を自発的に，しばらく見つめることも可能となる．やや小さな物を目で追えるようになり，対象物を見る際には，眼球運動と同時に頭部もその方向に動かすことができるようになる．

> **memo　輻輳・開散**
> 　輻輳は外眼筋を使って両眼の視軸を近い地点へ向ける過程（両眼を同時に内側に向ける―近くを見るための動き），開散はより遠方の地点へ視軸を向けるのに用いられる過程（両眼を同時に外側に向ける―遠くを見るための動き）と定義されている．対象物を見るために行われる焦点化，すなわち眼球運動の調整である．

▶ **手の機能**

　上肢の発達：腹臥位で骨盤が高く持ち上がることで，体重の大部分を上肢帯と頭部で受け止める．頭部を挙上し回旋することや足を動かすことで，さらに前腕と肩に荷重され，必然的に回旋筋腱版の働きが活発になり，肩甲上腕関節が安定する．体重を支えきれずに，前方に崩れ落ちることで，肩の位置は前方に移動し，前腕は回内を強めるため，前腕・手関節の橈側へ体重がかかり，尺側の運動が誘発される．

　1～2ヵ月児は背臥位で肩関節を大きく内・外転して上肢を乱雑に動かすが，肩関節の屈曲方向へは，わずかな範囲しか動かせない．この動きができるのは，頭部，肩関節，脊椎が支持面に維持されているからである．3ヵ月までに乳児は，正中線指向が出現し，背

臥位で頭部と両手を正中位にもってくるようになる．

　手の発達：感覚入力に対して，反射的に引っ掻いたり，ギュッとつかんだりする．反射的な要素が多く，最初は手にしている物に気づかないが，徐々に目が手に置かれた物に気づき，持つようになる．最初に示指が活動的になり，把握パターンを誘導する役割をもっている．手を口でしゃぶることで，手の触覚的な探索を可能にし，両目と両手が正中への指向性をもつ．このように触覚と固有受容覚の経験は，把握とリリースのパターン，そして両手の協調の発達に寄与する．

▶ 4〜6ヵ月：視覚誘導によるリーチと把握

▶ 視覚機能

　4ヵ月で眼球が頭部から独立して動きはじめ，正中線上で持続的，選択的に対象物に注視する．注視点移行も可能となるが，3つ以上の対象物の走査ではズレが生じる．約7〜30 cmの距離にある小さい対象物に両眼で定位し，片手を伸ばすなど，目と手の協調がはじまる．

　5ヵ月では，上下の限られた範囲を，頭部から独立して動きはじめる．視野外に見失った対象物を両眼で追視し，片手を伸ばすことが可能となる．両眼の強調した動きの発達により，視線が正中線を越えるときの眼振が減少する．注視点移行時，眼球が頭部から独立して動きはじめる．同じ焦点距離にある2つの対象物を交互に見ること，距離が異なる対象物間を正確に注視点移行することができる．

　6ヵ月になると，安定した頭部から両眼が独立して動き，対象物に定位する．さまざまなスピード，焦点距離での追視，スムーズな輻輳・開散が可能となる．眼球が頭部の動きとは独立して注視点を移行する．基本的な眼球運動は成人とほぼ同等の機能となる．

▶ 手の機能

　上肢の発達：腹臥位ではますます頭部が挙上するようになり，伸展した手で支え，体重を左右に移動させる．一側支持によって，体重支持面から完全に片方の腕を持ち上げることができる．この側方への体重移動が前腕の回内外を誘発し，手掌内の筋肉を伸長する．背臥位では，自分の身体に触れられる部分が拡がり，わずかであるが手を空間で保持できるようになる．肩の屈曲に従って，肘の伸展が可能になってくる．

　手の発達：物を探索するために両手を使いはじめる．はじめに把握の制御を発達させる．まだリリースはできない．把握は正中指向と口腔の感覚欲求によって強化される．次第に物を口と目で操作し，2つの異なる感覚情報を統合し，そして視覚によってリーチが誘発され，物を把握する．この時期は手掌握りで，物の周りを指が取り巻いて屈曲し，この時母指は受動的である．最初のリリースは，反対側の手に強制的に奪われる．最初は物を口で固定することで手をリリースできる．この過程で手指の伸展を学習する．徐々に片手から他方へ持ち替えるときにリリースするようになる．

▶ 7〜9ヵ月：目と手の協調
▶ 視覚機能
　座位姿勢が安定し，奥行きの知覚が可能となる．他者の動きを見て模倣するなど，手の運動に先行して目を使用しはじめる．
▶ 手の機能
　上肢の発達：6ヵ月を過ぎると腹臥位や背臥位ですごす時間が短くなる．背臥位から腹臥位への姿勢変換で手を伸ばしたり，臥位から起き上がるなかで，手への体性感覚刺激が強化され，頭部，肩甲帯，体幹のコントロールを協調させる．さらに，座れることで手が物を保持するために自由になり，子どもは率先して指先を使うようになる．

　手の発達：四つ這い位で前後に揺れたり，姿勢を変換するときに，手掌や手指の筋群や軟部組織が縦方向と横方向に引き伸ばされ，手のアーチが形成される．徐々に手掌よりも手指で物を持つようになり，見た物を扱い，扱うさまを見る（目と手の協調）ようになる．橈側の手指が分離しはじめ（橈側手掌握り），尺側手指は，母指と橈側手指の運動のために，屈曲して安定する．次第に小さい物を母指と示指，中指の間で把持することができる．大きな物に対しては両手，小さい物に対して片手でリーチし，視覚情報で物を識別するようになる．

▶ 10〜12ヵ月：視野外操作〜洗練した手指操作へ
▶ 手の機能
　上肢の発達：つかまり立ち，伝い歩きのために，手でつかまって姿勢を保持することが肩甲帯の安定性を高める．また，この時期の上肢帯は骨盤-下肢の運動発達に貢献する．歩行初期に両上肢は，high-middle girdになり，上半身で骨盤の安定と下肢の安定を代償する．歩行の安定とともに，徐々にlow girdから手の振り出しへ変化する．体幹の回旋が増すことで，正中線を越えてリーチできるようになる．

　手の発達：乳児は，片手で容器を持ち，好んでよく使うほうの手でふたを外そうとする．これは，同じ機能をもった手で，それぞれが異なった（相補的な）運動を遂行する両手動作のはじまりである．3指握りを習得しているが，細かい物をつかむには不十分である．そこで，母指と示指のより末梢を使った指腹つまみを発見し，さらに指尖握りへと発達する．上手に握るために，示指を使って物の方向を変えたり，動かすこともできる．

　リリースは，物を放りだすことからはじまる．物のリリースは，意図的に物を落とすことで聴覚，視覚的な結果によって強化される．これらの運動は最初，視覚情報によって誘発されるが，目と手の協調を繰り返し，手の触覚情報が洗練されることで徐々に見なくても操作できるようになる．

1〜5歳：学校生活の基礎となるスキルの習得

▶ 視覚機能

生後1歳頃に視力は0.1程度となり，2歳頃には0.5程度，3歳頃には，ほとんどの子どもは1.0程度になる．5歳頃には，両眼視の機能はほぼ完成する．

▶ 手の機能

子どもは道具操作を通して，さまざまな握り方を発達させる．道具使用の習熟は，子どもの機能的能力に影響を及ぼす重要な発達スキルである．道具の操作が上達しなければ，日常生活動作を円滑遂行することは困難である．小児期の作業療法で扱う道具操作の代表的なものに鉛筆やハサミの操作がある．

鉛筆：多くの子どもは，6歳半に，描画や書字のための道具の操作に必要な動的3指握りを習得する．この前駆的段階である手掌握り，不完全な3指握り（手掌回外握り），安定した3指握りという段階づけ，その過程で尺側と橈側の分離運動が発達する．一般的に，成熟した動的3指握りでは，筆記用具を中指の側面と，母指や示指の指腹との間に，母指と対立する位置で握るものである．しかし，すべての子どもがこの握りを習得し，使用するわけではない．ウェブ・スペース（母指と示指の間の空間）が潰れて，手指屈曲位を認める児では，太い鉛筆などを使用することが，疲労感や緊張の緩和に役立つかもしれない．

ハサミ：ハサミ使用の習得は，就学前児の微細運動スキルの発達に必要である．正しいハサミのポジションは，母指と中指がハサミのハンドルの中にあり，示指は固定するためにハンドルの外にあり，支持性や力を供給し，切る活動を誘導する．そして，4指と5指が手掌内へと巻き込まれている状態である．下のハンドルは，中指の遠位関節に固定され，上のハンドルは，母指の遠位関節に固定される．子どもはまず，1回ごとに切り，次第に連続して，まっすぐ切るようになる．

> **memo　利き手の発達**
>
> 利き手とは，機能的でスキルを要する課題において，一貫して比較的好まれて使用される手であり，より熟練した手である．手の運動は最初に同側と正中線の空間だけで起こり，その後，反対側の空間に及ぶ．これは脳梁の発達とも密接に関係がある．3〜4歳までに手の選択の方向性が明確になり，片側の運動を行う傾向が出現する．5〜7歳で高度に左右分化された両側運動を行うようになり，6〜9歳の間で，完全に確立される．6歳になると，子どもは一貫して好みの手を使用し，身体の正中線を交叉するようになる．
>
> 発達初期に中枢神経損傷を受けると，利き手が確立しないことがある．この背景には，身体の両側が機能的に統合されていない，また，好みの手と視空間の協調性が欠如していることが考えられる．利き手が未確立である子どもに対してセラピィを行う際には，左右の脳の両側統合が不可欠で，両手の協調運動，正中線交叉，体幹の回旋を取り入れた感覚遊びを通して，感覚間の統合をはかることが有効である．

■視覚機能と手の機能の連続機構

　子どもが対象を操作するには，前庭覚，視覚，固有受容感覚，触覚，聴覚などの統合が必要である．各機能の対象との相互作用を分析すると，次のような連続機構として表現することができる．

▶気づき
　対象物に注意を向けることで，以下に述べる注視，追視が起こり，プレリーチとして手が認知される．

▶定位，視覚的接近／リーチ
　随意的な定位は，視覚的接近ともいわれ，環境を探索する機能のことであり，対象物に手が接近するのと同様，光，動き，音，色などの刺激の発生源に両眼を向ける反応を指す．
　対象物にリーチするために，方向性，手の位置，母指の位置，スピード，目的と正確性が準備される．リーチする際，まず重要なのは「方向性」で，矢状面・水平面で区分し，最短距離でリーチするまでの方法を選択する．

▶注視，視覚的把握／把握
　対象物に気づいて注目することから，注視は目による把握，すなわち目で対象物を確認する機能と位置づけられる．触覚，固有受容覚，視覚などの感覚情報に基づいて，対象物の性質を知覚し，把握様式を選択する．発達に応じて，握りのパターンは原始的握り込み，手掌握り，橈側手掌握り，橈側手指握りへ，つまみのパターンは側腹つまみ，3指握り，指腹つまみ，指尖つまみへと変化し，対象物によって使い分ける．

▶追視，視覚的操作／操作
　動く対象物をとらえて見続けることを追視という．対象物に素早く眼球を動かし視点を移動するサッケード運動から徐々になめらかな追視が可能となる．
　リーチ，操作，リリースの発達に応じた操作ができるようになる．初期の操作では，ひっかく，つかむ，たたくなどであるが，操作時に知覚する触覚，固有受容覚情報を手がかりに，運動の強さや方向が調整される．手の器用さだけでなく，対象物の概念理解，何をしたいのかといった動機や意思によって変化する．

▶注視点移行，視覚的解放／リリース
　注目していた対象物から，別の対象物へとスムーズに視点を移す．同じ距離もしくは異なる距離にあるいくつかの対象物に注目したり，見比べたりする．
　手指屈筋群の段階的制御によって，徐々に手指伸筋群が制御される．リリースは，物を

意図的に落とすことによる聴覚，視覚的結果によって強化される．次第に一側の手から他側へ奪うように持ち替え，最終的に自発的にコントロールする．把握と同様の感覚-知覚過程が必要であるが，対象物のリリースは，次に何をするか（入れる，置く，持ち替える）の目的に左右される．それによってリリースの力加減や場所が変わる．

memo 手内操作

手内操作は，手の中で対象物を定位するための能力で，把握後に手内で物を調節するプロセスである（Exner, 1989）．

1) 移動：手指から手掌あるいは手掌から手指への手の中で起こる対象物の直線運動
　例；コインをつまみ手掌に向かって動かす，またはその逆で手掌から手指へ持ち替える運動．
2) シフト：手指と母指の指腹で生じ，把握後あるいは他の形態の手内操作後に対象物の最終調節をする運動
　例；ペンを把持した後，適切な位置に母指と示指を持ち直す運動．
3) 回転：1つあるいは複数の軸を中心に対象物を動かす運動
　例；ペットボトルの蓋を回して開けるといった母指と手指の指腹で行う「単純回転」と，片手でペグをひっくり返すといった橈側と尺側の手指の働きを交互に切り替える「複雑回転」の2種類がある．

memo マイクロスリップ

「まよい箸」「肉をつまもうとしたが思わず芋をつまんだ」など，いったん動作を開始したが，無意識的に途中で修正してしまう微小なスリップ様の現象．

動作と対象とのかかわりまでの過程のどこで生じるかによって，動作をためらう「躊躇」，手の向きを変える「軌道の変化」，ちょっと触ってから変える「接触」，手の形状を変える「手の形の変化」に分類されている．

この現象は，われわれが運動を企画して実行するまでに，いくつもの運動パターンから選択して実行していることを意味している．会食の場面などで上記の例はよく生じ，観察することができるが，会話に気を取られ非選択パターンにスイッチするからである．整理整頓されていない環境でも生じやすい．スリップが少ないほうが効率的ではあるが，スリップできるだけの多様なパターンをもっているともいえる．

memo 視覚経路（視覚システム）

目から脳に至る経路は，上丘への経路（皮質下システム），視床にある外側膝状体背側核への経路（皮質システム）に分類される．皮質システムには腹側経路といわれる視知覚システムと，後部頭頂葉を通る背側経路といわれる視運動知覚システムがあり，これらは第一次視覚野で2つの経路に分かれ，前頭前野外側部で再び収束す

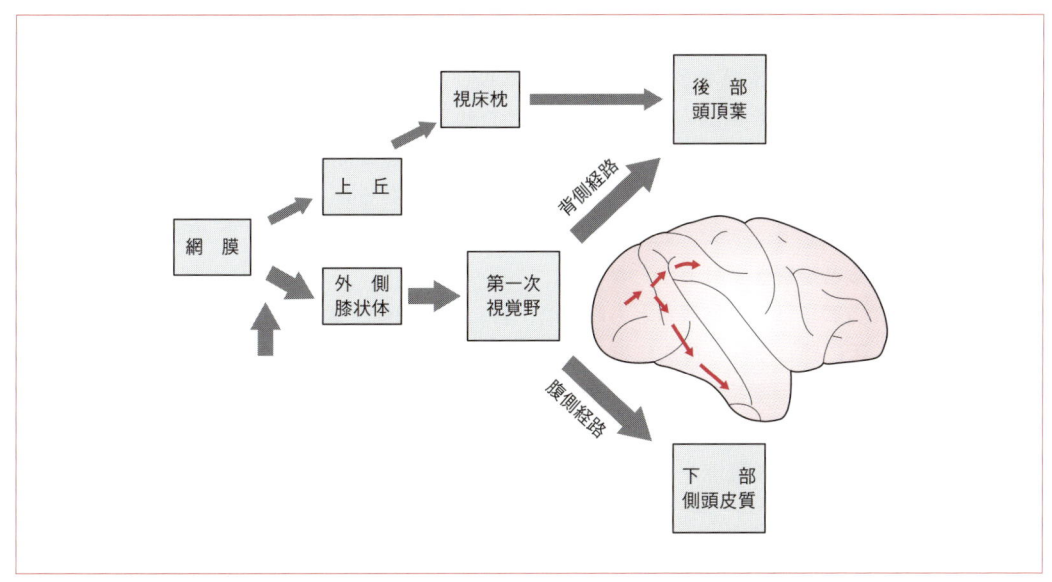

図2　3つの視覚システム
(Milner AD, Goodale MA：Visual Brain in Action, Oxford University Press, p.128, 1995)

る（図2）．

　上丘：上丘は中脳に位置し，視覚情報を目の網膜や視覚野から受け取り，脳幹にある眼球運動制御の神経核に信号を送り出す．上丘はサッケード眼球運動や目と頭の協調運動に関与しており，上丘が破壊されると眼球運動機能の低下が生じる．

　腹側経路：腹側経路は「What経路」とも呼ばれ，視覚情報を知覚に変換し，外界の内部モデル（知覚表象）を作り上げる意識的知覚に関係している．中心視機能があり，対象物（物・人）の形態知覚や認知，色・形・大きさなどの恒常性の知覚や属性の分類，意味づけを行っている．視知覚，視覚と言語の統合を行う経路．

　背側経路：背側経路は「Where経路」とも呼ばれ，視覚情報を行為に変換し，行為の無意識的制御に関係している．周辺視機能があり，対象物の動きや奥行き，距離感，方向性などの空間知覚，対象物の構造の解釈を行っている．外側前頭前野や運動前野などの運動関連野とネットワークしており，目で見て物の特徴をとらえ，その物に応じて身体を動かすといった，空間関係の統合にも関係している．脳性麻痺の多くは視運動知覚の問題をもっている．

中心視と周辺視

memo

　人間の目には対象物を見る際に「中心視」「周辺視」の2つの見方が存在する．中心視は対象物の色や形を正確にとらえるのに適しており，日常生活では本を読む，テレビを見るなどの場面で意識的に使用される．周辺視は対象物の動きや位置をとらえるのに適しており，階段昇降，コップを持ち上げるなどの場面で無意識に使用されている．周辺視は中心視よりも広い範囲を見ることができ，反応速度も速い．また，対象物の特徴をとらえている中心視に比べ，努力して見る必要がないため，疲労度も低い．

視知覚と視運動知覚

　視知覚とは環境から視覚システムを通して得た情報を解釈・構成・意味づけを行い，視覚情報を過去の経験と照らし合わせて意味ある情報として組織化する過程を意味している．視運動知覚は視覚と運動を協応させて知覚していくことを意味している．視覚システムにおいてはわずかな差ではあるが，視運動知覚に先行して視知覚が発達する．また，これらは眼球運動能力に依存しており，このレベルで問題が生じると影響を受けることがある．

　知覚表象は，感覚表象とも呼ばれ，目に映る映像，鼻に感じる匂い，耳に聞こえる音，舌に感じる味，皮膚に感じるあらゆる感覚，筋肉・内臓の動きや痛みの感じ，身体の動きや平衡感覚などの具体的な表象をいい，日常言語では「感覚」と呼ばれることが多い．知覚表象の形成には，記憶やその他の経験的認識，あるいは生理的・情動的状態など個体環境からのさまざまなフィードバックを受けているとされている．

セラピィアイデアの一例

　たとえば，物を入れたり出したりすることが楽しい時期……．作業療法室を見渡すと，さまざまな入れ物がある．どのような入れ物があるのか，その性状について考えてみる．

　茶筒：中が見えない，入り口が細く縦長，硬く冷たい（音が鳴る），蓋がある……

　ペットボトル：中が見える，入り口はとても小さく中が広い，硬くてあたたかい，蓋は回転して開閉する……

　巾着袋：中が見えない，入り口の大きさは変わる，布の材質によるが軟らかくてあたたかい，しぼめたりして蓋をする……

　紙袋：中が見えない，入り口は広いが形状が変わる，軟らかくて暖かい，折りたたんだりしぼめたりして蓋をする……

　スーパーの袋：中がうっすら見える，入り口は広いが形状が変わる，軟らかくて少し冷たい，ぶら下げるので通常は蓋をしない……

　ビニル袋：中が見える，入り口の見分けがつきにくく形状が変わる，軟らかくて少し冷たい，しぼめたりして蓋をする……

　ストッキング：中が見える，入り口の形状は伸縮してまとわりつく，軟らかくてあたたかい，しぼめたり結んだりして蓋をする……

　ざっと見渡したこれらの入れ物でも，視覚機能と手の機能について子どもの興味を喚起し，機能を段階づけることができる．

　たとえば，コイン入れや型はめパズルなどを行う際に，入れ物から出して遊んで，終わったら片づける工程を組んでおく．茶筒であれば，手を入れる際，内旋-回内パターンの影響で小指が伸展してぶつける子どもがいる．紙袋では手背からの触覚情報につかむべき対象をなかなか見つけ出せない子どもがいる．このように，視覚認知機能と手の触覚や固有感覚情報との調整と留意できる認知機能から分析して入れ物を段階づけることで，作業療法士は毎回のセラピィとホームプログラムの提案をすることができる．

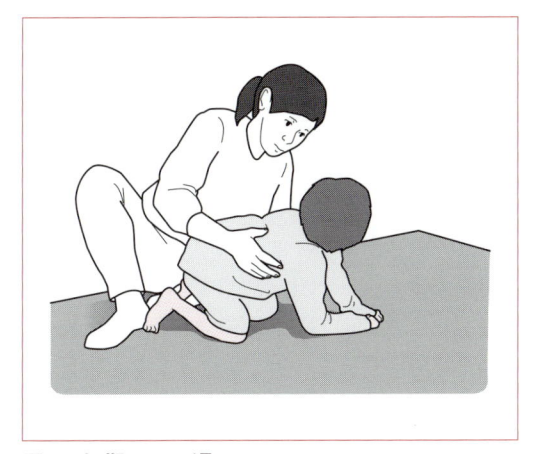

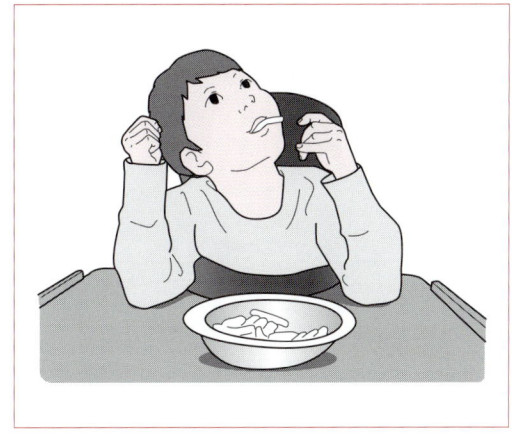

図3　初期の四つ這い　　　　　　　　図4　初期のスプーンでの食事

■脳性麻痺児の手とセラピィ

　脳性麻痺児は幼少期から全身性の定型パターンによる姿勢制御により，姿勢と運動の多様性の問題を抱えている．上肢においては，肩関節屈曲，内転，肘関節屈曲，前腕回内，手関節掌屈，手関節屈曲といった「屈曲パターン」を示すことが多い．

　頭部，体幹，下肢は重力に抗することができず，寝返り，ずり這い，四つ這い，高這い，つかまり立ちなどの姿勢変換のなかで行う『手の支え』を経験しないまま，重力環境に適応しなければならない．その結果，上肢-手を空間に保持するための安定性を獲得しないため，器用さに難しさが生じる．よって，上肢-手の機能を円滑にするには，「体幹と上下肢の相互作用」がもたらす上肢筋群の適切なアライメントが必要である．

　セラピィでは手の支えとともに多様な運動技能を促し，ADLなど機能的活動の自律を目指す．

■ボツリヌストキシン（BTX）療法後のセラピィにより成果が得られた事例

　痙直型両麻痺の6歳男児．在胎29週，1,500gで帝王切開にて出生．就学に向け，5週間の集中リハ目的で母子入園となった．GMFCS（粗大運動能力分類システム）：Ⅳ，BFMF（bimanual fine motor function）：Ⅳ．利き手は左．床上移動は主に寝返りで，四つ這い位で手指は握り込み，肘を引き込むため支えられず，姿勢を保持できなかった（図3）．右手は指を開くことはできたが，肘屈曲と手関節掌尺屈が著明で実用的ではなかった．食事では，スプーン操作に取り組むも，手指を強く握り込むため，手関節は固定され，すくえず，右手と肘は屈曲したままであった（図4）．

　作業療法の方針と目標：基本方針を，①左利き手の操作性の向上，とそのために必要な，②右手で支持して姿勢を安定させること，とした．具体的な母子入園期間での作業療法目標を，「自分で食べられる量を増やすこと」とした．

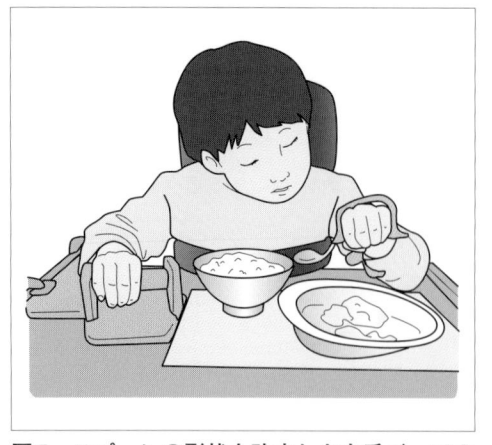

図5　スプーンの形状を改良した右手バーでの食事練習

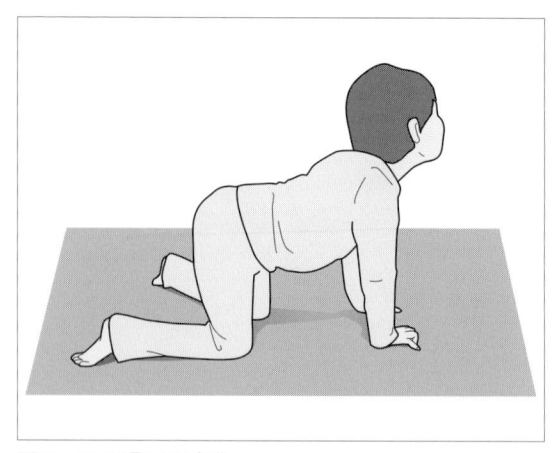

図6　四つ這いの変化

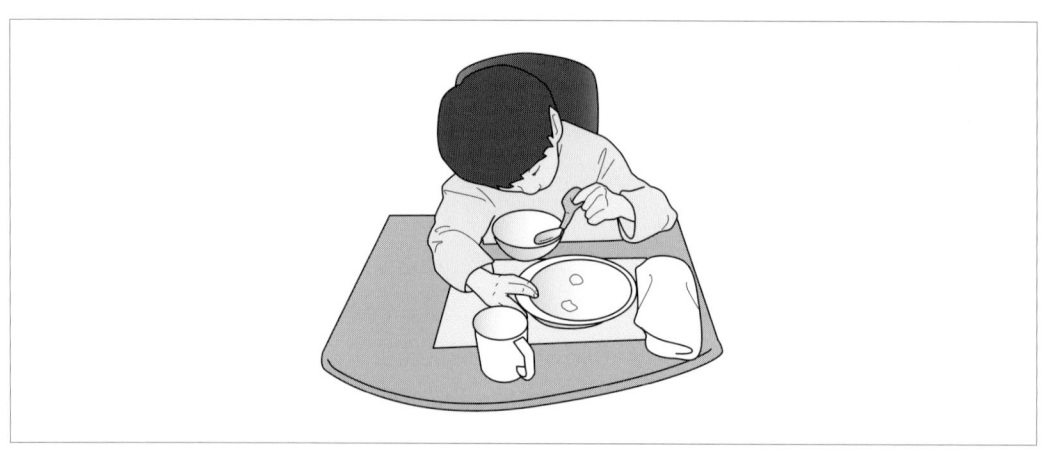

図7　食事動作の変化

　セラピィ経過と施注部位の決定：食事場面では，右手の引き込みを修正しつつ，支持できるように握り棒を取りつけた．しかし，スプーン操作に伴い，肘屈曲と手関節掌尺屈が強まり，握り棒から離れた．この右手の引き込みは，母指の内転が最も強く影響していると評価し，主治医と協議した結果，両短母指屈筋，両母指内転筋，両母指対立筋，右尺側手根屈筋にBTXを施注することになった．

　BTX施注後の作業療法経過：母指屈筋が弛緩し肘の屈曲が軽減したことで，両手を前に出しやすくなった．そこで，セラピィでは背後から，体幹の対称的な安定を保障し，両手それぞれに玩具を把持させ，手掌の支持感覚を与えつつ交互性の抵抗運動が経験できる，ままごと遊びを行った．セラピストは両手が前方に保持できるよう，前鋸筋や広背筋の収縮を助けつつ，時折，上肢-手から直接引き込みを修正した．一方，食事場面では児と母親から「スプーンが持ちにくくなった」との訴えがあった．食事場面を観察すると右手は握り棒に置けたが，不動のまま支持反応はみられなかった．セラピィでの手応えを食

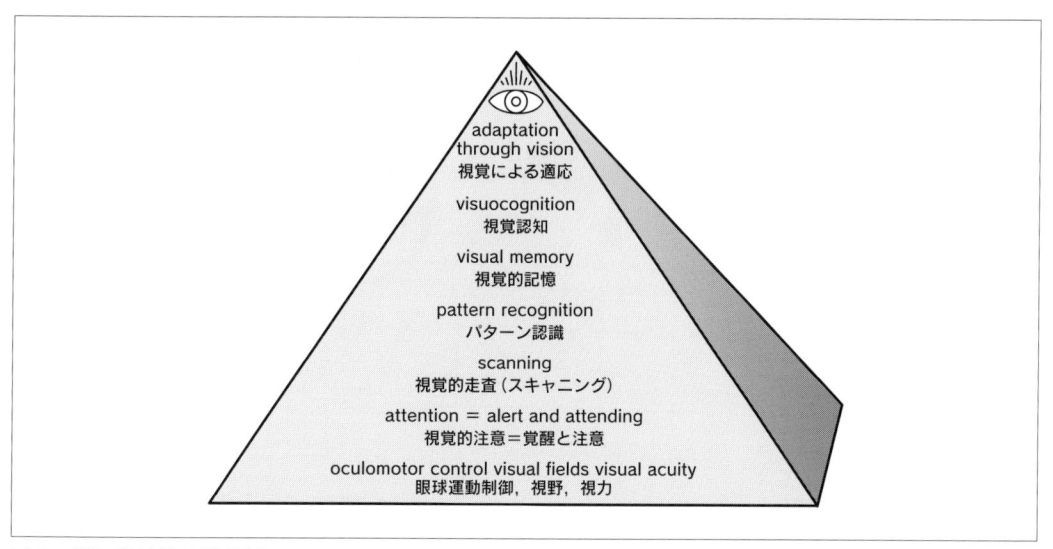

図8 視知覚技能の階層性
(Warren M : A hierarchical model for evaluation and treatment of visual perceptual dysfunction in adult acquired brain injury. Part 1. Am J Occup Ther 47 : 42-54, 1993)

事場面にも活かしてスプーンを把持し続けられるためには，手掌の支持感覚が連続する必要があると考え，スプーンの形状を改良した（図5）．その結果，次第に右手は握り棒を支持するようになってきた．そこで，さらなる上肢の分離運動と，体幹の安定を引き出すために，セラピィでは上肢の水平内転と水平外転を伴う空間リーチへと段階づけた．脊柱の伸展が得やすくなってきたので，更衣場面では前もたれバーを導入し，衣服を把持したままの肩，肘，そして，頭頸部の協調運動へと挑戦した．

結果：BTX施注3週後には，四つ這い位が取れるようになった（図6）．手指を開いて，肘を伸ばせるようになった．まったくできなかった自走車椅子を真っ直ぐこげるようになった．そして，一人で食べられるようになり，右手は皿を支えられるようになった（図7）．右手で支えることにより体幹が安定し，左上肢の動きがスムーズになった．

本児の経過を振り返ると，体幹と上肢が相互に作用しながら機能の向上が得られ，活動が成功できるようになった．体幹から上肢-手への影響だけでなく，上肢-手から体幹への影響を考慮したセラピィが必要であることを学んだ．

脳性麻痺児の視覚機能とセラピィ

脳性麻痺児には，眼球運動異常が高頻度で生じ，約60％は，未熟児網膜症や斜視など何らかの視覚的な問題を抱えている．視覚障害は子どもの発達と学習に悪影響を及ぼす危険性があり，脳性麻痺の子どもにとって眼球運動異常は感覚-運動発達に大きく影響するといわれている．具体的な問題として，網膜に対象物の像を焦点化させることの困難さ（乱視，近視，遠視），脳への神経インパルスの伝達障害（未熟児網膜症，視神経萎縮），両眼の協調性と刺激に対する定位の難しさ（斜視），注視と注視の維持困難（眼振），視野

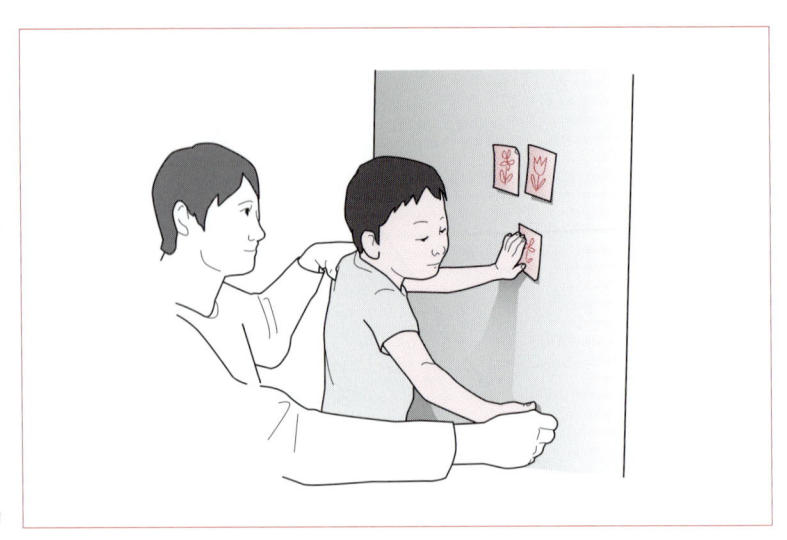

図9　左右へのリーチ活動

障害，中枢性視覚障害などがあげられる．
　また，姿勢-運動発達の未熟さにより，視覚機能が影響を受けることも少なくない．非対称的な姿勢により，両眼視が困難となり，縦・横・奥行きといった三次元世界の知覚を難しくしている（図8）．図の上層の技能は下層の技能の統合によってその機能を発揮することが可能となることを示している．
　脳性麻痺の子どもでは基盤となる下層の技能に難しさがあるため，上層の技能を獲得すること，発揮することが難しくなっている．

■ 上肢，視覚への複合的な働きかけが更衣動作獲得につながった事例

　脳室周囲白質軟化症による痙直型両麻痺の4歳男児．在胎32週，2,100 gで出生．
　体幹部の低緊張，下肢の過緊張から椅子座位の安定は得にくく，時間とともに右へと傾く様子が見られた．右眼内斜視があり，頭部を右側屈させて左眼単眼視で物を見ることが多く，見ることでも姿勢は右へと崩れていた．このため，右手は床につき，支持として使用されることが多く，両手の協力動作や手元への注視が困難になっていた．ADLにおける介助量も多く，特に更衣動作では，衣服の前後，表裏，頭や腕を通す部位などがわからず混乱することがあり，援助が必要であった．
　作業療法の目標と方針：更衣動作が一人で行えることを目標に，基本方針を，①視覚で確認し衣服の構造の理解を促すこと，とそのために必要な，②視覚機能の発揮しやすい姿勢の調整ができること，とした．
　セラピィ経過：更衣動作時の衣服の扱い方やブロックなどの構成課題が苦手なこと，写真や描かれた絵や物を見てそれが何であるかは理解できるが丸や四角が描けないことから，視知覚機能の問題があると推察した．さらに，体幹部の不安定性による非対称姿勢も両眼視の難しさに影響していると考え，まずは姿勢調整への取り組みを行った．体幹部の筋活動が得やすい立位を選択し，机や壁面に手をつき一側上肢を支持として使用しなが

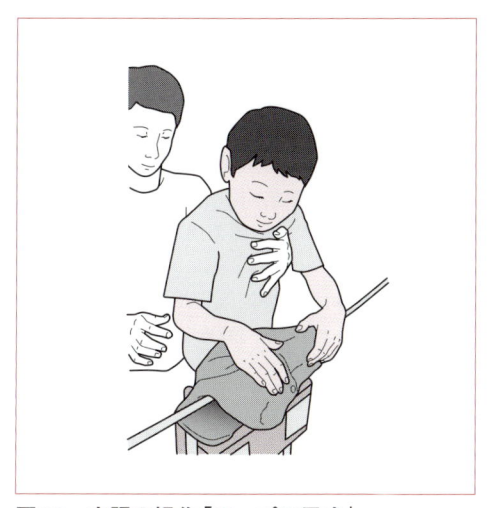

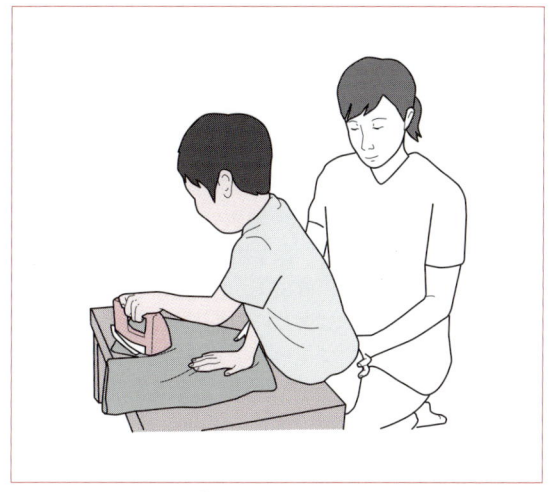

図10　衣服の操作「ロープに干す」　　図11　衣服の操作「アイロンがけ」

ら，他側で上下，左右へとリーチする活動を行った（図9）．安定した姿勢のなかで，目で見たカードに手を伸ばすこと，カードを裏返し，壁に貼りつけるなど，手の操作を目で見て確認する機会を多く取り入れた．その結果，頭部の右への傾きは減少し，右手を補助的に使用することが増加した．両手で衣服を保持することも可能となったが，依然として着ることは難しかった．そこで，両手で衣服を持ち広げる，ロープにかける（図10），アイロンをかける（図11）など，ごっこ遊びを設定して両手協力動作を盛り込み，自分の手で衣服を操作し，変化していく様子を視覚で確認するようにした．また，衣服のタグや縫い目に触れながら裏表の確認を繰り返した．その結果，自分で裏表のまちがいに気づき，ひっくり返す場面が見られるようになった．

　結果：更衣動作時に大きくバランスを崩すことがなくなり，両手での活動が成功できるようになった．また，必要に応じて姿勢変換が行えるようになった．衣服の絵柄やタグ，縫い目を見て・触れて確認し，前後，表裏を間違えずに着ることが可能となった．

　本児の経過を振り返ると，姿勢調整への働きかけによって，上肢-手や視覚機能が発揮しやすい状況をつくることができた．見る練習に適切な運動を介在させ，視運動知覚に働きかける複合的なセラピィ展開が必要であったと考える．

参考文献
1) Henderson A, Pehoski, C（園田　徹，岩城　哲　監訳）：子どもの手の機能と発達―治療的介入の基礎―，医歯薬出版，2010
2) Case-Smith J編著（奈良進弘，仙石泰仁　監訳）：ハンドスキル，協同医書出版社，2000
3) Bly L（木本孝子，中村　勇　訳）：写真でみる乳児の運動発達，協同医書出版社，2003
4) Goodale MA（鈴木光太郎　他　訳）：もうひとつの視覚―〈見えない視覚〉はどのように発見されたのか，新曜社，2008

5) Annett M：A classification of hand preference by association analysis. Br J Psychol 61：303-321, 1970
6) Warren M：A hierarchical model for evaluation and treatment of visual perceptual dysfunction in adult acquired brain injury. Part 1. Am J Occup Ther 47：42-54, 1993
7) Boehme R編著（高橋智宏 監訳）：上肢—上部体幹の機能改善，協同医書出版社，2009
8) Alexander R, et al編著（高橋智宏 監訳）：機能的姿勢—運動スキルの発達，協同医書出版社，2006
9) Erhardt RP（紀伊克昌 監訳）：視覚機能の発達障害—その評価と援助—，医歯薬出版，1997
10) 岩村吉晃：タッチ，医学書院，2001
11) 岩崎テル子，中田眞由美，澤 俊二 選：生存と自己表現のための知覚，協同医書出版社，2000
12) 小西行郎：知れば楽しいおもしろい赤ちゃん学的保育入門，フレーベル館，2006
13) 佐々木正人：アフォーダンス—新しい認知の理論，岩波書店，1994
14) 田村良子 編：作業療法治療学 第6巻 発達障害，協同医書出版社，2010
15) 辻 薫：脳性麻痺の視覚—運動障害への治療．ボバースジャーナル 18(1)：8-14, 1995
16) 馬場元毅：絵で見る脳と神経，医学書院，1991
17) 森田早紀子：脳性麻痺児の知覚世界の理解のために．ボバースジャーナル 19(2)：65-71, 1996
18) 森田早紀子：脳性麻痺児の知覚世界の理解のために〈その2〉．ボバースジャーナル 21(2)：212-218, 1998
19) 森田早紀子：脳性麻痺児の知覚世界を理解するために〈その3〉．ボバースジャーナル 31(2)：148-162, 2008
20) Lederman SJ, Klatzky RL：Hand movements：A window into haptic object recognition. Cogn Psychol 19：342-368, 1987
21) Milner AD, Goodale MA：Visual Brain in Action, Oxford University Press, p.128, 1995

総論

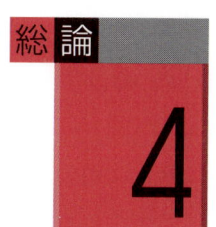

4 食べることは生きるための基本です

Basic Standard

- 摂食・嚥下機能はどのように発達するのか
- 嚥下障害とは
- 誤嚥対策
- 摂食・嚥下指導

■摂食・嚥下機能はどのように発達するのか

▶食べることとは

　子どもたちは食べることにより，まず，①生きることや成長に必要な栄養を補給する．そして食物を食べたり，飲んだりすることにより，②口腔器官の知覚や運動機能を発達させる．また，③食物を見たり，においを嗅いだり，味わったり，食感を感じ，その食物に関連する言葉，たとえば食物の名称や，おいしいね，甘いねなどの言葉を聞いたり共感することで，子どもの認知，コミュニケーションの発達の一端をになう．④また，授乳から離乳食へと進み，家族と食べたり，保育園や幼稚園で食事をすることで，個食から社会食べとなるなかで子どもは社会性や文化の継承を身につけていく．

　このように食べることは幅広い意味をもっていることに留意する．

▶新生児の哺乳

▶原始反射

　新生児固有の反射を原始反射，または新生児反射という．摂食・嚥下に関連する原始反射を乳児摂食反射といい，出生前から備わっているもので，出生後すぐに哺乳ができるための機能である．この反射は便宜的に次の4つに分けられる．またこれらの反射は，神経回路の発達によって大脳皮質の関与が高まると減弱しながら消失する．

　1) 乳児摂食反射と哺乳

　①探索反射（rooting reflex）：口唇や口角など口唇周辺の皮膚を軽く触る刺激を与えると刺激側に頭部を向けるとともに開口し，刺激源を口腔に取り込もうとする．

　②口唇反射（lip reflex）：口唇を軽く触れると口唇をすぼめて前方に突出し，刺激源を上下口唇ではさみこむ．

　③吸啜反射（suckling reflex）：口唇ではさみこんだ刺激源（乳首）を吸い上げる．舌で包みこんだ刺激源を下顎を挙上させてリズミカルに吸啜窩に押しつけて乳を搾り出し，同

時に下顎を下制して口腔内に陰圧を発生させ乳を吸う．胎児の吸啜様の運動は胎齢20週頃よりみられる．

　④嚥下反射（swallowing reflex）：吸啜された乳が口腔の後方に送り込まれ嚥下反射の誘発域に達すると嚥下反射が起こる（嚥下反射は他の乳児摂食反射と異なり，発達とともに嚥下運動が混在し，生涯消失することはない）．

　このように，乳児期摂食反射によって，新生児は反射的に母乳をまさぐり，乳首を捕らえて乳を吸うことをする．そして，発達に伴って，3ヵ月を過ぎる頃からだんだんと反射的な哺乳から随意的な哺乳に移行する．

　2）咬反射（bite reflex）：歯肉に軽く触れると，下顎が上下に動き，弱く咬もうとする．下顎のリズミカルな上下運動や持続的に咬み続けることがある．この反応が発達的に咀嚼に結びつくのかは不明である．3〜5ヵ月で減弱し消失する．

　3）その他の摂食にかかわる反射：摂食にかかわる防御の反射として，咽頭反射（絞扼反射）や嘔吐反射がある．これらの反射は，舌根部，咽頭後壁，口蓋扁桃部などの触刺激により開口し，舌を突出させ吐き気を引き起こす反射である．嘔気だけのときを咽頭反射，吐物があるときを嘔吐反射と区別することもあるが，臨床的には明確に区別できないこともある．異物（食物や唾液）が気管内に流入するのを咳で体内から出そうとする咳嗽反射もある．探索反射，咬反射，吸啜反射は生後3ヵ月頃から減弱して消失するが，嚥下反射，咽頭反射，嘔吐反射，咳嗽反射は生涯存在する．

> **memo　吸啜と吸引**
>
> 　吸啜（suckling）とは別に吸引（sucking）という用語がある．吸引は口唇をしっかりと閉じ，舌を上方の硬口蓋に押しつけるようにして吸い上げるために必要な口腔内の陰圧を高めて吸い上げる．このように，乳児が乳を吸う運動は次第に随意的な運動が見られるようになり，4〜5ヵ月頃より吸啜運動から，吸引してから嚥下するといった方法に移行してくる．そこには舌の動きの変化と水分を口腔内に保持する機能が生じてくることが考えられる．この方法に移行することで，スプーンやストローから水分を取ることができるようになる．

▶新生児期と成人の顔面，口腔，顎，喉頭の解剖学的違い

　乳児の顔貌は頭部と下顔面の割合が同じくらいで下顎の長さが短い．上唇は富士山型（キューピット・ボウ）で，頬には皮下脂肪組織と頬脂肪体がありふっくらとしている（図1）．新生児と成人顔面で口腔周辺の解剖学的な状態を比べると，新生児の口腔内は狭く，下顎は少し後退している．また頬の内側には頬脂肪体があるため口腔内での舌の占める位置が多く，乳首を捕らえ，乳を吸い上げやすくなっている．また，舌骨の位置や喉頭の位置が高く，乳を吸うことと呼吸のリズムがとりやすくなっている．一方，咽頭から鼻腔までの距離が短いので，ミルクが鼻に回りやすいこともある（図2）．

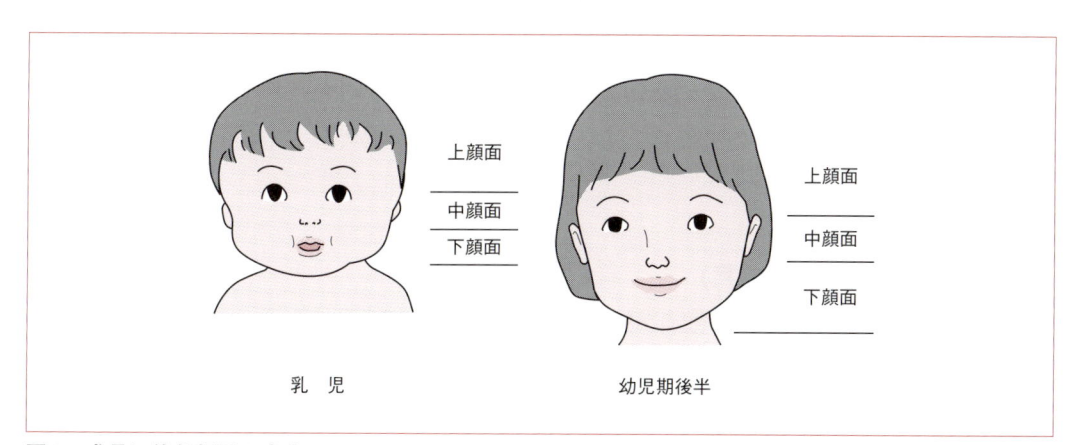

図1 成長に伴う顔面の変化
頭部の大きさはあまり変化しないが，上顔面と中顔面，下顔面の割合が変化する．特に歯が生えそろい下顎が下方へ変化し，下顔面の割合が大きくなる．

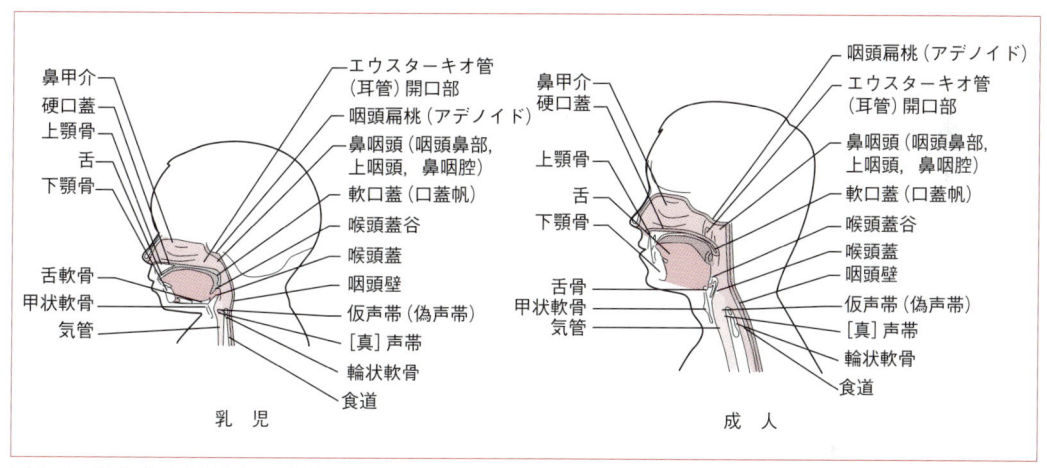

図2 乳児と成人の咽頭・喉頭（Morris ES, Klein MD（金子芳洋 訳）：摂食スキルの発達と障害，原著第2版，医歯薬出版，p55，2009より）

▶離乳食開始から離乳初期の頃（5〜6ヵ月）

　身体的な成長や哺乳動作に変化が見られてくる5ヵ月前後頃から離乳食が開始される．
　口腔内の形態も4〜6ヵ月頃には変化し，口腔内の空間が少しずつ増えてくる．
　定頸が確立するこの頃に離乳食が開始される．子どもは食物の入ったスプーンが口唇に触れると少し口を開き，舌を前後させながら，食物を吸い上げるような取り込みが見られる．取り込んだ食物を舌の前後運動で送り込み，嚥下時にはこれまでの乳児嚥下から徐々に口唇を閉じて舌尖から前舌を口蓋に押しつけて固定し，呼吸を止めて嚥下する成人嚥下となる．
　食べることに慣れてくると，5ヵ月で食物を見ると軽く開口するといった開口反応が出現する．これは，食物を認知して随意的に口を開くようになることであり，視覚的認知と口腔の運動が結びつくといった発達的に意味のある反応である．また，この頃の子どもは身体的に伸展運動が盛んになり，腹部を支点にして全身を伸展させるランドー反応が成熟

し，頸部も伸展し，頸部，下顎の運動にかかわる筋力がしっかりしてくる．

　口唇の動きでは，上唇と下唇の動きが分離し，スプーンから食物を上唇で取り込めるようになる．また，口腔内の空間が広がり，舌の運動範囲が拡大して中期食が食べられるようになる．

▶離乳中期の頃（7～8ヵ月）

　6～7ヵ月頃にかけてさらに頸部が安定することにより喉頭，舌骨，下顎が安定してくると，舌の上下運動が見られるようになり，マンチングといわれる動きで食物を押しつぶして食べられるようになる．食物の送り込み時は舌と下顎の上下運動が連動している．

　座位や四つ這いができる頃には，体幹が安定し肋骨の可動域が広がり胸郭の形態も変化し，胸腹式呼吸の様相を呈するようになる．呼吸とともに嚥下機能も発達してくる．四つ這いから座位，座位から四つ這いへ体幹を回旋した姿勢変換が可能になり，スプーンや食物に手を出すようになる頃には，舌の側方への動きが見られるようになる．

▶離乳後期の頃（9～10ヵ月）

　この頃には後期食にすすみ，口腔内で固形物を知覚してやわらかい固形物を奥歯茎で粉砕するようになり，そのときには舌が食物側に寄るようになる．食物に対して稚拙だった舌の動きも経験を重ねることでだんだんと，食物が口腔内に入るとスムーズに舌でそれを移動し粉砕しやすい所に移動するようになる．また，この頃には食物の大きさに合わせた開口が見られるようになる．これは，知覚の発達により視覚認知と下顎の上下運動を調節する統合された能力が獲得されたものと考えられる．まだ力強さには欠けるが，食物を咬みちぎる咬断も見られるようになる．水分摂取では，コップ使用時のこぼす量も減り，連続して飲めるようになる．

　さらに，高い抗重力姿勢のつかまり立ちや立位ができる9～10ヵ月頃になると咀嚼ができるようになる．咀嚼は舌と下顎の協調した回旋運動による臼磨運動ができることにより獲得される．この頃はスプーンやコップを持ちたがり，自食への意欲が芽生える頃でもある．水分摂取ではコップやストローを使いこなせるようになり，こぼしもほとんどなくなる．

▶離乳完了期の頃（12～18ヵ月）

　1歳を過ぎてからは，だんだんと歯が生えそろい，多種類の食物が食べられるようになるとともに咀嚼の力がつき，3歳頃には咀嚼が完成する．

　また，独歩ができるようになる12ヵ月頃から1歳半にかけて，離乳完了食に移行し，手づかみ食べやスプーンやフォークの使用時にこぼしながらも自食をするようになるが，まだ部分的な介助が必要である．

　このように，運動機能の発達と口腔機能や摂食嚥下機能の発達は関連していることに留

意が必要である．

> **memo　摂食・嚥下機能と音声の発達**
>
> 　　粗大運動と摂食・嚥下機能との関連とともに，呼吸や口腔機能の発達は，発声や喃語の発達とも関連する．新生児期から乳児期前半は口の開け方は横開きで，口腔や鼻咽腔の構造的特徴もあり鼻声が顕著である．顔面や口腔の構造的発達や呼吸の発達によって，鼻声が減少して声量のある母音に近い音が出現するようになる．子音についても摂食機能に見られる口唇の閉じや前舌の動きによって，口唇でつくりだす「ば」「ぱ」「ま」行に近い音や，前舌で作り出す「な」「た」「だ」行に近い音の喃語が出現するようになる．口腔の空間が広くなり，舌の動きにバリエーションが出てくると，喃語の音の種類も増え，下顎の上下運動が顕著になると「まんまんまんまん」などの反復性の喃語も出現するようになる．さらに，下顎の安定が進む10ヵ月から12ヵ月頃にはその反復性の喃語が2音節になり「まま」となり，意味との結びつきができてきて始語となる．

■嚥下障害とは

　摂食とは口腔内で食物を取り込み，押しつぶしや咀嚼をして食塊を形成し，食物を口腔から咽頭へ送る機能であり，嚥下とは食物や水分を飲み込んで咽頭から食道に移送することである．食物を摂取する機能としてこの2つの機能は一連のもので，関連が高いことは当然のことである．しかしながら，摂食機能と嚥下機能が同一レベルでないこともあるので留意が必要である（図3）．たとえば，摂食機能にはさほど問題がないが，嚥下機能に問題がある場合，逆に嚥下機能には問題がないが，摂食機能に問題がある場合もある（図3）．

▶基礎疾患の分類と摂食・嚥下障害の特性

　小児の摂食・嚥下障害に対応するためには基礎疾患による障害の特徴を知っておく必要がある．摂食・嚥下の特徴を整理するための参考として，図4に摂食・嚥下障害の臨床的

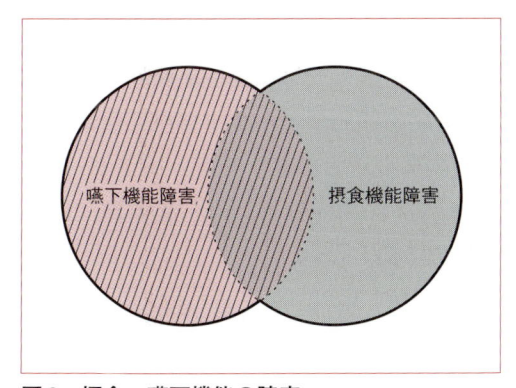

図3　摂食・嚥下機能の障害

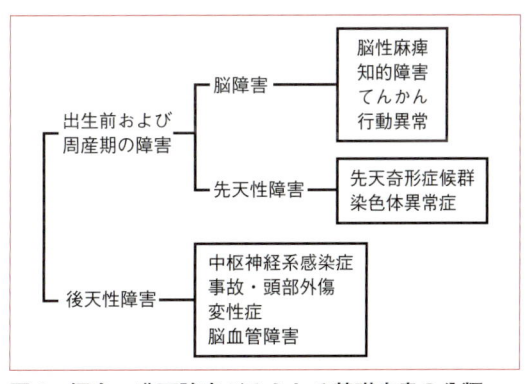

図4　摂食・嚥下障害がみられる基礎疾患の分類

視点による基礎疾患の分類を示した．

出生前あるいは周産期の障害と後天性障害に分けられる．

子どもは障害をもちながらも成長・発達する．前述したように，子どもは摂食・嚥下機能を発達過程のなかで獲得するが，障害をもって発達するということは，その機能の獲得が遅れたり偏ったりすることが否めないのである．後天性障害には，中枢神経系感染症，事故などによる頭部外傷，変性症，脳血管障害などによって生じる摂食・嚥下障害があげられる．

このほか疾患の特性として，疾患が進行性か非進行性かについても留意しなければならない．

出生前および周産期の障害は脳障害と先天性障害に分けることができる．脳障害では脳性麻痺，知的障害，てんかん，行動異常などがある．先天性障害では，先天奇形症候群や染色体異常症などがある．

▶脳障害

脳性麻痺，ウエスト症候群，水頭症，滑脳症，全前脳胞症，脳梁欠損症，ダンディ・ウォーカー症候群，レット症候群，知的障害，自閉症などがある．

摂食・嚥下障害が生じやすい脳性麻痺は神経病理学的な障害のため，口腔器官の運動に筋緊張や運動パターンの偏りがある．また身体の姿勢筋緊張や運動パターンの遅れや偏りの影響を受けることにより，摂食・嚥下機能に障害を生じる．その障害の様相は摂食・嚥下の発達の遅れと，健常児の発達過程には見られない偏った反射や運動パターンが出現することが特徴である．

重度重複障害の子どもたちは，生まれながら哺乳が困難であったり，離乳食が上手に取れず，経管栄養に依存することがある．また，発達過程のなかで摂食・嚥下機能が低下することもある．

知的障害や自閉症では，口腔機能に問題がないにもかかわらず，食べることの行動上の問題を生じることもある．

▶先天性障害

先天奇形症候群のなかで，摂食・嚥下障害が見られるのは第一第二鰓弓症候群，ヌーナン症候群，チャージ症候群，コルネリア・ディランゲ症候群，ピエール・ロバン症候群，メビウス症候群，他の多発奇形群などである．染色体異常症ではダウン症，プラダー-ウイリー症候群，レッシュ-ナイハン症候群，5p-症候群，3p-症候群，8q-症候群，先天性筋ジストロフィー，福山型筋ジストロフィーなどがある．

▶後天性障害

後天性障害の場合は，正常に発達してきた経緯があり，何らかの事情で障害を受けその

後の発達に支障が生じることになる．受傷時や発生時の年齢が低ければその後の遅れや偏りが強くなり，年齢が高ければ，成人の摂食・嚥下障害の様相に類似する点が多くなると考えられる．身体的発達状況，顔面口腔の形態の発達状況，摂食・嚥下機能の発達の状況をふまえた子どもの年齢を目安とする．脳障害の領域や程度も参考となる．

▶誤嚥について

本来，食物は咽頭から食道を通過して胃に入らなければならないが，誤嚥とは，その食物が誤って気管内に入ることである．つまり私たちは，口腔にある食物を食塊をつくりながら口を閉じて前舌を硬口蓋に押しつけて咽頭に送り込み，そして嚥下反射が生じ，喉頭が挙上し，口蓋帆が下方に下がり食物は食道に送り込まれる．この時，食物が食道に行かずに喉頭にある声帯を通過して気管に入ってしまうことを誤嚥という．声帯を通過しなくても，喉頭前庭に食物が入った場合を誤嚥とする研究者もいる．普通，喉頭前庭に食物が入ると咳嗽反射で，口腔や体外に食物を戻すことができる．

正常の嚥下と誤嚥の様子を**図5**に示した．誤嚥により誤嚥性気管支炎や誤嚥性肺炎を生じ，呼吸器の悪化を招きやすくなる．

▶誤嚥のタイプ

誤嚥のタイプは，嚥下とのタイミングによって次の3つに分けられる．

①嚥下前誤嚥：嚥下運動が生じる前に食物や水分が気管に流れ込む．多くは，摂食中に喉頭蓋谷や梨状窩に停滞した食物や水分が嚥下運動が生じる前に気管に流れ込んでしまう．また，嚥下障害が重度の子どもでは咽頭からすぐに気管に流入することもある．

②嚥下中誤嚥：嚥下運動とともに食物や水分が気管に流入する．気管に流入する量は嚥下障害の程度によって異なり，嚥下反射が生じたときに食物や水分が食道に入るものと気管に流入するものとに分かれるケースが多くみられる．

③嚥下後誤嚥：嚥下運動の直後に喉頭蓋谷や梨状窩に残留した食物や水分が気管に流

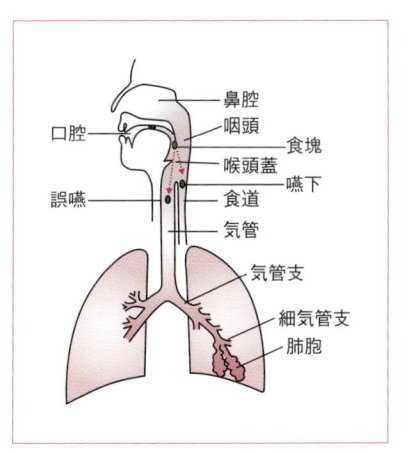

図5 誤嚥＝食物や唾液などが気管に流れ込むこと
（北住映二 他 編著：子どもの摂食・嚥下障害，永井書店，p59，2007より）

入する．嚥下運動のあと残留したものを吸気時に気流とともに気管に流入してしまうこともある．

memo　誤嚥と誤飲
　誤嚥と誤飲は異なる．前者は咽頭にある食物が嚥下前，嚥下中，嚥下後に気管に入ることである．後者は，食物以外のものを飲み込んでしまうことである．乳児や小児はボタンやビー玉，たばこの吸い殻などを誤飲することがある．

■誤嚥対策

　誤嚥の評価については，臨床的症状を観察するものと諸検査によるものがある．これらの評価をもとに誤嚥を回避する姿勢や食物の性状，1回量，摂取の全体量，介助時間やペースを調整する．誤嚥の状態によっては経口摂取と経管栄養を併用したり，全面的に経管栄養に移行する．その経緯を図6に示した．

　頻繁に誤嚥があり，経口からの栄養摂取が困難な場合は，経静脈栄養法や経管栄養法がある．経管栄養法では経鼻経管や口腔ネラトン法，胃瘻や腸瘻を造設してそこからの経管栄養法などがある．

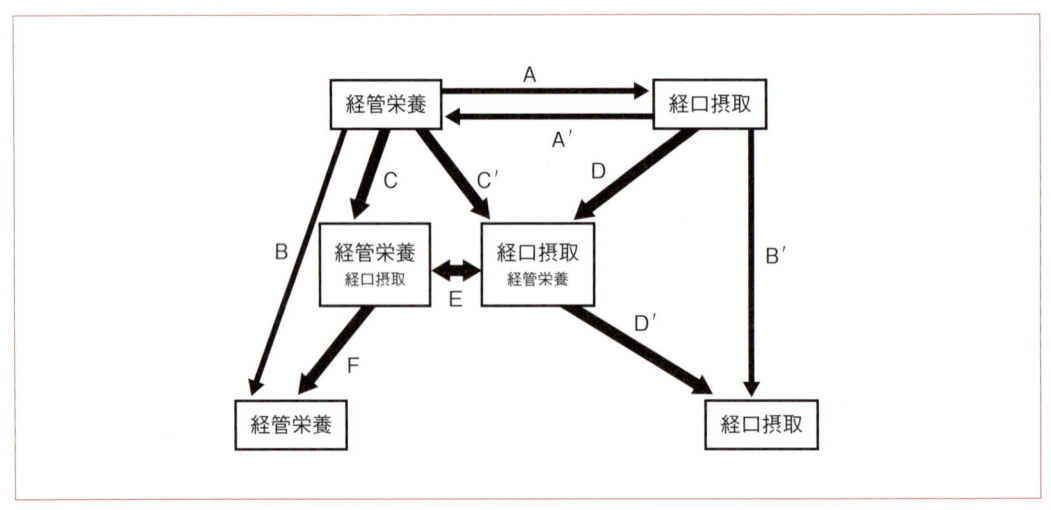

図6　嚥下機能と栄養摂取方法の変化
A・A'：経管栄養からスムーズに経口摂取に移行したり，経口摂取から誤嚥が著しい場合には経管摂取に移行する．
B・B'：各々の栄養摂取方法が生涯続く．
C・C'：経管栄養から，おたのしみ程度で経口摂取ができる場合と，経口摂取ができるようになるが，補助的や水分のみ経管栄養とすることがある．
D・D'：一時的に経管栄養を利用するが，経口摂取ができるようになる．
E：経管栄養と経口摂取を併用するが，どちらが主になるか，変わることがある．
F：経管栄養が主で，おたのしみ程度の経口摂取をしていたが，誤嚥が著しくなり，経管栄養のみとなる．

▶誤嚥の臨床的症状

① むせや咳き込み

　食事のときにむせが多かったり，咳き込みがあったりするときは誤嚥を疑う．食物が気管に流入しそうになったり流入したりすると，防御としてむせたり咳き込んだりして食物を気管から出そうとする．しかし，むせや咳き込みもなく誤嚥することがある．これはサイレントアスピレーション（silent aspiration）といって重度の嚥下障害の子どもに見られる．むせずに食べているからといって安心はできない．

② 喘鳴

　食事をしていないときにはみられないが，食事中や食後にゼロゼロ，ゼコゼコという喘鳴がある場合は誤嚥していることがある．また，ゼーゼーやヒューヒューといった喘鳴がある場合は，誤嚥による気管支れん縮が生じていることもある．いずれも必ず誤嚥しているとは限らないが，誤嚥のリスクが高いと考えねばならない．

③ 既往歴からのチェック

　風邪でもないのに発熱を繰り返し，血液検査で炎症反応が陽性を示す場合や気管支炎や肺炎を繰り返す場合は，誤嚥によるものかどうか検証する．

▶誤嚥検査方法

　① 頸部聴診：嚥下時に頸部を聴診器で聴診する方法である．ベッドサイドや指導場面で子どもに負担をかけずに行うことができるが，嚥下音の聞き取りには経験が必要である．

　② ビデオ透視嚥下造影検査（videofluoroscopic examination of swallowing：VF）：造影剤を単独または食物や水分に混ぜて取り込ませ，送り込み，嚥下する状態をX線で透視して，誤嚥の有無や誤嚥の状態を評価する方法である．姿勢や食材の性状，1回に口腔に入れる量など，臨床に結びつく情報が得られるように検査を進めることが必要である．

　③ 嚥下内視鏡検査（videoendoscopic examination of swallowing：VE）：咽頭喉頭内視鏡（ファイバー）を用いて，声門閉鎖機能，唾液などの分泌物，食物などの咽頭残留を直視下で検査する．また，上気道の狭窄や喘鳴に関すること，呼吸時の咽頭部，喉頭蓋，声帯や披裂部の動きなどの検査としては有効である．検査者の指示に従って嚥下をすることが困難な子どもでは，難しい検査である．

> **memo　その他の嚥下に関連する検査**
>
> 　嚥下に関連した検査では，前述した方法のほかに超音波検査（ultrasonography：US）がある．これは超音波を用いて超音波探触子を顎の下から当てて主に吸啜，咀嚼，食塊形成，食塊移送のときの舌の動きの評価に用いられる．誤嚥の評価はできないが，嚥下時の舌運動を評価できる．

■摂食・嚥下指導

　食べることには，栄養摂取だけではなく口腔機能の発達，認知コミュニケーションの発達が関与している．指導はこのことを念頭に置きながら行わなければならない．また，基礎疾患や障害の程度，年齢（ライフステージ）などによって課題や支援内容の工夫が必要である．重度・重複障害児に対してのライフステージを考慮した支援を図7に示し，表1には各ステージでの支援の視点を紹介した．

　具体的なアプローチでは，①食事時の姿勢，②食物の形態，③介助方法の3点があげられる．

　①食事時の姿勢：食事をするときには臥位，抱っこ，座位（床座位，椅子座位，車椅子座位など）の姿勢がある．それぞれの方法で，体幹の傾斜角度の設定が必要となる．基本的には，過度の緊張が入らず，体幹の支持や頭部と体幹のアライメントが整えられる状態をつくる．特に頭部が安定し，後屈しないようにすることが必要である．また，誤嚥のリスクがある場合は，誤嚥しにくい体幹の傾斜角度を設定する．姿勢を安定させ，身体のアライメントを整えるのにオーラルコントロールという方法がある．これは姿勢のみならず，食事の介助をするときにも有効である．

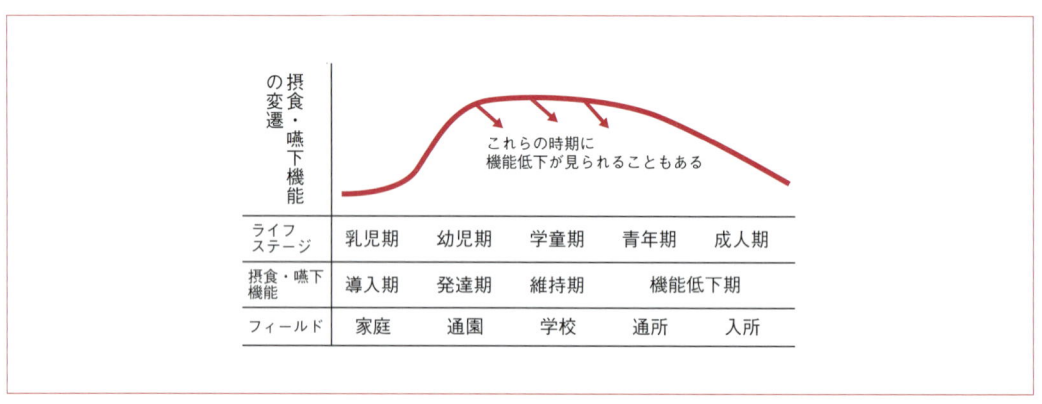

図7　重度・重複障害児のライフステージと摂食・嚥下機能

表1　ライフステージにおける支援の視点

乳児期	導入期	食べる経験の開始時期 早期の食事指導は脳の可塑性と育児支援として重要な時期
幼児期	発達期	摂食・嚥下機能が大きく発達する時期 食べることに関する経験を広げ就学に向けての準備をする時期
学童期	維持期	幼児期に獲得した摂食・嚥下機能を維持する時期 学校での食事摂取の適応と発達の促進 食に関する社会生活経験の広がり
青年期 成人期	機能低下期	これまで獲得した摂食・嚥下機能の維持をめざす時期 摂食・嚥下機能低下に対しての栄養摂取方法，姿勢，介助方法や食形態の対応と心理的対応

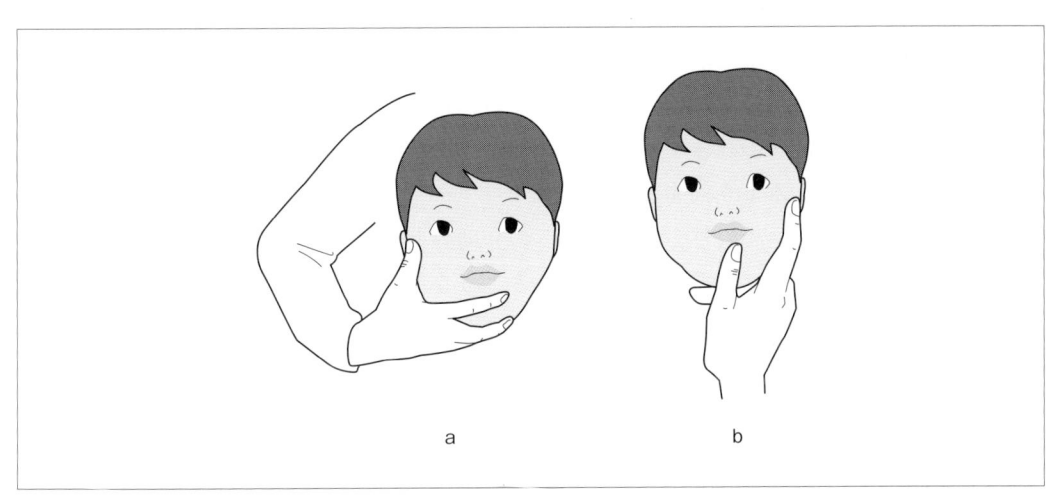

> **memo** **オーラルコントロール**
>
> オーラルコントロールは，介助者が子どもの下顎に手を置き体幹や頭部の位置関係を整えることや，摂食・嚥下時に下顎や舌，口唇，頬などの器官の異常な筋緊張や異常な運動パターンをより少なくすることを目指す．これらの器官の望ましい位置関係やほどよい筋緊張を保ちながら食物を食べることで摂食・嚥下機能の発達を促したり，摂食・嚥下時の問題を改善するとともに，これらの器官の分離・協調運動を促進することに役立つ．オーラルコントロールには基本的に側方からのコントロールと前方からのコントロールの2つがある．その基本的なやり方を図8に示した．また，子どもの状態によっては，これらの方法にさらにバリエーションを加えることもある．子どもの反応をよく観察して，強すぎず弱すぎず適度な強さで，頭部や下顎を安定させ子どもの運動を引き出すように行う．

②食物の形態：子どもの離乳食の発達に対応して，初期食，中期食，後期食，完了食と分けることもあるが，基本的には食物の形態は大きく，水分などの流動食，食物をなめらかに砕いたペーストなどのような半固形食，そして固形食に分けられる．水分では，サラサラのものや少量とろみがついたものがある．ペースト食はやわらかく調理した食物をミキサーなどでなめらかに砕き，ペーストの粘度を調整する．なめらかで持ち上げると垂れ落ちるぐらいの蜂蜜状や塊となるクリーム状など段階がある．固形食では指で軽く押しつぶせるほど軟らかいものから普通の硬さまでに分けられる．固形食の軟菜は大きさによってとろみ微塵，とろみ刻み，粗刻み，一口大などに分けられる．主食のご飯は，重湯，粥，軟飯，普通ご飯などに分けられる．粥ではつぶし粥といって全粥をつぶしたもの，また五分粥，三分粥など水分量で軟らかさを調整することができる．このほか，食材性状に

図8 オーラルコントロール
(a) 子どもの右側から行うときは，子どもの頭の後ろから腕を回して，親指が顎関節に触れないようにし，人さし指を口唇の下に置き，中指を下顎の後ろに当てて下顎をはさむように一定のしっかりした圧を加える．
(b) 正面から行う場合は親指を口唇の下に当て，人さし指は顎関節から離して，中指を下顎のすぐ後ろにしっかりと当てる．
(Finnie NR編(梶浦一郎, 鈴木恒彦 訳)：脳性まひ児の家庭療育, 原著第3版, 医歯薬出版, p224, 1999より改変)

よって一見軟らかそうに見えても，粘性が強いこんにゃくやかまぼこなどは乳児にはかみ砕くことが難しい場合もあるので注意する．

③ 介助方法
- 介助者：介助する人が，子どもに慣れているかあるいは子どもと関係性がとれているかどうかで子どもの精神的緊張度が異なり，食べる意欲にも違いが生じる．食事前から子どもとの関係性を取っておく．そして子どもの反応をよく観察し，子どもとの信頼関係を築く．
- 感覚の過敏性と感覚低下：顔面や口辺，口腔内が過敏な場合は身体の遠位から圧刺激を与え，顔面や口辺にまで進め，口腔周辺を圧するように触れる．口腔内は介助者の指で歯茎を圧すように触れる．また同様に子ども本人の指を使ってもよい．舌や頬の内側へはスプーンを使用して圧していく．口腔内に食物が入っても動きが出ないといった感覚が低下しているときには，スプーンを使用して食物を入れながら舌の動きを引き出すように舌に圧を加えていく．
- 食器：食物の介助では，スプーン，はし，時には介助者の手で子どもに食べさせることがあるが，緊張性咬反射や，舌の緊張がある場合は，柔軟性のあるスプーンが望ましい．スプーンの大きさは基本的に舌より1回り小さめのものがよい．はしは咬みこんでも歯に影響の少ない硬い木製のものがよい．自食のときは子どもが好むものでよいが，子どもの口に対して大きすぎない大きさにする．水分摂取の介助では，少量ずつ飲む子どもにはスプーン，またレンゲなどでもよい．コップは薄く，柔軟性があり，片方のふちをV形にカットさせたものがよい．ストローは，口唇でストローを保持できなかったり，ストローを咬みこんでしまう場合は，ビニールストローを使用する．自分で吸い上げることができない場合でも，ボトルに入れた飲み物を押し出すことでストロー口から水分が出て，それを飲むようにすることができる．
- 介助者と子どもとの位置関係：子どもの姿勢に合わせて介助者の位置を決めるが，介助する食事を介助者の利き手側に置くことや，子どもへの介助に介助者も無理のない姿勢と位置をとれるようにする．
- コミュニケーションの取り方：子どもへの介助のときは，子どもが意欲的にそして認知コミュニケーションの発達を促通できるような言葉かけや表情が必要である．介助者に余裕がないと表情が硬くなり，言葉かけが少なくなったり，ネガティブな言葉かけが多くなることがあるので留意する．基本的には笑顔で，子どもの精神的な発達に合わせて，食べている食物のことや経験したことなど子どもが興味をもち，共感性を高められ楽しく食べられる言葉かけや，子どもががんばったことや上手にできたことなどをほめる言葉かけをする．
- スプーンの入れ方（上唇での食物の取り込み）：オーラルコントロールをして，下顎を安定させながらスプーンは子どもの口にできるだけ水平に入れるようにする．舌が緊張で盛り上がっているときは軽く舌の中央を後下方に押す．スプーンを抜くときは

子どもが口を閉じるのを待って，上唇で食物を取り込むように働きかけながら水平にゆっくりと抜き取る．子どもが自発的に閉口できないときはオーラルコントロールで閉口位をつくるようにする．緊張性咬反射によりスプーンを咬みこんでしまったときは，無理にスプーンを抜かないで，緊張が緩むまで待つほうがよい．

・咀嚼の練習：食物の大きさや硬さを子どもの咬むレベルに合わせ，咬断や粉砕しやすい奥歯の上に食物を乗せるようにする．咬断の練習では犬歯や奥歯に食物を入れて咬みちぎる練習をする．粉砕では，食物を奥歯の上に置き，リズミカルに下顎の上下運動が出現するのを待つ．下顎の動きとともに舌が食物のある側方へ動いてきたら，食物を軟らかい粘性のあるものに替え臼磨運動を引き出す．

・コップでの飲ませ方：下顎をオーラルコントロールで安定させる．下唇の内側にコップの縁を密着させる．子どもの頭部を前傾させ上唇が水分に触れるようにする．それからゆっくりとコップを傾ける．子どもの嚥下リズムや嚥下機能に合わせて，1回飲みから連続飲みへ進める．

・コップ以外での水分摂取：まずオーラルコントロールで下顎を安定させる．スプーンからの水分摂取では，スプーンが広く口唇に触れるようにスプーンの側面を使用する．上下唇でスプーンを挟むようにして，頭部を少し前傾させ水分を上唇に触れるようにする．子どもの機能を観察しながら，できればそのとき水分を吸い上げるのを待つ．ストローの練習では吸うことができない子どもには，グリップパックの飲み物や軟らかな容器を使用するとよい．ストローを口唇に挟むように入れる．容器を押してストローから水分が出ることを経験させながら，子どもが吸い上げるタイミングを待つ．

以上，子どもへの具体的アプローチ方法とともに，摂食・嚥下指導ではチームアプローチの実践が大切である．たとえば，口腔機能やコミュニケーション機能の視点をもつ言語聴覚士や，姿勢運動，手の感覚・運動機能などの視点をもつ理学療法士，作業療法士，栄養学的には栄養士，身体状態のケアでは医師や看護師，口腔の形態や歯のメンテナンスでは歯科医や歯科衛生士，食事場面で日常的支援を行っている両親，保育士，教師といった多くの職種がある．子どものライフステージや障害の状態に合わせてかかわる職種で連携を取りながら進めることが求められる．しかし，多職種がかかわることで両親が各職種からのコメントで混乱を生じないよう，職種のなかでキーパーソンを明確にして，総合的に子どもに役に立つ助言・指導を行う配慮が必要である．

Advice

広い視点の必要性

　食べることは，生命維持のための基本である．乳児期に授乳や離乳食を与えるなかで母子相互作用を深めることができる．この時期に栄養摂取がうまく進まない場合は母親の負担が大きく，強く育児困難を感じることが多い．母親の育児を支え，母子相互作用を考慮した支援が必要である．

　食べることは口腔周辺の機能だけではなく，認知・コミュニケーション面や行動面などが関与したり，ライフステージに伴い生活のフィールドの変化による影響もある．子どもの全体の発達や生活を把握し，現在必要なこととともに将来の展望を予測しながら指導を行っていく．

Summing-up

- 摂食・嚥下の発達は生後1年の間に大きく変化するが，咀嚼機能の発達が完成する3歳ぐらいまでに自食機能も含め成熟する．
- 新生児からの摂食・嚥下機能は粗大運動の発達や口腔機能，呼吸機能，発声機能などの発達と互いに影響し合っている．これらの発達過程と各発達の関連性を知ることは，子どもの摂食・嚥下機能の評価や指導をするときの重要な指標となる．
- 呼吸との関連が深い誤嚥には十分な留意が必要である．
- 指導では子どもの発達と姿勢，食形態，介助方法を軸に子どものライフステージをとらえながら進める．
- 指導については多職種との連携のもとに，主たる指導者が総合的な支援の責任をもつようにする．

引用文献

1) Finnie NR 編（梶浦一郎，鈴木恒彦 訳）：脳性まひ児の家庭療育，原著第3版，医歯薬出版，1999
2) 北住映二 他 編著：子どもの摂食・嚥下障害，永井書店，2007
3) Morris ES, Klein MD（金子芳洋 訳）：摂食スキルの発達と障害，原著第2版，医歯薬出版，2009

（高見葉津）

総論

5 コミュニケーションは社会で生きる基本です

Basic Standard

- 子どものコミュニケーションの発達は出生直後からはじまる
- 子どもは安心感があることで豊かな体験をし，コミュニケーションに必要な力を育む
- 子どものコミュニケーションを育てるには，豊かな生活体験を保障する
- 子どもとのコミュニケーションを促すには，大人自身が表現力を養い，受容の精度を上げる

　生まれたばかりの赤ちゃんが発声したり泣いたりしたとき，大人は「おなか空いたの〜？」「眠いね〜」と意味づけをする．子どものシグナルをうまく意味づけできることが，養育者としての大切な作業になる．

　一方で赤ちゃんはシグナルを送り続けながら，どのような環境に自分が置かれているのかを感じる．すぐに抱き上げてくれるのか，泣き疲れてしまうまで放っておかれるのか．おっぱいを眠くなるまでたっぷりもらえるのか，少しだけですぐベッドに下ろされてしまうのか．子どもにとっても大人に届くシグナルが送れるかが，重要な作業となる．

　この項では子どものコミュニケーションの発達にかかわる概念を整理したうえで，コミュニケーションの力を育てるのに必要な子どものさまざまな経験の実際を示したい．そして，理学療法士・作業療法士が出会う子どもたちのコミュニケーションを育てるための考え方をあげることにする．さらに，子どもとのコミュニケーションを促すためのアドバイスを述べたい．

■子どものコミュニケーションの発達にかかわる概念

▶外発的微笑から社会的微笑へ

　生後2ヵ月ごろになると，赤ちゃんは誰にでもにっこり笑うようになる（外発的微笑）．視覚や聴覚などの刺激に対してほほえむのであるが，大人はこのほほえみに嬉しくなり，何度も笑わせようと夢中になる．子どものほほえみにはそのような力があり，このやりとりのなかで子どもと大人の相互作用は深まっていく．

　そうして，生後3, 4ヵ月ごろには見慣れた顔にほほえむようになる（社会的微笑，3ヵ月微笑）．見慣れた顔とそうではない顔を区別するようになるためであるが，微笑された大人は自分のことを気に入ってくれたと感じてさらに子どもに夢中になり，子どももさらに人の顔に関心を向けほほえむので，大人との相互作用はさらに深まっていく．こうして

63

微笑がコミュニケーションの有効なツールとして機能し，愛着（特定の他者に対してもつ情緒的な絆）や基本的信頼関係の形成へとつながっていく．

▶人見知り

　生後8ヵ月ごろになると，見知らぬ人や場所に抵抗を示すようになる（人見知り，8ヵ月不安）．特定の大人，つまり養育者との愛着関係がつくられているのだが，大脳皮質が急速に発達するため，イメージをつくりあげ，記憶ができるようになってきているのである．

▶二項関係から三項関係へ

　生後10ヵ月以前には，おもちゃを渡すと夢中になって左右の手で持ち替えたり，口に入れたりする．こうして子どもが何かを見て気持ちが動くことを，子どもと物の間に関係ができた，という意味で二項関係という．

　それが生後10ヵ月以降になると，物にかかわり合いながら同時に大人ともかかわるようになる．おもちゃを渡すと受け取った後，大人の顔を見て笑いかける．何かを見て気持ちが動き，それを大人と共有すると，子どもと物，大人との間に関係ができた，という意味で三項関係という．三項関係は，自分のなかにあることを人に伝えようとすることであり，言葉の土台になる．また，後に相手と同じ物を見て，相手が何を感じているのかを言葉にすることのなかには，共感しているというメッセージも含まれている．コミュニケーションの発達に，この三項関係と共感はとても大切なのである．

▶要求の指差しと叙述の指差し

　10ヵ月～15ヵ月ごろには，初語に先立って指差しが見られるようになる．これには要求の指差しと叙述の指差しがある．

　要求の指差しは，ほしいものを指差して「あれ，取って～」と大人に伝えることである．叙述の指差しでは，一緒に見てほしいものを指差して「あれ，お花だね！」と，驚きや喜びを呼び起こした花とその喜びの感情を大人と共有している．これは人に伝えようとする三項関係の表れでもある．

▶やりとり遊び

　生後11，12ヵ月ごろには，手に持っているおもちゃを「ちょうだい」と言われて手渡すようになる．また自分から手渡して，大人が「ありがとう」とお辞儀をすると，嬉しそうにする．このやりとり遊びは自分と他者が分化するはじまりといわれ，言葉によるやりとりと同じ構造をもっており，コミュニケーションの準備段階としてとても重要である．

memo 自閉症児の指差し

自閉症児では指差しが遅れるといわれる．また，初語よりも遅れて指差しがはじまることがある．人は身の回りの物すべてに意味づけしているが，指差しにみられる三項関係が築きにくい子どもにとっては，意味をもっている物がとても少ないのである．

■コミュニケーションの力が育つ樹

ある小学校の難聴言語障害特別支援学級で，「言葉の育つ樹」という名前の大きな絵が廊下に貼り出されていた（図1）．りんごの木に見立てたそれを見たとき，「ああ，いいなぁ」と思った．言葉をはじめとするコミュニケーションの力が育つのに子どもが経験するあら

言葉の育つ樹

生きる力：考える力／自己表現する力／かかわる力／豊かな感情／コントロールする力

きく・はなす意欲

豊かな体験（いたずら・だだこね）：できることでもやってほしがる／自分でやりたがる／何にでも興味を示す／手を焼かせる／真似をしたがる

人とつきあって遊んで楽しい

安心感：ひびきあい見つめあい／不安をとりのぞいてもらう／気持ちの良い世話をしてもらう／無心にかわいがってもらう

喜び・喜ばせる関係

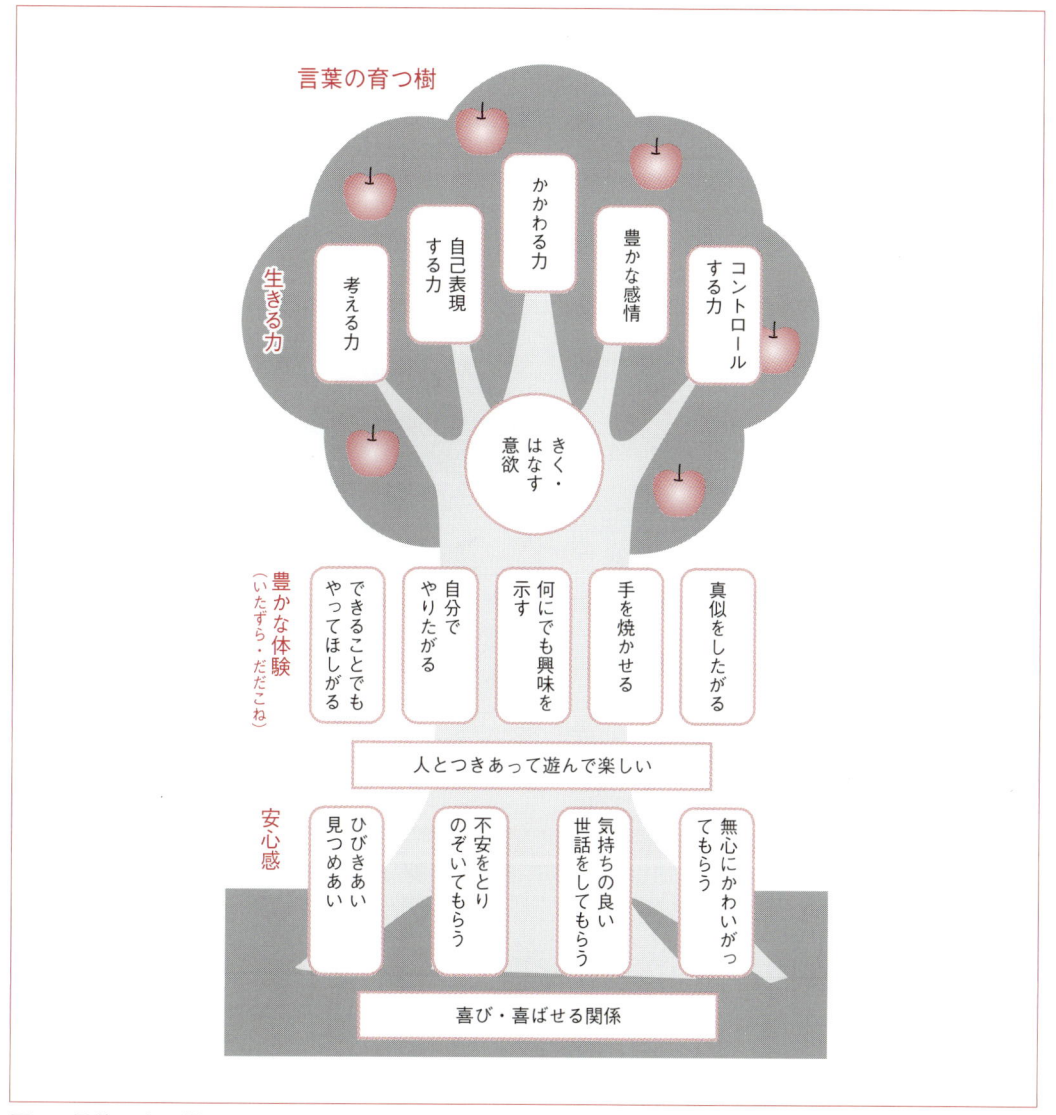

図1　言葉の育つ樹　　　　　　　　　　　　　　　　　　　　　　　　　（T.M.F.W作成）

ゆることが，この1本の木に表されている，と感じたからである．
　子どもは基本に安心感があるからこそ豊かな体験をすることができ，豊かな体験をするなかで生きる力が育まれていく．安心感という感覚，情動レベルから言葉という認知，心理レベルに至るまで，お互いが強くかかわりながら発達していくことを認識しておきたい．
　ここに十数枚のイラストがある．子どものコミュニケーションの力が育つ樹を念頭に置き，これらのイラストを見てほしい．分類と説明文はあくまでも筆者の解釈なので，もっと異なる意味づけがされてもいいと思う．いずれにしても，子どもの生活場面のあらゆるところにコミュニケーションの力を育てる根や幹や枝が張り巡らされている，と感じ取ってもらえればと思う．

▶安心感という根が，お互い喜び，喜ばせる関係を育む

　図2：父親が小さい娘をあやしているうちに，どちらが先か，気づいたら二人ともすっかり眠っている．さっきまで笑っていたのか，泣いていたのか．
　⇒お父さんの膝の上で安心感を十分に感じ取りながら，眠るまでの間たくさんのコミュニケーションをしたことだろう．

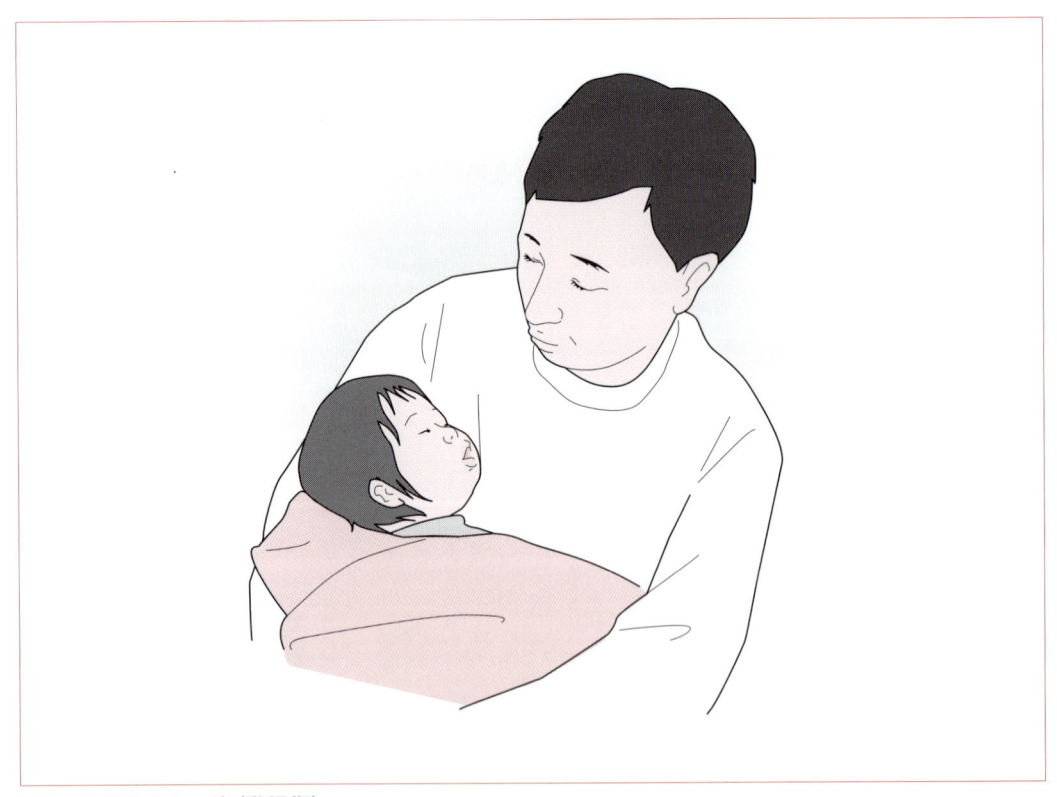

図2　お父さんと一緒（乳児期）

総論 —— 5．コミュニケーションは社会で生きる基本です

　図3-1：赤ちゃんが生まれて3ヵ月，頸が据わったので，上のお姉ちゃんはやっと抱っこさせてもらえて嬉しくて仕方がない．下のお姉ちゃんは赤ちゃんの登場に少し複雑な表情をしている．赤ちゃんはおっぱいを飲んだ後か，元気な笑い声に囲まれながら堂々としている．

　図3-2：1ヵ月後，また同じポーズで撮影した．上のお姉ちゃんは赤ちゃんをしっかり支え，もう一人の妹を優しく抱いてお母さんの雰囲気さえある．下のお姉ちゃんは大好きなくまのぬいぐるみと一緒のせいかこの前より安心した様子．赤ちゃんも新しいくまと一緒だけれど，今一番楽しいのは目の前の両手で遊ぶことかな．三人一緒で嬉しいね．

　⇒ほんの1ヵ月間で，三人それぞれと両親との関係も三人どうしの関係も変化していったのだろう．下のお姉ちゃんは，「お姉ちゃん」と呼ばれることがどんどん増えただろうし，上のお姉ちゃんは頼りにされることがこれまでにも増して多くなっただろう．そしてお母さんは，お父さんは…．家族が増えるとき，一度育った安心感をもう一度お互いに育て直すことになるのかもしれない．

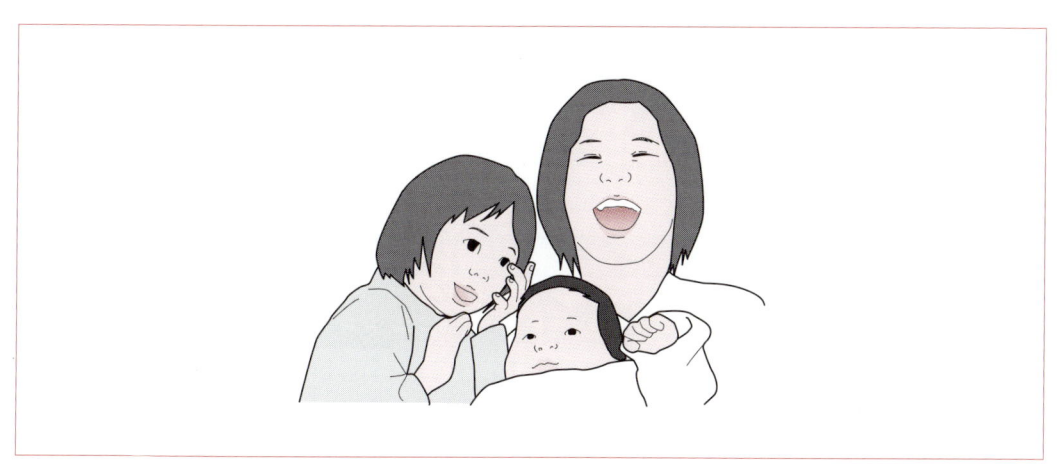

図3-1　お姉ちゃんたちと一緒（3ヵ月）

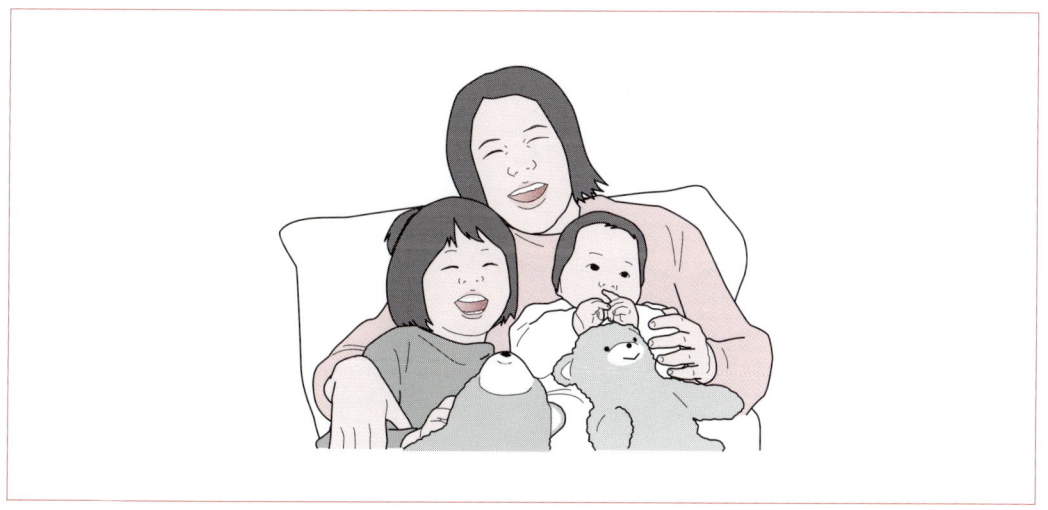

図3-2　お姉ちゃんたちと一緒（4ヵ月）

▶豊かな体験が幹となり，人とつき合って遊んで楽しいことを知る

図4-1：バギーの上から花にそっと手を伸ばしている．花に魅入られている様子．

⇒花への驚きと喜びがこちらにも伝わってくる．もうすぐ示指が分離して指差しができるようになれば，遠くにある花を見つけたときに，指差してお母さんを振り返って「あ，花！」と喜びを分かち合うことだろう．

図4-2：もう歩いたり走ったりできるようになったころ，自分から花壇に駆け寄って花にしゃがんで近づき，そっと触れてみる．やっぱり春の花は魅力的．

⇒お母さんのもとに戻ってきたら花のことを話すのだろうか．話したいことがたくさんあると子どもは「あのね，あのね」と言い続ける．ゆっくり話を聞いてくれる人の存

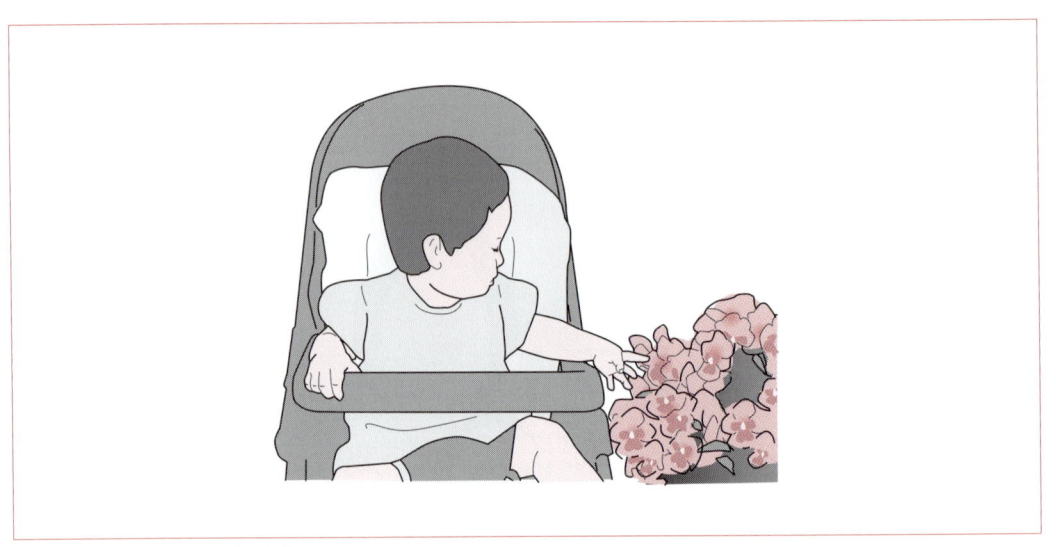

図4-1　花との出会い（乳児）

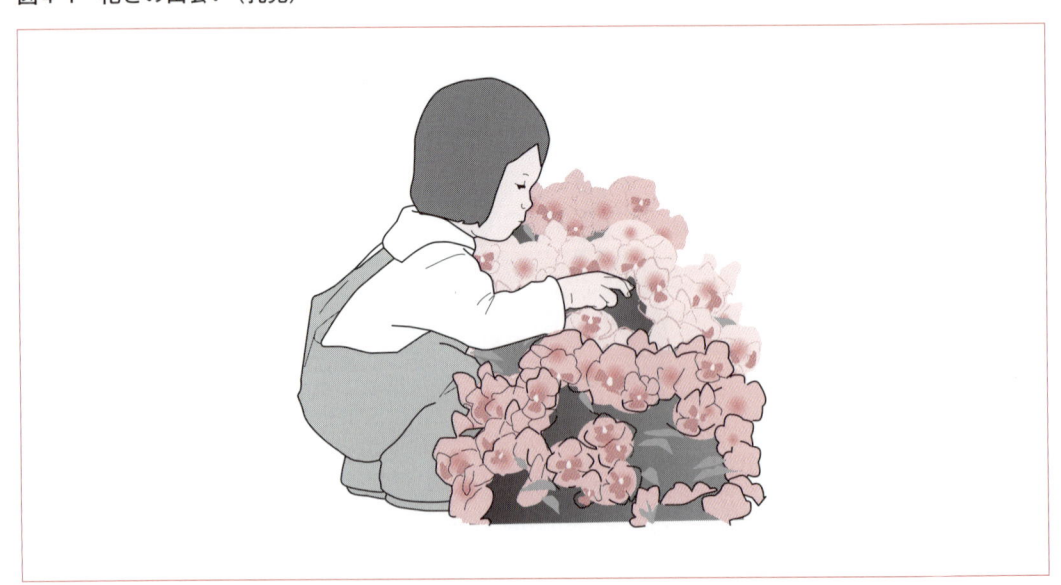

図4-2　花との出会い（幼児）

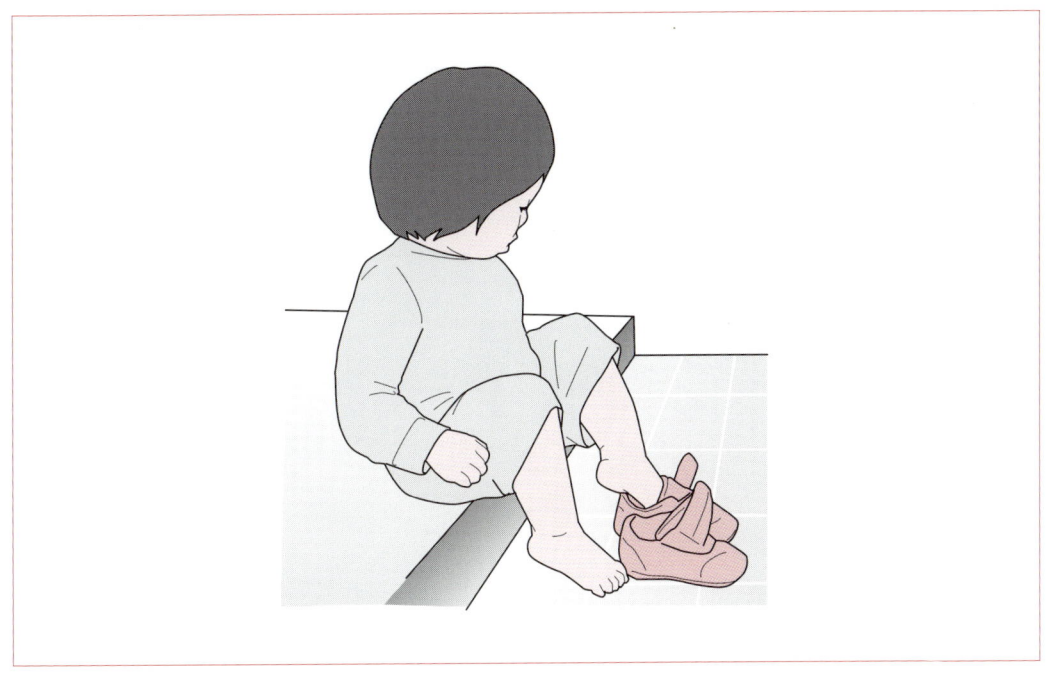

総論 ...... 5．コミュニケーションは社会で生きる基本です

図5　靴をはきたい！（1歳半）

在も大切である．

　図5：靴を一人ではいてみる．真剣に慎重に足を靴に入れようとする．お母さんが，そしてお姉ちゃん達がやっていることを自分もやりたいのだ．
　　⇒自分でやってみたい強い気持ちを意欲というが，意欲を育てるには，「汚いから玄関に降りちゃダメ」，「靴に触っちゃダメ」と言わず，このカメラマンのように応援しながらこっそり撮影する余裕も必要．
　図6：押入れは二人のお城．枕も二人分用意したのに，妹は薄暗いところがちょっと怖いのかな．カメラの登場に少しほっとしている様子．お姉ちゃんはいたずらが見つかった，という表情．
　　⇒妹はいつも姉の後を追っかけてくる，たとえ多少いじめられても．この直前にも，もしかしたらそんなことがあったのかもしれない．それでもまた懲りずに姉の後をついて歩き，一人では得られない人とつき合う楽しさを味わう．
　図7：犬の散歩を初めてした．大人も一緒にひもを持っていてくれるけど，ちょっと怖い．それでも犬に歩調を合わせて，犬に話しかけているかのよう．
　　⇒人とつきあうのはもちろん楽しいが，動物とのつきあいも楽しい．子どもや状況によっては言葉のない動物とのほうがリラックスできることもあるかもしれない．
　図8：「見て見て，ローラーブレード，転ばないでスピード出して走れるよ．ね，すごいでしょ」，とふざけながらカメラに向かって突進してくる．カメラマンはちょっとびっくりしてピントがぼやけたらしい．

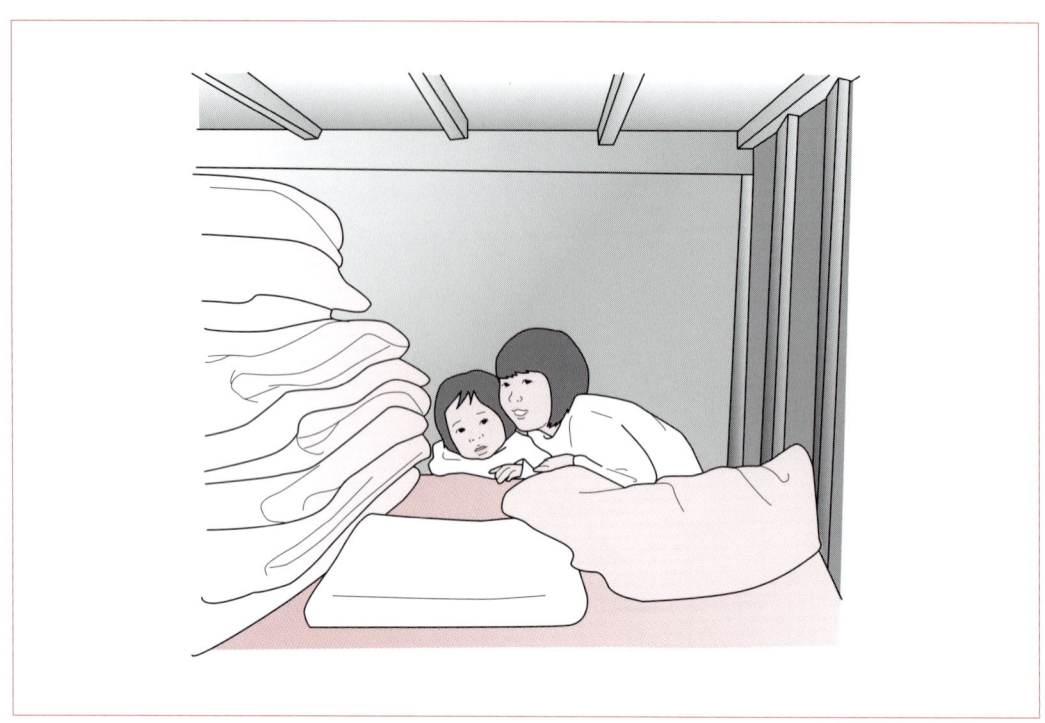

図6　押入れで何してるの？（2歳と5歳）

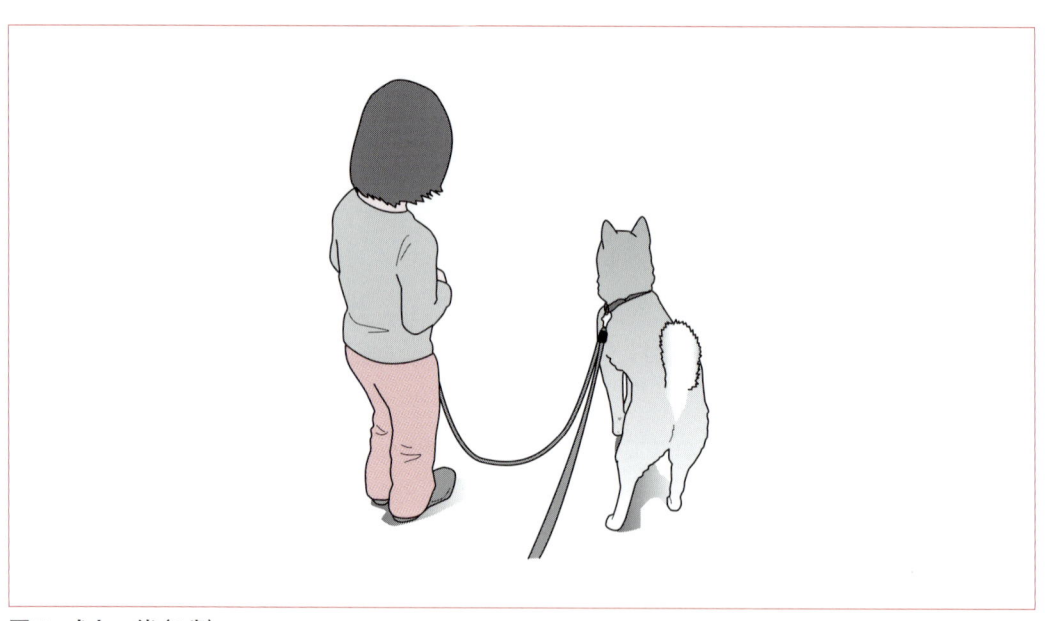

図7　犬と一緒（5歳）

⇒ふざけていながらも，自分の力試しで自信がついてきたことが，子どもの表情にも身体の動きにも，言葉にもはっきりと見て取れる．

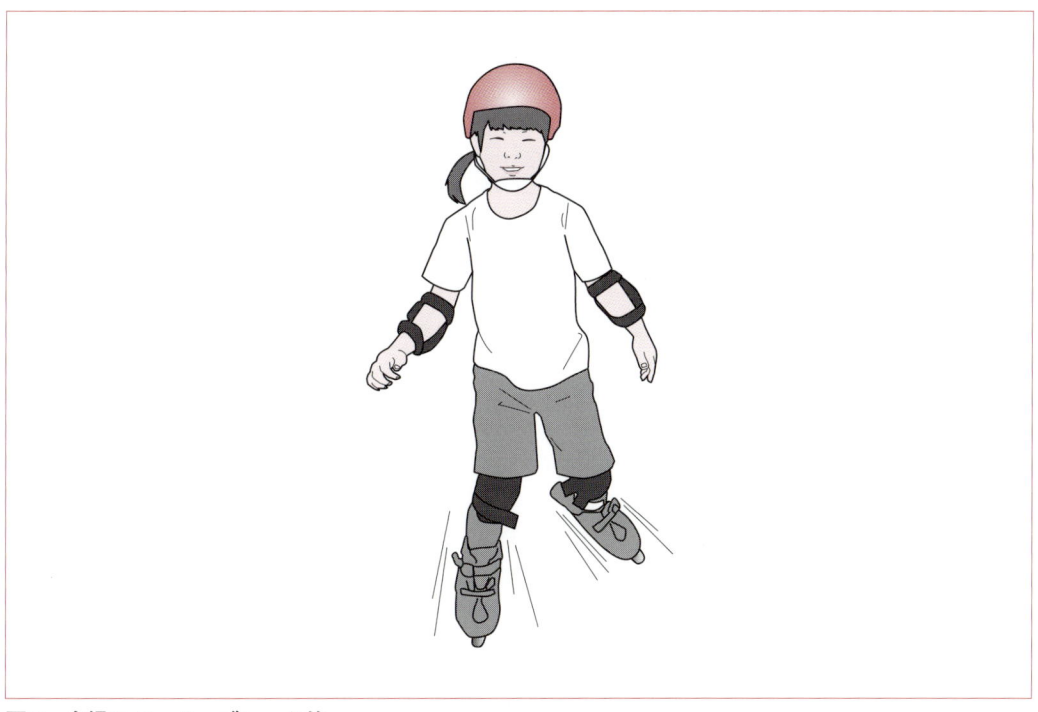

総論 ------ 5. コミュニケーションは社会で生きる基本です

図8　自慢のローラーブレード姿

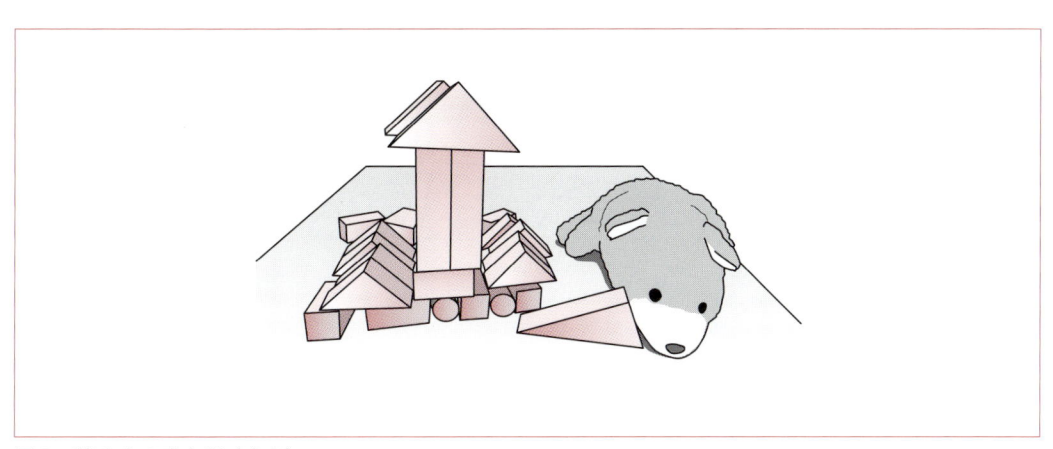

図9　積み木の家と私（くま）

▶**生きる力が枝葉となり，聞く，話す意欲を育てる**
　図9：積み木の作品も自己表現の一つ．本人は恥ずかしがって逃げるから，くまが代理で記念撮影．カメラのこっち側に，恥ずかしくも嬉しく誇らしい子どもがいるに違いない．
　⇒そして，作品として写真に収めてくれる大人がそばにいることで，この写っていない
　　子どもはどれだけ自信を得られるだろうか．

71

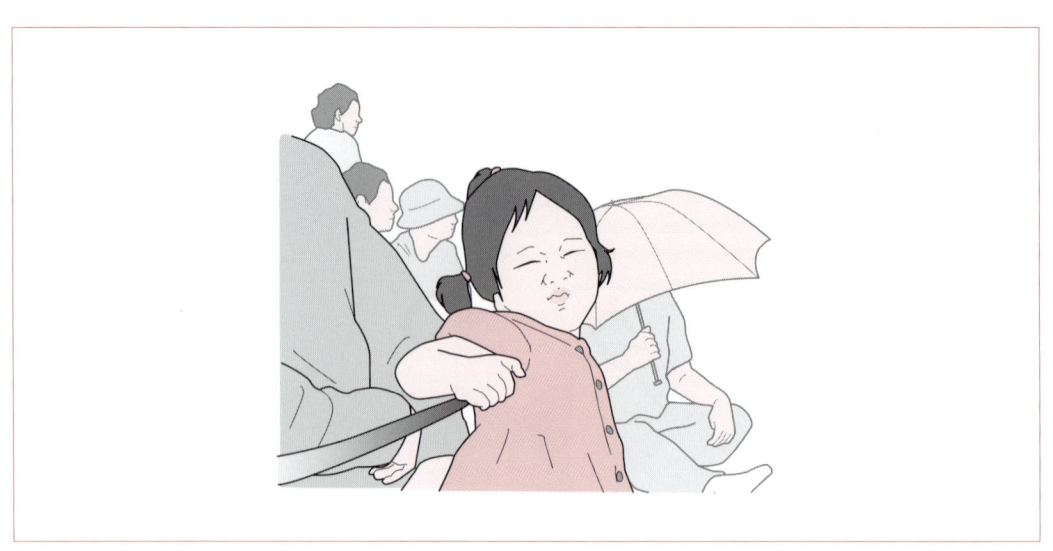

図10 変な顔でしょ？

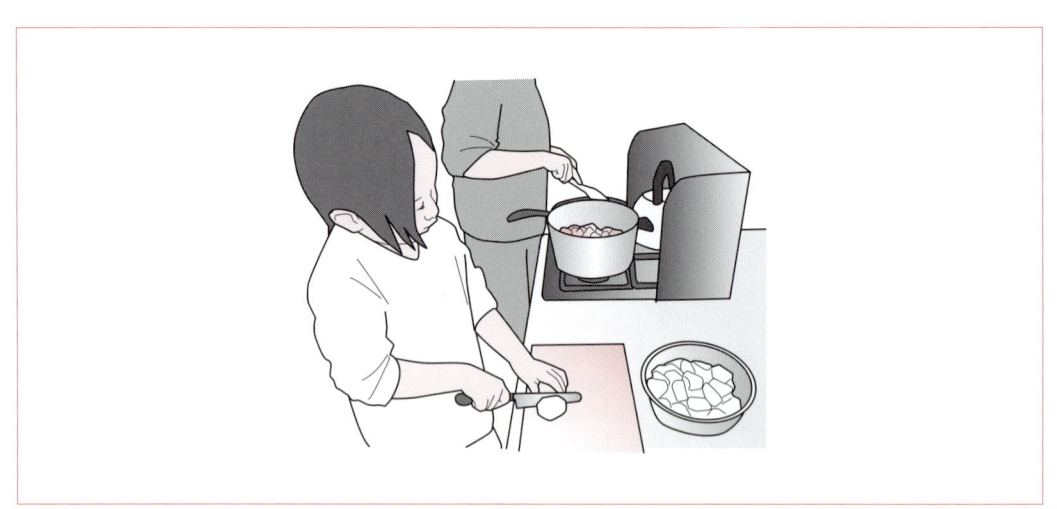

図11 今，真剣なの

　図10：お姉ちゃんの運動会にもだいぶ飽きてきたし，かわいい顔する気分じゃないの，と思い切りカメラに向かって変な顔をした．
　⇒この後，子どもも大人も大笑いしたことだろう，きっと．そんなやりとりのなかで人とかかわりながら豊かな感情を表しつつ，自分の走り出したい欲求をコントロールしているにちがいない．
　図11：お母さんのお手伝いでじゃがいもを切っている．足台に載って子ども用の包丁を使って，お母さんに教わりながら大きさを揃えて切っていく．カメラが近づいても，気を抜かず手元に集中している．隣にいるお母さんに励まされながらなのも嬉しい．
　⇒真剣に，そして楽しんで，すでにパターンでできてしまう身の回り動作とはひと味も

ふた味も違う作業に取り組んでいる．できたカレーライスを家族で食べて「美味しいね」と話し，ほめられる喜びもある．

　図12-1：妹は桜の木の下にいるお母さん目がけて歩いていく．お姉ちゃんは，妹が転ばないようにと一生懸命お守りしている．お母さんはそんな二人を優しく見守っている．

　図12-2：「お姉ちゃん，ありがとうね」，とお母さんにほめられて，お姉ちゃんは嬉しくて恥ずかしくて思わず抱きつく．妹はしばし呆然．いつもお母さんの膝を占領しているから，こんなときにはいいよね．

　⇒3枚目の写真があれば，妹の泣き声に，姉は早々にお母さんの膝から降りたのだろうか．お花見でにぎわう人混みのなか，妹を見失うまいと必死でやり遂げた姉には，母

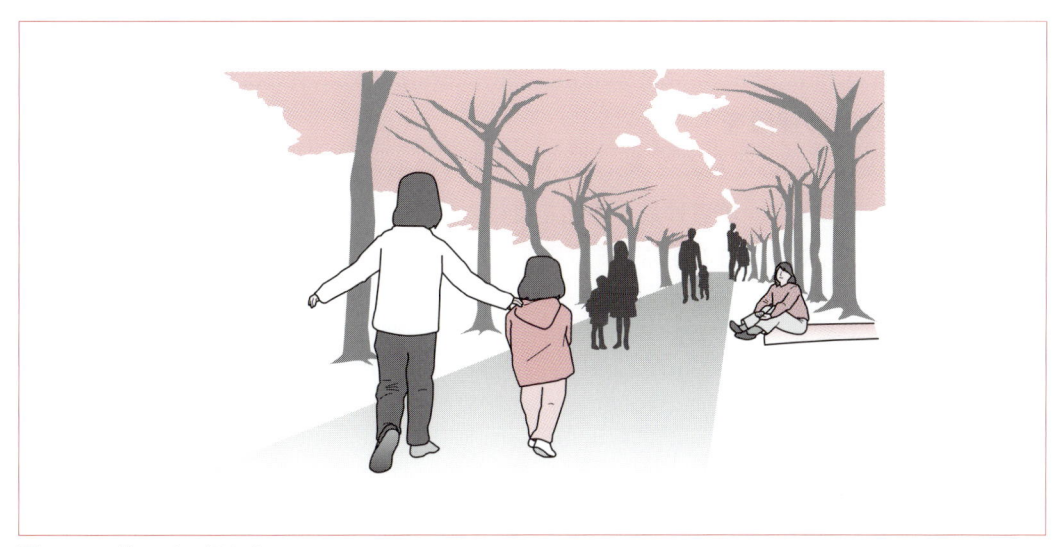

図12-1　待って，転ぶよー！

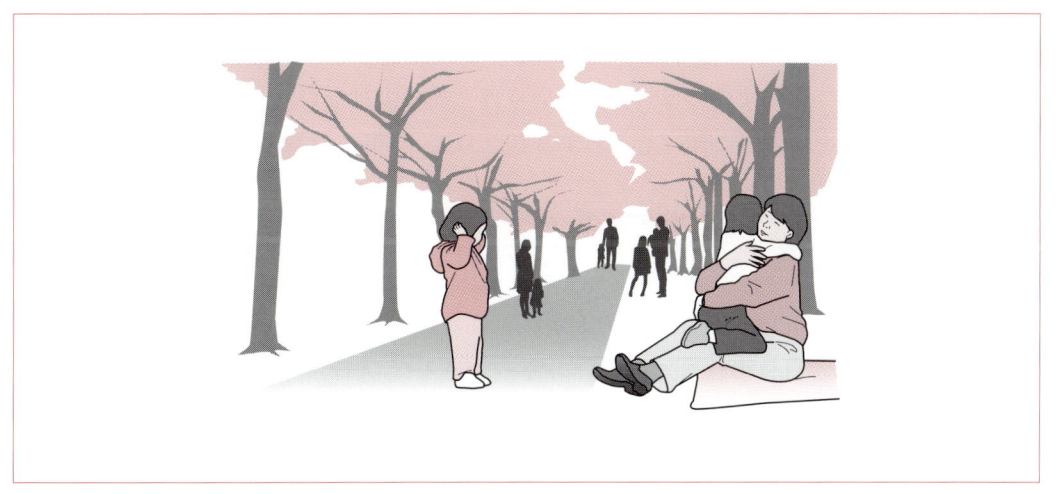

図12-2　あぁ，くたびれたぁ，ほっとしたぁ

のねぎらいはまさに生きる力となることだろう．

> **memo** 心の理論　Theory of Mind
>
> 人の心の状態を推測する機能．人の気持ちがわかることであると誤解されやすいが，そうではない．自閉症児はこの機能に困難があるといわれる．相手が怒っていることはわかる．しかし，相手がなぜ怒っているのか推測するのが難しいのである．

> **memo** EM理論　Enactive Mind Theory
>
> 人は対人的に目立つ刺激に注意を向け，対人的問題を解決しようと本能的に動機づけられる性向をもつ（能動化した心）．脳科学的に明らかになっており，上述の心の理論の課題が通過可能な高機能自閉症者も，新たな状況では解決が困難になる．

■子どものコミュニケーションを育てるために

▶真に豊かな体験の保障を

「言葉の育つ樹」を初めて見たとき，木の幹の部分にある豊かな体験に，いたずら・だだこねも含まれることに，筆者は最も感銘を受けた．

- できることでもやってほしがる
- 自分でやりたがる
- 何にでも興味を示す
- 手を焼かせる
- 真似をしたがる

私たち大人は，子どもに豊かな体験を，というと，プールに毎週行っているといった，どんなことをどれだけたくさんさせるか，ということについ注目しがちではないだろうか．子どもとつき合っていて楽しいことは多いが，大変なことも多い．特に忙しいときに限って「自分でやりたい！」といったかと思うと，自分でできるのに「やって～」と甘え，何でも「やだやだ」と言って手を焼かせる，というのが子どもの生活の実態である．これを豊かな体験として保障するのは，言葉でいうほど簡単ではないかもしれない．だが，子どもの発達する力を最大限に伸ばそうとする私たちには，肝に銘じるべきことに違いない．

▶共感する大人に

子どもとのコミュニケーションに苦労している大人ほど，もしかしたら上述のような子どもの豊かな体験を許容することが苦手かもしれない．「いやこういうコミュニケーションの発達を促すのが自分の仕事ではないので…」という人は，子どもの感じる楽しさに共感できる大人とは，子どもはしっかりつき合いたいと思っているということを知ってほしい．子どもは共感されたうえでなら，必要なルールや枠組みを提示されれば，強いられて嫌がっていたことも自分でがんばることを選べるかもしれない．

■子どもとのコミュニケーションを促すために

子どもとのコミュニケーションに限らないが，相手にとってわかりやすいシグナルとは何かを考え，相手のシグナルをしっかり読み取ることが，私たちができることといえる．

▶子どもに届くように表現できるよう訓練する

人どうしが対面している限り表情や身振り手振りもあるのだから，言葉だけでのコミュニケーションというのは実際にはないはずであるが，大人の身振り手振りや，顔や声の表情によって，子どもに届かないことも少なくない．相手にどのように見え，どのように聞こえているか自己モニタリングしながら，自分の動きや表情の変化にエッジを利かせたり，一貫させたりすることを勧めたい．とても参考になるのは，生まれたての赤ちゃんを育てているお母さんである．恥ずかしいかもしれないが，鏡の前で模倣してみると，自分の日頃の表現がどれだけわかりにくいかよくわかる．毎朝，顔面でいろいろな表情をつくったり，全身で動いてみたりしてもいいだろう．

▶子どもの表したことについて検討してみる

一人の子どもの姿が，ある大人には楽しそうに見え，ある人にはそう見えないことがある．これを単なる一人ひとりの主観で終わらせるのでなく，それぞれの大人がなぜそのように感じたかを，もし可能ならほかの人とディスカッションしてみてはどうだろうか．主な療育，治療方針や内容に関することは日頃検討しているであろうから，コミュニケーションについても検討をしてみてほしい．

▶コミュニケーションの発達の知識を活かす

たとえば，要求の指差しとはほしいものを指差して「あれ，取って〜」と伝えることだが，その手前で要求がはっきりしないときは，要求自体を引き出すような働きかけも大切になってくる．自分が要求すると何かが起こる，という体験をするところから始める子どももいるだろう．このように，コミュニケーションの知識を活かして，どこから進めていけばいいか整理するとよい．

Summing-up

- 子どもは基本に安心感があることで豊かな体験をし，豊かな体験をするなかで生きる力を育む．
- 子どものコミュニケーションを育てるには，子どものいたずらやだだこねも含めた豊かな生活体験を保障する．
- 子どもに届く表現をすることに努め，子どもの表したことを検討する機会をもつ．

文献

1) やまだようこ：ことばの前のことば　ことばが生まれるすじみち1，新曜社，1987
2) 麻生　武：身ぶりからことばへ　赤ちゃんにみる私たちの起源，新曜社，1992
3) 加藤寿宏：知的障害をもつ子どものソーシャルスキル―自閉症児を中心に―．日本作業療法士協会学術部（編），作業療法マニュアル28　発達障害児のソーシャルスキル，日本作業療法士協会，pp35-61，2001
4) 杉山登志郎：展望　コミュニケーション障害としての自閉症．高木隆郎他（編），自閉症と発達障害研究の進歩　Vol 8　特集　コミュニケーション，星和書店，pp3-23，2004
5) Klin A, et al（河田紗耶架他　訳）：能動化した心，行為から認知へ：自閉症から学ぶ．高木隆郎他（編），自閉症と発達障害研究の進歩　Vol 10　特集　諸領域の最新の展望，星和書店，pp297-323，2006

〔三浦香織〕

総論

6 感覚統合について知ろう

◆ Basic Standard

- 感覚統合理論とは？
- それぞれの感覚は，どのような情報を私たちに提供しているのだろうか？
- 感覚の統合とはどのようなことなのだろうか？
- 感覚統合はどのように発達するのだろうか？
- 感覚と運動はどのように連携するのだろうか？
- 人の生活と感覚統合はどのように関係しているのだろうか？
- 感覚統合障害に対する支援とは？

感覚統合理論

　感覚統合理論は，1960年代にアメリカの作業療法士A. Jean Ayresにより生み出された理論である．学習障害児の生活上の困難の原因を神経生理学的な視点から理解する点が特徴であり，現在では世界各国で学習障害児のみならず，発達障害児・者*全般に応用されている．わが国には1980年代前半に理論や感覚統合機能の評価法，治療法などが導入され，現在に至っている．Ayresは感覚統合理論に基づいた発達モデルを提唱している（図1）[1]．このモデルでは，発達の第一段階に視覚，聴覚，触覚，前庭覚，固有受容覚の5つの感覚が並んでいる．特に触覚・前庭覚・固有受容覚の3つの感覚が統合され，その他の感覚とさらに結びつき統合されることが，最終産物とされるさまざまな能力の発達の土台として重要であると述べている．また，それらの感覚はなるべく本人が能動的に体験することが学習につながるとし，「遊び」というかたちで子どもたちが楽しく経験できるよう準備することが，感覚統合理論に基づく治療や支援成功の鍵となる．

　*ここでは，発達障害者支援法で定める自閉症，アスペルガー症候群その他の広汎性発達障害，学習障害，注意欠陥多動性障害，その他これに類する脳機能の障害であってその症状が通常低年齢において発現するもの，とする．

それぞれの感覚はどのような情報を私たちに提供しているのだろうか？

　人の感覚には，一般的によく知られた五感に加え，前庭覚，固有受容覚，内臓感覚などがあり，それぞれが対応する感覚刺激を受け取り，求心性の神経を経て脳に情報を送っている．別の分け方では，人の感覚は，体性感覚，内臓感覚，特殊感覚に大きく分けること

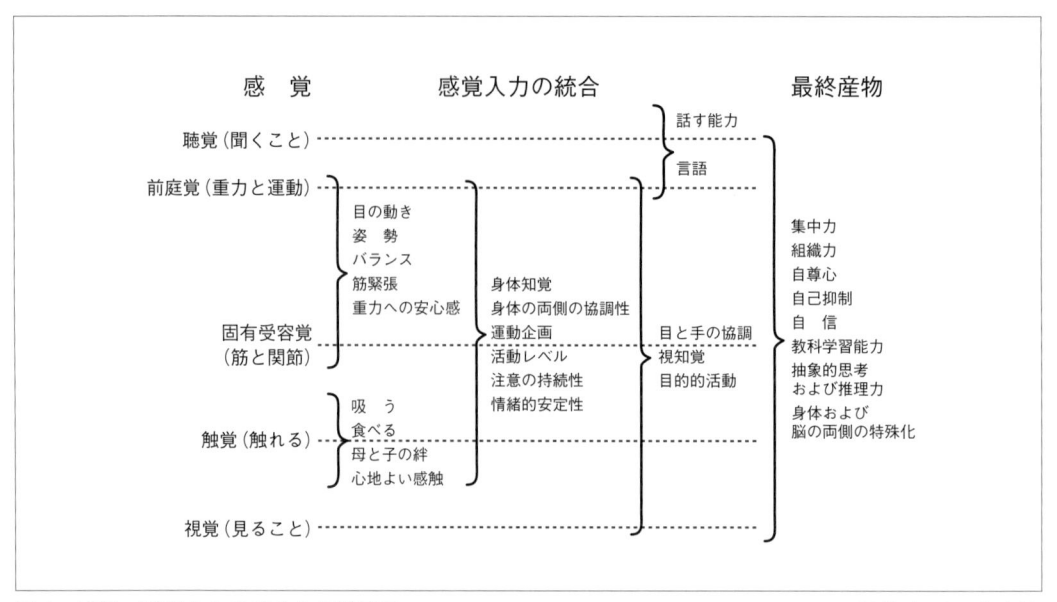

感　覚	感覚入力の統合	最終産物
聴覚（聞くこと）	話す能力／言語	
前庭覚（重力と運動）	目の動き／姿勢／バランス／筋緊張／重力への安心感	集中力／組織力／自尊心／自己抑制／自信
固有受容覚（筋と関節）	身体知覚／身体の両側の協調性／運動企画／活動レベル／注意の持続性／情緒的安定性	目と手の協調／視知覚／目的的活動／教科学習能力／抽象的思考および推理力
触覚（触れる）	吸う／食べる／母と子の絆／心地よい感触	身体および脳の両側の特殊化
視覚（見ること）		

図1　感覚，感覚入力の統合と最終産物 （文献1）より一部改変）

ができる．

　体性感覚はさらに皮膚感覚と深部感覚に分かれ，皮膚感覚には触覚，圧覚，温覚，冷覚，痛覚がある．これらの感覚の受容器は皮膚や粘膜に分布している．深部感覚には振動覚，運動覚，位置覚，深部痛覚がある．運動覚と位置覚を合わせて固有受容覚と呼ぶこともある．これら深部感覚の受容器は筋や腱，骨膜に分布している．

　内臓感覚は内臓痛覚と臓器感覚（飢餓，渇き，吐き気，便意，尿意，性欲など）に分けることができる．受容器はそれぞれの内臓粘膜に分布している．

　特殊感覚は味覚，嗅覚，前庭覚，聴覚，視覚に分かれ，それぞれ味覚は舌，嗅覚は鼻，前庭覚は内耳，聴覚は耳，視覚は目がその受容器である．

　感覚統合理論では，上記のさまざまな感覚のなかでも触覚，前庭覚，固有受容覚の統合を発達の基礎として重要視している．

　触覚は原始的触覚（防衛的触覚）と識別的触覚の2つに分けることができる．原始的触覚は人の進化の過程で古くから備わっている感覚で，危険から身を守る過程でその働きが必要とされる．たとえば熱いものや，刺のあるものなど侵害的な刺激を受け取ったとき，瞬時にそこから逃避するような場合である．一方，識別的触覚は生後，さまざまな活動を通して環境とかかわりながら得られる感覚運動経験の積み重ねのなかで，経験が蓄積されることにより発達する感覚で，能動的にも受動的にも身体に触れた対象のテクスチャーや振動を判別することができる．特に手の識別的触覚は鋭敏で，視覚で確認せずともポケットの中身が何であるかわかるのも，識別的触覚の機能である．原始的触覚と識別的触覚はどちらも人の生活にとっては重要であるが，普段は識別的触覚が優位に働き，自身を取り

巻く環境とのかかわりをうまく行うことに役立っている．また，触覚はスキンシップを通しての情緒的安定や覚醒のコントロール，ボディイメージの形成や対人関係にも影響を及ぼしていると考えられている．

　前庭覚は，頭部の動きを三次元で感じ取り，頭部が重力方向に対して正中位を保持することや，それに伴う姿勢の調整，頭部と四肢体幹の位置関係の調整などにかかわる感覚である．受容器は三半規管と耳石器（卵形嚢，球形嚢）である．三半規管は前後，左右，水平方向の回転加速度，卵形嚢は水平方向，球形嚢は垂直方向の直線加速度に反応する．これら前庭覚の働きにより，立ち直り反応や平衡反応が生じ，私たちは重力があるこの世界で，その時々に応じた適切な姿勢を保持することが可能となる．また，前庭覚は前庭-脊髄反射による抗重力筋の促通や，前庭-眼反射による眼球運動と密接に連携している．また，前庭覚は刺激の強さにより楽しさや安心感といった感情との関連も深い．

　固有受容覚は，全身の筋肉の収縮や弛緩，関節の運動範囲や運動速度を感じ取っている．運動のコントロールに関与しており，滑らかな動きや力の入れ具合などに影響を及ぼす．視覚で確認できない場面でも，自身の四肢・体幹がどのようになっているかわかるのは，固有受容覚の情報によるものである．また，固有受容覚は発達過程での身体図式の形成にもかかわりが強く，新たな動作の獲得や器用といわれるような動作に影響を与える．加えて，固有受容覚は覚醒や情動のコントロールとも関連が深く，強めの固有受容刺激は覚醒レベルを高め，注意力を維持することに役立っている可能性がある．自身の日頃の振る舞いを振り返ってみると，勉強中眠くなったり，ボンヤリしたときなどに，鉛筆を噛んだり，四肢や頸部をストレッチしたり，ガムを噛んだりして固有受容覚を利用し，覚醒を上げ集中力を高めているということがあるのではないだろうか．

　以上，感覚統合理論で特に大切な3つの感覚について述べたが，それぞれの感覚が単独で機能していることはなく，常に複数の感覚刺激が統合されて適応的な反応が生じている．ただし，作業の種類によってそれぞれの感覚刺激の強さが異なるので，セラピストは作業の特徴を感覚刺激の視点からとらえる必要がある．

■感覚の統合とはどのようなことなのだろうか

　私たちは自分を取り巻く内外の環境から，さまざまな感覚情報を受け取り生活している．感覚統合とは，環境のなかで自分の身体を適応させるための感覚情報処理過程であり，この機能障害は，環境に対する適切な行動，運動，学習などを妨げると考えられている．

　感覚統合理論を提唱したAyresは，感覚統合を最も重要な感覚処理の過程であると述べている[1]．普段私たちは感覚統合の過程を意識することはなく，これは誰にでも自動的に起こっている感覚情報処理過程である．感覚情報は求心性に脳に伝わり，同時に入力されるさまざまな感覚刺激を組織化し，1つの統合された全体的経験として認識し，その時々の状況に応じた立ち居振る舞いを運動として出力している．私たちの日々の作業活動は，この入力と出力の繰り返しである感覚運動メカニズムにより滞りなく行われている．

感覚統合理論では，このように感覚経験に対する目的をもった反応を適応反応という．発達障害やその特徴をもつ人々は，適応反応が困難であることが多く，感覚統合療法ではその場面に応じた適応反応を生じさせることが最終的な目標となる．

■感覚統合はどのように発達するのだろうか

▶第1段階

　赤ちゃんは約10ヵ月を胎内で過ごし，出生後約1年かけて心身機能は劇的に発達する．この期間は，感覚統合の発達の第1段階である．第1段階では，前庭覚，固有受容覚，触覚の統合が重要である．胎児は胎内で音を聞いたり，指しゃぶりをしたり，活発に動くことによってすでに感覚情報を受け取っていると考えられている．この時期から感覚統合の発達ははじまっているといえる．しかし，外界に誕生するとともに，胎内環境とは異なるさまざまな刺激を経験することになる．人間の赤ちゃんは，生理的早産の状態で生まれてくるため，重力に対して起き上がる，すなわち抗重力姿勢の獲得に他の動物と比較して非常に長い期間を必要としている．生後間もない乳児では，非対称性緊張性頸反射，モロー反射，把握反射，探索反射，吸てつ反射などの原始反射がみられ，頭部の向きや動きに上下肢の筋緊張が影響されたり，頬に触れた刺激のほうに頭部を回旋したりする反応が反射的に認められる．これらは反射であり通常4～6ヵ月で消失するが，健常乳児の場合同時期に，そのほかにも反射にとらわれることなくさまざまな全身運動を行うという特徴がある．この運動を乱雑運動と呼ぶこともあるが，乳児はこのような自発的な運動とそれにより生じる前庭覚，固有受容覚，触覚刺激を豊富に経験することで，重力のある世界で自分の身体をコントロールすることを学習する．この時，乳児にとっては運動により感覚刺激を受け取り，また運動するという感覚運動経験の繰り返しそのものが重要な遊びともいえる．また一方で，乳児は一人では生きてゆけない状態であるため，保護者はじめ周囲の大人による養育を必要とする．養育行動には，盛りだくさんの感覚刺激が含まれている．たとえば母親に抱かれることは，全身を包み込まれる触覚刺激，ゆっくりとした揺れから得られる前庭覚，加えて母親の声かけによる聴覚刺激，母親の匂いや母乳などの嗅覚刺激，目の前の母親の顔を見る視覚刺激が統合され，心地よく安心して過ごすことができ，重力に対する安心感も獲得される．この時期のスキンシップを通した触覚経験は特に母子の絆の形成に影響を与え，成長していく過程での情緒的安定や，対人コミュニケーションの発達にも重要である．同じく，あやし行動のなかの抱っこ場面では，"高い高い"や"くるくる回し""傾ける"など，強めの前庭刺激を経験させる場合もあるが，この場合は覚醒レベルが高まり，楽しい感情とともに，立ち直り反応や平衡反応，眼球運動コントロールの発達の場ともなる．立ち直り反応や平衡反応が出現し，乳児自身の自発的な運動が活発になると，身の回りにあるさまざまなものに興味を示し，移動し，手で触れたり持ったり，口に持っていったりと，自ら環境に積極的にかかわる様子が見られるようになるが，このすべての瞬間に感覚統合が発達していると言っても過言ではない．移動に伴う前庭，固有受

容覚はチャレンジに対する失敗と成功の積み重ねにより発達するので，約6ヵ月から1歳ごろまでの乳児では，けがや誤飲には十分に配慮する必要があるが，極力豊富な感覚運動経験ができる環境が重要である．

▶第2段階

　感覚統合の発達の第2段階は第1段階の発達を土台として，身体図式や身体の両側協調，運動企画が発達し，活動レベルの調整，注意力，情緒的安定が得られる時期である．身体図式は，脳に備えられている身体の「地図」であり，新しい活動や動作の模倣をする際の運動企画の基礎として大切である．たくさん身体を動かすこと，なかでも前庭覚，固有受容覚，触覚を多く含む活動を経験することが身体図式の形成につながると考えられる．また，身体の両側を協調的に使用するためには，身体図式の中に身体の左右の関係に関する情報が含まれていることが必要である．身体の左右両側を協調的に使用することは，大脳半球の特殊化を促し，効率的な作業や作業の質において大きな意味をもつ．2～3歳の時期の定型発達では移動，歩行の安定性が増し，外界のさまざまな物事に興味を示し，"自分でやりたい"という気持ちが芽生える時期である．ものや道具の扱い，おもちゃや遊具での遊びなどを通して，両手，両足を使う経験をすることが，この時期の感覚統合の発達にとって非常に重要である．活動レベルや注意の持続性，情緒的安定性は，感覚統合の第1段階で3つの基本的感覚である触覚，前庭覚，固有受容覚が十分に統合された結果得られるものであり，ここに問題が認められる場合には，第1段階の発達を振り返る必要がある．

▶第3段階

　感覚統合の発達の第3段階は，第2段階の発達を土台として，話し言葉の発達や目と手の協調性，視知覚，目的的活動の発達がみられる時期である．話し言葉の発達は**図1**に示すように，聴覚と前庭覚の統合に依存している．また，第2段階までの発達のなかで母子関係をはじめとする安心できる対人関係の発達や，情緒的安定，感覚運動経験と音声情報との統合などは非常に重要であると考えられる．また，正しい構音については，呼気の調整や舌，口唇，顔面の精密な運動コントロールが必要である．これらの運動を可能にするためには，自分の舌や口腔内，唇の触覚情報や舌，顔面の固有受容覚の正確な情報が必要である．また，遠位の微細運動コントロールの土台となる頸部，体幹，四肢の安定性はもとより重要である．なお，この時期は概ね4～5歳の時期であり，ADLも発達し，より巧緻性の高い作業を行うようになるころである．食事やトイレ動作，更衣など身の回りの動作のなかでも目と手の協調は発揮され，また空間の中で正確に動作を行うためには，自身を中心とした三次元での空間認知が求められる．このような新たな動作の獲得や三次元での空間認知の背景として身体図式の発達は欠かせない．一方，この段階での子どもの活動は，より目的をもったものとなり，さまざまな遊びのなかでおもちゃや道具を使用した

り，遊具にかかわるなかで，より精密な目と手の協調性を発達させる．目と手の協調性は，目で見たところに正確に手を導き作業することであるが，単に視覚と上肢の固有受容覚，触覚との統合のみならず，身体全体の前庭覚，固有受容覚，触覚からの情報を統合することにより可能となるものである．

▶第4段階

感覚統合の発達の第4段階をAyresは"最終産物"と名づけ，概ね学校に入学するころには，この段階が十分に発達していなければならないと述べている[1]．第4段階に記される機能としては，家族や友達とのかかわりや，学業，大人になって職場で働くために人が必要とする事項が示されている．人生初期の感覚運動経験による感覚統合の発達が，その後の人生に非常に重要な影響を与えると言えるのではないだろうか．

■感覚と運動はどのように連携するのだろうか

感覚と運動は私たちがこの世界に生まれて，外界や自分に気づき，発達し，生活していくために必要不可欠な要素である．ピアジェ（Jean Piaget）は，出生から1歳半ごろまでの乳幼児期を感覚-運動的思考段階と名づけた．この時期の子どもたちは，言語ではなく，世界を知る手段として自分の感覚・知覚と運動感覚に依存しているといわれている[2]．この感覚と運動は，最初は反射的行動の繰り返しであるが，次第に，握る，なめる，たたくといった動作につながる．たとえば，乳児期の母子のかかわりのなかで，子が母親の口に興味をもって手を伸ばし，母親がその指にチュッとキスをする場面がある．この場合，子どもは母の口を見ながら手を伸ばすという運動を行った結果，前庭覚，固有受容覚，触覚を経験し，これが楽しく，心地よくて，何度も繰り返し行うことだろう．最初は偶然のように伸ばされていた手も，繰り返すごとに精度を増し，確実に母の口元に伸ばせるようになる．この時，母も同時に感覚運動経験をしており，この経験は母の心理的，情緒的安定につながっていると考えられる．このように，この時期のこれらの行動はさまざまな遊びとして体験され，子どもたちは心身ともに著しい成長を遂げる．発達障害領域の作業療法でも，子どもたちの発達段階に応じてこの感覚運動遊びを治療・支援に応用し，対象児の発達を促していくことが必要である．

感覚統合の発達のモデルでは，発達の第1段階に視覚，聴覚，触覚，前庭覚，固有受容覚の5つの感覚が並んでいる．Ayresは，なかでも触覚・前庭覚・固有受容覚の3つの感覚が統合され，その他の感覚とさらに結びつき統合されることが，最終産物とされるさまざまな能力の発達の土台として重要であると述べている[1]．また，それらの感覚はなるべく本人が能動的に体験することが重要であり，「遊び」というかたちで子どもたちが楽しく満足感や達成感を伴って経験できることがとても大切な点である．遊びのなかで感覚と運動は常に連動しており，切り離すことはできない．しかし，子どものもつ内発的動機づけに対して十分に応えられる環境がなければ，豊富な感覚運動経験を得ることは困難とな

り，感覚統合の発達にも影響を及ぼすと考えられる．したがって，豊富な感覚運動経験を可能とする豊かな環境が，子どもの発達にとっては非常に重要である．

　感覚と運動の連携は，初期には"触ったらこんな感じだった""持ったら重かった"など，動作の結果として感覚フィードバックを得るが，次第に経験が蓄積されると，その動作を行う以前に，過去の感覚運動経験による学習からフィードフォワードの運動制御が可能となる．一般に器用な運動といわれる動作には，このフィードフォワード制御が深く関与していると考えられる．たとえばボールをうまく受け取る際には，過去の感覚運動経験をもとに，姿勢，上肢のポジションを整え，構えることが必要である．

■人の生活と感覚統合はどのように関係しているのだろうか？

　感覚統合は，誰にでもいつでも無意識に起こっていることで，普段は意識することはない．しかし，ひとたび感覚統合に問題が生じると，とたんに生活に支障を感じるものである．たとえば，前庭覚は重力のあるこの世界で，頭部を正中位に保持し，抗重力姿勢を保持するために必要不可欠である．しかし，もし前庭覚情報が適切に認識されなければ，この世界で安定した姿勢を確実に保つこと，移動することが困難になる．ましてや不安定な場所や揺れる遊具などでは姿勢を保つことは難しく，怖いという感情を抱き，情緒的安定にも影響を及ぼすだろう．姿勢コントロールが困難となれば，人としての日常生活全般に大きな影響を及ぼすことになる．人の生活は，さまざまな作業の連続により成り立っていて，その作業一つひとつに感覚情報を統合する過程が含まれている．人の作業を評価するには，運動学的視点や心理学的視点，社会学的視点などいくつもの視点があるなかで，感覚統合的視点では，その作業に伴う感覚情報を分析し，それぞれの情報が統合され適応反応につながっているかどうかを評価する．快適に生活するためには，この適応反応をいつでもどこでも必要に応じて示せることが非常に大切である．たとえば，"教室で授業を受けている風景"を想像してほしい．この場面では，椅子に座って座位を保持するための前庭覚，固有受容覚，左右の生徒との接触を感じる触覚，先生や生徒の表情や板書の文字，壁面の掲示物，窓から差し込む光など，視覚により得られるたくさんの情報，先生の話や生徒の発言，チャイム，空調の音，校庭で行われている他のクラスの体育の授業のホイッスルの音などをキャッチする聴覚，準備中の給食やさまざまな匂いを感じる嗅覚など，多くの感覚刺激が入力されていることが考えられる．このような多種多様な感覚情報は，感覚統合の過程により，必要な情報を必要なだけ認識し，適応反応として出力していると考えられる．この場合の適応反応とは，授業中は椅子に座り，集中して先生の話を聞き，必要な課題を行うことである．また，感覚統合の問題をもつ人の場合，いずれか，または複数の感覚刺激に対して，非常に敏感（過反応）であったり鈍感（低反応）であったりする傾向がある．触覚が非常に敏感な場合は，隣の生徒との接触は非常に不快なもの，つらいもの，驚きとして経験される可能性がある．前庭覚に対して鈍感な場合には，覚醒レベルが低下したり，抗重力姿勢保持が困難に感じたりする可能性がある．その他の感覚について

も同様に，ある感覚とその他の感覚の統合がうまくいかないときには，何らかの困難が生じている．このような状態を，感覚統合理論では，感覚調整障害と位置づけている．感覚統合の評価法の一つに，JSI-R（日本感覚インベントリー：対象年齢4〜6歳）やSensory Profile（現在日本語版開発中）というチェックリストがあり，感覚情報の受け取り方の傾向を確認できる．この傾向を知ることは，個人の生活上の困難さを感覚統合の視点から理解することにとても役立つことが経験的に知られている．たとえば，前庭覚や固有受容覚の情報を敏感に受け取る傾向にある人は，ダイナミックな行動を行わない傾向にあったり，逆に鈍感な傾向にある人は，より強い刺激を伴う活動を好んで行ったり，などである．このような問題は，誰でも大なり小なりもっているものであり，各自のライフスタイルに反映されていると筆者は考えるが，その問題が生活に支障をきたすほど大きくなったときに，感覚統合障害というとらえ方ができるのではないだろうか．

■感覚統合障害に対する支援とは？

　感覚統合は人の生活に密接に関係しており，快適な生活を送るためには必要不可欠な要素である．発達障害児・者の学習，行動，コミュニケーションの困難さの背景には感覚統合障害がある場合が多い．感覚統合障害は，JMAP（日本版ミラー幼児発達スクリーニング検査），JPAN感覚処理・行為機能検査や感覚統合臨床観察，JSI-R，行動観察などの感覚統合機能の評価法により評価され，行為機能障害と感覚調整障害の大きく2つに分類されている．行為機能障害は姿勢や運動の不器用さといった生活上の困難さ，感覚調整障害は多動，注意，不安，攻撃性と関連することが多いといわれている．このような状況に対して，大きく2つの支援方法がある．

　一つは感覚統合機能の発達を促す支援であり，感覚統合療法である．感覚統合機能の評価により，図1の感覚統合の発達のどの段階にどのような問題があるのかを見いだし，次の段階への発達を促す支援である．感覚統合療法の特徴は，子どもにとっては"遊び"であることで，支援は本人の内的欲求に基づく主体的な活動である必要がある．Ayresは「すべての子どもには，感覚統合を発達させるための内的欲求がある」「感覚統合の内的欲求なしに，発達する人はいない」と述べており[1]，セラピストは，対象児の興味を把握し，欲求を満たし，かつ必要な感覚刺激を豊富に経験できる環境をセラピー場面に準備することが必要である（図2）．そして，遊びにはいつも小さなチャレンジを含み，スモールステップで発達の階段を昇れるよう積極的に支援することが重要である．また，家族に対してセラピー場面での活動をもとに家庭でできる遊びやレジャーについてもアドバイスを行うことにより，より感覚統合の発達を促すことが可能である（図3）．

　もう一つは環境調整の視点に基づく支援である．感覚統合障害をもつ対象児・者は，生活するうえで，複数の感覚情報を統合して使用することの困難さを抱えている．特に，ある感覚に対して非常に敏感で困っている場合は，生活環境を工夫することで，その困り感を軽減させることが可能である．たとえば，視覚過敏の症状の一つとして太陽光や蛍光灯

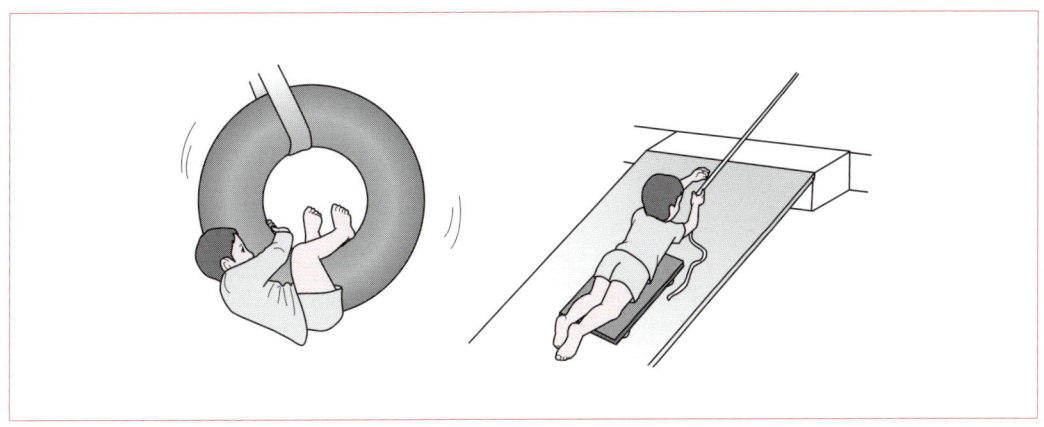

図2　前庭覚，固有受容覚，触覚の統合により抗重力姿勢の発達を促す活動の例　　　　　　　　　　　　　（文献3）より）

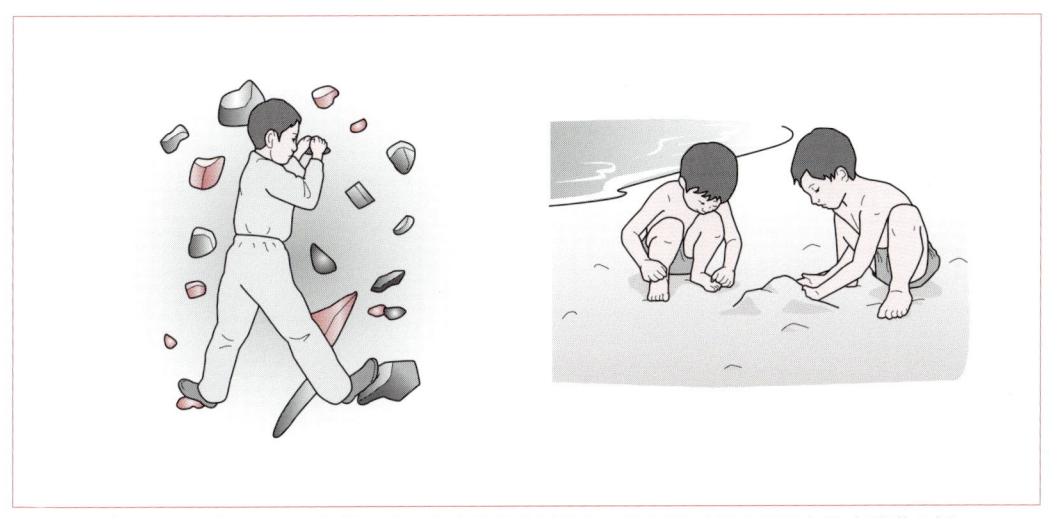

図3　レジャーで経験できる，身体図式の発達を促す活動や，識別的触覚の発達を促す活動の例

の光をとても眩しく感じる場合は，サングラスを装用することや，教室の窓際の席を避ける，カーテンを引くなどの環境調整が有用である．周囲の音や騒がしさに対して敏感でつらい聴覚過敏の場合には，ノイズキャンセリングヘッドフォンやイヤーマフを使用する，できるだけ静かな部屋で過ごすといった対応でだいぶ楽に生活することができる．触覚過敏で肌着や衣服の縫い目やタグ，首や袖口，靴下などの締めつけがつらい場合には，肌着を裏返して着用する，タグを取る，締めつけの少ない衣類を選ぶといった対応も有効である．加えて，不意に他者から接触されないよう，集団の場面では教室内の座席の配置を工夫したり，人込みを避けさせることも安心して生活できるための一つの方法である．逆に，前庭覚や固有受容覚情報に対して低反応であることにより，じっと姿勢を保持し続けることの困難さが見受けられる場合には，バランスボールを椅子代わりに使用する，座面シートやエアクッションを使用する，噛んでよい鉛筆キャップを用いるなど，不足してい

る感覚刺激を積極的に入力できるようにする方法も考えられる．このような感覚統合の視点に基づく環境調整は，近年ではWilbargerらにより，"センソリーダイエット"として提案されている治療プログラムにも取り入れられている[4]．環境調整の視点は，学校や家庭，職場など対象児・者の生活場面で，非常に役立つものである．

文献

1) Ayres AJ（佐藤　剛 監訳）：子どもの発達と感覚統合，協同医書出版社，1992
2) 野呂　正：発達心理学，放送大学教育振興会，1994
3) 佐藤　剛（監修）：感覚統合Q＆A，協同医書出版社，2001
4) Bundy AC他 編著（土田玲子 他 監訳）：感覚統合とその実践，協同医書出版社，2006

（伊藤祐子）

総論

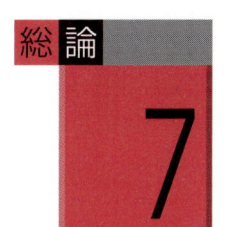

7 認知の発達を知ろう

Basic Standard

- 認知とは何か？
- 認知機能の発達と運動機能の発達との関係は？
- 行為の組織化に認知機能はどのように関与しているのか？
- 認知運動療法（認知神経リハビリテーション）とは何か？
- 子どものリハビリテーションはどのように展開されるのか？

■認知とは何か

　「認知（cognition）」とは，自分自身を取り巻く環境から得られた感覚情報と過去の経験とを照らし合わせて判断し，得られた情報に意味を与え，環境に適応していくことである．認知機能には，知覚，注意，記憶，判断，言語，思考などがある．

　たとえば，テーブルの上のリンゴを見たときに，そのものの「色」や「かたち」や「大きさ」をとらえ（視覚），それらを統合して「赤い」，「丸い」，「○○くらいの大きさ」のものとして知覚し，「赤くて丸いこれくらいの大きさの果物」は「リンゴだ」と認知する．そして，テーブルの上のリンゴに「触れたり」（体性感覚），「においを嗅いだりする」（嗅覚）ことで，「軟らかい」，「甘いにおい」などと知覚し，これまで食べたリンゴの食感やにおいや味といった記憶に基づいて，このリンゴは「おいしそうだ」とか「食べごろだ」，「歯ごたえはシャキシャキしていそう」といった判断を下す（認知）．

memo 「感覚（sensation）」，「知覚（perception）」とは何か？

　「感覚」とは光（視覚）・音（聴覚）・機械的刺激（前庭感覚）・化学物質（味覚・嗅覚）などの刺激を感覚受容器によって直接とらえられる信号のことをいう．一方，「知覚」に関する定義は心理学や哲学，生理学や脳神経科学などのそれぞれの領域で少しずつ異なり曖昧である．各領域における定義をとりまとめると，「知覚」とは視覚，聴覚，前庭感覚，嗅覚，味覚，体性感覚などの感覚を選択・統合する過程と言えそうである．「知覚」を認知機能の一つに含める場合もある．

■運動・行為を創り出す「身体」

　ヒトの「身体」はさまざまな動きを創り出し行為を生むことができる．つまり，運動・行為は「身体」を介して遂行される．朝目覚めてから夜寝るまでの間に，私たちは起きる，

顔を洗う，食事をとる，服を着替える，駅まで歩く，メールを打つ，メモを取る，トイレへいく，車を運転する…など，多くの行為を滞ることなく遂行している．このように，日常生活は行為の連続であり，それがまさに'生きる'ということである．そして，この'生きる'という営みは身体を介した経験の積み重ねとも言い換えることができる．

■ 身体-運動・行為-認知（知覚）

ものに触れるという行為は，ものを軽く押す，あるいは軽く圧をかけるという運動と同時に，ものの軟らかさや硬さ，表面のなめらかさや肌面の粗さ，温度といったもののもつ質感をも感じとっている．また，歩くという行為の最中でも，脚を一歩一歩交互に踏み出すなかで，地面の状態や周囲の人の動き，風をきる感じなどを意識することなく自ずと感じとっているのである．このように，運動・行為と自分の身体を取り巻く環境の感じとりとは常に連動し，自己を取り巻く環境の変化にうまく対応している．'生きる'ことが行為の連続ならば，それは知覚の連続でもある．こうした知覚経験と運動・行為の連動が，自己と自分の身体を伴う環境とのかかわりを形成していくと考えられる．

■ 自分の身体を知る

自分の身体を知ることの土台には自分の身体への'気づき'がある．それはすでに胎児期からはじまっており，胎児は，受精後7～8週くらいに胎動をしはじめ，その後，全身や脚・腕，頭部を動かすようになる[1]．そして10週くらいになると，手で顔や口を触れたりする「ダブルタッチ」と呼ばれている自発運動が観察される．このように，胎児は身体を動かすことや身体に触れるという運動経験によって，自発運動と連動して，自己の身体を感じとるということをすでに自ずと行っている．感じとりは，運動とそれによって生じる感覚とが空間的・時間的に常に一致した状態で生じる．こうした運動に連動する感触の感じとりこそが，自分の身体への気づきを始動させ，体性感覚的な身体表象（身体図式）の形成へと導くと考えられている[2]．

そして，生後3ヵ月頃には，自分の手をじっと見つめるような「ハンドリガード」という行動が観察されるようになる．これは自分の身体を視覚的に外側からとらえるという経験であり，こうした経験のなかで体性感覚的身体と視覚的身体とが統合され，身体イメージが形成されていくと考えられている[2]．また，同じ頃に自分の顔と他児の顔の区別[3]や自分の脚と他児の脚の区別[4]が可能なことや，おなかがすいているときに泣いていてもすぐに母親が来てくれないといった母親とのかかわりを通して，自分の身体はいつも思い通りになるのに対して，母親は自分の思い通りになるとは限らないといった経験をする．このような経験を重ねていくことで，子どもは自分と他者は異なるということ（自他の分化）を知っていくと言われている[5]．

まとめると，ダブルタッチに見られる運動に連動した感触の感じとりや，ハンドリガードに見られる自分の身体を視覚的にとらえるという経験を通して，身体図式や身体イメー

ジが形成され，さらに母親などの他者とのかかわりを通して，自分の身体は自分のものであるという身体所有感の形成や自他の分化が起こると考えられる．こうしたプロセスにおいて，子どもは自分の身体を知ることになり，自分の身体の内側で起こる変化と外側で起こる変化を区別できるようになっていき，自分自身を取り巻く環境の認知へとつながっていくと考えられる．

memo　胎児の観察と超音波画像診断の進歩

超音波画像診断装置の改良が進み，胎内での胎児の様子をリアルタイムに多次元で観察できるようになった．四次元立体超音波画像診断装置を用いた胎児の自発運動の観察では，胎児は妊娠20週前に自分の手を口唇部に近づける運動を見せ，22週を過ぎるあたりでは，自分の手指をスムーズに口の中に運び入れる運動を行っていることが観察された．さらに，手が口唇部に接触する少し前に口を開けはじめることや，ひとたびこの行為がはじまると，何度も繰り返すことが観察されている[6]．こうして観察された知見が胎児の発達研究に活かされている．

memo　ダブルタッチ

ダブルタッチでは，自分の身体部位で自分の身体に触れるという「触れること」と「触れられること」の二重の経験が同時に生じており，胎児が固有受容感覚に基づいて自分の身体を探索することを行っていると考えられている[7]．

■自分を取り巻く環境を知る

▶感覚と感覚との協応の発達

胎児期における感覚系の形成は，皮膚感覚→平衡感覚（前庭系）→嗅覚と味覚→聴覚→視覚という順序で起こり，視覚以外の感覚は出生前にすでに機能的に成熟した状態にあると言われている[1]．このような仕組みは，胎内から重力環境に生まれ出たときに，身体の重さや光，音，温度や湿度，呼吸のしかたといった変化に自ずと適応していくことを可能にしている．

生後は，早期から母親の顔の識別[8]や，音源の定位[9]や言語音の区別[10]ができる．また，おしゃぶりの形状の違いによって吸い方を変えること[11]や，手で物を持つときに物の触感（軟らかいもの，ざらざらしたもの）に応じて力の込め方を調節することなども報告されている[12]．

このように，子どもは，胎児期から次の新しい環境で生きる準備をし，生後それを引き継ぎ，生まれて間もない間に，感覚器を通じて自分を取り巻く環境の識別や，感覚と感覚との対応づけ，感覚と運動との連動による調節などを行っている．

日常生活における知覚経験の多くは複数の感覚を伴っている．たとえば，肌に触れたときに同時に温かみを感じる（触覚と温度覚）ことや，チョコレートケーキを口に入れたと

きに甘さと同時にチョコレートの香りを感じる（味覚と嗅覚）ことが挙げられる．こうした異なる感覚の種類，すなわち異なる感覚モダリティ同士を対応づける能力を異種感覚間知覚という[1]．私たちが閉眼で物に触れてもその物が何であるかを想像できることや，開眼してその物を見たときに，触れた物と見た物が同じであると認定できるのは，異種感覚間知覚能力の働きによる．生後29日の乳児でも，口に入れたおしゃぶりと入れていないおしゃぶりを目の前に提示されると，口に入れたおしゃぶりのほうを長く注視したことから，すでに触覚情報を視覚情報へと変換する能力（異種感覚モダリティ間の転移）があることが報告されている[13]．

感覚モダリティ間の照合や転移という働きは，空間の認知や，さらには感情や言語の発達に関与することから[1]，自己と環境との関係性を築く能力を形成する基盤となると考えることができる．

▶身体を取り巻く環境の探索―空間の認知―

身体を取り巻く環境の探索は，身体を伴って行われる．自分の身体がここにあるという位置の指定を基盤とし，自己とものとのかかわりの行為を組織化する[14]．

空間行動のうち，生後早期から観察される音源定位やリーチングは，半ば自動的に発動し，身体の成熟や運動発達と連動しながら，聴覚-視覚，視覚-体性感覚との関係性が再編成されていく．

リーチングは生後2週頃から観察されるプレリーチング，そして生後3, 4ヵ月頃に観察される視覚に誘導されるリーチング，さらに生後5ヵ月頃になると，視覚により運動が誘導されるのではなく，目的指向的に意図を伴ったリーチングへと移行していく．この生後5ヵ月前後が空間探索の基本的枠組みの転換期といわれており[15]，この時期から自ら環境へ働きかけるという意図的な空間探索のはじまりを迎える．生後6, 7ヵ月頃には，物の大きさや方向に合わせてリーチすることや，動いている物の到達場所を予測してリーチするなど，視覚的な手がかりを活用してリーチを調節する働きが出現してくる[2]．リーチングなどの環境への探索行動は，行為の主体感（行為をコントロールしている）や身体所有感の芽生えへと通じ，自己認知（身体イメージなど）の形成において重要な要素であると考えられている[16]．

環境の探索においては，身体の垂直性の保持や移動運動も重要であり，こうした動作の制御には姿勢制御が関与する．姿勢の制御には，視覚-固有受容感覚-平衡感覚がまとまりをもって作動することが重要となる[15]．胎児期にすでに成熟した内耳の平衡機能の働きにより，胎児は羊水という環境に順応しながら手足を動かすことや，姿勢を保つことをしている[15]．生後も羊水中の姿勢調節という働きを引き継ぎ，今度は重力に適応するかたちで身体の垂直性を保持する能力を形成していくことになる．その最初の段階として定頸がある．生後2ヵ月頃に観察されるようになる手足を持ち上げたまま活発に手足を動かす運動（fidgety movement）は，四肢の活発な動きと同期して，体幹と床との間で面の気づきが

生じ[2]，それが重力の感じとりを促すと推察される．こうした経験をしながら，頭の重さを感じとり，重力にうまく対応することができるようになることで頭を支えることができるようになる．頸が据わると，さまざまな姿勢において手足を継続して動かすことや頭の動きを止めてじっと見入ることを可能にし[14]，環境の探索が次の局面へと移行する．身体の垂直性の保持は身体を支えることから上肢を解放し，物を自由に操作することを可能にする．また，移動運動の獲得は，新たな環境との出会いを生み，身体の移動に伴い身体と物との位置関係が変化することなどを経験することになる．

半ば自動的な探索行動から能動的な探索行動が営まれるようになると，自己と物とのかかわりも変化をみせ，自分自身を取り巻く世界にあるものを定位するにあたり，自分の身体を中心としてとらえること（自己中心的符号化）から，身体も物が位置する環境に配置したうえで，物と物同士の関係などから相対的・客観的に定位する方略（環境中心的符号化）へと空間認知の方略が移行する．このようなプロセスには，自分の行為の表象化や，概念の形成といった高次な能力の形成も関与している．

▶他者の身体と行動の認知

子どもは他者とかかわり合う経験のなかで発達していく．生後すぐにかかわる母親との間では，母親の表情や身振りをまねるなどの前言語的コミュニケーション（言語によらないコミュニケーション）がただちに交わされるようになる．子どもが母親の表情や身振りをまねするだけでなく，母親も子どものまねをするというように相互に働きかけ合い，行動を誘発し合う[17]．模倣は新生児模倣に見られるような身体模倣にはじまり，生後12ヵ月頃には，他者の意図を状況によって読み取った模倣へと移行していく[2]．このころは，子ども-他者-物との三項関係が成立し，他者が注意を向けている対象に子どもも注意を向けて，互いに注意を重ね合わせること，すなわち共同注意が可能となる時期でもある[18]．共同注意の成立は，他者の身体と自分の身体の対応づけや他者の行動と自分の行動を重ねて比較することを可能とし，そうした能力が自己身体の動きを外から見た視覚的なイメージの形成や自己身体への認知の形成へとつながると考えられている[2]．

■発達の神経基盤

▶神経細胞のネットワーク（神経回路網）の形成

運動や認知機能の発達と神経系の働きが連動していることは言うまでもない．神経系の発生ならびに発達は胎生早期からはじまり，神経細胞の発生，分化，細胞死（アポトーシス），移動，ミエリン形成（髄鞘化），神経回路の形成などが遺伝的に，そして環境の影響を受けながら進んでいく．神経細胞は分裂によって増加し，神経細胞の数は胎児期をピークとし，その半数近くが細胞死（アポトーシス）を起こすといわれている[19]．胎生27週目頃に神経細胞はほぼ成熟した状態となり[1]，神経細胞間でのシナプス形成がはじまる．シナプス間では情報の受け渡しが行われ，神経細胞の間で情報が次々と伝達されていくよう

な神経細胞によるネットワーク（神経回路網）が形成されていく．脳のさまざまな機能発現の基盤には神経ネットワークの活動がある．

▶ミエリン形成（髄鞘化）

受精後6ヵ月目頃には，軸索がミエリンという膜におおわれる髄鞘化（ミエリン形成）がはじまる[1]．ミエリン形成により軸索が絶縁体となり，伝導速度が速くなり[19]，効率よく情報（電気信号）を流すことができるようになる．ミエリン形成の時期は中枢神経系の領域によって異なり，脊髄の運動神経根や知覚神経根で最も早期に起こり，大脳では感覚野や運動野にはじまり，数年にわたって形成されていく[19]．

▶神経ネットワークの再編成

発達に伴い新たな神経ネットワークが次々に形成され複雑化していくように思われるが，実はそうではない．

脳の発達の最終段階において神経ネットワークの再編成が起こり，脳が未熟なときには，ある刺激に対して広範な神経ネットワークが活動するのに対して，成熟すると，刺激に対して活動する回路が絞り込まれ，特定の回路が活動するようになり，必要な出力だけが行われることが明らかにされている[20]．また，シナプス間では情報の伝達が行われるが，そのときに作用する情報伝達物質の一つであるGABAは，脳が未熟な状態から成熟すると，その作用が興奮性から抑制性に変化することもわかっている[20]．こうした神経ネットワークの再編成こそが，つまみ動作や指折りのようなより細かな機能を可能にすると考えられている．

▶脳領域間のネットワークの形成

脳の領域間のネットワークの形成については，新生児・3ヵ月児・6ヵ月児の脳活動を近赤外光脳計測装置を用いて計測した研究において[21]，月齢とともに左・右半球の相同部位の連絡が形成され，生後3ヵ月くらいの間には両側をつなぐ構造化ができることや，それに加えて，6ヵ月児では半球内での領域間の連絡も密になっていくなど，脳の領域間の関係性が発達とともに変化することがわかっている．

▶記憶と学習

日常で経験することは目に見えない記憶として脳の中に蓄積されていく．練習や経験により新たな行動のしかたを身体の記憶として蓄積していくことを運動学習という．同じことを何度も繰り返して学習すると，頻繁に使用されたシナプスはその機能が向上するといわれている[19]．この現象を長期増強現象という．シナプス機能の向上により情報伝達の効率が上がったり，つながり方が変化するといわれている．また，記憶や学習による神経活動により，神経新生（脳の中にある神経幹細胞から新しい神経が産出される）が高まるこ

とが認められている[22]．

　神経系の発生・発達は，胎生期に遺伝的にプログラムされたかたちではじまり，その後，身体を伴う経験に修飾されながら，再編成され続けていくと言える．言い換えれば，どのような経験をするのかが，神経ネットワークの組織化に関与することになると言える．

■ 脳性麻痺児の世界

　感覚・認知の発達と身体的な成熟と運動発達，そして神経機能とが連動し相互作用することで行為は発達（行為の組織化能力の形成）していく．

　脳性麻痺児は，重度であればあるほど自ら動くということが難しくなる．運動-感じとりの連動した働きが滞り，身体内・外の変化を感じとることさえも難しい状況にあることが多い．あるいは，自分の身体内で起こっている変化なのか，外から身体に入ってきたものなのか区別がつかない状況にあるのかもしれない．もしそうだとすれば，自分の身体に入ってくる外からの刺激の選別は難しく，すべてを受け入れる，あるいはすべてを無視してしまうことも考えられる．また時には自分にとって都合のいいものだけを受け入れるという子どもなりの選択を行っているのかもしれない[14]．

　脳性麻痺児のリハビリテーションにおいては，脳性麻痺児が見せる現象の丁寧な観察を行い，そこから子どもが自分自身の身体をどのように感じているのか，世界（環境）をどのように感じているのか，世界（環境）とかかわることをどのように了解しているのか，自分自身のありようをどのように感じているのかということを観察していき[14]，いったいどんな経験（現実の体験）をしているのかを推察して，子どもが生きている現実の世界を，大人から見た子どもの世界ではなく，子どもの側から解釈していくことが必要となってくる．

　発達を生きていくための能力の生成過程とすれば，脳性麻痺児においても，定常発達からの遅延や逸脱という視点ではなく，その子ども固有の発達があると考え[14]，リハビリテーションでは，そのプロセスの最中で，能力が形成されていくような仕組み，すなわち運動-認知が連動して働くような治療設定が重要となる．

■ 認知運動療法とは？

　認知運動療法とは，イタリアの神経科医C.ペルフェッティによって提案された，患者の認知過程に着目した認知理論に基づくリハビリテーションである[23]．すなわち，目に見える運動の異常要素をそのまま問題としてとらえるのではなく，その異常がどのような認知過程を経た結果出現しているかに注目し，その認知過程を活性化することを治療の目的とする．

　患者の"認知"に介入することで，患者の経験が変わり，そのもととなっている生物学的構造である"神経"を改変していくリハビリテーションであることから，近年では"認知神経リハビリテーション"と呼ばれている（図1）．また認知神経リハビリテーションは，

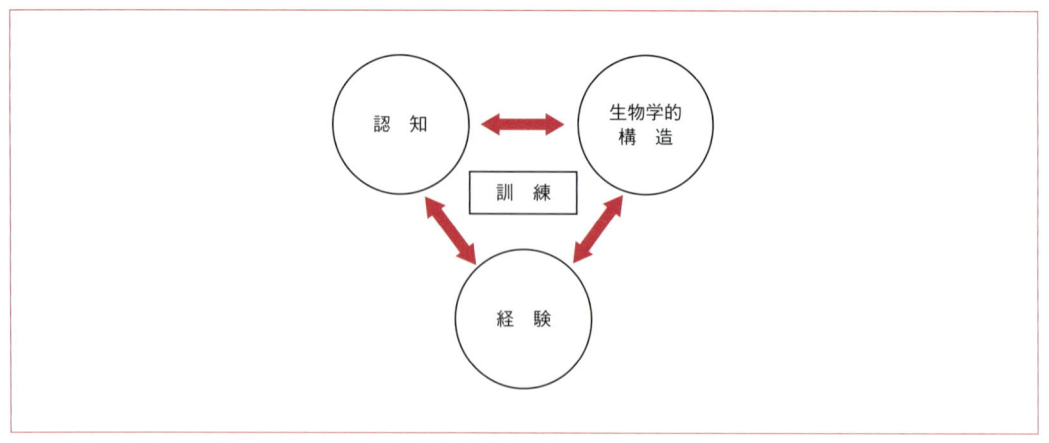

図1 認知神経リハビリテーション（認知運動療法）の考え方
訓練を通して患者の認知や経験が変化し，生物学的構造としての脳や身体構造が変化する．これらは相互に影響を及ぼし合っている．

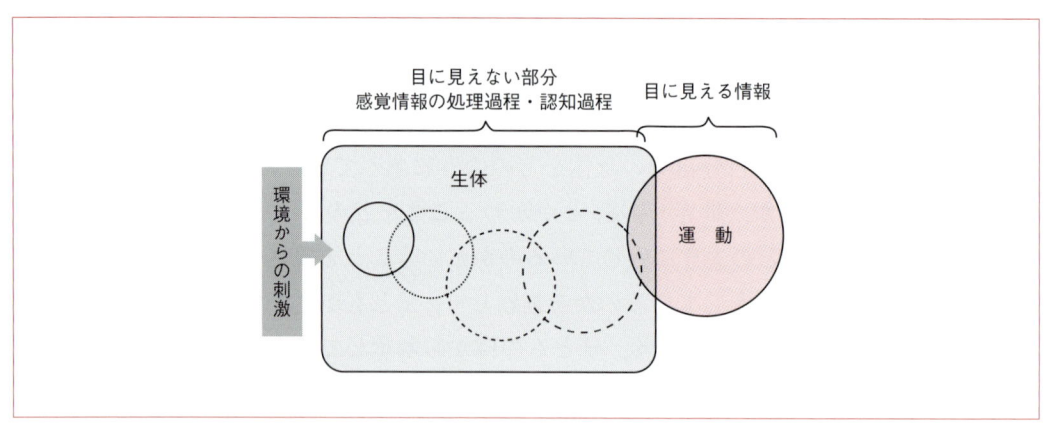

図2 運動出現までの過程

身体とその運動は精神（心）と切り離して考えるべきでないという「精神を考慮したリハビリテーション治療」と言い換えることもできる[24]．

■認知運動療法（認知神経リハビリテーション）における運動のとらえ方

① 運動は認知の最後の環である

認知運動療法では運動を単なる筋収縮としてとらえるのではなく，主体（患者）が環境と相互作用するための手段（行為）としてとらえる．それは環境を知るという目的のために中枢神経系が行為を計画し，外界と自分の身体とのさまざまな関係性，すなわち情報を処理した結果として生じるものである．よって，目に見える運動というのは，目に見えない認知過程（知覚，注意，記憶，判断，言語）を通して出現する最後の部分であるととらえることができる（図2）．

②認知過程，身体イメージの重要性

目に見えている運動というのは，環境と相互作用し情報を処理した結果であると考えた場合，運動の異常が見られたときには必然的にその原因は情報を処理する認知過程にあると考える．たとえば，目標物に手を伸ばすリーチング運動を考えるとき，まず目標物の位置を視覚的に正しく認知するところからはじまる．その後，自分の上肢を持ち上げて目標の位置へ手を持っていくためには，自分の上肢の重さをあらかじめ知っていなければスムーズな上肢の持ち上げは困難となる．ほかにも自分の手と対象物との距離や，方向などの位置関係を認知できていなければ滑らかなリーチング運動を行うことはできない．よってリーチング運動が困難な患者の場合には，これらの情報のうちどれが認知できていないのかを評価する必要がある．つまり行為が可能となるためには，自分の身体の認知（身体表象や身体イメージ）と外界から得られる情報の認知ができなければ，正しい運動を学習していくことができなくなるのである[25]．

> **memo　認知過程**
>
> 認知過程とは，知覚，注意，記憶，判断，言語のことを指す．認知運動療法では，「あらゆる機能回復は病的状態からの学習過程とみなすことができる．そして学習過程が認知過程（知覚・注意・記憶・判断・言語）の発達に基づいているのであれば，運動療法もまた認知過程の発達に基づいていなければならない」という前提がある．

■認知運動療法（認知神経リハビリテーション）における評価

▶目に見えない部分に注目せよ！

認知運動療法（認知神経リハビリテーション）では前に述べたように，子どもの知覚，注意，イメージなどの認知過程を重要視するわけであるが，これらの目に見えず数値化できない部分を子どもの視点から観察し評価することを"内部観察"という．一方，外部の視点から観察することができるROMやMMT，動作分析などの評価をすることを"外部観察"という．筋力やROMなど目に見えるものの変化は，これまで環境とどのようにかかわってきたかという結果であって根本的な原因ではない[26]．

▶子どもの視点で評価する！

評価は，まず外部から見ることのできる動きの観察を行い，その後，その目に見える動きや行動がどのような認知過程を経て出現しているのかを推察するために内部観察を行う．

内部観察では，「子どもがどのように自己身体や外界を認知しているのか」，「子どもがどのように注意を使うのか」，「子どもがどのように記憶するのか」，「どのように学習するのか」，「子どもがどのように言語や前言語行動を使うのか」，「子どもがどのようにイメージを使うのか」などを子どもの視点から観察し，評価することが重要である（図3）[27]．

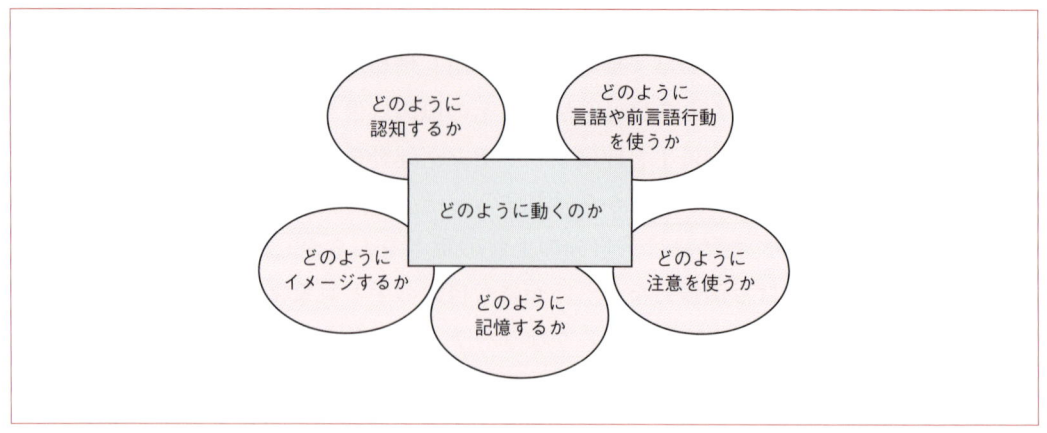

図3　認知神経リハビリテーションにおける評価プロフィール

■ 認知運動療法の実践

▶ リハビリテーションは対象児にとって学習である

　リハビリテーションは，目標となる動作や能力を身につけるという意味において，対象児にとって「リハビリテーション＝学習」ととらえることができる．そしてリハビリテーションが学習であるならば，その学習過程を重視する必要がある．子どもが目標とする動作や能力をなかなか学習することができないならば，学習の過程において何がその学習を阻害しているのかを明らかにする必要がある．

　たとえばまだ立位保持が困難な子どもに対して立位練習をしているところを想像してみよう．もしかしたらセラピストは子どもの前に適切な高さの台や机を置いて目の前の玩具で遊ばせているかもしれない．そのとき子どもは何を学習すべきだろうか？　子どもの注意はどこに向いているのだろうか？　私たちが新しい動作を学習するときには，その動作に関連する身体部分を意識し，そこから得られる感覚情報に注意を向けながらコントロールすることを学ぶ．目の前の玩具で遊んでいる子どもは，その玩具だけでなく，立っている自分の下肢や床面から得られる感覚情報に注意を向けることができているのだろうか？　健常な子どもでさえまだ立つことのできない時期は，まず自分の身体のバランスのみに注意を払うのが普通である．よって運動障害をもつ子どもの立位保持能力獲得のためには，床面の情報を認知する能力，自分の荷重感覚を正しく認知し，適切な筋収縮を行う能力を学習させていくことが必要となる．

▶ リハビリテーションはセラピストにとっては教育である

　リハビリテーションにおいて対象児に何かを学習させていく以上，セラピーは教育的な手続きに則っていなければならない．すべての学習は問題解決の必要性から生まれる．よって訓練は，セラピストが認知問題を出し，それに対して子どもは問題を解決するための仮説を立て，実際の答えと仮説を比較照合していくという流れで進められる（図4）[28]．

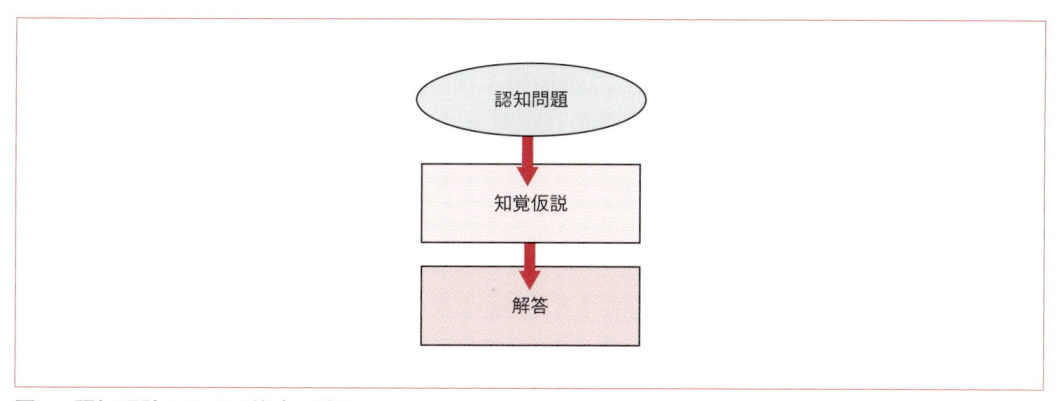

図4 認知理論における治療の流れ

 その際，注意すべきことは課題の難易度の設定（発達の最近接領域）とセラピストと対象児との対話，共同注意である．

▶知覚仮説
 与えられた課題に対して，もしそれを実施したときにどのような感じがするか（？）という感覚予測のことである．たとえば関節の位置覚を判別する課題の場合，まず動かす前に動かしたときにどのような感じがするのかを予測してもらい，実際に動かして生じた感覚と照合し，もし違った場合にはその知覚仮説を修正していく．その結果，正しい運動イメージがつくられることになる．

▶発達の最近接領域
 発達の最近接領域とは，"ひとりで到達できる段階と他者の援助によって到達できる段階の間の領域"のことを指す．つまり子どもに与える課題は，子どもひとりではできなくても他者が介入することでできるという難易度をもった課題を設定することが重要である[2]．

▶対話モデル
 訓練自体は，対象児とセラピストとの対面によるやりとりを基本とした協同作業によって進められる．セラピストはただの介助者ではなく，また子どもをハンドリングしたり操作するコントロール者でもない．また協同で課題を解決していくためには，問題点について共通認識をもち，問題のある部分に子どもとセラピストが共同で注意を向けることが必要となる[29]．

▶認知運動療法（認知神経リハビリテーション）は脳のなかの身体にアプローチする！
 認知神経リハビリテーションでは，子どもが動くために必要な環境情報を得るために自分の身体を，環境を知るための受容表面としてとらえ外界を知っていくことを学習する．

その結果，目で見ることのできない自己身体の身体表象・身体イメージを発達させていくことができる．そのため訓練のほとんどは閉眼で行われる．つまり自分の思っている自己身体（身体イメージ）や感覚情報と実際の目に見える身体や感覚を照合させていくことが基本となる．

> **memo　身体表象**
> 身体表象とは，実際に存在する物理的な身体ではなく，自己身体を脳内で表現したものである．すなわちその人がもっている自分の身体イメージ・身体図式のことである．身体イメージは意識できる自分の身体像のことを指し，身体図式は無意識下にもっている自分の身体感覚のことを指す場合が多い．

■認知運動療法の実際

◆症例紹介：3歳5ヵ月の男児．診断名は，脳室周囲白質軟化症による痙性両麻痺．

◇外部観察：GMFCSレベルⅢで，屋内での移動は主にバニーホッピングで移動．屋外は車椅子自走．両上肢も巧緻動作に拙劣さあり．椅子座位保持は可能だが，時間が経過すると徐々に左方向に傾斜してくることがあった．つかまり立位時には両下肢の伸展パターンが優位に出現し，はさみ足，足関節尖足位が著明に見られた．

◇内部観察："どのように認知するか"では，足底での触覚識別は可能だが，踵の高さの識別，背屈角度の識別，膝関節や股関節の位置覚の識別では大きな差異でも識別することができない．"どのように注意するか"では，自分の下肢の感覚情報に注意を向けることが困難で，すぐに視覚的に確認しようとするなど視覚情報優位である．"どのように記憶するか"は，日常生活での一般的な記憶能力には問題ないが，経験した感覚（体性感覚情報）を記憶することが困難である．"どのようにイメージするか"では，抽象的な図形などを視覚的にイメージすることに困難があった．"どのように言語を使うか"では，会話は年齢相応で問題は認められなかった．

◇本症例の病態解釈：内部観察から，下肢の存在感はあるが，目で見なければどのような状態になっているかわからない状態，つまり下肢の身体イメージが未形成であると考えられた．それによって歩行を学ぶ際にどこに，どのように注意を向けるべきかわからない状態と考えられた．

◇治療内容：まず下肢の体性感覚に注意を向けて下肢の各関節の位置覚を大まかな識別から開始し，目で見なくても自分の下肢の状態をイメージできることを目標とした．

具体的な治療内容としては，椅子座位で踵と床面との間に高さの異なるものを入れて，どれが入っているのかを見ないで答える課題，また他動的に膝を動かし膝の屈伸位置を答える課題を実施した．その後，左右足部の位置関係を認識する課題，股関節外転の位置覚を認識する課題へと進めた．

◆結果

　治療開始から6ヵ月後,踵の高さの識別,膝関節の2種類の屈曲位置の識別が可能となり,さらにその3ヵ月後には膝伸展位から屈曲60°,90°,120°の3種類の動きの識別が可能となった.さらに股関節外転の位置の識別が可能となるにつれて,はさみ足や尖足が軽減し平行棒内歩行が可能となった.5歳4ヵ月には装具なしでロフストランドクラッチ歩行が10m以上可能となった.

Summing-up

- 認知とは自分自身を取り巻く環境の情報を取り入れて,過去の経験と照らし合わせて意味づけをし,環境に適応していくことである.
- 感覚・認知機能の発達は胎児期からはじまっている.
- 自らの身体を知ることは,自分の身体に起こる変化に気づき感じとることからはじまる.
- 身体を取り巻く環境世界の探索は身体を伴って行われる.
- 認知機能の発達は,身体の成熟や運動機能の発達と連動し,それが行為の発達(行為の組織化能力の形成)へとつながる.
- 行為の組織化は神経ネットワークの形成を基盤とする.
- 神経ネットワークも行為の経験により再編成される.
- 脳性麻痺児のリハビリテーションにおいては,子どもが生きている現実の世界(子どもの内側で起こっていること)を子どもの側から解釈していくことが必要である.
- 認知運動療法(認知神経リハビリテーション)は,これまで注目されることの少なかった脳の中の情報処理過程や身体イメージ,運動イメージに焦点を当てて評価,治療を行っていくリハビリテーションである.

文献

1) Vauclair J(明和政子 監訳,鈴木光太郎 訳):乳幼児の発達―運動・知覚・認知―,新曜社,2012
2) 浅野大喜:リハビリテーションのための発達科学入門―身体をもった心の発達―,協同医書出版社,2012
3) Bahrick LE, et al:Development of visual self-recognition in infancy. Ecological Psychology 8:189-208, 1996
4) Rochat P, et al:Spatial determinants in the perception of self-produced leg movements in three- to five-month-old infant. Dev Psychol 31:626-636 1995
5) 塘利枝子:第4章 自分自身を知る 自己の発達.向田久美子・石井正子 編,繁多 進 監修,新乳幼児発達心理学―もっと子どもがわかる 好きになる―,福村出版,pp61-72, 2010
6) Myowa-Yamakoshi M, et al:Do human fetuses anticipate self-oriented actions? A study by four-dimensional (4D) ultrasonography. Infancy 10:289-301, 2006
7) Rochat P, et al:Differential rooting response by neonates:Evidence for an early sense of self. Development and Parenting 6:105-112, 1997
8) Walton GE, et al:Recognition of familiar face by newborns. Infant Behavior and Development

15：265-269, 1992
9) Butterworth G, et al：Coordination of auditory and visual space in newborn human infants. Perception 5：155-160, 1976
10) Eimas PD, et al：Speech perception in infants. Science 171：303-306, 1971
11) Hernandez-Reif M, et al：Less exploring by mouth occurs in newborns of depressed mother. Infant Mental Health Journal 21：204-210, 2000
12) Molina M, et al：Modulation of the palmar grasp behavior in neonates according to texture property. Infant Behavior and Development 21：659-666, 1998
13) Meltzoff AN, et al：Intermodal matching by human neonates. Nature 282：403-404, 1979
14) 人見眞理：発達とは何か―リハビリの臨床と現象学―，青土社，2012
15) 三島正英，他：1章 乳児の空間認知．空間認知の発達研究会 編，空間に生きる―空間認知の発達的研究―，北大路書房，pp12-41，1995
16) Gallagher S, et al：Philosophical conceptions of the self：Implication for cognitive science. Trends Cognitive Science 4：14-21, 2000
17) 小椋たみ子：3章 乳児期 言語．無藤 隆・子安増生 編，発達心理学Ⅰ，東京大学出版会，pp204-210，2011
18) 針生悦子：第6章 言葉とコミュニケーションの発達．向田久美子・石井正子 編，繁多 進 監修，新 乳幼児発達心理学―もっと子どもがわかる 好きになる―，福村出版，pp90-104，2010
19) 榊原洋一：第2章 胎児期・周産期．無藤 隆・子安増生 編，発達心理学Ⅰ，東京大学出版会，pp73-111，2011
20) 鍋倉淳一：発達期における脳機能回路の再編成．ベビーサイエンス 8：26-32，2009
21) Homae F, et al：Development of global cortical networks in early infancy. J Neurosci 30：4877-4882, 2010
22) 大隅典子：脳の発生・発達―神経発生学入門―，朝倉書店，2010

（池田由美）

文献

23) Perfetti C 他（小池美納 訳）：認知運動療法―運動機能再教育の新しいパラダイム，協同医書出版社，1998
24) カルロ・ペルフェッティ 著，小池美納 訳：身体と精神―ロマンティック・サイエンスとしての認知神経リハビリテーション，協同医書出版社，2012
25) 浅野大喜：脳性麻痺の新生児・乳幼児からの認知運動療法．PTジャーナル 42(4)：297-302，2008
26) 浅野大喜：乳幼児・発達障害児の内的世界―内部観察的視点をもったリハビリテーションへ．認知運動療法研究 6：50-63，2007
27) Perfetti C（小池美納 訳）：中枢神経疾患．脳のリハビリテーション―認知運動療法の提言 [1]中枢神経疾患，協同医書出版社，2005
28) Pante F：認知運動療法講義，協同医書出版社，2004
29) Puccini P, Perfetti C（宮本省三，他 監訳）：子どもの発達と認知運動療法，協同医書出版社，2000

（浅野大喜）

総論

8 セルフケアの発達, 遊びの発達

Basic Standard

- セルフケアは生活様式, 環境, 自己認識, 意欲に左右される要素が大きい
- 食具のコントロールは体幹・上肢の感覚運動発達に連動している
- 更衣は健常発達では下衣脱衣⇒下衣着衣⇒上衣脱衣⇒上衣着衣の順にできるが, 障害のある場合一人ひとりの機能を評価して適切に指導することが必要
- 排泄は健常児で3～4歳で自立するといわれるが, 排泄行動は養育者の働きかけ, 児の感覚処理・習慣の問題によるところが大きい
- 遊びとセルフケアはオーバーラップする
- 作業療法士として"遊び"とは何かを治療の枠組みのなかでどうとらえるかが, 重要なポイントになる

食事行動の発達

セルフケアのなかで一番先にできるようになるのは, 食事動作といわれている. スプーンを使用しての自食は1歳半が目安であるが, それまでの期間にどのような運動, 感覚・知覚・認知, 情緒・社会性の発達をしているかを押さえることが, 作業療法評価・治療のポイントになる.

以下, 発達の指標をあげ, それまでにどのような機能を獲得していくかを説明していく.

発達の指標

 5ヵ月　スプーンが近づくと口唇が迎えにいく
 7ヵ月　ビスケットを両手で食べる
 8ヵ月　ボーロを手指でつかみ, 口に押し込む
 9ヵ月　哺乳瓶を持って飲む
12ヵ月　手づかみ食べ　スプーンに興味を示すが使用はできない
15ヵ月　スプーンで食べる (手関節回内位　肩・肘挙上)
　　　　コップを持って飲む
18ヵ月　スプーンですくうときに手関節の動きが出る
21ヵ月　ストローを使って飲む
24ヵ月　片手でコップを持つ　スプーンの回外握り
36ヵ月　箸の使用をはじめる

▶手づかみ食べまでの時期（〜12ヵ月）

　離乳食の準備をはじめる3ヵ月は，頸が据わり，両手が正中で出合い，視覚機能として両眼で追視や注視ができはじめる時期である．

　4ヵ月から6ヵ月に入ると，お座りと寝返りができるようになり，子どもの視点は上下左右に広がり活動範囲が拡大される．ものがあるとそちら側の手を伸ばす．指先に触れるとそれを見て，指を広げて両手で取るというように，姿勢が安定すると視覚の誘導で手を目的的に使う目と手の協調がはじまる．

　また睡眠と覚醒がはっきりし，昼夜の区別がつきはじめ生活リズムが一定になってくる．食事は朝目覚めて朝ごはん，午前と午後の区切りに昼ごはん，夕飯を食べて夜というように節目の活動でもある．セルフケアは歩行のように本能的に発達に組み込まれているものではなく，養育者の働きかけで左右されることなので注意したい．

　6ヵ月から9ヵ月は，這い這いで空間を「移動」する能力を獲得し，環境から受け取る視覚・聴覚刺激が劇的に増加する重要な時期である．

　うつぶせの姿勢で手掌で体重を支え，飛行機のように背中を反らせる姿勢をとって，足を床からあげたり左右に回旋することから這い這いがはじまる．この後月齢に沿って体幹から下肢の運動機能が高まり，ずり這い，四つ這いと進むが，上肢にとっても空間で腕の位置を維持する力の基礎となる．

　6〜7ヵ月では，前方ならどこへでも手を伸ばすことができ，指は対立位に近いかたちで開き把握する．物があると左右どちらの手でも持ち，片手から自由に反対側の手に持ち替えできる．

　8〜9ヵ月になると母指・示指・中指の3指でつまむこと，左右別々のものを持ち，興味がほかに移ると随意的に離すことができるようになる．

　視覚機能をみると，6ヵ月は，①物に気づく定位，②注視，③輻輳を含めた追視，④視線の切り替えといった眼球コントロールができる時期といわれ，食事動作では，皿の上のボーロなどを口へ運ぶ動作に結びつく．

　また8ヵ月では，人との交流（社会性）でも母と他者の区別がはっきりし，人見知りをする．要求を伝えるために視線や発声，表情の変化で伝える．

　口腔機能では，8ヵ月になると乳歯が生え，唇を確実に閉じて離乳食を舌の上下運動と顎の上下運動で潰して食べる．

　10ヵ月から12ヵ月はつかまり立ちから伝い歩きの時期である．

　口腔機能は，口唇がしっかり閉じ舌と顎の左右運動で食物を歯茎で押しつぶし，12ヵ月までに咀嚼する側の口角が縮んで歯が生えるに従い咀嚼運動が完成する．

　運動機能では，座位の安定に伴い指先と目の協調が進む．左右それぞれの手に積み木などを持って打ち合わせるような，空間での両手の操作の調整が可能となる．つまみは指腹から指先へと母指との対立が確実になり，箱のなかから入っている物を次々に出したり，入れる遊びに夢中になる．

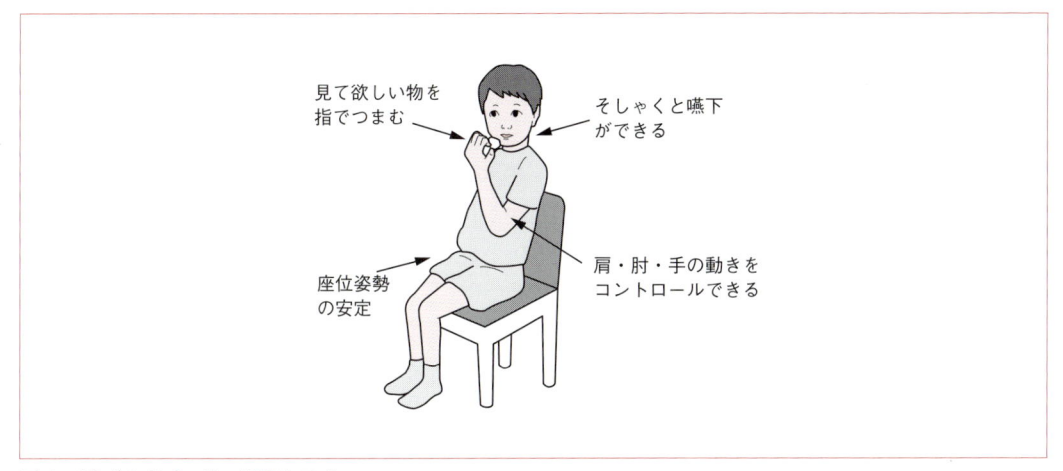

図1　手づかみ食べに必要なこと

　情緒面では，人から「ちょうだい」と求められると物を渡したり，何かができてほめられるとその行動を繰り返す．三項関係が成立し，物や人の共有関係ができ，要求の手差し・指差しをする．

　言語や認知の発達では，自分の名前が呼ばれると理解し，パパ，ママなどの初語が出現する．おもちゃをついたての後ろ側で左右に動かして見えなくなったとき，またついたてから出てくるのを予期して待つこともできるようになる（このことは次項の更衣動作，袖に腕を通す行為につながる）．

　このように，
　①姿勢の安定と腕や手の動きをある程度コントロールできる力をつける，
　②口腔機能は適切な食形態を嚥下する能力をつける，
　③外界からの視覚聴覚情報に興味をもち処理し，指差しなどの反応をする，
運動・認知・社会性の発達のうえに，養育者の働きかけがあって，手づかみ食べ，スプーンやコップから食物を摂取するという食事動作が獲得される（図1）．

スプーン操作の時期（12ヵ月〜18ヵ月）

　セルフケアは文字どおり自我の芽生えと関係が深い．10ヵ月では道具操作はできないが，子どもは自分でやってみたいという欲求で，養育者が食べさせようとするスプーンに手を伸ばす．ではやってごらんと渡してみても，実際にはうまく使えず食べ物をつついたり，机をカンカンたたいたりする．

　1歳過ぎの上肢操作を見ると，片手動作としてペグボードにペグを入れたり，2個の積み木を一緒に持つ，両手動作ではプッチンビーズをはずす，コップからコップへ豆などを移す，なぐり書きなどを行う．これは，①容器と入れ物，穴と先端など2つの物の関係を理解し，②空間でも目測を誤らずに腕の動きを調節する，③手に2つの物を持つことで，尺側で物を保持しつつ母指側で操作することができることを示す．また筆記具を指先の延

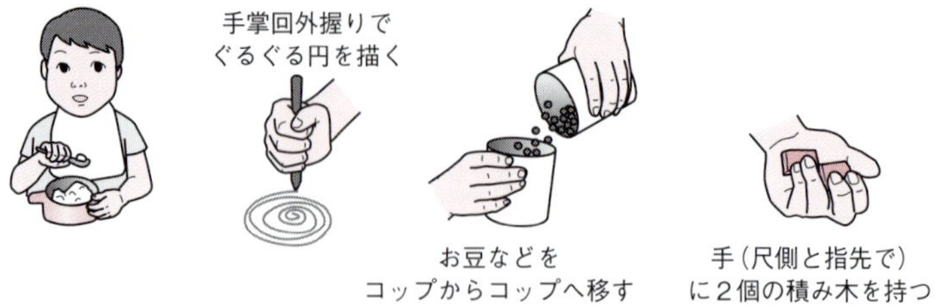

図2 スプーンでご飯を食べる〜道具の固定と操作は普段の遊び活動のたまもの

長として紙上で使用すると描線があらわれ，それは手の運動に同調することを学んでいる．その同一線上にスプーンを持って食べるという動作がある．

発達は中枢部から末梢部へと進んでいくが，はじめは肩からの動きで肘も脇から離れた状態で，手首も回内位である．そのため，①肘が肩の高さより上がるか，②スプーンをしっかり持つ握力があるか，が上肢機能をみるポイントになる．同じ時期にコップを持って飲む動作ができるが，慣れるに従い肘が脇に近づき手首の動きがなめらかになる．

認知面の発達では1歳6ヵ月になるころまでに，積み木を3個積む，円の型はめ，びんをひっくり返して中身を出すこと，お絵かきではぐるぐる手首を回して円を書き縦線をまねすることができる．

このような日常の活動が道具操作の効率をあげていき，1歳6ヵ月では，スプーンですくうときに手関節の動きが出現し，2歳では確実に肘が脇におりた状態での，回外握りでのスプーン操作が可能となる（図2）．

■更衣動作の発達

スプーンでの自食ができるころ，自分でパンツを脱ぐことができる．ここからは，箸操作への流れも含めて，更衣動作につながる各分野の発達をみていく．

▶発達の指標

以下に主な更衣発達の目安となる動作と月齢を示す．

8〜10ヵ月　着脱に協力しはじめるがじっとしていられない
　　　　　おむつ換えのときに下肢をあげる．上衣を脱ぐときに，介助者のバンザイのかけ声で両手をあげる

10〜12ヵ月　着脱に協力する
　　　　　ここと差し出された袖に腕を入れる．靴に足を入れる（座位）

12〜15ヵ月　脱ぐことに興味が高まり，遊びとして楽しむ
　　　　　自分で靴，靴下，帽子をとる

15〜18ヵ月　着脱の過程に興味をもつ

	自分で靴をはこうとする
18～21ヵ月	パンツを脱ぐ
21～24ヵ月	自分で着ようとするが，うまくいかない
	長ズボンを脱ぐ．上衣の袖穴を自分でみつけ，袖を通す
24～30ヵ月	
	身につけているものはほとんど脱げる
	パンツがはける．靴下をはくが，かかとの向きを直せない．
	前あきシャツの両袖に腕を入れられる
3歳	
	靴・長ズボンをはく．丸首シャツを着る．ボタンをはずす
4歳	道具などの斜めの操作ができる
	衣類の前後を誤らない．前ボタンをかける．靴下をはく．
5歳	
	後ろボタン，靴ひもを除き一人で着脱できる

▶更衣動作機能のポイント

　更衣動作は食事動作と比較すると過程が長く，運動と認知のより高度の発達が必要である．以下にポイントをあげる．
　① 座位・立位バランス（片足立ちで他足の靴をはくなどの体幹の保持）
　② 手指による操作性（ボタンのはめ・はずしやひも結び，ホック・スナップ）
　③ 目と手，手と足の協調
　④ ボディーイメージの形成（着衣と自分の身体の関係）
　⑤ 空間認知（前後・上下・左右と自分の身体）
　⑥ かたちの恒常性（たたんでいても同じ衣服と認知できる），方向・位置覚
　⑦ 注意の持続（ほかに興味があっても動作を遂行する）
　⑧ 模倣
　⑨ 自分でやるという自我の発達と社会性（TPO）

▶下衣の脱衣ができるまで（18～24ヵ月）

　1歳後半の歩行は，つま先とかかとでの着地の交代が明確になり，屋外歩きで道草をして色々なものに触ったりのぞいたりする余裕ができる．
　指先の動きも積み木を3個以上積み，崩れると自分で直したり，倒れそうになることを予測して手を出して支えることができる．シールを貼ったり剝がして別の場所に貼る．
　2歳近くになるとVサインや腕組みなどの斜め方向の動きができ，びんの蓋をねじってあけるような細かな手首のコントロールが可能になる．描画では斜め線が書け，始点・終点が閉じてはいない円を描く．

感情や言葉の発達も進み，「自分で」と主張をはじめ，いわゆる「だだをこねる」姿がみられる．自分の持ち物と友達の持ち物を区別し，自分の物にこだわるが，「貸してあげて」というような大人の仲介で気持ちを立て直すこともできる．語彙は30前後に増え，要求を言葉で伝えるようになる．

　活動に必要な日常的な記憶も増え，人・物・場所・事象などを2〜3週間くらい覚えている．

▶パンツがはけるまで（24〜30ヵ月）

　この時期の運動発達は，ジャンプ，階段の下の段からの飛び降り，鉄棒ぶら下がり，股のぞきなど変化に富み，自分の動きの速さ，強さ，高さを調節しはじめる．

　上肢は，ドアノブを回す，みかんの皮をむくなど小指側にも力を入れて回外方向の動きが出て，スプーンも回外握りとなる．利き手が決まるのもこの時期からで，2歳半で茶碗を非利き手で持ち，食具を口へ運ぶ．

　更衣との関連性では，2歳でビーズ通しができるようになるが，それまではたたく，入れるなどの同じ動作を両手で行っていたのに比べて，左右の手でそれぞれ持っていたビーズとひもを穴にくぐらせたうえで移動させるという「持ち替え」の要素が入り，左右の分離がはじまる．物と物の関係，巧緻性，目と手の協調が要求される動作であり，ボタンはめにつながっていく（図3）．

　認知面では，横縦線の上下，左右を理解し，円が閉じる．手に持っている物同士を見比べて「同じ」という言葉が出てくる．

　言葉も，自分の名前を言って「ちょうだい」「もういっかい」などの要求をするようになり，「あっち」「こっち」などの対比の概念をふくむ言葉が芽生える．

　語彙も2歳で300前後，2歳半で500語といわれ，聞き手も意味がとりやすくなる．「こんにちは」など挨拶語が言えるのもこの時期である．また「いや」「もっと○○したい」と主張が強くなり，第一次反抗期とも呼ばれる．

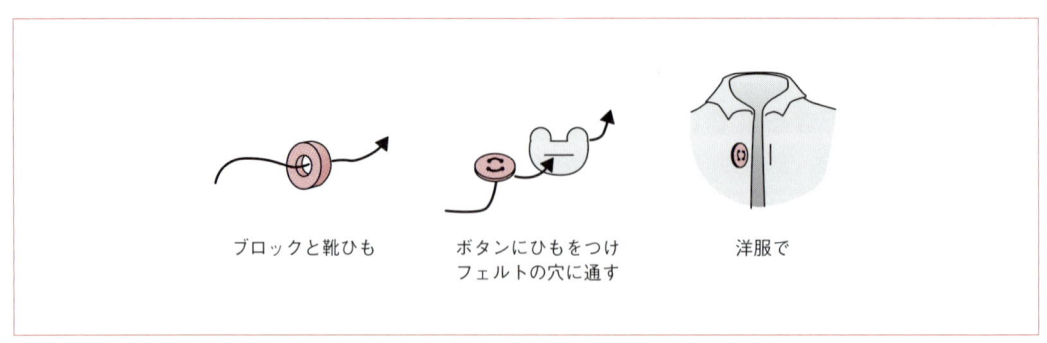

| ブロックと靴ひも | ボタンにひもをつけフェルトの穴に通す | 洋服で |

図3　ひも通しで左右の持ち替えができるとボタンのはめ・はずしにつながる

総論 ──── 8. セルフケアの発達，遊びの発達

▶ シャツを着るまで（30〜36ヵ月）

運動面では，片足立ちのまま両手をあげる，ジャンプして線を跳び越えたり，横歩き，後ろ歩きができる．三輪車に乗れる．

手指の操作では両手でグーパーを繰り返すなど自分自身で自由な動きをコントロールしはじめ，はさみで1回切りを行う．

認知面では，描画で十字の交差ができ，○○のつもりと見立てて絵を描く．

語彙は1,000語となり，良い・悪い，始め・終わりなどの反対概念を入れた会話や，話し相手に第三者への依頼ができる（○○ちゃん，先生にこれを渡して）．

社会性の発達では，自分の名前，性別，年齢，クラス名，先生や友達の名前が言えるようになり，道具を媒介して，友達とごっこ遊びができる．

▶ 靴ひもを結ぶまで（3歳〜4歳半）

粗大運動では，ケンケンが左右どちらでも5歩以上，1本の線上を交互に足を運ぶことができるなどバランス機能が向上し，階段も手すりを使わずに片足ずつ交互に降りることができる．ブランコやシーソーを乗りこなし，つま先でクルッと回るなどの動きもできる．

手指操作は，左右の手を回内・回外どちらからも回すことができ，ひも結びができるようになる．また左右の手をグーパーと交互に開閉できる（図4）．

認知面では2個の直角三角形から四角を合成する，4歳代では田形2色の模様合成ができる．数概念の形成では，4個までを数えることが可能，4つの数を記憶して復唱できる．人物画ではいわゆる頭足人をかく．

言葉では複合文が完成し，バカ，ウンコなどの「悪い」言葉をわざと使いたがったりする．「いっしゅうかん」などの時間感覚の表現ができ，過去や未来を表現する言葉を使いはじめる．

自我の発達では，自分より年少の子の面倒をみたり，同年齢では許せないこと（おもちゃをとられるなど）も年少児ではがまんするようになる．また，バケツの水を運んで机をふくなどのお手伝いができる．

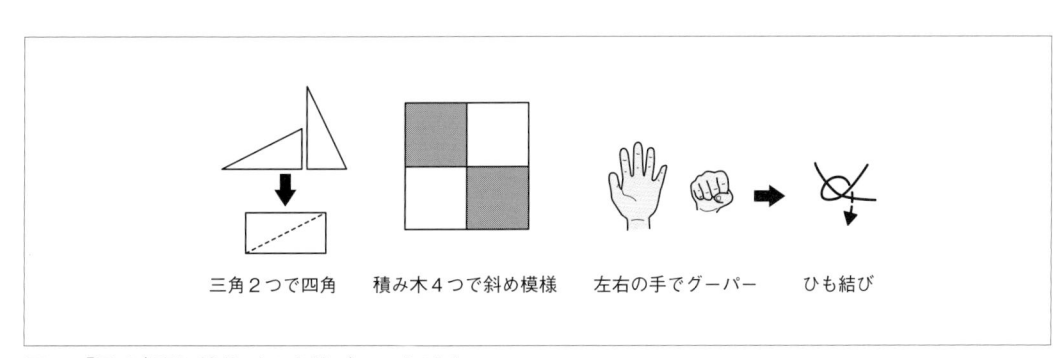

図4　「回す」認知機能がひも結びにつながる

▶ **箸を使うまで（4歳半〜6歳）**

　4歳から5歳にかけて2つの活動を切り替える力を獲得し，身辺動作の自立が進み，頑張ること，がまんすることが確実になる．友達との間で，「使いたいけど貸してあげる」ことができるようになり，関係が広がっていく．

　運動面では，片足立ちの10秒維持，でんぐり返しもできる．

　手指操作では4指それぞれと母指対立ができるような分離性が進み，道具操作が安定し，はさみを使って円の形を線に沿って切り抜くことが可能になる．人物画では，頭足人から胴を書き，5歳代では横向き，後ろ向きにも挑戦する．形では，四角・三角・ひし形も書きはじめる．

　認知では，5個以上の数の間の多少といった対比的な評価や，大きさ・長さの順序がわかり「真ん中」の認識が芽生える．

■ 排泄の発達

▶ **発達の指標**

　2ヵ月　オムツが汚れると不快感で目覚めて泣く
　18ヵ月　排泄の間隔が2時間を超え，おしっこの回数が少なくなる
　　　　　もらしたとき教える
　21ヵ月　ウンチを教える
　24ヵ月　内臓感覚が鋭敏になり，膀胱や肛門の括約筋の大脳皮質による制御が進み，排
　　　　　泄の自立が進む　⇒　おしっこの出る前に教える
　30ヵ月　パンツを脱いでおしっこができる
　4　歳　大便自立（トイレで）
　5　歳　排泄自立（服も直せる）

▶ **セルフケアのなかでも特に排泄は養育者の取り組みが大切といわれる**

　不快で泣き声をあげたときには，すみやかにオムツ交換を行い，「気持ちいいね」と清潔になったことをフィードバックしていく．

　排尿の訓練の時期は説が色々あるが，間隔が空くようになったら，就寝・寝起きの時間を見計らったり，時間排尿でトイレで排泄するという意識づけ，習慣づけをしていくことが大事である．

　また排泄の事後報告や事前予告ができるようになったら，ほめて，自立を促していくことが大切になる．

> **memo** 排泄の援助
>
> 実際の援助では，肢体不自由の場合，排便でのお尻の始末，トイレットペーパーを必要な分のみ切り取ることが難しい．またお尻を浮かせての前傾姿勢でバランスを保ちつつ，上肢操作する必要がある．手すりを使用するなど対策を考えていこう．
> また知的障害の場合，トイレが排泄の場所であることを理解していても，排便でいきむことができる場所へのこだわりがある場合がある．柔らかいおむつから冷たく硬い便器に座ることへの抵抗や，自分がリラックスする場所以外ではできないなど．運動機能のみでは対処できないことも多い．

遊びの発達

遊びは多義的なため規定していくことが難しいが，「自分」とのかかわりによる分類を示し，セラピストが援助することを考慮した遊びの発達を考える．

遊びとは何か

遊びを扱った書物は多数あるが，共通している要素は，①自発性，②非現実性，③快経験である．

①の自発性であるが，強制されない，義務感を伴わないことが字義どおりの意味である．ただしセルフケアの発達で見てきたように，「自我」が芽生えるのは3歳以降なので，セラピストが関与する場合，認知・社会性の成熟度を把握することが重要である．児の自由に任せるという態度を徹底すると治療が成立しない．

また2歳以降では，ことの内容を理解する以前に何でも「いや」という時期があり，信念をもって拒否しているわけではないことに注意したい．他児や養育者がやっていることを見て，自分もやる，やりたいと，瞬時に対応が変化することもある．

②は何かを意図し，その実現をはかるというような，首尾一貫した実利行動ではないということである．だが，8ヵ月ころ「ものの永続性，視界から消えてもそのものは存在する」ことを理解し，どこに隠されているかを推測できるようになると，遊びのなかでトンネルから汽車が現れる現象を繰り返し楽しみ，更衣動作のなかで袖を通すと自分の腕がまた出てくることを楽しむようになる．そこから「自分でやりたい」意欲と協力動作が生まれてくる．

認知発達に伴い行動パターンの段階が上がるときに，遊びという状態が成立し，セルフケアも自立の方向へ向かうといえる．

③の快経験は，何よりも楽しみを求める行為であるが，情緒の発達から考えると出生時に備わっているのは「不快」の表現である．「おなかがすいた」「おむつが濡れて気持ち悪い」などの不快からミルクを飲み，おむつを交換してもらい，「おなか一杯」，「肌に触れるものがさらっと気持ちよい」と「快」に変化する．

子どもが帰宅後勉強やお手伝いを後まわしにして，親から「遊んでないで勉強しなさい」

といわれる遊び，とは意味が異なることを自覚したい．「わからない，できない，怖い」も不快であり，それを克服したところに「快」はある．

遊びの分類

対象による分類（自分が主体的にかかわる）
① 人と出会う（ふれあい遊び，追いかけっこ，ルールのある遊びなど）
② 自分の身体と出合う（指なめ，体操，すべり台などの遊具）
③ 自然と出合う（砂，土，生き物など自然の探索）
④ 物と出合う（紙，積み木などの構成，操作）
⑤ 生活のなかで出合う（調理，買い物など）

集団による分類（自分の集団に対する関係性の変化）
① 傍観者遊び　遊びには加わらないが，眺めている
② 一人遊び　他児の近くにいるが，かかわりはもてない
③ 平行遊び　他児と同じようなおもちゃで遊ぶが，自分からかかわりはもてない
④ 連合遊び　他児と同じ遊びを行うが，ルールや役割分担は明確になっていない．子どもは遊びそのものより，友達と一緒にいることに関心がある．
⑤ 協調遊び　他児と協力して役割分担をしたり，リーダーが出現するなど，集団の組織化がみられる集団遊び．子どもたちは所属意識をもつ．

遊びの発達

発達関連のセラピストは，遊びの発達・機能獲得の根拠を感覚統合理論に負うところが大きいと考えられるが，子どもがやってみたことのない不安，成功するかどうかわからない不安という「不快」がどのように「快」に変化（発達）していくかを考えたい．

初段階　情緒的に無反応あるいは不快をあらわす
　　具体的な例では，「高い高い」などの前庭感覚遊びに対して，怖がったり身体を硬くする反応．働きかける側は無理をせず，刺激の大きさや頻度を変えて反応をみたり，歌など好きな物と組み合わせて提供する．
　　↓
受容段階　刺激を受け止めるが，楽しめない
　　他者の働きかけで試すが，適応的な反応ができず，楽しむことができない．例としては，初めてトランポリンに乗って，バランスがとれず面白さがわからない．
　　↓
快反応
　　　① 刺激を受け止め，楽しさを表出する

例としては，ブランコを漕いでもらい，揺れを楽しみ，笑顔がみられる
  ② 刺激を受け止めながら，ほかの活動を行う
ブランコに乗りながら，ボールを蹴ったりする
  ③ 動きを能動的につくれるが，余裕がない
ブランコを自分で漕ぐ運動スキルに集中する
  ④ 動きを変化させたり，ほかの活動を行う
立ち乗りなど漕ぎ方を変えたり，漕ぎながら輪投げをする
  ↓
ほか（より高次）の遊びに興味が移る

Summing-up

- 子どもの活動の運動・認知・社会性の発達の状態，つまり全体像をとらえることが重要である．
- セルフケアの発達は養育者の働きかけが大きいため，親指導が重要となる．
- たとえばスプーン操作の獲得を目標とした場合，当該動作の反復練習ではなく，同時期にできる遊びを治療に導入するのも，よい手段である．

文献

1) 田中真介 監修：発達がわかれば子どもが見える，ぎょうせい，2009
2) 日本感覚統合障害研究会 編：感覚統合研究 第4集，協同医書出版社，1987

（関内美奈子）

総論

9 障害の病理を知ろう

Basic Standard

- 発達の遅れや障害に対して，まずその原因（病理）を知ることで予後を推定したり，治療方針を立てることができる
- 障害の原因を考えるとき，小児は発育途上にあることが成人の疾患との大きな違いである．またしばしば胎生期に遡り原因を探究する必要がある
- さまざまな疾患の成立には，遺伝要因と環境要因の両面から考える必要がある
- 遺伝性疾患の発現には，よく知られている単一遺伝子の遺伝様式以外のものもある

中枢神経疾患はどのようにして発生するのか

小児の成長と発達

「小児は大人のミニチュアではない」という言葉が示すように，小児の特徴は脳を含め体全体が発育途上にあることである．小児の成長・発達の区分を**表1**に示す．小児神経疾患の成り立ちを考えるとき，成人と異なり中枢神経は発育途上にあること，しばしば胎生期に遡り原因を探究する必要があることをまず知っておきたい．したがって障害の成り立ちを考える際，その時期を出生前，周産期，出生後と3期に分けて考えるのが合理的である．

> **memo　成長と発達**
> 通常，成長（growth）は形態的変化，つまり身長，体重の増加や二次性徴の出現を指し，発達（development）は機能的変化，すなわち運動や精神面での進歩を指す．発育は両者に用いられる．

遺伝要因（内因）と環境要因（外因）

成長と発達に影響を与える因子として，内因（遺伝に関連する因子）と外因（環境に関連する因子）があげられる．小児の疾患に限らず，近年の研究で多くの病気に遺伝要因が関係していることが明らかになっている（**図1**）．たとえば成人の高血圧や糖尿病のように生活習慣病といわれる疾患においても，一般に体質と表現されるが遺伝の要因が大きいことが知られている．これらは単一遺伝子による遺伝（いわゆるメンデル遺伝病）ではなく，関連する複数の遺伝子と環境の影響によって発症し，多因子遺伝と称される．

表1 小児の成長・発達の区分

1. 胎芽（胚子）	embryo	〜受精後8週
2. 胎児	fetus	9週〜出生
3. 新生児	neonate, newborn	出生〜4週
4. 乳児	infant	〜1歳
5. 幼児	early childhood	〜6歳
6. 学童	school years	6〜12歳
7. 思春期	adolescence	女子は初潮以降 男子は精通以降

表2 各胚葉由来の主な臓器，器官

胚葉	各胚葉由来の主な臓器，器官
外胚葉（神経外胚葉）	中枢・末梢神経系，眼の網膜や虹彩，下垂体後葉
外胚葉（体表外細胞）	耳鼻の感覚上皮，眼の水晶体，角膜，毛や爪を含めた外表皮，汗腺，脂腺，乳腺，下垂体前葉，歯のエナメル質など
中胚葉	結合組織・軟骨・骨などの支持組織，骨格筋，心筋，平滑筋，血球，リンパ球，血管，リンパ管，泌尿生殖器系，副腎皮質，脾臓など
内胚葉	消化管上皮，気道上皮，扁桃，甲状腺，上皮小体，胸腺，肝臓や膵臓の実質，膀胱と尿道の上皮，鼓室や耳管の上皮など

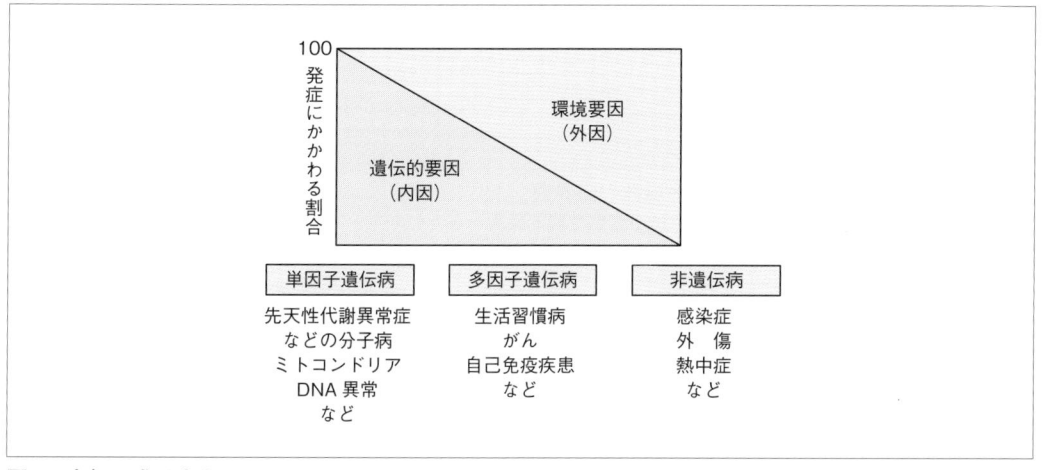

図1 病気の成り立ち
病気の発症・成立には，遺伝的要因と環境要因がさまざまな割合で関与している． (文献1) より)

▶ 出生前

受精卵期，胎芽期，胎児期を指す．受精卵期とは受精後最初の2週間を指し，受精卵は着床し，分割・分化する．染色体異常は受精の時点で発症する．まず中腔のある外胚葉と内胚葉の2層の未分化胚芽細胞になり，さらに中胚葉が形成され，次の胎芽期にそれぞれが対応する臓器・器官に分化する（**表2**）．神経と皮膚はともに外胚葉由来であり，神経皮膚症候群が神経と皮膚にともに症状を有することはこれから説明される．

胎芽期とは妊娠14日から8週までで，主な臓器や器官の原型ができ，ほぼヒトの形態ができる時期であるが，外界からの影響を最も受けやすく，この時期の障害は，大奇形の原因になる（**図2**）．器官形成期は，環境因子の影響を受けやすい．時期特異的にバランス良く遺伝子が働くことにより，器官が形成されるが，それぞれの器官が形成される重要な時期に遺伝子の働きに障害をもたらす薬物，化学物質などによっても奇形が発症する．

胎児期は妊娠9週から出生までの期間を指し，形成された器官が大きくなる．この時期

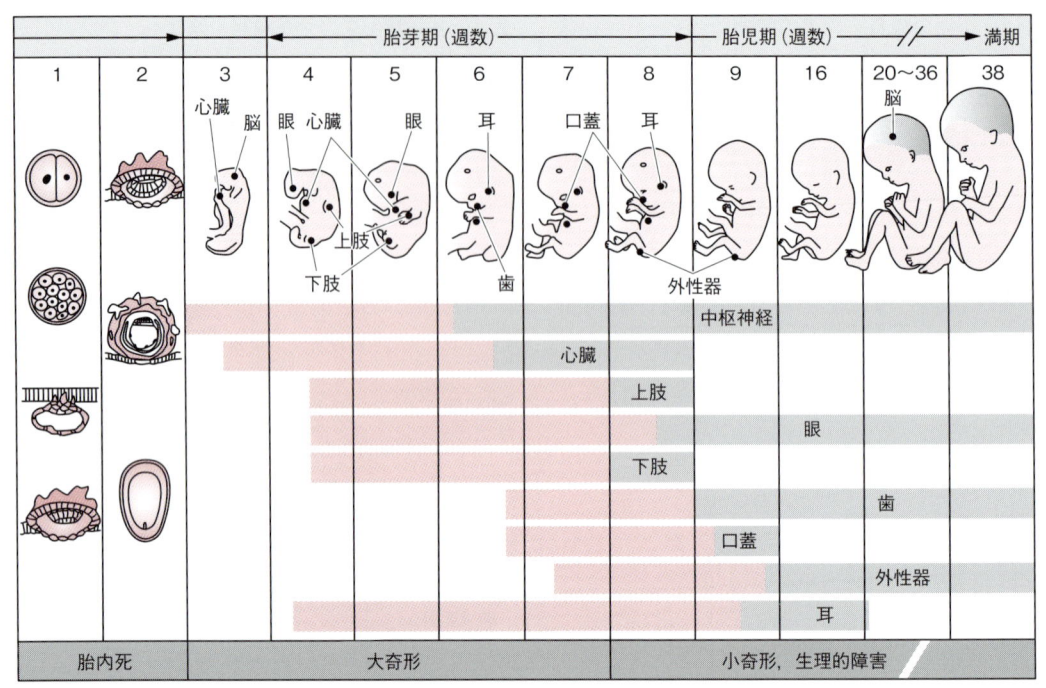

図2 胎児の発育および出生前期の各臓器の臨界期
赤色は大奇形を生じやすい臨界期，灰色は小奇形や機能障害をきたしやすい時期．　　　　　　　　　　　　　　　　　　　　　（文献1）より）

の障害は小奇形の原因になる．大奇形とは放置すると生命にかかわる，日常生活に支障をきたすもので，外科的処置を必要とするものが多い．小奇形とは注意して見るとわかる程度のもので，医療上は問題となることは少ない．

memo 脳のひだ

俗説で「脳の襞が多いと頭が良い」というのは間違っている．脳発生で脳の襞，すなわち脳回形成はほぼ一定である．脳奇形の一つに多小脳回があるが，発達遅滞やてんかん発作の原因となる．

memo 第1・2鰓弓症候群

鰓弓とは妊娠4週初めごろにできる隆起性の構造体で，顔面や頸部のさまざまな器官になる．頭側から1から6の番号がつき，第1，2鰓弓に何らかの異常が生じると，主に下顎や耳，口などに形態異常を生じる．約80％が片側性で顔面非対称となる．遺伝的背景は不明．

(1) 染色体異常症

染色体は遺伝情報を乗せた担体であり，細胞の核内に存在し，細胞分裂時に複製され，その遺伝情報を運ぶ役割を担う．ヒトの染色体は形態と分染によるバンドによって，22

表3 染色体異常の分類とその例

染色体異常		例
数の異常	異数性	21トリソミー（ダウン症候群） 18トリソミー 13トリソミー Xモノソミー（ターナー症候群） XXY（クラインフェルター症候群） Xトリソミー
	倍数性	3倍体 4倍体
構造異常	部分トリソミー 部分モノソミー	転　座 欠　失 環状染色体 重　複 逆　位 同腕染色体
	隣接遺伝子症候群	
その他の異常	モザイク キメラ 片親ダイソミー	 プラダー・ウィリー症候群 アンジェルマン症候群

対の常染色体と1対の性染色体（男性はXY，女性はXX）の23対，計46本からなり，いずれも父親・母親から1本ずつ受け継ぐ．染色体異常は受精の段階で発症し，数の異常，構造異常，微細欠失，モザイク，転座などがある．受精から細胞分裂の初期には発生の異常が多く認められ，妊娠全体の約半数が染色体異常を伴っている[2]．染色体の大きな異常ではその後の発生が進展せず，ほとんどが自然流産することになる．こうした染色体の数や形態の異常によって遺伝情報が欠落し，さまざまな臨床症状が出現する．染色体異常の分類と例を表3に記す．染色体の基本数は23で，染色体数が基本数の3倍以上の個体は倍数体と呼ばれるが，生産児はまれであり，染色体数が1本以上増減している場合を異数体と呼ぶ．1本の過剰はトリソミー，1本の不足はモノソミーである．また染色体の数とともに形態も一定を保っているが，構造が変化している場合がある．相互転座（2つの染色体で切断と再接合），欠失（部分モノソミー），重複（部分トリソミー），逆位，挿入，環状染色体などがある．図3はダウン症候群の標準型染色体分析（21トリソミー）である．ダウン症候群では95％を占める標準型のほかに転座型が3〜4％，モザイク型が1〜2％にみられる．転座型のほとんどはRobertson型転座で，半数が両親の転座に起因するが保因者の表現型は正常である．21番染色体長腕と13番または14番長腕から派生染色体を生じることによる．モザイク型は21トリソミー細胞が細胞分裂の際に1本の染色体を失うことで生じ，正常核型細胞と21トリソミー細胞が混在する．

(2) 遺伝子異常

近年遺伝子解析が進み，小児の神経疾患に限らず，多くの疾患の発現に遺伝子が関与していることが明らかになってきた．現在，約2,000の疾患で遺伝子異常が判明しており，

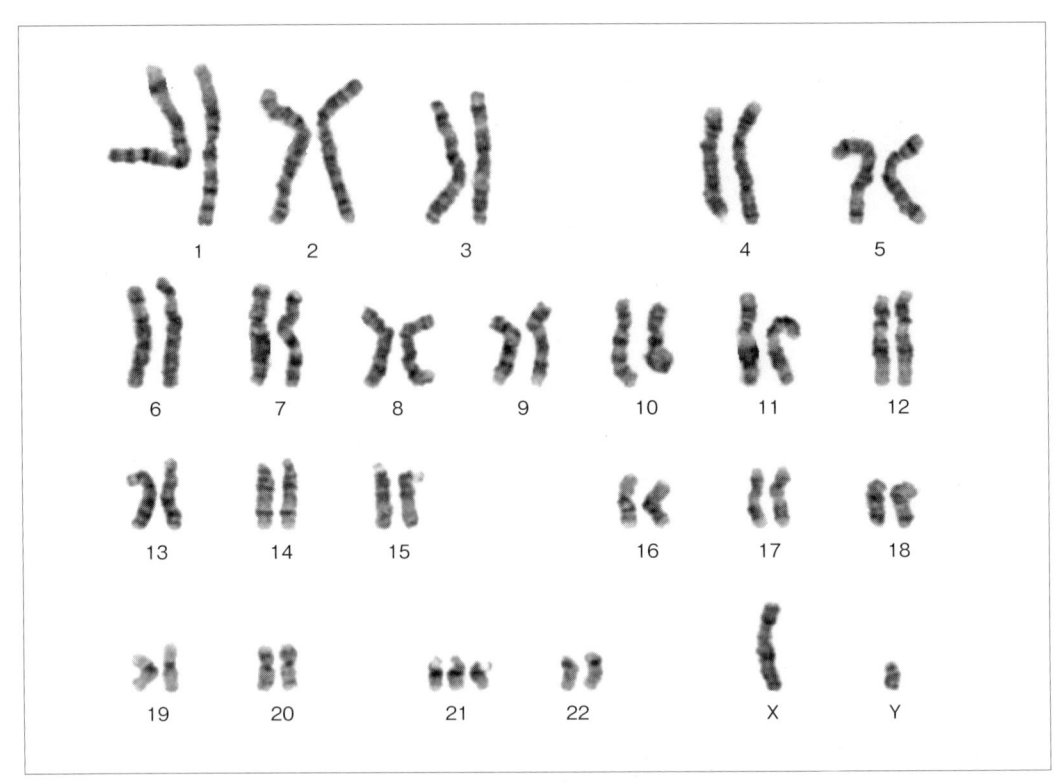

図3 標準型ダウン症候群の染色体分析（21トリソミー）

今後さらに増加するはずである[3]．遺伝子の変異による病気には**表4**に示すように，従来遺伝の病気として知られている単一遺伝子病のほかにも，いくつかのタイプがあることが知られてきた．

(3) 環境的要因による異常

最も感受性が高い胎生初期に，感染症，化学物質，薬物，アルコールなどにさらされると，さまざまな奇形や発達の遅れの原因になる．代表的なものを**表5**に示した．胎内感染症とは母親が気づかずに初めてウイルスなど感染症に罹患し，胎児に影響を与えるものである．

> **memo　TORCH症候群**
>
> 妊婦がウイルスあるいは原虫に初めて感染し，胎児に奇形などを起こす代表的な病因であるトキソプラズマ Toxoplasma，風疹 Rubella ウイルス，サイトメガロ Cytomegalo ウイルス，ヘルペス Herpes ウイルスの4つの頭文字に由来する．O (Others) として梅毒を含むことがある．

> **memo　神経管閉鎖障害と葉酸摂取**
>
> 神経管閉鎖障害は発生途上で神経管閉鎖がうまくいかず，頭部領域で生じれば無脳症，二分頭蓋，頸部から尾側のどこかで生じれば二分脊椎となる．遺伝因子とと

表4　遺伝子の変異による病気
I. 単因子遺伝病
　　核ゲノムの遺伝子異常
　　　1) 単一遺伝子病
　　　2) ゲノムインプリンティング病
　　　3) トリプレットリピート病
　　ミトコンドリアDNA異常症
II. 染色体異常症
III. 体細胞遺伝病
IV. 多因子遺伝病

表5　胎児に影響する環境因子
1. 感染症：風疹ウイルス，トキソプラズマ，サイトメガロウイルス，ヘルペスウイルス，梅毒トレポネーマなど
2. 薬物：サリドマイド，抗てんかん薬（フェニトイン，バルプロ酸，カルバマゼピンなど），メトトレキサート，ワルファリンなど
3. アルコール
4. 化学物質：メチル水銀など
5. 放射線

もに環境因子の一つとして，妊婦の葉酸摂取不足との関連が大きいことが知られている．

▶ 周産期

周産期とは妊娠22週以後の胎児期と日齢7日未満の早期新生時期とを合わせた時期である．正期産は妊娠37週から41週までであるが，近年の周産期医療の進歩により，正期産に満たない妊娠37週未満の早期産児の生存が増えている．一般的に早期産，低出生体重であるほど神経学的後遺症を有する率が高い．分娩を経て胎児は胎内環境から胎外に出て新生児として呼吸を開始，胎児循環は新生児循環となり呼吸・循環動態は劇的に変化する．当然，中枢神経系に対しさまざまなリスク要因がある．周産期脳障害の多くは，出血性，虚血性の病変によって生じる．

(1) 新生児仮死

胎内環境から肺呼吸への適応がうまくできないために生じる状態である．自発呼吸が確立しないと，低酸素血症，高二酸化炭素血症，代謝性アシドーシスが進行し，さらに肺血管抵抗の増加により肺血流の低下が起こる悪循環に陥り，神経学的な異常を示す低酸素性虚血性脳症となる．脳血流の低下と低酸素状態により生じた代謝性アシドーシスは脳浮腫，神経細胞の損傷を引き起こす．Apgar score（表6）は新生児仮死の評価法で，心拍数，呼吸，筋緊張，反射性，皮膚色の5項目につき0から2点で点数化し合計点で評価する．出生後1分，5分に測定し，1分値のApgar scoreが6点以下を仮死，3点以下を重症仮死とする．5分値のApgar scoreは神経学的予後と相関する．

(2) 頭蓋内出血

胎児・新生児期には脳の血管はまだ発育途上にあり，特に在胎32週以前の大脳半球では大脳上衣下胚層を中心に血管が活発に増生している．また脳の血液量は血液中の酸素濃度や二酸化炭素濃度の影響を受け，増加あるいは減少するが，早期産児では血流や血圧の自己調節機構はまだ十分に発達しておらず，脳血流の過剰な増加はまだ脆弱な血管壁構造と相まって出血を，脳血流の減少は神経細胞壊死の原因となる．

脳室内および脳室周囲出血：早期産児では低酸素性虚血状態で血中酸素の低下，血中二酸化炭素の上昇があると，脳室周囲の血流量が増加するが，まず壁の薄い脳室上衣下胚層

表6 アプガールスコア Apgar score

点数	0	1	2
心拍数	ない	100以下	正常（100以上）
呼 吸	ない	弱々しい泣き声	強く泣く
筋緊張	緊張がなく，だらんとしている	いくらか四肢を曲げる	四肢を活発に動かす
反射性	反応しない	顔をしかめる	泣く
皮膚色	全身蒼白，または暗紫色	四肢チアノーゼ	全身淡紅色

に出血が起こりやすい．さらに脳室内とその周囲に波及する．脳室内出血ではその後，水頭症を合併することもある．

硬膜下出血：分娩外傷により起こりやすい．出血量が多いと意識障害，けいれんなどが出現し，さらに脳幹を圧迫し呼吸障害を呈することもある．

くも膜下出血：脳室内出血，硬膜下出血に合併することが多い．

memo 出血後水頭症

脳室内出血に伴い微小血餅，くも膜炎，中脳水道通過障害などにより髄液循環障害を生じる．脳室内出血例のうち約35%に緩徐進行性脳室拡大（水頭症）が発症し，そのうちの約15%にシャント手術が必要になる．脳室内出血後1～3週間で発症する．

(3) 脳室周囲白質軟化症

在胎32週以前の児では側脳室周囲は血管構築が未熟なため，低血圧やそれに伴う血管れん縮が加わると，容易に脳血流量が低下し神経細胞壊死をきたす．この部位は錐体路と重なっており，脳室に近い部は下肢にいく経路が通っているため，後に上肢より下肢に麻痺の強いけい直型両麻痺となることが多い（図4）．

(4) 核黄疸

新生児は生理的に多血であり，赤血球寿命が短く，赤血球崩壊によるビリルビン産生量が多い．通常であれば，肝細胞内で水溶性の抱合型（直接型）ビリルビンとなって体外に排泄されるのであるがうまくいかず，非抱合型（間接）ビリルビンのまま体内にとどまり，皮膚が黄染して見えるのが，新生児黄疸である．生理的黄疸であれば生後4，5日をピークに減少する．しかし血液型不適合による溶血で黄疸が高度であったり，未熟児や新生児仮死などがあると，間接ビリルビンは血液脳関門を通過しやすくなり，病理学的に大脳基底核が間接ビリルビンで黄染し，神経症状を呈するようになる．これを核黄疸という．核黄疸の発症には血中ビリルビン値の上昇と，血液脳関門の透過性亢進が関与している．その前に光線療法や交換輸血で，速やかに高ビリルビン血症を改善する治療が必要である．

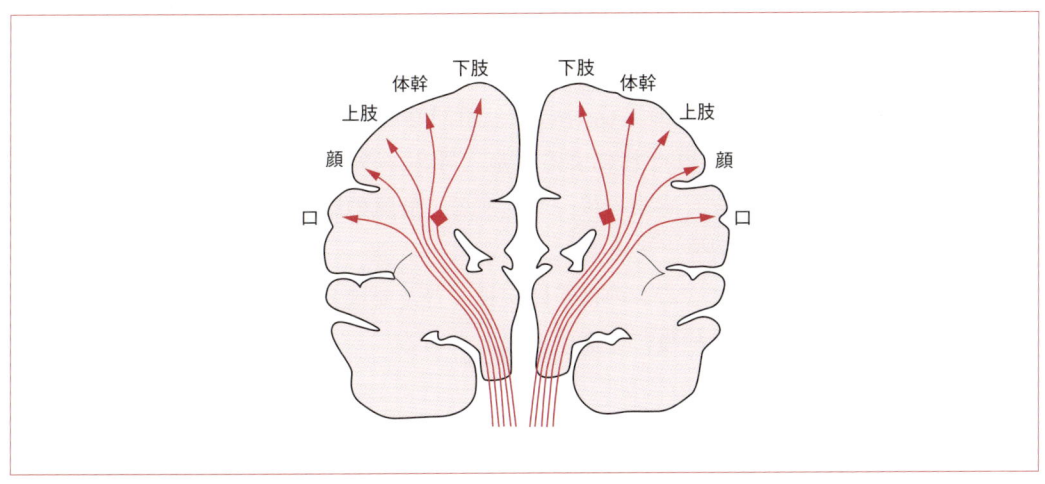

図4 脳室周囲白質軟化症（PVL）の好発部位
矢印：皮質脊髄路，■：PVL好発部位

（文献1）より）

> **memo 光線療法**
> 新生児黄疸の原因である間接型ビリルビンは水に不溶性であるが，蛍光灯の青白色光や緑色光の光エネルギーはこれを親水性の構造に変化させ，体外に排泄しやすくすることを利用している．似た用語である（高照度）光療法は睡眠リズム障害の治療に利用されている．

(5) 髄膜炎，敗血症

新生児は無菌状態の子宮内から外界にさらされることになり，まだ免疫機能が十分でないため感染症に罹患しやすく，容易に重篤となる．分娩時の経産道感染のB群溶血性連鎖球菌（B群溶連菌）感染症（GBS）がよく知られている．

▶ **出生後**

新生児期は生後28日未満（最初の7日は早期新生児期で周産期に含まれる）を指し，子宮内の生活から子宮外への生理的適応の時期である．さらにそれ以後の乳児期，幼児期を経て子どもは成長・発達していく．この時期に神経系を侵襲する原因には以下のようなものがある．

(1) 中枢神経感染症

髄膜炎，脳炎，脳症，脊髄炎などである．

急性髄膜炎はある程度は脳実質をも含むが，髄膜に限局した炎症である．血液からあるいは近接臓器からも膜下腔へ病原体が侵入することによる．髄膜炎で神経障害が起こりやすいのは細菌性（化膿性）髄膜炎である．起炎菌で多いのは生後3ヵ月未満がB群溶連菌や大腸菌で，6ヵ月以降はインフルエンザ菌と肺炎球菌であり，3ヵ月から6ヵ月はその4菌種が混在する．6歳以降成人では肺炎球菌が多い．

脳炎とは脳実質（特に神経細胞のある灰白質）に広がる炎症をいう．多くがウイルス性

である．血行性あるいは神経性に脳に到達，増殖し，炎症と脳組織の損傷を起こす．

脳症では急性脳炎と同様の症状を示しながら，髄液検査などで炎症所見がなく，原因となる病原体が検出されない．無酸素症（溺水），頭部外傷，けいれん重積，中毒など，原因が特定されている場合はそれぞれによる脳症と呼ぶ．ライ症候群は急性脳症の特殊型で，上気道炎や水痘などの先行感染の後，発症する．肝臓の脂肪変性，脳浮腫が著明であり，ミトコンドリアの機能異常と考えられている．

脊髄炎はポリオウイルスによるものは予防接種の普及でほとんどみられないが，他のウイルスやマイコプラズマ感染症後に発症することがある．

(2) 変性疾患

神経の変性はさまざまな原因で起こるが，原因が酵素欠損による場合は先天性代謝異常症として，免疫が関与している場合は炎症性疾患として分類されている．ほかには主たる変性がニューロンあるいは白質（ミエリン），脊髄小脳であるかにより分類されている．遺伝子異常が判明しているものも多いが，まだ治療法解明には至っていない．

(3) 外傷性疾患

不慮の事故として交通事故や転落による頭部外傷のほか，虐待も考慮しなければならない．頭蓋骨骨折，脳震盪，頭蓋内出血として出現する．頭蓋内出血は硬膜下出血が多く，症状出現の時期により急性，亜急性，慢性に分けられるが，特に受傷から時間が経過し出現する慢性硬膜下血腫の存在に注意する．

(4) 腫瘍性疾患

脳腫瘍は白血病に次いで多い小児の悪性腫瘍であり，5～7歳に発症のピークがあり，一般に小脳テント下に多い．組織学的には神経膠腫，髄芽腫，神経芽腫，上衣芽腫が多い．

(5) 血管性病変

脳梗塞は生まれつきの脳動脈の血管異常があったり，血栓や塞栓によって血管腔の狭窄や閉塞が起こり，脳の循環障害が起こることによる．ウィリス動脈輪閉塞症（もやもや病），チアノーゼ型心疾患，凝固系異常などでみられるが原因不明のことも多い．

memo 頭蓋内出血とK_2シロップ

生後1ヵ月ころの健康な母乳栄養児に突然頭蓋内出血が起こった場合は，ビタミンK依存性血液凝固因子の減少が原因である．母乳中および腸内細菌により産生されるビタミンKが少ないことによる．新生児から積極的にビタミンK_2シロップを投与し予防している．

■遺伝性疾患のいろいろ─遺伝が関係する疾患のとらえ方

▶遺伝子とはなにか

遺伝病は遺伝子の異常で発症するが，まず遺伝子，DNA，染色体について正確に理解しておく必要がある．DNAはアデニン（A），シトシン（C），チミン（T），グアニン（G）

という4つの塩基からなる核酸である．生物の細胞核内に存在するDNAをゲノムDNAと呼ぶ．1個の細胞に約60億塩基（2重らせん構造なので30億対）存在する．人工的に合成することも可能で，遺伝子検査には人工DNAが用いられている．ゲノムDNAから蛋白質をつくり生命活動維持の役割を果たすのが遺伝子で，ヒトの遺伝子は2万2〜4千個と言われている．

▶遺伝の法則

メンデルの法則はヒトの遺伝病を理解するうえで非常に重要であり，優性の法則，分離の法則，独立の法則からなる．図5に示したように常染色体優性遺伝，常染色体劣性遺伝，X連鎖劣性遺伝，X連鎖優性遺伝の4つの遺伝形式がある．

常染色体優性遺伝：常染色体の1つの対立遺伝子の異常によって発症する．性別に関係しない．突然変異による孤発例も比較的多い．

常染色体劣性遺伝：両親が双方の対立遺伝子に異常をもつ保因者であり，性別に関係なく発症する．病気の頻度はまれであるが，保因者の頻度は高い．先天性代謝異常症はこの遺伝形式が多い．

X連鎖劣性遺伝：X染色体上の遺伝子異常により主に男性に発症し，女性は保因者となる．

X連鎖優性遺伝：男性のほうは重症で出生できず，女性にのみ発症する．レット症候群がよく知られている．

▶ミトコンドリア遺伝とその異常

細胞内にはゲノムとは別にミトコンドリア内にも遺伝子が存在する．両親のうち母親のミトコンドリアのみが伝わる．代表的疾患はミトコンドリア脳筋症（MELAS症候群）である．脳卒中様の発作を繰り返すことで知られる．

▶エピジェネティックスが関連する病気

われわれの遺伝子は受精時にすべて決定されてしまうわけではない．DNA配列によらない遺伝子の制御機構があることが近年明らかになっており，エピジェネティックス（後成遺伝あるいはDNA修飾）と呼んでいる．DNAのメチル化やヒストンのアセチル化などが，遺伝情報の発現に際し制御機構として重要な働きをしている．これらに異常が起こると先天異常を含め，さまざまな病気を引き起こす．特に精神遅滞や発達障害の分野でその関与を示唆する研究が進んでいる[2]．父親から引き継いだ遺伝子と母親から引き継いだ遺伝子の働きが異なるゲノムインプリンティングはエピジェネティックスである．染色体15q11-12は，父親由来しか働かない遺伝子と母親由来しか働かない遺伝子が混在している．父親由来の染色体が欠失するとプラダー・ウィリー症候群，母親由来の染色体が欠失するとアンジェルマン症候群となる．

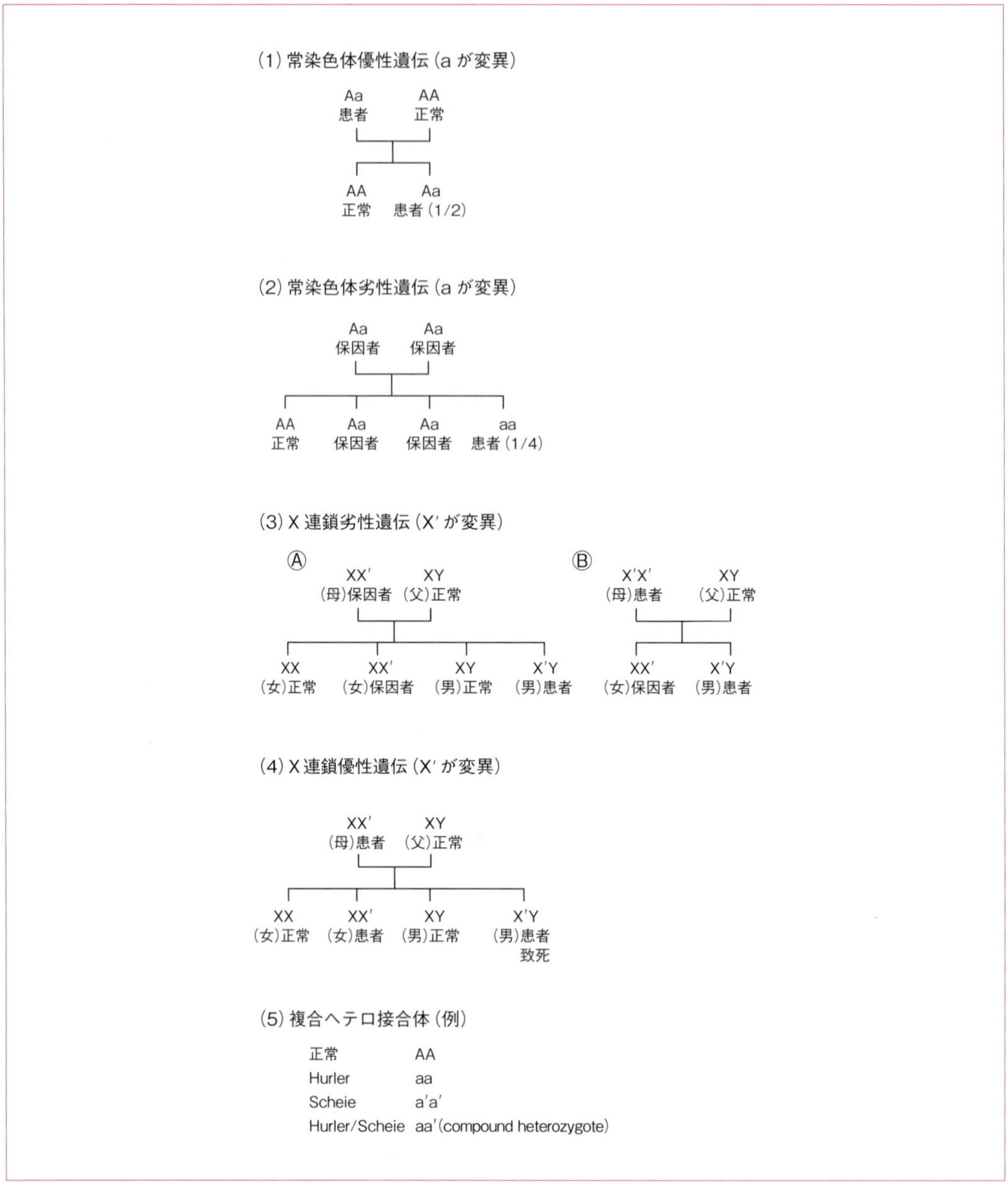

図5 遺伝形式と遺伝子型の模式図　　　　　　　　　　　　　　　　　　　　　　　　　　　　　　　　　　　(文献1)より)

▶トリプレットリピート病

　ゲノムDNAの塩基配列の中で4つの塩基のうちの3塩基の繰り返し配列が延長することにより発症する．子孫に受け継がれるごとに延長し，症状が重くなるという特徴がある（表現促進）．脆弱X症候群や筋緊張性ジストロフィー症が知られている．

▶遺伝病の情報

　遺伝病の研究は急速に進んでおり，遺伝子診断が日常的に話題になってきた．1万種類

以上あるという遺伝病を，誰でも必要時に照会できる「遺伝病の辞書」がOMIM（Online Mendelian Inheritance in Man）である[3]．

> **memo** 遺伝病の情報（インターネットサイト）
> OMIM（Online Mendelian Inheritance in Man）
> http://www.ncbi.nlm.nih.gov/omim/

小児の代謝障害

代謝障害とはなにか

われわれの体内では生命を維持するために，絶えず多くの物質の化学変化が行われている．たとえば食事から摂取された物質はさまざまな分解や合成を経て，生きるために必要な物質，エネルギーとなり，不要になった物質は尿や便，汗などから排泄される．体内における一連の化学変化を代謝と呼ぶ．代謝が円滑に進むために酵素が必要であるが，それぞれの酵素は遺伝子により決定されている（図6）．

糖尿病も代謝障害の一つである

糖尿病とはインスリンの作用不足によって起こる，糖代謝異常症である．インスリンが絶対的あるいは相対的に不足することにより，細胞内で糖をエネルギーとして利用することができず血管内に糖が蓄積し，慢性的な高血糖の状態となる．何らかの原因によってインスリンを分泌する膵β細胞が破壊され，絶対的なインスリン不足となり発症する糖尿病が1型，膵β細胞の機能はある程度保たれているが，インスリン分泌が低下していたり，細胞や臓器のインスリン感受性が低下していることにより，相対的なインスリン不足となり発症するのが2型で，これが成人の糖尿病と同じである．最近は小児でも2型糖尿病が増加しており，健全な食生活管理で発症を予防するよう啓発活動が必要である．

小児の代謝異常症のほとんどは先天性である

先天性代謝異常症は，体の中の特定の物質代謝が生まれながらにして正常に働かないために，本来体外に排出される物質が蓄積したり，必要な物質が体内で産生されないため，体にとって好ましくない状態がもたらされる遺伝性の病気である．遺伝子異常と臨床症状の出現のしくみを図7に示す．多くが常染色体劣性遺伝であるが，一部に常染色体優性遺伝とX連鎖性遺伝がある．体内ではアミノ酸，糖質，脂質をはじめ多くの物質の代謝が営まれているが，これらの代謝が損われた状態をそれぞれ先天性アミノ酸代謝異常症，糖質代謝異常症，脂質代謝異常症などと分類している（表7）．

先天性代謝異常症は決して多い病気ではないが，治療法が進歩し予後が改善している疾患も多い．それには臨床症状から早期に診断をする必要がある．まず先天性代謝異常を疑

図6 代謝のしくみ (文献4) より

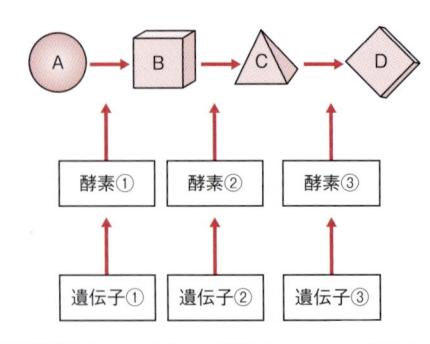

酵素は触媒としてはたらき，代謝をスムーズに進行させる．たとえば酵素①はAという物質をBに変える働きをもっている．遺伝子はその酵素をつくるための設計図の役割をしている．

図7 遺伝子異常と代謝異常の出現のしくみ (文献4) より

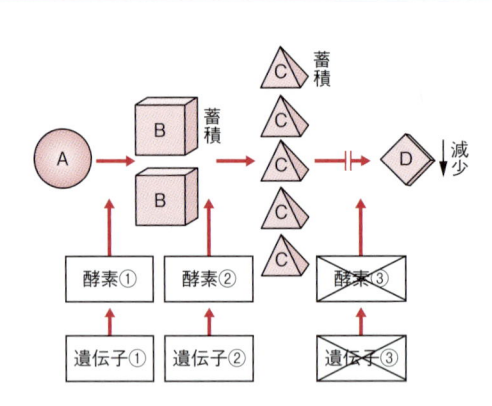

ここで遺伝子③に生まれつきの異常があったとする．その結果触媒となる酵素③がつくられなくなり，代謝の流れが止まってしまう．酵素①，②は正常に働いているので，流れの止まった直前の物質Cが体内に大量に蓄積されることになる．

う一つに発病パターンがある（**図8**）．数日の期間で発症する急性発症型では新生児期では，低血糖，高アンモニア血症，代謝性アシドーシス，高乳酸血症などで発症し，しばしば新生児けいれんの鑑別疾患にあげられる．新生児期以降では，頻回の嘔吐で発症し嗜眠や昏睡に陥ることもある．多彩な神経症状（意識障害，運動失調，筋力低下など）が再発を繰り返したり，慢性進行型では数ヵ月から数年にわたり，症状が出現する．アミノ酸代謝異常症やリソゾーム病など多くの先天性代謝異常症は進行性の精神遅滞あるいは運動発達遅滞を呈する．また思春期以降の精神運動退行を呈する疾患は限られており，こうした症状がある場合，変性代謝疾患を疑う．

表7 先天性代謝異常症の分類

	異常のある代謝経路	代表的な疾患名
アミノ酸代謝異常	細胞質内の酵素欠損によるアミノ酸代謝物の蓄積あるいは代謝物質の欠損	フェニルケトン尿症 高チロシン血症 メープルシロップ尿症 ホモシスチン尿症
尿素サイクル異常	アミノ酸代謝によって生じたアンモニアが肝臓で尿素に転換され解毒される過程の異常	オルニチントランスカルバミラーゼ欠損症
有機酸代謝異常	アミノ酸，脂肪酸，糖質などの中間代謝過程にある有機酸の異化，合成にかかわる酵素異常の総称	プロピオン酸血症 メチルマロン酸尿症 グルタール酸尿症
糖炭水化物代謝異常	グルコース，ガラクトース，フルクトースの3種類の6炭糖代謝の異常とグリコーゲンの分解と肝臓における糖新生系の異常	ガラクトース血症 糖原病 ピルビン酸代謝異常症
リソゾーム病	細胞内小器官の一つであるリソゾームに存在する糖，ムコ多糖，脂質，糖蛋白代謝に関係する種々の酵素異常	ムコ多糖症 スフィンゴリピドーシス
ペルオキシゾーム病	ペルオキシゾームに存在する脂肪酸のβ酸化系の異常	ツェルベガー症候群 X連鎖性副腎白質変性症
エネルギー代謝異常	ミトコンドリアの機能異常	ミトコンドリア脳筋症 リー脳症
金属代謝異常	銅の蓄積症 銅の欠乏症	ウィルソン病 メンケス病

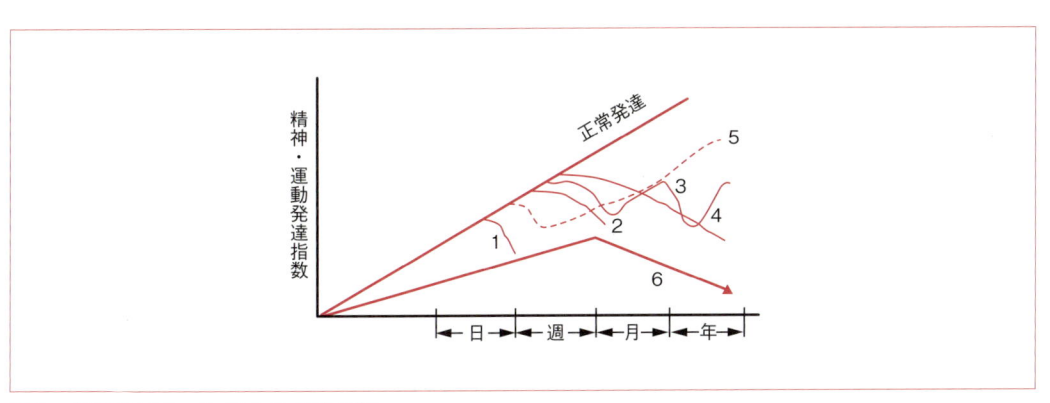

図8 発病のパターンによる疾患分類
1：急性発症型，2：亜急性発症型，3：寛解・増悪型，4：慢性発症型，5：一時退行後，機能回復する型，6：精神運動発達遅滞経過中の急性増悪型

(文献2) より

　先天性代謝異常症の治療として異常代謝産物の前駆物質を食事内容から除去あるいは低下させる食事療法は，アミノ酸代謝異常症や糖代謝異常症で有効である．また新たな治療法として酵素補充療法がある．これはゴーシェ病で最初に開発された．ゴーシェ病で欠損している酵素であるグルコセレブロシダーゼを遺伝子組み換え技術で大量に合成して，経静脈的に1～2週間に1度ずつ患者に点滴投与することにより，肝脾腫や血液症状などが劇的に改善する．ムコ多糖症にも開発され臨床応用されている．ただし，中枢神経症状には効果は少ない．

▶新生児マススクリーニングは素晴らしいシステムである

　発症頻度は決して高くはないが，放置すれば非可逆的な知能障害を生じることが知られている先天性代謝異常症や内分泌疾患に対し，日本では1977年から，新生児全員に公費で検査を実施している．新生児期に発見し治療を開始することで，正常の発達が期待できる．マススクリーニングの精度は高く受診率はほぼ100％で，対象疾患は的確に発見されている．現在の対象疾患は，フェニルケトン尿症，ホモシスチン尿症，メープルシロップ尿症，ガラクトース血症と，内分泌疾患である先天性甲状腺機能低下症，先天性副腎過形成症の6疾患である．また，先天性代謝異常症の乳児には治療用ミルクが無償提供される．今後は対象疾患の拡大が期待される．

---

memo　マターナル PKU

　フェニルケトン尿症（PKU）は食事療法が有効な疾患であるが，成人に達し女性患者が妊娠した際は，血中フェニルアラニン値は正常より高値であるため，胎児脳に影響する．これをマターナル PKU という．妊娠前から出産まで厳密な食事制限により，血中フェニルアラニン値を低く保つ必要がある．

Summing-up

- 中枢神経疾患の成り立ちは，小児の発育過程と密接に関係している．
- 障害発生時期を出生前，周産期，出生後に大別して考えるのが合理的である．
- 多くの疾患の成立には，さまざまな程度に遺伝要因と環境要因の両者が関与している．

文献

1) 五十嵐　隆 編：小児科学，改訂第9版，文光堂，2004
2) 有馬正高 監修，加我牧子，稲垣真澄 編：小児神経学，診断と治療社，2008
3) 冨田　豊 編：標準理学療法学・作業療法学 専門基礎分野　小児科学，第3版，医学書院，2009
4) 大浦敏博：先天性代謝異常症とは，goo ヘルスケア
　http://health.goo.ne.jp/medical/search/101 A0100.html

参考文献

1) 白木和夫，高田　哲 編：ナースとコメディカルのための小児科学，日本小児医事出版社，2006
2) Sadler TW（安田峯生 訳）：ラングマン人体発生学，第10版，メディカル・サイエンス・インターナショナル，2012
3) 梶井　正，黒木良和，新川詔夫，他 編：新先天奇形症候群アトラス，南江堂，2001
4) 衛藤義勝 監修，五十嵐　隆，大澤真木子，河野陽一，他 編：ネルソン小児科学，原著第17版，エルゼビア・ジャパン，2006

（篠崎昌子）

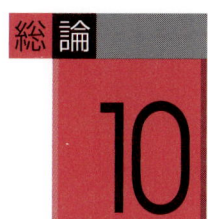

総論 10 痙性の整形外科的な治療

Basic Standard

- 痙性の治療の1つとして整形外科的選択的痙性コントロール手術（Orthopaedic Selective Spasticity-control Surgery：OSSCS）が行われている
- OSSCSの基本概念は，多関節筋の選択的な筋解離を行うことで痙性を低下させ単関節筋の活動を賦活させることである
- 全身の痙性筋が手術対象である（顔面筋の手術経験はない）
- 適切な手術時期はあるが，遅いから行わないということはない
- 術後リハビリテーションでは，術前後のアライメント変化を予測したトレーニングが重要である
- 手術自体の効果は術後すぐにみられる．術後の身体機能変化は運動レベルによって異なり，GMFCSレベルⅠ～Ⅲの者は術後6ヵ月ほどで安定するが，レベルⅣ・Ⅴの者は術後6～12ヵ月ほどかかることがある

■痙性の治療 ―整形外科的選択的痙性コントロール手術―

　脳性麻痺に対する整形外科的手術には筋解離術や腱移行術・骨切り術・関節固定術などがある．そのなかで筋解離術が痙性筋の治療の1つとして行われており，整形外科的選択的痙性コントロール手術（Orthopaedic Selective Spasticity-control Surgery：OSSCS）[1～9]と呼ばれている．

■OSSCSの概念

▪多関節筋の選択的な筋解離による単関節筋の賦活

　筋を単関節筋と多関節筋の2つに分けて考え，抗重力性（身体の支持性）が高い単関節筋を可能な限り温存し，単関節筋より痙性が高いとされている多関節筋を選択的に解離する[1～4, 10]．脳性麻痺では多関節筋が過活動・同時緊張し動作を制限している．原則として多関節筋を切離・延長し痙性や拘縮を少なくすることで，単関節筋の随意性や分離性・抗重力性の高い働きを活性化させ機能の活性化をはかる．

memo 単関節筋を解離する場合
　単関節筋は基本的に温存するが，変形・筋緊張が強いため単関節筋も解離せざるをえない場合がある．この時には筋内腱切離を行って，単関節筋のなかでも痙性が

高いと考えられる長い腱部分を選択的に切離する[11]．

▸目的とする関節周囲での筋解離
　筋は筋膜や結合組織を介して周囲の筋肉や骨と結合している．したがって，筋の中枢で解離を行えば中枢に対するその筋の作用が減少し，末梢で解離を行えば末梢に対する作用が減少する．目的とする関節の周囲（近い所）で筋肉を解離したほうが効果がよりみられる[10]．歩行可能なかがみ姿位の人に対して股関節のOSSCSとしてハムストリングスを解離・切離した場合，物理的には筋の長さが変化しているので膝関節屈曲拘縮もある程度は改善するが，その効果は少ない．同じ筋を侵襲する場合でも股関節に焦点を当てるか，膝関節に焦点を当てるかによって，侵襲する場所や筋の延長方法を変える必要がある．

▸三次元的にバランスのとれた筋解離
　関節の変形は各筋の緊張が合わさった結果，三次元的（屈曲・伸展・内転・外転・内旋・外旋など）に現れる．したがって，目的とする関節周囲のバランスを考え，多方向の筋解離術を行うことが重要である．屈曲しているから屈筋だけ解離すればよい，ということではない．たとえば股関節屈曲拘縮があるからといって股関節屈筋である大腰筋・腸骨筋のみを解離すると，屈曲拘縮は改善するが四つ這いや歩行時の下肢の振り出しが困難になることもある[6]．これは股関節伸筋であるハムストリングスの筋緊張が相対的に亢進し始めるためである．

> **memo** **一側のみを手術する場合**
> 　股関節では屈筋も伸筋も緊張しており，その同時解離が望ましい．しかし，前腕回内拘縮や股関節内転変形・膝関節屈曲拘縮など，部位によっては片側のみの手術が行われている．これは前腕回内筋などのより筋緊張の強く現れている一側のみを手術することで回外動作，つまり逆の動作を促すためである．

■OSSCSの目的
　手術を行う症例・手術を行う部位によってそれぞれの目的はあるが，異常な筋緊張を弱め少しでも楽な状態にし，リハビリテーションを行うことで運動レベルの向上をはかることが一番の目的である．また，変形や脱臼の改善・予防をはかり，座位・立位・歩行などの向上に努める．そして，筋緊張による疼痛の軽減・消失を目的にOSSCSが行われることもある．

■OSSCSの適応と時期
　痙性のあるすべての筋が対象となる．歩けるから行う，重度だから行わないということはなく，すべての運動レベル，あらゆる年齢層の人たちに対し行われている．

総論 ── 10．痙性の整形外科的な治療

　手術を行う時期に関して確たる結論はない．脳性麻痺では，運動発達が立位・歩行へと進み，筋がある程度太くなる4〜5歳以降[6]に行うほうが，また，股関節や肩関節など中枢の関節に関して運動機能改善が得られやすい6〜7歳までに行ったほうが，より効果があるとされている[10]．しかし手指屈筋群の手術は，小児では腱が細いため中学生以降に行われることが多い．手術時期が遅いから効果がないということはなく[3, 11〜13]，行わないより行ったほうが筋緊張緩和・運動能力改善の可能性は高く，時期によりする・しないを決めることはほとんどない．

memo　同じ手術でも違いがさまざま

　まったく同じ内容の足関節の手術を行ったとしても，施設によって術後ギプス固定の期間や後療法は異なる．また，同じ手術でも術創の大きさは違う．それは術者の熟達度合いによるものが大きい．術創の大きさや術中の出血量・止血時の熱傷の程度が異なるということは，術後の疼痛が異なる可能性もある．

Advice

　二次障害として変形性関節症や股関節脱臼・頸椎症・脊柱側弯症などが出現する．臨床では医師よりも療法士のほうが，患者とかかわる機会も多く時間も長いことが多い．二次障害を予防するための介入だけでなく，変形が進行してきたら整形外科医への受診を勧めるなど適切な助言が必要である．療法士としての二次障害を予測したかかわりが，適切な手術時期の提供や日々のリハビリテーション・患者や家族の満足度にもつながる．

memo　切った筋はどうなるのか？

　筋を切ると聞くと，理学療法士・作業療法士としてはその作用がなくなると思いがちであるが決してそうではない．切った筋は周囲の筋と癒着し固定される．神経支配は変わらず続いているので，癒着部分を新たな起始（もしくは停止）として作用していると考えられている．

Advice

　筋の延長方法はさまざまある．Fractional延長は筋内腱延長・筋間腱延長と同義とされている．スライド延長は細くなる腱を縫合糸で補強し，腱の過延長を防止する．腱としての連続性が保たれておりミリメートル単位での調整が可能である．スライド延長は技術的には簡便で速く行え，腱としての連続性が保たれている点で有用な延長方法である．Z延長は，腱の性質上スライド延長が行えない腱の延長時に行われる（図1, 2）．

■手術部位

　手術部位は全身の筋が対象となり，頸部・腹部・背部・肩・肘・前腕・手関節・手掌・

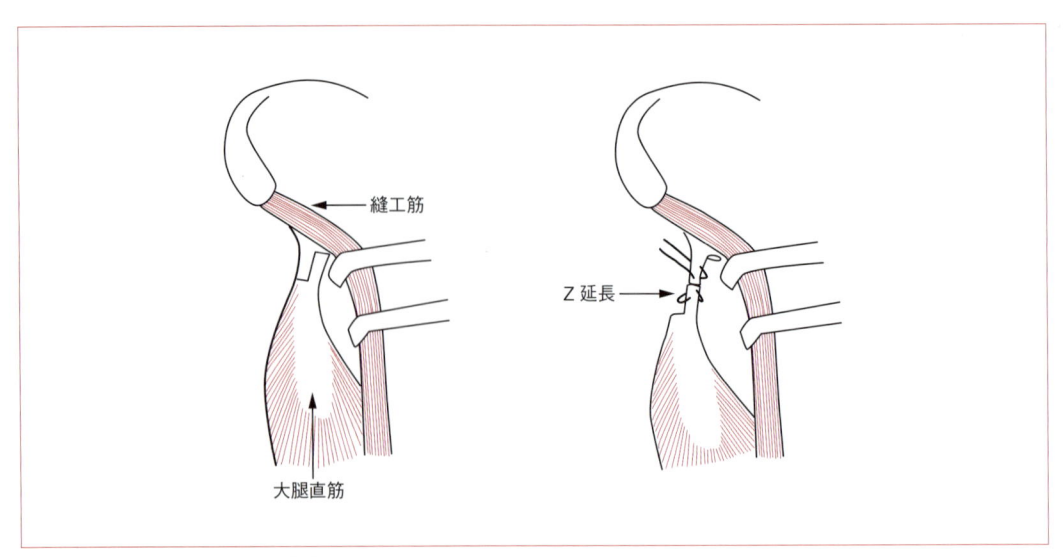

図1 大腿直筋におけるZ延長
縫工筋をずらし大腿直筋中枢腱をZ形に切離し，縫合糸にてつないでいる．
(Matsuo T：Cerebral Palsy：Spasticity-Control and Orthopaedics—An Introduction to Orthopaedic Selective Spasticity-Control Surgery—. Soufusha, p245, 2002)

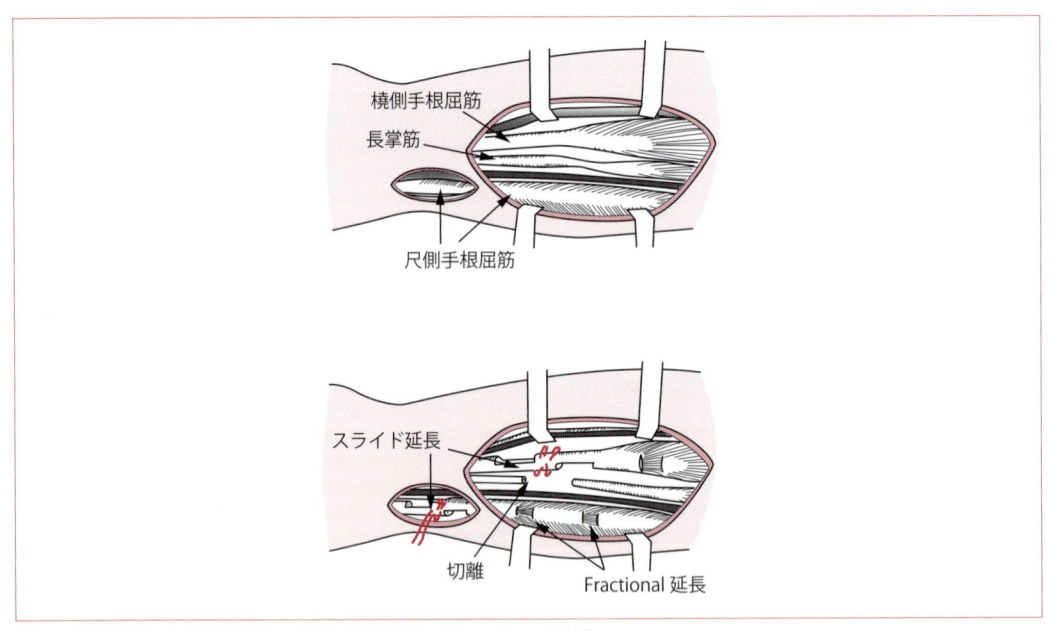

図2 前腕筋における切離・スライド延長・Fractional延長
手関節に対するOSSCSの様子．長掌筋を切離し，橈側手根屈筋・尺側手根屈筋腱をスライド延長している．橈側手根屈筋・尺側手根屈筋の筋間腱移行部にてFractional延長を行っている．
(松尾　隆：脳性麻痺の整形外科的治療 第1版，創風社，p100, 1998)

股・膝・足関節・足底で，基本的に手術は関節別に行われることが多い．たとえば，歩行可能な脳性麻痺患者への股関節の術後に踵接地が容易になることがある．股関節の筋を手

術するだけで足部アライメントが変化することがあるので，多関節を同時に手術する場合は，足部アライメントの変化を予測して手術を行わないと過延長になる危険性も高まる．そして，手術により可動域が改善し動作がスムースになるということは，新たに動くようになった可動域の筋出力は低く，不安定であると言える．術後リハビリテーションでは新たに獲得した動作を安定させるための筋力向上や動作の学習を行うが，コントロールする部位が多くあるということは動作の再学習を困難にする可能性も考えられる．

memo 複数の関節を同時に手術する場合

各関節の拘縮が軽度の場合や，年齢・就学状況・就労状況・親の希望などによって一期的に複数箇所を同時に手術する場合もある．

▶下　肢

各種拘縮の改善，座位・立位・歩行機能の向上を目的に行われる．股関節の術後には尖足の軽減や座位の安定から，摂食動作の改善・嚥下の改善・流涎の減少とその効果の波及がみられる場合がある[9]．

▶①股関節

股関節脱臼の予防や治療，座位・立位・歩行機能の向上を目的に行われる．運動機能の改善を目的に手術が行われる経過のなかで，Migration Percentage が 50〜60％以下の股関節亜脱臼例は股関節筋解離にて脱臼の改善が得られることがある[12]．Migration Percentage が 50〜60％以上の股関節亜脱臼症例や股関節脱臼症例では，まず筋解離術にて筋バランスを整える．股関節求心位が得られない場合には，股関節観血整復術や大腿骨減捻内反骨切り術・臼蓋形成術などにより股関節脱臼の整復を行う．

筋解離術後は大腿から下腿までのギプス固定を 3〜5 日間行う．ギプス除去後は疼痛を出さないように単関節筋の活動を促し運動量を上げていく．車椅子移動の者は座面再考の必要がある．股関節観血整復術や大腿骨減捻内反骨切り術後は骨盤から足尖までのギプス固定を 5〜6 週間行い，ギプス除去後は股関節外転装具を術後半年ほど終日装着する．

主な侵襲筋：大腰筋・腸骨筋・大腿直筋・半腱様筋・半膜様筋・大腿二頭筋・大内転筋・大腿薄筋・長内転筋

memo 半腱様筋・半膜様筋の内転作用

半腱様筋・半膜様筋の股関節に対する作用は股関節伸展・内旋とほとんどの教科書には書かれているが，内転作用についてはあまり記載がない．脳性麻痺における手術では半腱様筋・半膜様筋を股関節伸展・内転・内旋筋ととらえ，内転・内旋変形を改善するときに半腱様筋・半膜様筋を侵襲することで動作の改善をはかっている．

▶②膝関節

立位・歩行機能の向上を目的に行われる．立位・歩行の制限因子が反張膝や膝関節屈曲

表1　底屈筋の内外反作用

	内反筋	外反筋
後足部	ヒラメ筋・腓腹筋	
中足部	後脛骨筋	長腓骨筋
足趾・母趾（外在筋）	長趾屈筋	長母趾屈筋
足趾・母趾（内在筋）	短趾屈筋　短小趾屈筋	短母趾屈筋　母趾内転筋

表2　背屈筋の内外反作用

	内反筋	外反筋
中足部	前脛骨筋	短腓骨筋　第3腓骨筋
足趾・母趾（外在筋）	長母趾伸筋	長趾伸筋
足趾・母趾（内在筋）	短母趾伸筋	短趾伸筋

拘縮であるときに行われる．膝関節屈曲拘縮の改善をはかる場合，大腿直筋は解離しないことが多い．これは三次元的にバランスのとれた筋解離というOSSCSの概念からはずれるが，自らの膝関節伸展力も使ってさらに膝を伸ばそうという意図がある．高度膝関節屈曲拘縮の場合，関節包の切開や術後に長下肢装具を使用することで膝関節可動域が大きく改善する．

筋解離術後は大腿から足尖までのギプス固定を2週間行い，ギプス除去後に膝関節屈曲拘縮が残存している例では長下肢装具や膝装具を作製する．装具装着下での立位練習などを行う．

主な侵襲筋：大腿直筋・半腱様筋・半膜様筋・大腿二頭筋・大腿薄筋・腓腹筋（中枢内側・中枢外側）

▶ ③足関節

座位・立位・歩行機能の向上を目的に行われる．すなわち，立位・座位の支持性向上，歩行・立ち上がり動作の改善，足部変形の改善を目的に行われる．筋解離術では**表1**，**表2**の関係を考慮して手術する筋を決める．高度変形例ではアキレス腱延長や後内側解離・Evans固定術（踵立方関節固定）・3関節固定術（距舟関節・距踵関節・踵立方関節固定）・全関節固定術などが行われる[1~3]．

筋解離術後は大腿から足尖までのギプス固定を2週間行い，ギプス除去後は足関節底背屈運動を促し疼痛を出さないように運動量を上げていく．

アキレス腱延長やEvans固定術・3関節固定術を行った場合，大腿から足尖までのギプス固定を3週間行い，その後2週間を下腿から足尖までのギプス固定とする．ギプス除去後は荷重時に術後6ヵ月ほど短下肢装具を装着する．術後約3～4ヵ月間は短下肢装具の足継手を固定とし，その後10～15°，25°と段階的に足部誘導をつけ，術後約6～10ヵ月で装具から離脱していく．逆変形に注意しながら足関節底背屈運動を促し，疼痛を出さないように運動量を上げていく．

全関節固定術では術式によって異なるが，骨融合の程度により，3～5ヵ月間，ギプス固定を行う．

主な侵襲筋：ヒラメ筋・腓腹筋・後脛骨筋・長腓骨筋・長趾屈筋・長母趾屈筋・短腓骨筋・第3腓骨筋・前脛骨筋・長趾伸筋・長母趾伸筋・足底筋

memo 逆変形

手術による過度な矯正や術後の過度なストレッチ，術後早期からの荷重などにより尖足だった足が，踵足になることがある．踵足は支持性を低下させ，機能低下を招くことがあるため，逆変形には注意が必要である．同様に内反足が外反足に，外反足が内反足に変わることもある．

memo 外反にも作用する筋

ヒラメ筋・腓腹筋は内反筋であるが，拘縮を伴う高度外反変形の症例では外反に作用する場合がある．教科書的に長母趾屈筋も内反筋だが，臨床的な観察から手術においては外反母趾を助長する外反筋としてとらえられている．

memo 短腓骨筋は底屈筋か？背屈筋か？

短腓骨筋の足関節に対する作用は足関節底屈・外反と多くの教科書に記載されているが，実際に術中に短腓骨筋腱を引っ張ってみると，足関節底背屈角度にかかわらず背屈・外反方向に作用をする．臨床的な観察から整形外科手術において，短腓骨筋は第3腓骨筋と同様に背屈・外反方向の働きをするととらえられている[14]．

Advice

目的とする動作時の足部のアライメントについて**表1**，**表2**の関係を考慮することは重要でかつ難しい．どの筋がどのように作用しているのかという三次元的な視点が，選択的なモビライゼーションやストレッチの指導を行ううえでも重要である．

▶ ④足　底

立位・歩行機能の向上を目的に行われる．尖足足底部の筋の過緊張は尖足に作用することがあり，治療の一つとして手術が行われる．また，足趾の高度な屈曲拘縮や外反母趾の治療としても行われる．

足底筋解離術後は下腿から足尖までのギプス固定を2週間行い，ギプス除去後は，創部を切り抜いたインソールにて除圧した状態で荷重を開始し疼痛を予防する．

主な侵襲筋：長趾屈筋・短趾屈筋・長母趾屈筋・短母趾屈筋・母趾内転筋

Advice

長趾屈筋・長母趾屈筋の延長を行わないと，術前に足趾・母趾の変形がない場合でも尖足が矯正された術後に足趾・母趾の屈曲変形が現れることがある[6]．しかし，術前に母趾の伸展傾向がある場合や，両麻痺児にみられる四つ這いでの足関節外反踵足例・前脛骨筋が弱く長母趾伸筋や長趾伸筋のみ働く場合には，慎重に延長量を決める必要がある．趾の過伸展や外反足・外反踵足などの逆変形を起こすことがあるので，術後は療法士としてのモニタリングや変形予防を目的とした装具の作製が重要となる．

▶上　肢

　上肢は物を把持するreach動作や四つ這いなどの移動動作，立位での支持などに使用される[9]．寝返り動作獲得・四つ這い位や立位での上肢支持性改善，電動車椅子や摂食動作での操作性向上，呼吸嚥下機能の改善を目的に行われている．

▶①肩関節

　肩のレトラクションの軽減，reach動作の改善，呼吸嚥下機能の改善，四つ這い位や立位での上肢支持性の向上を目的に行われる．

　筋解離術後は上腕から前腕までのギプス固定を1～2週間行い，ギプス除去後は単関節運動を行い，運動方向の再学習や目的動作の練習を行う．

　主な侵襲筋：広背筋・上腕三頭筋長頭・大円筋・大胸筋上行枝

memo　手術後に肩関節が屈曲しすぎた場合

　肩関節の手術も現在はOSSCSの概念と異なり，屈曲伸展では伸展筋のみの手術が行われている．アテトーゼ型やジストニアタイプなど手術後に肩関節が屈曲しすぎた場合などに，上腕二頭筋長頭・上腕二頭筋短頭を解離することで筋バランスを調節している．

memo　呼吸状態が改善する理由

　肩関節筋解離術後に呼吸状態が改善する理由としては，広背筋を解離することで肋間筋の抑制がとれるので，呼吸や発語・嚥下などの機能が改善すると考えられている．

▶②肘関節

　reach動作の改善，支持性の向上，肘関節屈曲拘縮の改善，伸展拘縮の改善を目的に行われる．膝関節とは異なり，屈筋の解離だけでなく伸筋の解離も同時に行われることが多い．

　筋解離術後は上腕から前腕までのギプス固定を2週間行い，ギプス除去後は単関節運動にて最終可動域での筋出力を促し目的動作の練習を行う．

　主な侵襲筋：上腕三頭筋・上腕二頭筋・上腕筋

▶③前　腕

　杖や手すりなどの把持改善目的で行われることが多い．回内変形が強度の場合，筋の解離だけでなく前腕骨間膜や橈骨骨切り術を行うこともある．回内変形による橈骨頭脱臼例も多い．

　筋解離術後は上腕から手指までのギプス固定を2週間行い，ギプス除去後は肘関節屈伸を伴っての回外可動域の改善をはかる．前腕回外装具を作製し回外可動域のさらなる改善を試みることもある．

　主な侵襲筋：橈側手根屈筋・円回内筋・回内方形筋

▶ ④手関節

手関節掌屈尺屈変形の改善やgrasp・release動作の改善を目的に行われる（**図2**）．

筋解離術後は上腕から手指までのギプス固定を2週間行い，ギプス除去後は肘関節屈伸を伴っての手関節運動にて筋出力を促し，目的動作の練習を行う．症例によって可動域維持・改善目的でコックアップ装具を作製する．

主な侵襲筋：橈側手根屈筋・尺側手根屈筋・長掌筋・浅指屈筋・深指屈筋・長母指屈筋

▶ ⑤手　掌

母指内転変形・手指の変形（swan neck，ボタンホール変形など）の改善，grasp・release動作の改善を目的に行われる．

筋解離術後は前腕から手指までのギプス固定を2週間行い，ギプス除去後は積極的に手指可動域の改善をはかる．また，手掌創部の瘢痕化を予防する．

主な侵襲筋：母指内転筋・短母指屈筋・虫様筋・背側骨間筋・掌側骨間筋・短小指屈筋

■ 頸部・体幹

頸部や体幹の反りや回旋の軽減，頸髄症の治療や側弯の軽減を目的に行われる．術後は嚥下の改善，流涎の減少，発話の改善がみられ，呼吸機能の改善もみられることがある．

▶ ①頸　部

頸部筋解離術によって脊髄に対する動的な圧迫が軽減することで，頸椎症性脊髄症・神経根症状が改善すると思われる．なお，症状の改善が得られず静的な圧迫（頸椎ヘルニアや頸椎椎間関節のアライメントの不良など）がある場合には除圧固定術が行われる．静的な圧迫が軽減することで症状が改善することがある．

筋解離術後は頸椎ソフトカラーを，固定術後はフィラデルフィアカラーを装着する．症例により異なるが，約4〜6ヵ月ほどで固定術後に骨の融合が得られたらソフトカラーに移行する．術後は側臥位にて頸部が側屈しないように砂嚢やタオルにて枕の高さを調節する．頸部に負担の少ない動作の再学習や頸部単関節筋の強化をはかる．全身状態が安定してからも予防的な観点からソフトカラーは装着したほうがよいが，装着期間は症例によって異なる．

主な侵襲筋：頭最長筋・頸最長筋・僧帽筋上部線維・胸鎖乳突筋・頸板状筋・肩甲挙筋

▶ ②体　幹

体幹の屈曲・伸展・回旋変形や側弯の予防・改善などを目的に行われる．肋骨に付着する筋を手術することで呼吸機能の改善や発語のしやすさ，聞き取りやすさ，嚥下の改善などがみられやすいが，Cobb角30°以上の側弯では側弯そのものの改善は得られにくい．

筋解離術後は滲出液が貯留しないよう術後1週間ほどでベッドギャッチアップをフリーとし，徐々に座位へと移行する．座位姿勢の再考が必要である．

主な侵襲筋：外腹斜筋・腹直筋・広背筋・最長筋・腸肋筋・棘筋・腰方形筋

> **memo** **頸部・体幹手術の効用**
> 頸部・体幹の手術では，肋骨に付着する筋を解離することで術後に口腔機能・呼吸機能の改善がみられることがある．

> **Advice**
> 何事にもメリットとデメリットがある．手術のメリット（効果）については多くの記載があるが，デメリット（危険性）について言及されているものは少ない[15]．療法士は以下の危険性を最小にするために介入し，経過観察を行う．
>
> ・過延長による逆変形　　　　　　・術創の癒着
> ・血流動態の変化，しもやけ　　　・長期固定による新たな拘縮
> ・過矯正による神経過伸張　　　　・過負荷による筋断裂
> ・手術による痺れ・筋力低下　　　・一般的な麻酔の危険性
> ・術後不動による廃用　　　　　　・出血や感染のリスク

■術後リハビリテーション

選択的筋解離術の目的の一つに多関節筋の過緊張を抑えて単関節筋の活動を促すことがある．よって術後のリハビリテーションでは単関節筋の活動を促し，成長や不動による二次的な再変形を防止することが必要になる．度重なる定型化した動作が変形を引き起こした場合には，定型化した動作を変えなければならないときもある．何よりも大切なことは，術後のアライメント変化を予測して術前後に一貫したリハビリテーションを行うことである[15, 16]．

▶術後早期

痛みのコントロールによってその後のリハビリテーションが円滑に進むかどうかが決まる．運動レベルが寝返りレベルの人の場合，長期の不動は機能低下に直結し，術後早期は痛みのため自発運動が大きく制限される．そのためリハビリテーションではベッド上動作獲得のため，術部に負担の少ない方法での動作学習や術部以外の他関節の筋出力，介助者への指導などを行う．トランスファーが可能な運動レベルの人には痛みのない範囲での筋出力を許し，積極的に動いていく．

▶ギプス固定期間

症例により異なるが，脳性麻痺は全身の筋緊張が亢進・低下しており，筋バランスが左右で崩れていることが多い．目的とする動作獲得のため，その根源となる部分を改善するように努める．
全例に共通して行っていることはギプス内での筋出力や，固定している近位・遠位関節

の動きを引き出すことで，血流循環を促すと同時に浮腫や筋力低下を予防する．アキレス腱延長術や大腿骨骨切り術など長期の固定が必要な場合には，ギプスを巻き直す際に術部に負担のない範囲でのROM-exや大腿部のモビライゼーションなどを行い，ギプス除去後に膝関節の伸展拘縮が極力起こらないように努める．

memo ギプス巻き直し時の介入
　　アキレス腱延長術や大腿骨骨切り術など5週以上のギプス固定が必要な場合には，術後2〜3週でギプスを巻き直し，装具を採型する．ギプス巻き直しの際は下肢を直接触ることができる．下肢の拘縮を予防し，ギプス除去後のリハビリテーションを円滑に進めるためにも療法士の介入は重要である．

▶ギプス除去後

　逆変形の進行に配慮しながら侵襲筋の筋出力強化，拮抗筋の筋出力強化，侵襲筋と拮抗筋の協調性改善をはかる．また，新たに獲得した可動域での筋出力を促し運動や動作へとつなげていく．

▶両足関節筋解離術（両足関節筋解離術，右アキレス腱延長術）を行った症例

　かがみ姿位歩行が定型化した児は尖足変形，膝関節屈曲位または反張膝による膝関節のコントロール不足，股関節屈曲・内転・内旋拘縮，腰椎過前弯による腹部筋活動の低下，上背部筋の過活動などが出現し，さらに各変形が進行する．

　この場合，足関節手術を行うことで踵接地が容易になる．つまり，足部アライメントが変化することで身体重心が後方に移動し，膝関節伸展・股関節伸展して立位を保たざるをえなくなる．それに伴い，腰椎の過前弯の減少，上肢でとっていたバランスを可動域が保たれていれば下肢関節でとることが可能となる．もちろん可動域だけではなく，下肢・体幹筋の協調した活動が必要になってくる．このように，足関節筋解離術後のリハビリテーションではアライメント変化を予測して介入していく．

　それでは，実際に両足関節筋解離術（両足関節筋解離術，右アキレス腱延長術）を行った症例を以下に提示する（図3〜8，表3）．

表3　6歳の両麻痺児の手術内容

	右	左
腓腹筋	Fractional延長	Fractional延長
アキレス腱	16 mmスライド延長	—
長母趾屈筋	6 mmスライド延長	4 mmスライド延長
長趾屈筋	12 mmスライド延長	12 mmスライド延長
後脛骨筋	Fractional延長	Fractional延長
長腓骨筋	Fractional延長	Fractional延長

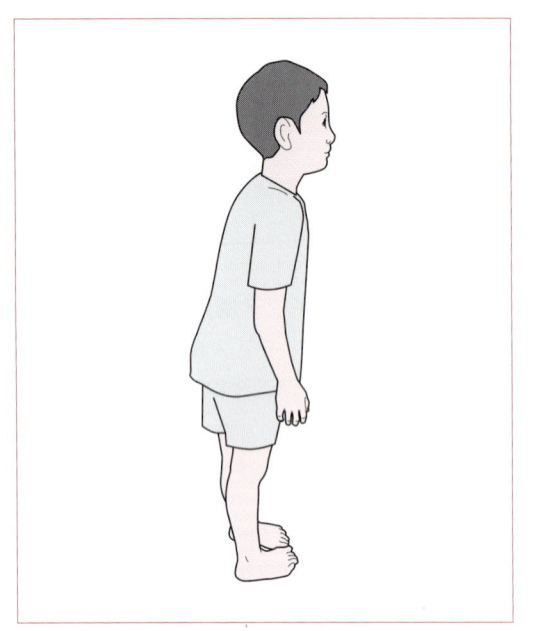

図3 痙直型両麻痺児の術前の立位姿勢
立位にて両踵接地が可能だが，両足尖が内側を向き両反張膝が出現している．また，腰椎過前弯，背中を丸め頭部を前方に出してバランスをとっている．

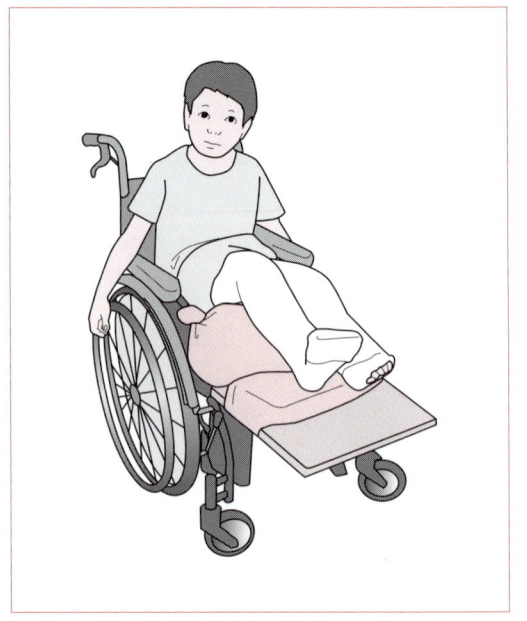

図4 両足関節筋解離術後の様子
術後は大腿から足尖までのギプス固定とし，膝関節が動くことによる腓腹筋のストレッチを予防する．ギプス固定期間は非荷重とし，移動は板つきの車椅子にて行う．また，踵の褥瘡の発生や腓骨神経麻痺に注意する．

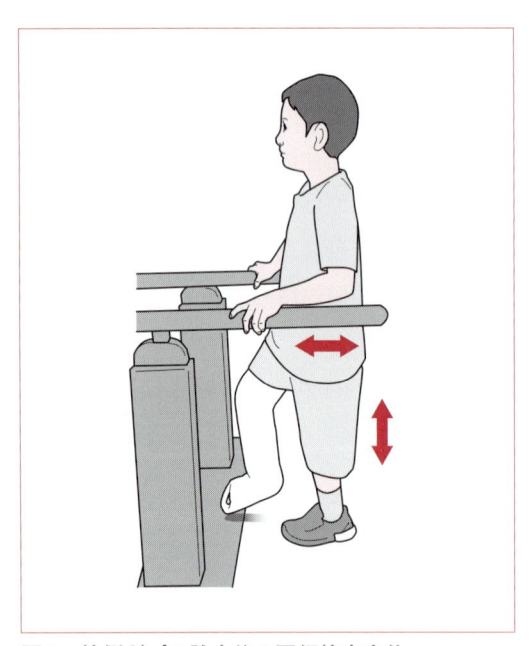

図5 片側ギプス除去後の平行棒内立位
ギプス除去後から荷重を開始する．足関節背屈ストレッチが加わることで疼痛が出現するため，荷重の開始初期には踵を補高し狭い範囲での筋出力を促すこともある．疼痛の減少に伴い踵の補高を除去し，前後・上下の重心移動範囲を増やしていく．

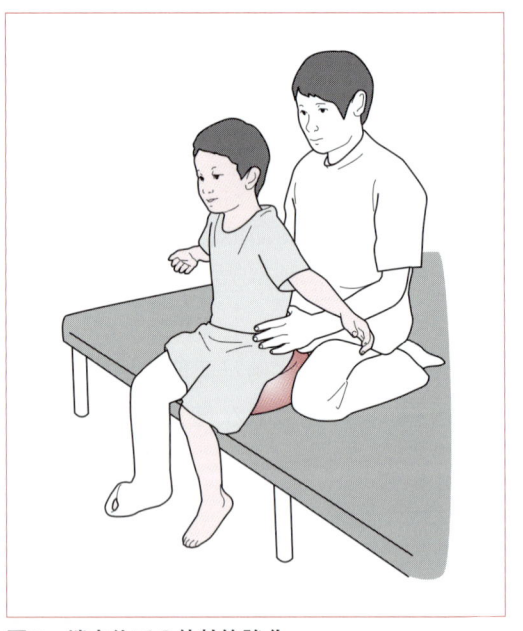

図6 端座位での体幹筋強化
エアースタビライザー上座位・骨盤前後傾中間位での保持や後傾運動・左右の重心移動を促し，体幹のコントロールを強化する．

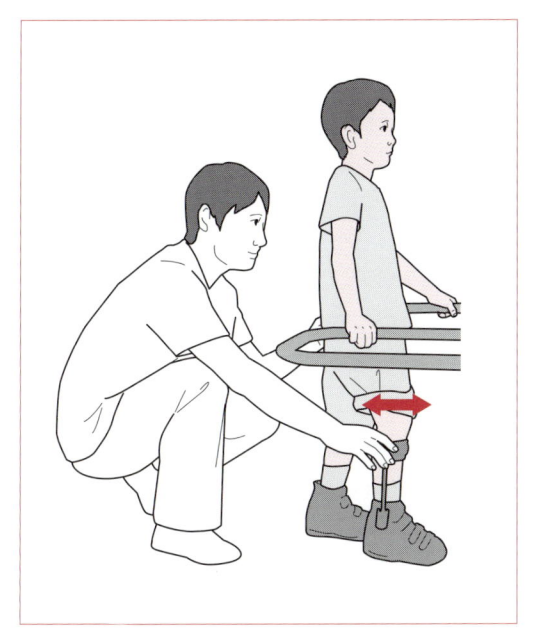

図7　平行棒内での前後重心移動練習
反張膝が出現しない範囲での前後重心移動練習を行い、股・膝関節の協調した動作を再学習する。術後約4ヵ月間は短下肢装具の足継手を固定とし、その後10～15°、25°と段階的に足部誘導をつけ、術後約6～10ヵ月で装具を離脱していく。

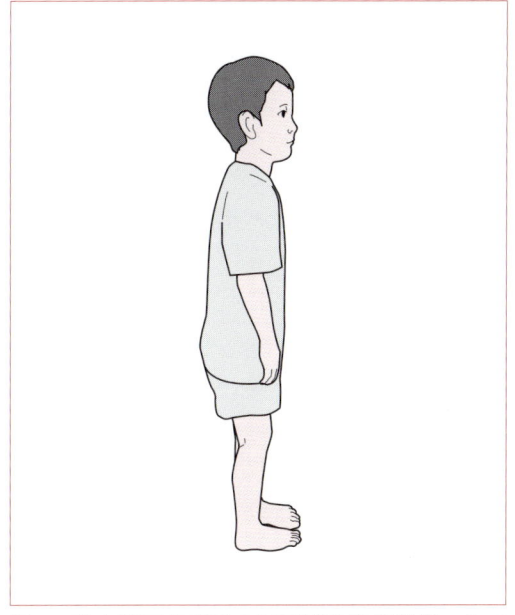

図8　痙直型両麻痺児の両足関節筋解離術、右アキレス腱延長術後7ヵ月での立位姿勢
立位での両踵接地が容易となり、両足尖は内側を向いているものの両反張膝が減少している。また、腰椎過前弯が減少し、頭部が足部の上にしっかりとのった状態で立位保持が行えている。

　6歳の痙直型両麻痺児、GMFCSレベルⅠ、股・膝関節の筋緊張はわずかに亢進しているが可動域制限はない。かがみ姿位での裸足独歩が可能で、歩行時に立ち止まるには数歩の足踏みが必要だった。歩行時に左Initial ContactはHeel Contactがみられるが、右Initial Contactは足尖接地で、常にHeel Contactはみられなかった。両側のLoading Responseにて反張膝が強く出現していた。手術内容を表3に提示する。

　本児は股関節・膝関節可動域に制限はなかったため、術後の課題は立位・歩行時の筋出力強化と運動方向の再学習といえる。ギプス固定期間中からの継続した股関節伸展・外転・外旋最終域での筋出力強化や、骨盤前後傾中間位での腹部筋のコントロールを促していった。

　手術自体の効果として足関節可動域の改善が見込める。これは術後すぐに確認できる。しかし、歩行や走行の安定・質的な歩容の変化には時間がかかり、術後3～6ヵ月ほどで安定する。術後の身体機能変化は運動レベルによって異なり、GMFCSレベルⅠ～Ⅲの者は術後6ヵ月ほどで安定するが、レベルⅣ・Ⅴの者は術後6～12ヵ月ほどかかることがある[17]。

　術後7ヵ月・装具離脱後は歩行中の立ち止まり時にみられていた足踏みがなくなり、歩行での右Initial Contactが足尖接地だったのが足底全接地となった。それに伴い、両側のLoading Responseでの反張膝が減少し、スムースな重心移動が可能となった。

Advice

尖足に対する手術では足部アライメントをわざと5°底屈位(尖足位)に矯正する[1〜6, 10]．脳性麻痺児では矯正のきいた足(きれいな足)が必ずしも機能的な足(歩行しやすい足)というわけではない．わずかに底屈位の足のほうが移動速度が速く実用的なことが多い．

術後荷重を行っていくと，足部の荷重部位が変化したことにより踵骨隆起や距腿関節・距舟関節などに新たな疼痛が発生することがある[15]．これは術後6ヵ月以上経過した装具離脱後にも起こりうる[16]．療法士は術後足部アライメントの変化から出現する新たな疼痛に注意し，予防には装具やインソールでの介入も必要である．

Summing-up

- OSSCSは運動機能の向上が目的であり，一番の特徴は多関節筋を解離することで単関節筋の活動を賦活させることである．
- あらゆる痙性のタイプ，あらゆる年齢の者にさまざまな部位でOSSCSが行われている．
- OSSCS後のリハビリテーションでは，単関節筋の活動を促すこととアライメント変化を予測したトレーニングが重要である．
- OSSCS後の身体機能変化は術後6ヵ月でもみられることがある．

文献

1) 松尾　隆：脳性麻痺と整形外科―新しい手術的アプローチを中心に―，南江堂，1991
2) 松尾　隆：脳性麻痺の整形外科的治療 第1版，創風社，1998
3) 松尾　隆：脳性麻痺と機能訓練 第2版，南江堂，2002
4) Matsuo T：Cerebral Palsy：Spasticity-Control and Orthopaedics―An Introduction to Orthopaedic Selective Spasticity-Control Surgery―, Soufusha, 2002
5) 池田啓一 他：脳性麻痺児(下肢)に対する選択的筋解離術前後の機能変化．脳性麻痺の外科研究会誌14：49-53，2004
6) 福岡真二 他：脳性麻痺の足に対する手術．日本小児整形外科学会教育研修委員会(編)，小児整形外科　手術テクニック，メジカルビュー社，2007
7) 柴田　徹 他：脳性麻痺．越智孝弘(編)，NEW MOOK 整形外科 No.15 小児整形外科，金原出版，2004
8) 松尾　隆：脳性麻痺．日本小児整形外科学会教育研修委員会(編)，小児整形外科　手術テクニック，メジカルビュー社，2004
9) 松尾　隆：整形外科的選択的痙性コントロール手術(OSSCS)．クリニカルリハビリテーション17(11)：1063-1071，2008
10) 池田啓一 他：痙性に対する整形外科的アプローチ―整形外科的選択的痙性コントロール手術―．Jpn J Rehabil Med 46(3)：176-185，2009
11) 福岡真二 他：成人脳性麻痺患者の股関節に対する整形外科的選択的緊張筋解離術．日小整会誌13(1)：5-10，2004
12) 松尾圭介：脳性麻痺の股関節脱臼に対する大腿骨減捻内反骨切り術の治療成績．日本脳性麻痺の外科研究会誌15：31-35，2005
13) 福岡真二 他：痙性麻痺患者の股関節脱臼・亜脱臼に対する選択的緊張筋解離術および観血的整復．

日小整会誌11（2）：161-167，2002
14）頼　輝助 他：CP足治療で経験した短腓骨筋と長腓骨筋の機能的差異について．日本足の外科研究会誌10：26-31．
15）楠本泰士：脳性麻痺児・者に対するアキレス腱延長術後における疼痛部位とリハビリテーションの検討．脳性麻痺の外科研究会誌21：125-129，2011
16）楠本泰士：アキレス腱延長術を施行した脳性麻痺の一症例．徒手理学療法12（1）：21-26，2012
17）Kondo I, et al：Effectiveness of selective muscle release surgery for children with cerebral palsy：longitudinal and stratified analysis. Dev Med Chi Neur 46（8）：540-547, 2004

　　　　　　　　　　　　　　　　　　　　　　　　　　　　　　　（楠本泰士・松尾　篤）

総論

11 障害のある子どもを育てるのに必要なサービス・支援とは？

Basic Standard

- 地域で子どもや子育て中の家族を支援する体制はどのようにつくられているのか？
- 障害児（者）福祉サービスを巡る法制度はどう変化しているのか？
- 障害児とその家族を支援するために活用できる福祉サービスは何か？
- 障害児主体かつ障害児の権利を尊重する福祉・教育の在り方を考えよう

■ すべての子どもや子育て中の家族支援施策について

▶ 子育て支援を巡る近年の動向

　かつて日本の伝統社会では，「夫は仕事，妻は家事・育児」という性的役割分担が一般的であり，子育ては妻が主たる責任を負い，老親やきょうだいなど親族，地域が支援する形で担われてきた．しかし，今日の社会は急速な少子・高齢化の進行，女性の社会進出と共働きの増加，家族や地域での子育て機能の低下などにより，子どもの養育上の問題が山積してきている．こうした状況のなかで，子育てをする親や家族が安心して子どもの養育の責任を果たすことができるよう，すべての子どもや家族を視野に入れた子どもの健全育成と子育てについての社会的支援が必要になってきた．

　言うまでもなく，子どもの福祉に関する基本法は「児童福祉法」である．同法は，保護を必要とする一部の児童だけではなく，次代を担うすべての児童の健全育成と福祉を積極的に推進することを理念として，1947年に発足した．以来，同法は時代の変遷に伴って60次余の改正を重ねてきたが，近年に至っての大きな改正としては1997年における保育所入所の措置から契約制度への変更，2003年の子育て支援事業の法制化，次いで，2005年には「障害者自立支援法」の制定に伴う改正として，育成医療，居宅生活支援費に関する事項の削除，障害児施設給付費に関する事項の規定が行われた．さらに，最も新しい状況として，2012年6月国会で後述する「子ども・子育て関連3法」および「障害者総合支援法」が成立し，それに連動して，児童福祉法の一部改正がなされた．

memo 措置から契約制度へ

　措置制度のもとでは，福祉サービス提供の是非を行政権限で決めていたが，契約制度は，利用者が福祉サービスの提供者（事業者）との契約に基づいてサービスを利用する．2000年の社会福祉基礎構造改革以降，福祉サービス全般が措置から契約制度へ移行した．

総論 ── 11．障害のある子どもを育てるのに必要なサービス・支援とは？

　一方，国が子育ての社会的支援に本格的に取り組むようになったのは1990年代に入ってからであり，1994年に「エンゼルプラン」に基づく「緊急保育対策等5か年事業」を開始し，1999年には新たな5ヵ年計画で「新エンゼルプラン」を策定した．このプランの特徴は，保育所増設や学童保育施設，子育て相談，母子保健などの事業対象について，所定期間内に達成すべき数値目標を具体的に掲げた計画としたことである．
　21世紀を迎え，極端な少子化と加速度的な高齢化が社会・経済状況に深刻な影響を及ぼすことが明らかになり，少子化対策・子育て支援策のさらなる必要性が強調され，2002年に「少子化対策プラスワン」，2003年には「次世代育成支援対策推進法」が制定された．そして，2004年には「新エンゼルプラン」終了に伴い，新たに「少子化社会対策大綱」が閣議決定され，「子ども・子育て応援プラン」が策定された．「子ども・子育て関連3法」は，こうしたプロセスを経て2012年に成立し，次代を担う子ども一人ひとりの育ちを社会全体で応援し，子育てにかかる経済的負担の軽減や安心して子育てができる環境整備を総合的に推進することになった．

▶子ども・子育て応援プラン

　「子ども・子育て応援プラン」の骨子は，子育てと仕事の両立支援の推進を柱とした保育サービスや雇用環境の整備，男性を含めた働き方の見直し，地域における子育て支援，社会保障における次世代育成，子どもの社会性の向上や自立促進などとなっており，子育て支援の新たな内容を示している．具体的には，4つの重点課題（「若者の自立とたくましい子どもの育ち」，「仕事と家庭の両立支援」，「生命の大切さ，家庭の役割等についての理解」，「子育ての新たな支え合いと連帯」）に沿って，2009（平成21）年までの5年間に講ずる目標を提示し，それらがどのように進んでいるかがわかるよう，概ね10年後を展望した「目指すべき社会の姿」を掲げた．
　重点課題の一つである「子育ての新たな支え合いと連帯」では2009年までに講ずる施策の目標として，①地域の子育て支援の拠点づくり，②保育所待機児童ゼロ作戦のさらなる展開，③児童虐待防止ネットワークの設置，④子育てバリアフリーの推進，を掲げている．
　このなかで，②の対象となる保育所待機児童の状況では，待機児童数が2011年10月に4万6,620人，2012年10月には4万6,127人となっており，493人減少したとは言え依然として数値は高い．年齢別では0歳児が38％，1，2歳児が50％を占めており，低年齢入所ニーズに施策が追いついていない状況にある．保育所不足と同様に，学童保育の不十分性も課題になっており，利用人数が年々増加し，待機児童が多数生じている．厚生労働省の統計によれば，全国の学童保育数は，2011年に2万561ヵ所（登録児童数，83万3,038人）で，2012年には2万1,085ヵ所（同，85万1,949人）となったが，待機児童は2012年末時点で7,500名以上となっており，やはり施策が利用ニーズを満たしていない．

memo **学童保育**

正式名は「放課後学童クラブ」と称し，国および地方公共団体が，放課後児童健全育成等との関連で，共働き家庭の概ね10歳未満の学齢児を利用対象としている．

③における児童虐待防止に関しては，本書各論15で詳細が述べられているので省略するが，全国の児童相談所（206ヵ所）が対応した児童虐待相談件数は年々増加しており，2011（平成23）年度は5万9,862件に上り，統計を取り始めた1990（平成2）年度以降では最多の件数となっている．さらに，2010年度の子どもの虐待による死亡事例は45例（51人），心中による虐待死事例は37例（47人）で計82例（98人）であった．近年，児童虐待の発生と深刻化予防のために児童相談所と医療機関や学校・保育所との連携と協働が少しずつ充実してきており，一般市民の意識も変化し，従来潜在化していた虐待が市民の通報や関係機関との連携などによって顕在化するようになった．しかしながら，上記の数値は児童虐待の深刻さが依然として解消されていないことを意味している．

④の子育てバリアフリーの推進では，「バリアフリー法」や各地町づくり条例などに基づき，公共施設・交通機関，建造物での段差解消，バリアフリーマップの作成などが行われている．

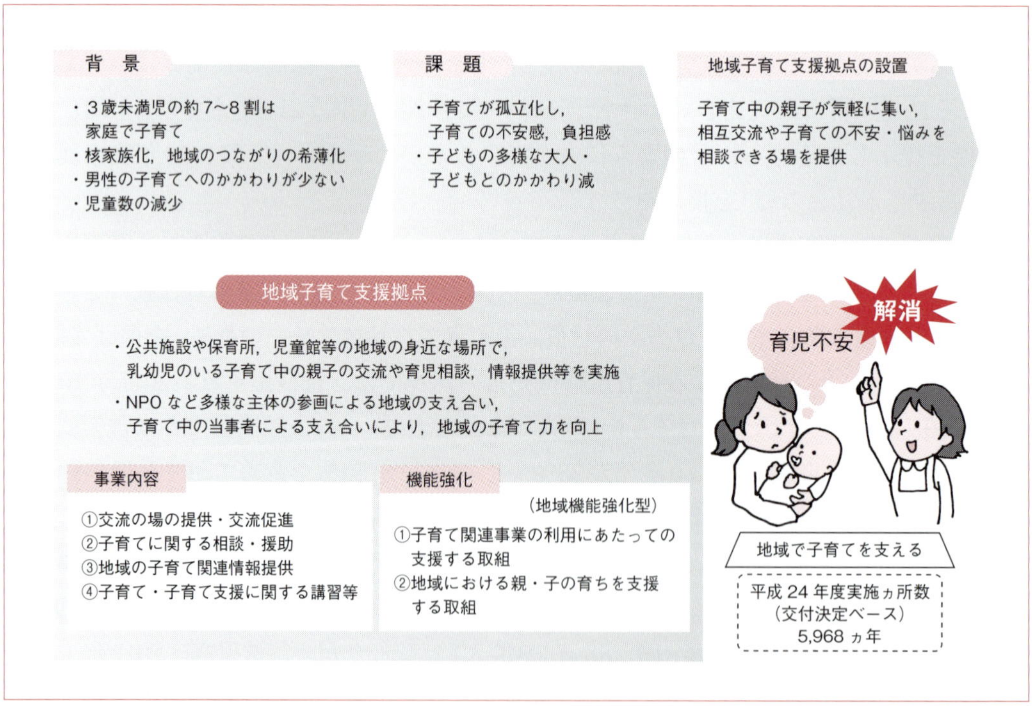

図1　地域子育て支援拠点事業

（出典：厚生労働省，2013）

▶「少子化社会対策大綱」と地域における子育て支援の拠点づくり

　先に示したように，国は「少子化社会対策大綱」に基づく4つの重点課題の一つとして「子育ての新たな支え合いと連帯」を掲げているが，そのなかでも最も力点が置かれているのが「地域の子育て支援の拠点づくり」（前項①）である．この内容は図1に示すように，従来の乳幼児とその親が集い，相互交流や地域との交流を通した支え合いを行っていた「つどいの広場」や「地域子育て支援センター」を統合し，新たに児童館での子育て支援事業を加えて2007（平成19）年に再編したものである．身近な場所に親子が気軽に集まって，相談や交流，情報提供や講習を行い，子育て支援ができることを目指している．

　具体的には，公共施設の空きスペースや商店街の空き店舗などで実施する「ひろば型」，保育所などで実施する「センター型」，民営児童館で実施する「児童館型」の3つの形態で，各々の特色を活かして実施されている．さらに，2012年度からは子育て関連事業の利用者支援および親子の育ちを支援する地域機能を強化する取り組みも行われている．

　地域における子育て支援拠点事業は徐々に増加しており，2011年度は5,722ヵ所，2012年度は5,968ヵ所で実施されている．しかし，国は「社会保障・税の一体改革」の充実策として，2012（平成24）年度には7,555ヵ所，2014（平成26）年度末までには10,000ヵ所に増加する計画を示しており，実績はいまだ十分とは言いがたい．

　これらの子育て支援拠点は，単に量的な拡大を求めるだけではなく，関係者がともに支え合い，情報を交換し学び合う場としての位置づけが重要である．また，障害をもつ子どもや特別な子育てニーズをもつ保護者なども自由に参加し，地域の親子と相互交流や情報交換などができるような場にしていくことも重要である．

▶子ども・子育て関連3法

　2012（平成24）年8月，国会において「子ども・子育て関連3法」が可決された．「子ども・子育て関連3法」とは，「子ども・子育て支援法」，「総合こども園法」とそれらの関係整備法をいう．この3法では，幼児期の教育・保育，地域の子ども・子育て支援を総合的に推進するために"子どもや子育て家庭の状況に応じた支援の提供"の在り方をイメージ化している（図2）．

　主なポイントは次の3点である．
〇認定こども園制度の改善（幼保連携型こども園の改善，認可・指導監督の一本化）
〇認定こども園，幼稚園，保育園を通じた共通の給付，小規模保育などへの給付の創設
〇地域の子ども・子育て支援の充実（利用者支援，地域子育て支援拠点事業など）

　そのための仕組みとして，次のような内容を示している．
- 基礎自治体が実施主体となる（国と都道府県は市町村を重層的に支える）
- 社会全体による費用負担（消費税率の引き上げ分と国・地方の恒久的財源確保）
- 政府の推進体制（制度ごとにバラバラな政府の推進体制を整備する）
- 子ども・子育て会議の設置（国，地方公共団体，事業主代表・子育て当事者等参画）

　この3法成立によって，30年以上にわたって論議されながらまとまらなかった「幼保一

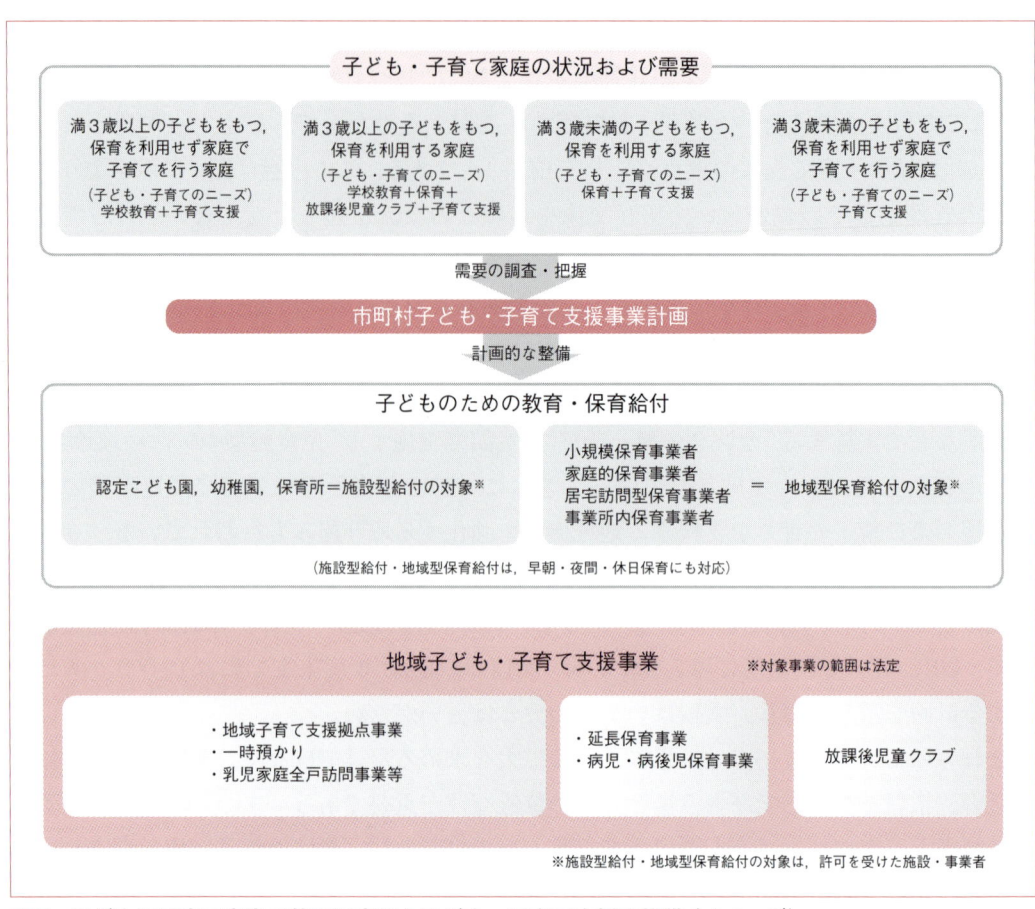

図2 子どもや子育て家庭の状況に応じた子ども・子育て支援の提供（イメージ）
(出典：内閣府・文部科学省・厚生労働省, 2013)

元化」に一定の決着をみることになった．また，都市部においては，待機児童解消に関してこれまで以上の強い推進がなされ，事業者の参入の幅を広げ，多様なサービスの担い手を増やしていけるとされている．同時に，どの子どもにも公平に質の高い保育・教育が施されるように，内閣府が総合的に所掌し，基礎自治体はしっかりニーズを把握して，計画・指導・支援をしていき，かつ「子ども・子育て会議」において当事者の声を聞きながら，地域の子育て環境を充実させていこうというものである．

memo 幼保一元化

幼稚園と保育所は異なる歴史的経緯により設立されたため，幼稚園は文部科学省管轄の教育機関，保育所は厚生労働省管轄の児童福祉施設として位置づけられてきた．

幼稚園と保育所の統合は40年ほど前から論議されてきたが，双方の意見の違いによりまとまらなかった．しかし，近年の少子化の進行，育児サービスの多様化に伴って生じている問題点を解決するべく，幼稚園と保育所の一元化を図ろうとする政策が「幼保一元化」という言葉で進められている．

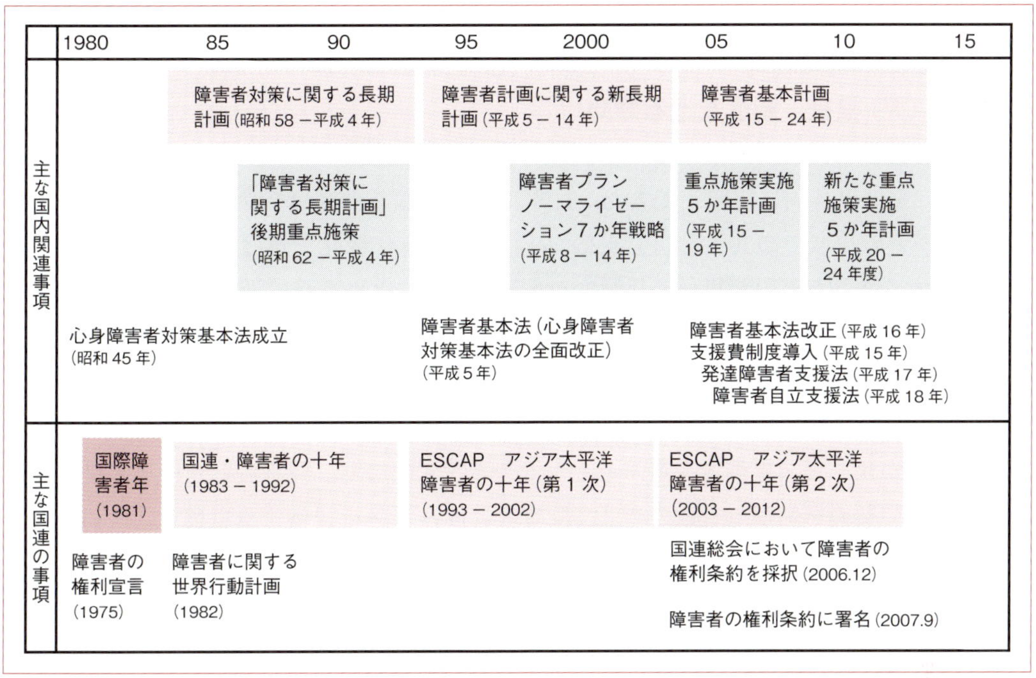

総論 11. 障害のある子どもを育てるのに必要なサービス・支援とは？

	1980	85	90	95	2000	05	10	15
主な国内関連事項		障害者対策に関する長期計画（昭和58－平成4年）		障害者計画に関する新長期計画（平成5－14年）		障害者基本計画（平成15－24年）		
			「障害者対策に関する長期計画」後期重点施策（昭和62－平成4年）		障害者プラン ノーマライゼーション7か年戦略（平成8－14年）	重点施策実施5か年計画（平成15－19年）	新たな重点施策実施5か年計画（平成20－24年度）	
	心身障害者対策基本法成立（昭和45年）			障害者基本法（心身障害者対策基本法の全面改正）（平成5年）		障害者基本法改正（平成16年）支援費制度導入（平成15年）発達障害者支援法（平成17年）障害者自立支援法（平成18年）		
主な国連の事項		国際障害者年（1981）	国連・障害者の十年（1983－1992）		ESCAP アジア太平洋障害者の十年（第1次）（1993－2002）	ESCAP アジア太平洋障害者の十年（第2次）（2003－2012）		
		障害者の権利宣言（1975）	障害者に関する世界行動計画（1982）			国連総会において障害者の権利条約を採択（2006.12）障害者の権利条約に署名（2007.9）		

図3　障害者施策の動向　　　　　　　　　　　　　　　　　　　（内閣府，2010年資料より引用改変）

しかし，民間事業者の参入は保育・教育現場での質・量を担保する可能性もあるが，一方で保育・教育の場に「市場競争原理」を持ち込むことにもなり，「両刃の剣」ともいうべきものである．したがって，子ども・子育て支援がよい事業者で営まれるかどうかは，地域における市民の支援と監視が大きな決め手になる．「子ども・子育て会議」などを市民が地域の子ども・子育て支援を充実させていく絶好の機会ととらえ，子どもたちが豊かに育つ環境づくりを積極的に行っていかなければならない．

▶経済的支援：「子ども手当」から「児童手当」制度へ

「子ども手当」とは，15歳以下の子どもを扶養する保護者等に対し手当を支給する制度で，2010（平成22）年4月から実施されていた．当初はすべての児童に月額2万6,000円の支給が予定されていたが，実際はその半額の1万3,000円の給付となった．その後，財源不足や，東日本大震災の影響，政局の混乱などにより，2012（平成24）年10月以降，子ども手当は廃止されることになった．

「子ども手当」に代わって新たな「児童手当」が給付されることになったが，支給額は年齢と子ども数などによって異なることになった．（0～3歳未満：一律15,000円，3歳～小学校：第1，2子10,000円，第3子以降15,000円，中学生：一律10,000円，所得制限以上：一律5,000円）また，所得制限も導入された（例えば，妻が専業主婦で子どもが2人いる家庭で年収960万以上の場合は支給されない．その代わり，特例として当分の間子ども一人当たり5,000円支給される）．

147

■障害のある子どもを支援するサービス

▶障害者（児）福祉・制度を巡る動向

　国連は，1981年の国際障害者年とその後の「国連・障害者の十年」で，障害者の「完全参加と平等」を世界各国に提唱してきた．日本においてもこの提起を受けて，障害者福祉施策は"障害者の地域での共生と自立支援"の方向に徐々に変化を遂げている．そのプロセスを概観すると，ほぼ10年単位に法制度や施策の見直しという形で進められている（**図3**）．

　こうした流れのなかで，2003（平成15）年には，「障害者プラン―ノーマライゼーション7か年戦略」を継承して，身体障害者や知的障害者の福祉サービスが従来の「措置制度」から「支援費制度」に変更された．支援費制度では原則的に障害者の自己決定が尊重され，障害者自らがサービス提供者を選ぶことができる．すなわち，障害者とサービス提供者は対等な関係で契約を結び，行政の委託で障害者にサービスを提供する事業者は，利用者の多様なニーズに応えられるようサービスの質の向上を図ることが求められるようになった．こうした支援費制度によって，在宅サービス（ホームヘルプサービスやグループホーム）のニーズが急増したが，国や地方自治体の財政面の裏づけが希薄だったため，わずか2年で行き詰まってしまった．

　その後，2006（平成18）年に支援費制度に代わって「障害者自立支援法」が施行された．この法律は，障害者の自立と共生を実現し，障害者が地域で生活できる社会の実現を目指すとして，①知的障害，身体障害，精神障害の3障害に対する施策の一元化，②利用者本位のサービス体系への再編，③就労支援の抜本的強化，④支給決定の透明化・明確化，⑤安定的な財源確保が行われることになった（**図4**）．

　各種サービスに関しては，障害者が市町村の「介護給付等に関する審議会」において障害程度区分（1〜6までに分類）の認定を受け，それに介護者の状況，サービス利用意向などを勘案して，自立支援給付（介護給付，訓練等給付，自立支援医療）および地域生活支援事業が提供されることになった．しかしこの法律は，費用の応益負担（サービス利用当事者に定率1割の負担を強いる）や「障害認定」の方法，介護保険制度との関連などで多くの問題を含んでいるために，障害者や家族，関係者から批判が続出した．そこで政府は2009年9月障害者自立支援法を改正することを前提として，障害者制度改革に着手することを明言した．

> **memo　応益負担**
> 　従来の福祉サービスは，本人または保護者の収入，すなわち支払い能力に応じて費用を負担しており，これを「応能負担」と称した．しかし，障害者自立支援法では，本人の利用したサービスの量に応じて負担してもらう「応益負担」を採用し，施設の食費や部屋代も個人負担になっている．したがって，障害が重く，働くことも困難で，福祉サービスをたくさん利用しなければならない人ほど負担が多いという結果を招いている．

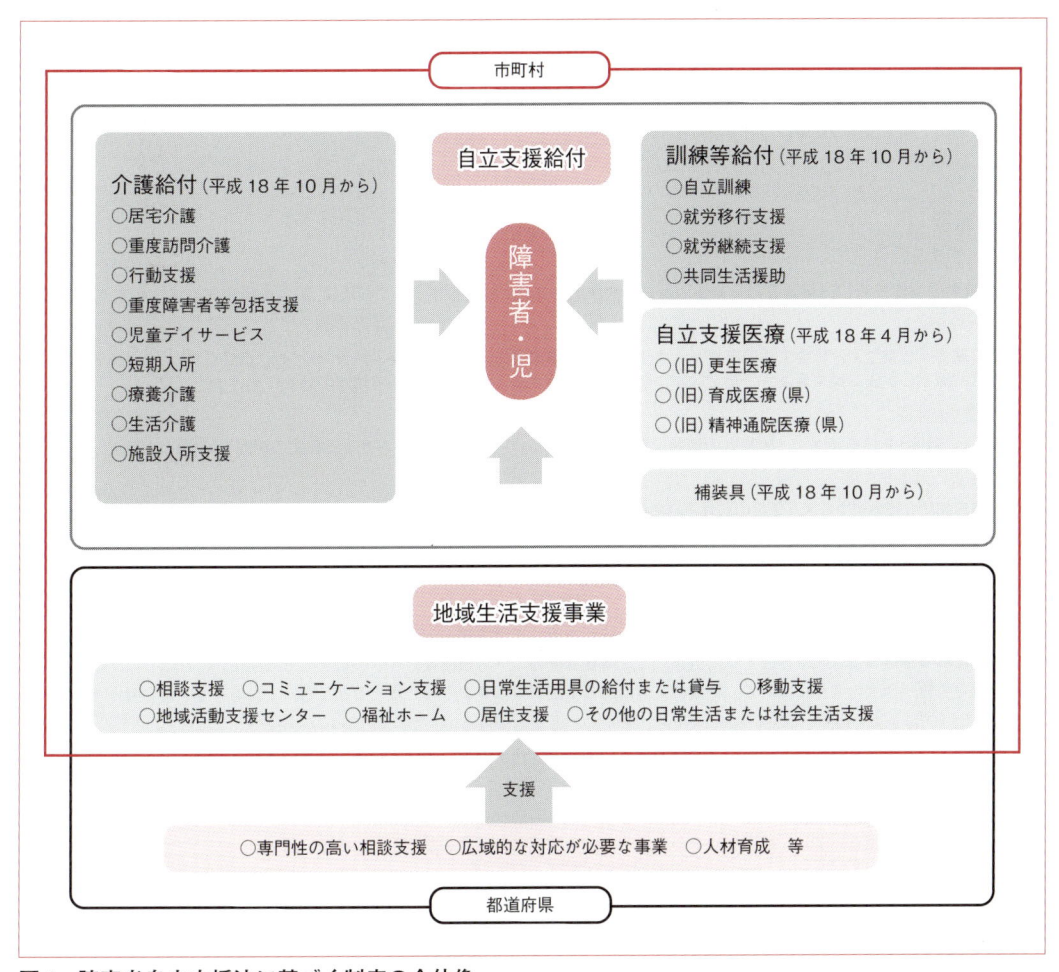

図4 障害者自立支援法に基づく制度の全体像
障害者自立支援法による総合的な自立支援システムの全体像は，自立支援給付と地域生活支援事業で構成されている．

（出典：厚生労働省，2007）

▶「障害者自立支援法」から「障害者総合支援法」へ

　政府は2010年6月に「障害者制度改革の推進のための基本的な方向について」を閣議決定し，障害者制度改革への取り組みを開始した．このなかで，政府は応益負担を原則とする現行の障害者自立支援法を廃止し，制度の谷間のない支援の提供，個々のニーズに基づいた地域生活支援体系の整備などを内容とする「障害者総合福祉法」(仮称) の制定に向けて検討を開始し，「2012 (平成24) 年の通常国会に法案提出，2013 (平成25) 年8月までの施行を目指す」ことを決定した．そのために，内閣の「障がい者制度改革推進会議」の下に「総合福祉部会」を設置し，2011 (平成23) 年8月に「障害者総合福祉法の骨格に関する総合福祉部会の提言―新法の制定を目指して―」(以下，「骨格提言」) を取りまとめた．この骨格提言の内容は，障害者団体等との基本合意に沿い，自立支援法を廃案として新法を作成するとするものであった．

> **1. 趣旨**
> 障がい者制度改革推進本部等における検討を踏まえて，地域社会における共生の実現に向けて新たな障害保健福祉施策を講ずるため，関係法律の整備について定めるものとする．
>
> **2. 概要**
> 1. 題名
> 「障害者自立支援法」を「障害者の日常生活及び社会生活を総合的に支援するための法律（障害者総合支援法）」とする．
> 2. 基本理念
> 法に基づく日常生活・社会生活の支援が，共生社会を実現するため，社会参加の機会の確保及び地域社会における共生，社会的障壁の除去に資するよう，総合的かつ計画的に行われることを法律の基本理念に新たに掲げる．
> 3. 障害者の範囲
> 「制度の谷間」を埋めるべく，障害者の範囲に難病等を加える．（児童福祉法における障害児の範囲も同様に対応．）
> 4. 障害者に対する支援
> ①重度訪問介護の対象拡大（「重度の肢体不自由者等であって常時介護を要する障害者として厚生労働省令で定めるもの」とする）
> ②共同生活介護（ケアホーム）の共同生活援助（グループホーム）への一元化
> ③地域生活支援事業の追加（障害者に対する理解を深めるための研修や啓発を行う事業，手話通訳者等を養成する事業等）
> 5. サービス基盤の計画的整備
> ①基本指針・障害福祉計画について，定期的な検証と見直しを法定化
> ②市町村は障害福祉計画を作成するに当たって，障害者等のニーズ把握等を行うことを努力義務化
> ③自立支援協議会の名称について，地域の実情に応じて定められるよう弾力化するとともに，当事者や家族の参画を明確化
> 6. 検討規定（障害者施策を段階的に講じるため，法の施行後3年を目途として，以下について検討）
> ①常時介護を要する者に対する支援，移動の支援，就労の支援その他の障害福祉サービスの在り方
> ②障害程度区分の認定を含めた支給決定の在り方
> ③意思疎通を図ることに支障がある障害者等に対する支援の在り方
> ※上記の検討に当たっては，障害者やその家族その他の関係者の意見を反映させる措置を講ずる．
>
> **3. 施行期日**
> 平成25年4月1日（ただし，4.①及び②については，平成26年4月1日）

図5 障害者等の日常生活及び社会生活を総合的に支援するための法律の概要

(出典：内閣府・厚生労働省，2012)

一方，2011年7月には，「障害者基本法の一部を改正する法律」が成立し，同年8月から施行された．その内容は，障害の有無にかかわらずすべての国民が共生する社会を実現するため，個々の障害者等に対する支援に加えて，地域社会での共生や社会的障壁の除去をはじめとした基本原則を定めることなどを盛り込んだものであった

こうした経過を踏まえて，厚生労働省において新たな法律の検討が進められ，障害者保健福祉施策を見直すまでの間の暫定法として「障害者等の日常生活及び社会生活を総合的に支援するための法律」（「障害者総合支援法」）がまとめられた．この法律は2012年（平成24）4月閣議決定され，衆・参両院に提出され，6月19日に可決成立した（図5）．

その内容は，①趣旨の明確化（施策を見直すまでの間における障害者等の地域生活を支援するための法改正であること），②利用者負担の見直し（応益負担から応能負担へ），③

障害者の範囲の拡大（発達障害を対象とすることの明確化），④相談支援の充実（地域での相談支援体制強化，サービス支給決定プロセスの見直し），⑤障害児支援の強化（児童福祉法の基での身近な地域で支援，幼児や学齢児への支援の創設），⑥地域における自立した生活支援の充実等であった．

この法は，障害者自立支援法に関して，下記の内容を主な改正ポイントとして，2013（平成25）年4月から（一部は2014年4月から）施行されている．

①法の目的：「自立」の代わりに新たに「基本的人権を共有する個人の尊厳」を明記．
②難病の人を新たに障害福祉サービスの対象とする．
③ケアホームをグループホームへ一元化する．
④重度訪問介護の対象に知的障害者，精神障害者を加える．
⑤「障害程度区分」を「障害支援区分」とし，法施行後3年を目途に検討する．
⑥地域生活への移行に向けた支援事業の追加および対象の拡大を行う．

memo　ケアホームとグループホーム

「障害者自立支援法」においてケアホーム（共同生活介護）は介護給付，グループホーム（共同生活援助）は訓練給付に位置づけられ，ケアホーム支給決定者はグループホームには入居できないが，グループホーム支給決定者はケアホームに入居できることになっていた．改正法ではこの2施設を統合した．

この改正は，従来の法では発達障害を含む精神障害者が含まれておらず，障害者全体を対象とする制度になっていなかったのを改めた点や，福祉サービスの対象外とされていた難病患者を支援の対象に加えた点は一定程度評価されよう．

しかし，この法律は，国が明言した自立支援法の廃案とは程遠く，法の根幹部分の問題点を温存したままの，また上記の検討プロセスや「骨格提言」を度外視した一貫性のない内容となっている．

障害児福祉に関する法制度とサービス

対象となる障害児数

障害とは，障害者基本法において「身体障害，知的障害又は精神障害があるため，長期にわたり日常生活又は社会生活に相当な制限を受けるものをいう」と規定されている．わが国の18歳未満の障害児数は全国心身障害者実態調査によれば，身体障害児が9万8,000人（うち，在宅9万3,000人），知的障害児が12万5,000人（うち，在宅11万7,000人）である．精神障害児に関しては厚生労働省の2005年集計によれば，20歳未満で16万4,400人（うち在宅16万1,000人）となっている．

memo **全国心身障害者実態調査**

これらの数値は，平成18年の身体障害児・者実態調査，および平成17年の知的障害児・者基礎調査，平成17年の厚生労働省「患者調査」に基づいている．障害者の実態調査は5年に1回実施することになっており，最近では平成23年に実施されているが，いまだその結果は公表されていない．

在宅の身体障害児のうち半数以上は肢体不自由児であり，1,2級の重い障害児が2/3を占めている．一方，在宅の知的障害児の障害の程度は，最重度15％，重度24％，中度26％，軽度23％，不明12％となっている．

2005（平成17）年に成立した「発達障害者支援法」は，長年にわたって福祉の谷間に取り残されていた発達障害児・者（高機能自閉症，アスペルガー症候群，注意欠陥/多動性障害，学習障害など）の定義と社会福祉法制度における位置づけを確立し，発達障害者の福祉的援助に道を開いた．この法律は，発達障害の早期発見，発達支援を行うことに関する国および地方公共団体の責務，発達障害者の自立および社会参加に資する支援を行うことを定めた基本的法律として制定されたが，発達障害者支援センターの設立など今後の施策につながる概念も入っており，障害の早期診断・療育・教育・就労・相談体制などにおける発達障害者支援システムの確立を目指している．この法との関連で，障害者の保健・福祉・医療・教育に関する支援対象者は大幅に拡大した．たとえば，2007年5月時点では，文部科学省の調査結果から地域の小中学校に在籍する児童生徒の68万人（全児童生徒数の6.3％）が発達障害であることが明らかにされこれらの児童生徒が新たな支援対象に加わった．

▶ **障害児への福祉サービスの内容**

障害児への福祉サービスに関しては，先に示した「障害者基本法」や「障害者総合支援法」及びそれらに連動した「児童福祉法」の一部改正（平成24年4月）に基づいて全面的な強化が図られることになった．主たる内容は次の4点に集約できる．

(1) 障害児施設の一元化
→障害の重度・重複化に対応するとともに，従来障害種別に分かれていた障害児施設を通所による支援と入所による支援にそれぞれ分けて一元化する．

(2) 障害児通所支援の実施主体を市町村に移行
→障害児通所支援の実施主体が市町村に変更され，障害者総合支援法の居宅サービスと通所サービスの一体的な利用も可能となる．

(3) 放課後等デイサービス，保育所等訪問支援制度の創設
→学齢期における障害児の支援充実のために「放課後等デイサービス」を創設するとともに，就学前障害児には専門家が保育所等を訪問して支援を行う体制を作る．

(4) 入園期間の延長措置を見直し
→重症心身障害児等18歳以上の施設入所者については，障害者総合福祉法に基づくサー

ビスが提供されるようになる．なお，現に入所している者が退所させられないように配慮する．

障害児福祉サービスを利用する場合，通所支援に関しては保護者が市町村に障害程度区分の認定について申請を行い，認定に基づいてサービス等利用計画を立てて支給決定を受け，利用する施設と契約を結ぶが，入所支援に関しては，児童相談所に申請することになった．

a. 障害児通所支援

従来の障害者自立支援法に基づく「デイサービス事業」および児童福祉法に基づく「知的障害児通園施設」，「難聴幼児通園施設」，「肢体不自由児通園施設」，予算事業で実施されていた「重症心身障害児（者）通園事業」は，身近な地域で支援が受けられるよう実施主体が市町村に変更され，児童福祉法の基づく「障害児通所支援」に再編された．

これに伴い障害者自立支援法に基づいて児童デイサービスを受けていた児童は，「児童発達支援」または「放課後等デイサービス」に移行することになった．また，従来の障害児通所施設は，医療の提供（医療法上の診療所の指定）の有無により，「児童発達支援」または「医療型児童発達支援」のどちらかに移行することになった．

児童発達支援は，児童福祉施設として定義された「児童発達支援センター」と，それ以外の「児童発達支援事業」の2類型に分けられる．ともに通所利用の障害児やその家族に対する支援を行うが，「児童発達支援センター」は施設の有する専門機能を活用して相談・助言・指導を行う等，地域の中核的な療育支援施設とし，市町村もしくは概ね人口10万人規模に1ヵ所以上設置される．「児童発達支援事業」は，もっぱら利用障害児やその家族に対する支援を行う身近な療育の場であり，障害児の通所可能な範囲（例えば中学校区など）を基準に最低1ヵ所以上設置される．

「放課後等デイサービス」は，学校就学中の障害児に対して，放課後や夏休み等の長期休暇中において，生活能力向上のための訓練等を継続的に提供する．「保育所等訪問支援」は保育所等を現在利用中の障害児，今後利用する予定の障害児に対して，保育所等に訪問し集団生活への適応のための専門的な支援を提供し，保育所等の安定した利用を促進する（図6）．

b. 障害児入所支援

障害児入所支援に関しては，障害の重度・重複化を踏まえて複数の障害対応ができるように再編された．加えて，被虐待児への対応を図るほか，自立（地域生活移行）のための支援を充実することにした．対象児童は身体障害や知的障害のある児童または精神に障害のある児童（発達障害を含む）であるが，手帳（P155参照）の有無を問わず，児童相談所や医師等により療育の必要が認められた児童も含まれる．従来の障害児入所施設は，医療の提供の有無により，「福祉型障害児入所施設」と「医療型障害児入所施設」のどちらかに移行する．双方とも障害の特性に応じたサービスを提供するが，福祉型は，重度・重複化への対応や成人後の施策につなぐための自立支援の機能を強化するなどの支援目標を明確化

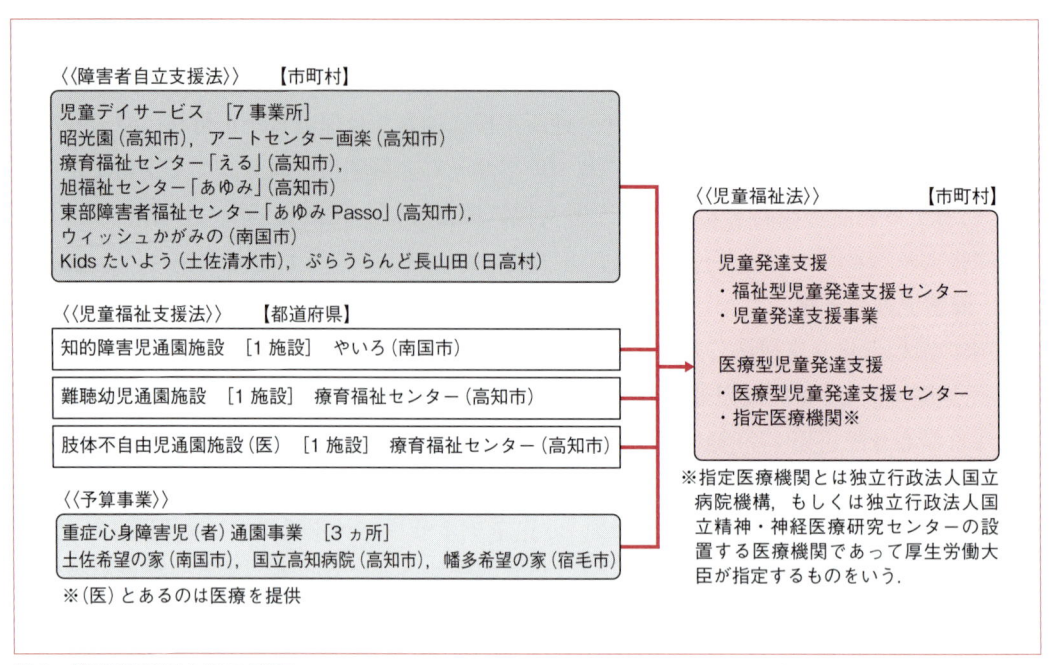

図6 障害児通所支援の概要

〈〈障害者自立支援法〉〉　【市町村】
- 児童デイサービス　[7事業所]
  昭光園(高知市)，アートセンター画楽(高知市)
  療育福祉センター「える」(高知市)，
  旭福祉センター「あゆみ」(高知市)
  東部障害者福祉センター「あゆみPasso」(高知市)，
  ウィッシュかがみの(南国市)
  Kidsたいよう(土佐清水市)，ぶらうらんど長山田(日高村)

〈〈児童福祉支援法〉〉　【都道府県】
- 知的障害児通園施設　[1施設]　やいろ(南国市)
- 難聴幼児通園施設　[1施設]　療育福祉センター(高知市)
- 肢体不自由児通園施設(医)　[1施設]　療育福祉センター(高知市)

〈〈予算事業〉〉
- 重症心身障害児(者)通園事業　[3ヵ所]
  土佐希望の家(南国市)，国立高知病院(高知市)，幡多希望の家(宿毛市)

※(医)とあるのは医療を提供

↓

〈〈児童福祉法〉〉　【市町村】

児童発達支援
- 福祉型児童発達支援センター
- 児童発達支援事業

医療型児童発達支援
- 医療型児童発達支援センター
- 指定医療機関※

※指定医療機関とは独立行政法人国立病院機構，もしくは独立行政法人国立精神・神経医療研究センターの設置する医療機関であって厚生労働大臣が指定するものをいう．

(出典：厚生労働省2012年より)

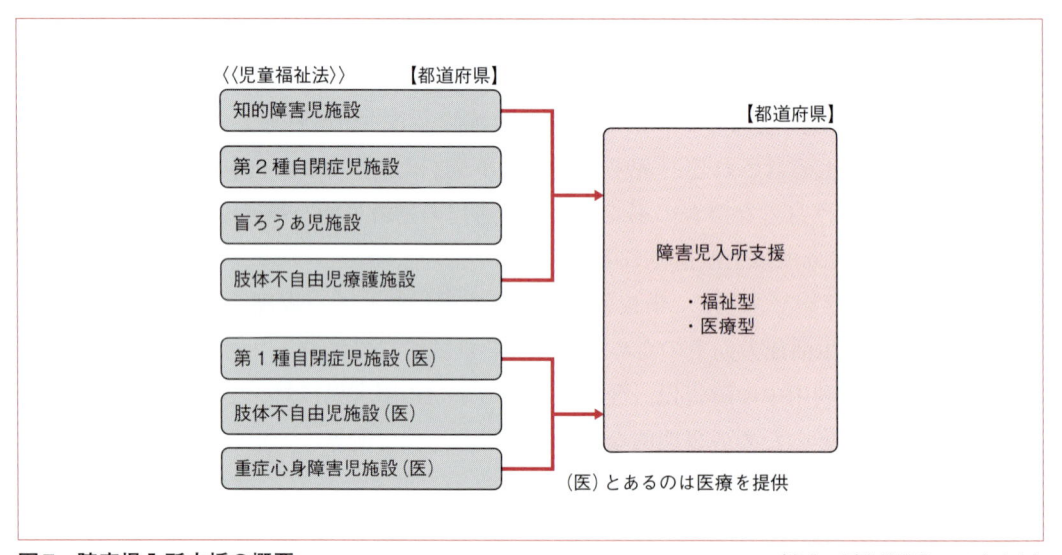

図7 障害児入所支援の概要

〈〈児童福祉法〉〉　【都道府県】
- 知的障害児施設
- 第2種自閉症児施設
- 盲ろうあ児施設
- 肢体不自由児療護施設

- 第1種自閉症児施設(医)
- 肢体不自由児施設(医)
- 重症心身障害児施設(医)

↓

【都道府県】

障害児入所支援
- 福祉型
- 医療型

(医)とあるのは医療を提供

(出典：厚生労働省2012年より)

し，個別支援計画を踏まえた支援の提供が行われる．医療型は，専門医療と福祉を併せて提供してきた従来の形態を踏まえてその専門性を維持しつつ，個別支援計画を踏まえた支援の提供が行われる．なお，重症心身障害児施設は，重症心身障害の特性を踏まえ，児者一貫した支援の継続を検討し，引き続き入所支援を受けなければ，その福祉を損なうおそれがあると認められるときは，満20歳に達するまで利用することとした(図7)．

C. その他の主要な福祉サービス

- 療育指導：障害のある，またはそのおそれのある子どもを早期に発見し，適切な療育上の指導を行い，障害の治療や軽減を図るとともに，必要に応じて保健・医療・福祉サービスを提供することを目的としている．通常は保護者と本人が保健所に通所して行われるが，通所が困難な場合は保健師による巡回指導や訪問指導が実施されている．
- 育成医療の給付：育成医療給付は，身体に障害のある児童または放置すると将来障害を残すおそれがある疾患をもつ児童に対して，指定医療機関において事前申請をして受けることができる医療給付制度である．

  この育成医療は2006年に児童福祉法から障害者自立支援法に移行し，更生医療（身体障害者福祉法），精神通院医療（精神保健福祉法）とともに「自立支援医療」の一環とされ，2012年からの障害者総合支援法でも引き継がれることになった．ただし，利用者負担に関しては，月ごとに上限額が設定され，負担上限額が1ヵ月当たり医療費の1割を超える場合は1割負担となる等，医療費負担の軽減が図られるようになった．

- 手帳制度

  手帳の交付（身体障害者手帳，療育手帳）：障害児（者）への保健・福祉・医療支援，税制上の優遇（減免税），各種手当の支給，補装具や日常生活用具の支給などを保障するために障害種別に下記の手帳が交付される．

  　身体障害児（者）—身体障害者手帳（1〜6級，1級が最も重度）

  　知的障害児（者）—療育手帳（重度をA，その他をBとする），手帳の名称は「愛の手帳」（東京都，横浜市），みどりの手帳（埼玉県，さいたま市）等もあり，等級区分も異なっている場合がある．

  　精神障害者手帳（1〜3級，1級が重度，発達障害児・者でも基準に該当すれば，手帳は交付される．

- 居宅介護事業（ホームヘルプサービス）

  2003年からはじまった支援費制度の下では，児童福祉法，身体障害者福祉法，知的障害者福祉法のそれぞれの条文に「居宅介護」の規定があり，各々の指定基準があった．しかし，2006年からの障害者自立支援法の下では3つの法律によるサービスを一つにして実施主体を市町村に一元化した．統合された「居宅介護」とは，障害児（者）に入浴，排泄，食事等の介護，調理，洗濯，掃除等の家事，並びに生活等に関する相談・助言その他生活全般にわたる援助をいうとされている．この内容は，障害者総合支援法においても「介護給付」の一環として引き継がれている．

- 短期入所事業（ショートステイ）

  児童短期入所事業は，児童福祉法における児童居宅生活支援事業の一つに位置づけられていたが，2006年からは障害者自立支援法に規定する「短期入所」に一本化された．この法律で「短期入所」とは，居宅において介護を行う者が，疾病・事故・出産・そ

の他の理由の便宜を図るとされている．短期入所施設は，従来肢体不自由児施設や知的障害児施設であったが，2012年の児童福祉法の一部改正に伴い，医療の提供の有無により「福祉型障害児入所施設」か「医療型障害児入所施設」のどちらかを利用することになった．

・障害児相談支援事業

　障害児相談支援事業に関しては，2000年に児童福祉法に規定された事業であったが，2006年からは自立支援法による「地域生活支援事業」として実施され，地域の障害児の福祉にかかわる各種の問題の相談に応じ，必要な情報提供や指導・助言を行うとともに，各種機関との連絡調整が行なわれてきた．その後，2012年からの障害者総合支援法により「障害児相談支援」事業が創設された．その主たる内容は，障害児支援利用援助（通所支援を利用する際の計画の作成やサービス提供業者との連絡調整を行う）と継続障害児支援利用援助（支給決定されたサービス等の利用状況の検証を行い，サービス業者等との連絡調整を行う）となっている．

・発達障害支援センター

　2004年に発達障害者支援法が成立し，国や地方自治体は，発達障害児の早期発見，就学前および学齢児の発達支援を行うことが定められ，発達障害者支援センターが設置された．発達障害者支援センターは，発達障害児（者）への支援を総合的に行うことを目的とした専門的機関であり，都道府県・指定都市自らか，知事が指定した社会福祉法人やNPO等が運営している．発達障害児（者）とその家族が住み慣れた地域において安心して生活が送れるように，保健，医療，福祉，教育，労働などの関係機関と連携し，総合的なネットワークを構築しながら，さまざまな相談に応じ，指導と助言を行っている．当センターは福祉型と医療型に区分されている．

・補装具・日常生活用具の給付

　補装具とは障害児（者）の身体機能を補完したり代替して長期間にわたり継続して使用するもので車椅子，義肢，装具などをいう．補装具の給付も従来児童福祉法に規定されていたが，障害者自立支援法に位置づけが変更され，これまでの現物支給から補装具費の支給に変わった．利用者負担については2012年4月から保護者の所得等に配慮するとともに，他の障害福祉サービスにかかわる負担を合算して費用を計算し，利用者負担の軽減が図られるようになった．

　日常生活に必要な道具や設備などの給付または貸与する「日常生活用具給付」は1972年から実施されているが地方自治体の独自サービスとして取り組まれてきた．2006年以降は障害者自立支援法に位置づけられるようになり，2012年以降も継続されている．申請は市町村に行い，自己負担の割合に関しては市町村が決定する．

・経済的支援

　「特別児童扶養手当等の支給に関する法律」において決定されている手当に「特別児童扶養手当」と「障害児福祉手当」がある．「特別児童扶養手当」は20歳未満の重度の障

害児（障害等級1, 2級）を養育している者に支給される．手当額は2012年4月以降1ヵ月当たり1級の場合は5万400円，2級の場合は3万3,570円となっている．「障害児福祉手当」は20歳未満の重度の障害児（日常生活において常時介護を必要とする者）に対して支給される．手当額は2012年4月以降1ヵ月当たり1万4,280円となっている．この他に東京都の「重度心身障害手当」のように地方自治体で独自に給付している手当もある．また，地方自治体が実施主体となり，心身障害児（者）を扶養する保護者が生存中に毎月一定の掛け金を納付し，死後残された心身障害児（者）に年金を支給する「心身障害者扶養共済制度」，税金の控除，公営住宅絵の優先入居などの経済的支援がある．

▮障害児福祉についての考え方および今後の方向性

21世紀は「少子・高齢化，人口減少社会」であり，家庭や地域，社会全体の状況が著しく変化している．したがって，従来の子育てや家庭のあり方をそのまま踏襲することはできず，育児や介護は単に私的な問題ではなく公的に解決していかなければならなくなっている．しかし，現在日本経済は長期にわたって低迷しており，税と社会保障の一体化や税の安定的供給が強調され，法制度や行政施策が目まぐるしく変化している．そのために，一般の家庭でも育児や介護などに関して現在と将来に不安を抱えているが，なかでも障害がある子どもを療育している家庭においてはその不安は増大している．

こうした状況のなかで，障害児福祉の在り方を考え，今後の障害児福祉を充実させるための課題は何かということについて問題提起をしたい．

▶子ども主体の支援を！

ルソー（Jean-Jacques Rousseau）は，教育論「エミール」のなかで「不確実な未来のために，現在を犠牲にするあの残酷な教育をどう考えたらいいのか」，「子どもは子ども固有の世界があり成長の論理がある」と述べている．この言葉は18世紀半ばに発せられたが，今日なおその意義を失っていない．とりわけ，障害をもつ子どもの療育や教育にとっては古くて新しい命題である．

> **memo** **Jean-Jacques Rousseau（1712-78）**
> スイスのジュネーブ共和国生まれのフランスの思想家．「エミール」は，彼が預かって教育したエミールという一人の子どもを巡る教育方法を論じた書物．この書はモンテーニュやロックの教育論を発展させ，近代的人間教育の理念を確立させた．

一般に，幼児期の子どもの生活は遊びが中心であり，それは成長・発達とともに時間的にも空間的にも拡大されていく．子どもが日々楽しそうに遊んでいる，あるいは親と子どもが遊びを通して楽しく相互交渉できるとき，親は子どもの成長・発達を確認することができ，育児の喜びと自信・充実感を味わうことができる．

このことは障害をもつ子どもにとっても何ら変わることがない．障害児をもつ親は，子どもの障害に対するショックや育児に対する不安から，到底通常の親子関係を維持することができず，専門機関・専門家を頼る場合が多い．そこで専門家は，遊びを中心とした子どもらしい生活を保障し，辛く苦しい治療・訓練一辺倒の生活にならないよう最善の努力を払わなければならない．障害をもつ人々のなかには，幼児期の辛く苦しい体験がトラウマとなり，それが成人後の社会や他者への不信感につながっている場合が多い．もし，訓練や治療によって本人に苦痛を与えなければならないときは，「プレパレーション」や「ディストラクション」を援用して本人に理解を求め苦痛の緩和に努める必要がある．

> **memo　プレパレーション（preparation）**
> 　子どもが治療や訓練を受ける際に，これから何をするかを子どもに分かる方法で説明する．そして，子どもが感じる不安や恐怖感を予防，または緩和することによって，その子どもがもっている潜在的な対処能力を引き出し，子ども自身が頑張ったと実感がもてるように，自己効力感や健全な心の発達を支援する技術をいう．

> **memo　ディストラクション（distraction）**
> 　ディストラクションはプレパレーションの延長の技法で，処置や訓練中に行う遊びのこと．その子どもが好む遊びを提供することで，痛みや苦痛を紛らわすことができる．子どもの権利条約（国連で1989年採択，日本は1994年批准）では，子どもの権利には，生きる権利，守られる権利，育つ権利，参加する権利があると指摘されている．ディストラクションはプレパレーションとともに障害や疾病がある子どもの権利を守る大切な技術であると考えられる．

　また，各種福祉サービスは障害の内容や程度などによって受給の有無が決められている．その判断基準に「身体障害者手帳」や「療育手帳」が用いられるが，手帳はあくまでも本人の利益のために使うものであり，その他の目的に使用されるものではない．たとえば，補装具や税金の控除，ホームヘルプサービスの適用などで必要なときに使われるが，学校や各種施設，就労先を決定する際などに本人の意に反して使用することはできない．また，いつ，どのようなサービスを活用するかの選択は，本人と保護者に委ねるべきであり，専門家は情報を整理して提供し，本人の利益を最優先する側面的な支援のみを行うべきである．2012年に一部改正された児童福祉法でも医療や福祉に携わる者は「障害児及びその保護者の意志をできる限り尊重すること」および「常に障害児とその保護者の立場に立つこと」が条文の各所にふれられている．

▶ **子どもの発達と障害を正しく理解し，保護者と共有する**

　今日，母子保健を中心に「早期発見・早期療育体制」は整備されてきているが，親が子どもの障害を受け止めることができず「病院ショッピング」をしたり，専門家が障害の内容と程度および将来の見通しを正しく親に伝えずに，"とにかく訓練しましょう！　頑張

総論 ── 11．障害のある子どもを育てるのに必要なサービス・支援とは？

りましょう！"と励まして，親子の生活を「訓練漬け」にしてしまう場合がある．その結果，家族全体の生活がおざなりになってしまい，その子どもにきょうだいがいる場合には，きょうだいが我慢を強いられたり放置されたりして心理的に大きな負担を被ることになる．専門家には，その子どもだけではなく，両親やきょうだいの立場をも尊重した支援を進めていく視点が必要である．

そこで，専門家は子どもの障害の内容と程度，将来の見通しなどについて，専門性を駆使して（他職種との連携・協力も含めて）把握し，それを正しく保護者に伝える必要がある．医学の領域では「インフォームド・コンセント（説明と同意）」といわれるが，専門家が保護者に子どもの障害と発達について丁寧に誠実に説明して理解を得ることをいう．こうした共通理解のうえに立ってこそ，今その子どもにどのような支援が必要か，活用できるサービスは何か，保護者は何をしたらよいか，将来のために何を準備すべきかなどの計画が立てられる．一般的に，しばしば「親の障害受容」が云々されるが，障害についての正しい判断と見通しがない限り，保護者は困難に遭遇するたびに動揺し混乱せざるをえない．

今日，小児医療においてはインフォームド・コンセントだけではなく子どもに対しても治療に関する説明および同意を求める「インフォームド・アセント」の必要性も指摘されている．

一方，今日，日本の障害者（児）福祉サービスや特別支援教育を巡る状況は，政局の不安定や「社会保障と税の一体改革」の影響で法制度が紆余曲折しつつ変転しており，障害児（者）本人や保護者がサービスを利用する際には多くの混乱をきたしている．保護者が最も欲しているのは「正しい情報」であり，専門家は最新の情報を的確に把握し，保護者や本人に必要な情報を正しく提供できるよう細心の注意を払わなければならない．

▶地域を基盤としたインクルーシブな教育・福祉を！

今，日本の障害児（者）の福祉・教育などをめぐる法制度は，「障害者の権利条約」を批准するために再度整備する必要性に迫られている．国連が2006年に採択した「障害者の権利条約」について，日本は2007年に署名したが，いまだ批准できていない（2013年6月時点で132の国と地域が批准しているにもかかわらず…）．日本が批准できていない理由は，日本の国内の法制度が権利条約が求めている水準に達していないためである．

図8は，憲法と権利条約および障害者福祉・教育に関する各種国内法の関連を示したものである．条約は憲法に次いで国内法を規定する重要な位置にあり，「障害者基本法」等の各種法律はその下位に位置する．したがって，「障害者の権利条約」を批准するためには，「障害者基本法」とそれに基づく各種法律と条約との整合性が求められるのである．

障害者の権利条約で提唱しているのは，障害の有無にかかわらずすべての国民が共生できる社会を実現することであり，そのためには地域社会や就労，教育の場などでの障壁を取り除く法制度を確立しなければならない．

国内法の整備が進まない状態が長年続いたが，国は「障害者制度改革推進会議」などで

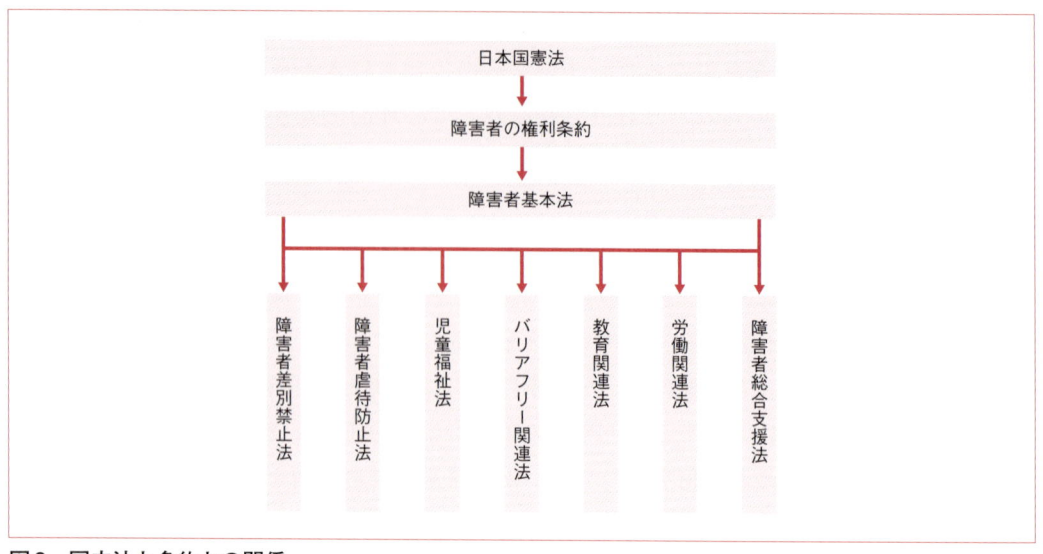

図8　国内法と条約との関係

　検討を重ね，2011年7月に地域社会での共生のために社会的障壁を除去することなどを基本原則に盛り込んだ「障害者基本法の一部を改正する法律」を成立させた．また，「障害者虐待防止法」は2011年6月に成立し，2012年10月に施行された．さらに，2012年6月には「障害者総合支援法」を成立させて，地域社会での共生の実現を中心的目標に掲げた．そして「障害者差別禁止法」が「障害者差別解消法」と名称変更して2013年6月に国会で可決された．同法の施行は2016年からであるが，共生社会の実現をめざし教育や労働等における直接差別だけでなく合理的配慮の欠如も禁止している．
　このようにして国内法の整備が進められているが教育や労働の場では課題が山積みしている．
　障害をもつ子どもの教育は2006年に"特殊教育から特別支援教育"に変換され，従来の「分離教育」から「統合教育」の方向に大きく踏み出している．しかし，障害者の権利条約が求めているのは，障害のある子どもが地域の一員として一般の子どもとともに学ぶ「インクルージョン教育」である．特殊教育から転換してわずか5年しか経ておらず，いまだ現場で多くの課題を抱えている特別支援教育は，ようやく「統合教育」として歩み出したが，世界の趨勢はノーマライゼーション，インクルージョンの方向に動いている．また，本人や保護者の教育の場選択の志向も強まっている．いまだ，こうした体制が整っていないことを理由にインクルージョン教育に反対する声は多いが，今や「インクルージョン教育実現に学校の教育体制をどのように再編成していくか」が問われていると考える．

総論 11．障害のある子どもを育てるのに必要なサービス・支援とは？

memo **インクルージョン教育（inclusion education）**

　　インクルージョンはインテグレーション（integration：統合）と区別するために，「包括」と訳される．障害者権利条約第24条では，教育を受ける権利として「インクルージョン教育体制」の実施を，初等，中等教育のみならず成人・生涯教育の段階においても確立するよう締結国に求めている．このことは，障害のある子どもは障害のない子どもと同様に地域の学校に就学し，かつ普通学級に在籍して学ぶことを意味している．

　教育のみならず，就労の場や地域生活においても障害者にとってのインクルーシブな体制づくりが求められている．権利条約は，形式的・機械的なインクルーシブ体制の導入ではなく，障害のある当事者の利益を最優先することを基本とし，地域社会への完全参加の実現を目標としているのである．

Summing-up

　　かつて日本の社会福祉は高齢化対策を中心に進められてきたが，1990年代以降，少子化対策が大きくクローズアップされてきた．21世紀は「少子・高齢化・人口減少社会」と言われており，日本の極端な少子化が社会・経済に深刻な影響を与えることが懸念されてきたためである．少子化対策が真の意味で子どもと子育て支援に役立つかどうかは疑問であるが，「地域子育て支援拠点事業」などは子育て中の親が主体的にかかわれる場であり，障害のある子どもと親も活用できる場である．
　　一方，PTやOTが専門家として障害のある子どもの療育にかかわる場合，あくまでもその子どもの主体性と権利，子どもらしい生活を尊重した支援と社会資源の有効活用を行わなければならないと考える．

参考文献

1) 厚生労働省：少子化社会対策大綱，2004
2) 内閣府：平成23年度 少子化の状況及び少子化への対処施策の概況（子ども・子育て白書），2011
3) 厚生労働省 編：厚生労働白書，平成24年版，ぎょうせい，2012
4) 内閣府，文部科学省，厚生労働省：子ども・子育て新システム関連3法案について，2012
5) 厚生労働省：障害者自立支援法，2005
6) 厚生労働省：地域社会における共生の実現に向けて新たな障害保健福祉施策を講ずるための関係法律の整備に関する法律案の概要，2012
7) 福祉小六法2013，中央法規，2012
8) 長瀬　修 他：障害者の権利条約と日本―概要と展望，生活書院，2008

（岡田節子）

各論

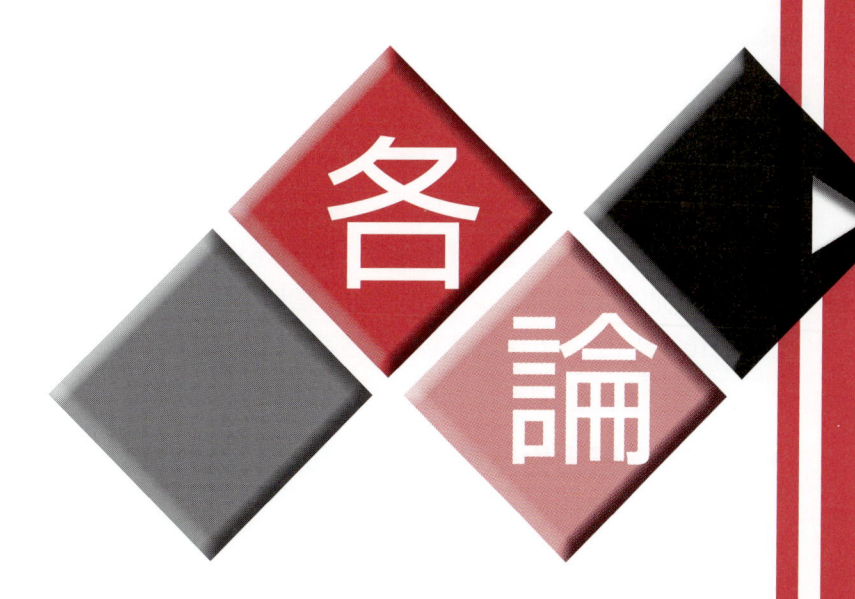

各論

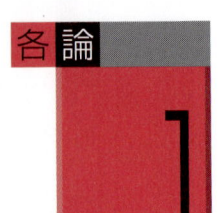

1 NICU

Basic Standard

- なぜNICUにセラピストが必要なのか？
- 介入手段を決定していくには，どのような評価が必要なのか？
- リスク児に対する呼吸理学療法は，発達に必要なエネルギーを確保する
- リスク児に対するポジショニングは，環境調整の一手段である
- セラピストとしての育児支援を通じて，親子の関係性を高める

■増加する低出生体重児〜発達の場としてのNICU

　厚生労働省による人口動態統計によると，2010年の乳児死亡率は2.5%，新生児死亡率は1.2%と非常に低く，わが国における周産期医療は世界最高のレベルであるが，その反面，早産・低出生体重児の出生率の増加に伴い，脳障害や認知・学習障害，行動障害など発達障害のリスクをもった新生児（以下；リスク児）が増加している．これら発達障害のリスクは，出生時体重1,500g未満の極低出生体重児，1,000g未満の超低出生体重児に顕著で，超低出生体重児の発達予後に関する全国調査では，満期産による正常体重児の脳性麻痺発生率が0.15%であるのに対し，超低出生体重児では17.7%と非常に高い割合になっている[1,2]．

　NICU (neonatal intensive care unit) とは「24時間連続して重症新生児の呼吸・循環・代謝などの管理ができるチーム，設備およびシステムのある施設」[3]であり，近年は出生数約30人に1人がNICUでの加療を経験している．リスク児のほとんどは出生早期からNICUでの全身管理を受けるが，発達を促進していくためにはこの時期からの適切な発達ケア (developmental care) と介入 (intervention) が求められる．また，NICUは新生児と家族をつなぐ場でもある．出生早期は母子の良好なアタッチメントを形成していくために重要なタイミングであり，母子介入を基盤とした家族への介入も必要となる．

■NICUにはセラピストが必要

　NICUにおける発達ケアでは，児の状態に合わせて生活環境（光・音）の調整，運動療法やポジショニング，呼吸理学療法，哺乳指導，感覚・認知発達指導などさまざまな介入が行われる．セラピストは呼吸理学療法やポジショニング，感覚・認知発達指導などの場面で活躍が期待されており，児の療育環境を良好なものにするために積極的な介入が求められている．リスク児に対する理学・作業療法の主な目的は，①呼吸循環器系の安定，②ス

トレスからの保護，③発達の促進であり，児をストレスから保護して生理機能を安定させ，エネルギー消費の軽減をはかるとともに安定した脳の成熟を促し，適切な時期に必要な刺激の入力を提供することで発達を促進することが重要である．また，児だけでなく家族の育児支援（ファミリーケア）に積極的にかかわることも大きな役割である．発達にリスクを抱える児と，発達に多くの不安をもっている家族に対し，発達支援の専門家といえるセラピストがNICUで積極的にかかわっていく意味は非常に大きい．

■児の現在と未来を評価する

リスク児に対する介入手段を検討し，実際にセラピストとしてかかわっていくには，当然ながらまず「児の状態を評価する」ことが求められる．ここでは，現在NICUにおいて使用されることが多い3つの評価法（GMs評価，Dubowitz評価，NBAS）と，児にかかわるタイミングや介入効果を知るうえで重要となる行動覚醒状態（state）について解説する．

■発達予後を予測するGMs評価（general movements assessment）

GMs評価は，新生児の自発的な全身運動に着目して，その動きの質的変化から発達障害の早期診断を行うものである．Prechtlは全身的な自発運動をgeneral movements（GMs）と呼び，「四肢のいずれかの部分から始まり，次第に体全体をスムーズに動かす．数十秒から数分続き，途中運動の大きさや速度が変化し，動き全体は優雅で流暢である．指を複雑に動かし，手や体のローテーションを伴う」と定義している[4]．GMsは受精後8～9週ごろより出現し，生後2つの質的に異なった段階を経て変化する．最も初期の段階に出現するGMsはwrithing movementsと呼ばれる運動で，神経学的に障害のない胎児では受胎後9週ごろから観察されはじめ，出産予定日後6～9週の終わりごろまで続く．その後，徐々にfidgety movementsと呼ばれる新たなパターンをもったGMsへと変化していく．このとき2～3週の間，両者が同時に存在することもある．fidgety movementsは，予定日後15～20週ごろまで観察され，その後，より随意的な運動や視覚誘導による操作運動などが出現し，GMsは消失していく（図1）．正常なGMsと異常なGMsそれぞれの特徴を表1に示す．特にfidgety movements periodにおける異常なGMsの出現は，脳性麻痺や発達遅滞の予後予測に有用であり，リハ介入の必要性を識別する手段として用いることができる．ただし，介入の効果判定に用いることはできない．

■神経学的特徴を評価するDubowitz評価

Dubowitz評価は1970年から成熟度評価として始まり，PrechtlやBrazeltonなどの神経学的・行動学的評価を受け，1981年にThe neurological assessment of the preterm and full-term newborn infantが作成され，現在に至っている．Dubowitz評価は，①tone（10項目），②tone patterns（5項目），③reflexes（6項目），④movements（3項目），⑤abnormal signs（3項目），⑥behavior（7項目）の6カテゴリー（全34項目）からなる神経

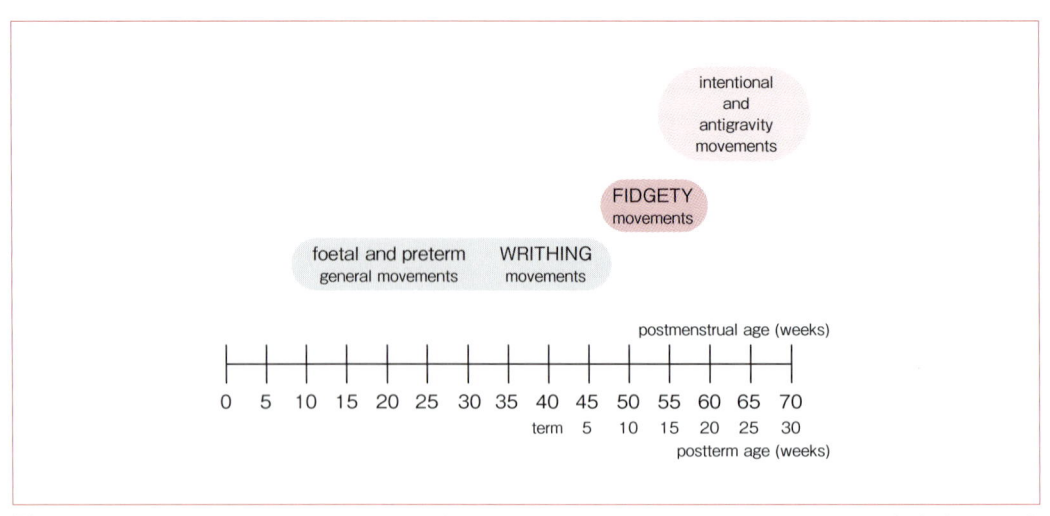

図1　developmental course of general movements　　　　　　　　　　　　　　（文献5）より引用）

表1　正常なGMsと異常なGMs

正常なGMs （観察される時期）	異常なGMs
writhing movements （受胎後9週ごろから出産予定日後6～9週ごろまで）：上下肢を含む全身の粗大運動．運動の振幅は小～中等度，個々の部分の運動速度はゆっくり～中等度を示し，時に速くて振幅の大きな上肢の伸展運動がよぎることもある．典型的なものは楕円を描く運動で，もがくような（writhing）印象を与え，hand-head contactやhand-face contactなどの多様な運動レパートリーとともに出現する． fidgety movements （出産予定日後6～9週ごろから15～20週ごろまで）：頭部，体幹，四肢に見られるあらゆる方向に円を描く運動．振幅は小さく，速度は中等度でさまざまに加速する．児が何かに集中している間や落ち着かないとき，あるいは啼泣時を除いた覚醒中は継続して観察される．他の自発運動（kicking, pleasure burst, oscillating, saccadic, swipes, swatsなど）や体幹の回旋運動などを必ずしも伴わず，四肢運動のみでも出現する．	・poor repertoire of GMs（PR）： 　一連の運動が単調で，運動パターンに多様性見られない ・cramped-synchronized GMs（CS）： 　硬直して見え，滑らかで優美な印象に欠け，四肢と体幹の筋肉がほぼ同時に収縮し弛緩する ・chaotic GMs（Ch）： 　大きな振幅の四肢の運動が，混沌とした順序で突然に出現する ・abnormal fidgety movements（AF）： 　正常に見えるが，速度，振幅，ぴくつきが誇張されている ・absence of fidgety movements（F－）： 　fidgety movementsが観察されない

行動学的検査で，各項目はcolumn 1～5で評価され，それぞれ0・0.5・1のスコアが与えられる．スコア分布が90％タイルの範囲外（34点満点中30点未満）であれば介入（フォローアップ）の対象となるとされているが，早産児のほとんどが30点未満となることが報告されており[6,7]，早産児用に新たな基準を設ける必要があるとされている．本評価法は前述のGMs評価および後述のNBASの要素をそれぞれ取り入れて構成されており，容易かつ効率的に児の神経学的特徴を評価できることが特徴である．スコアよりも全体的な

各論 ─ 1. NICU

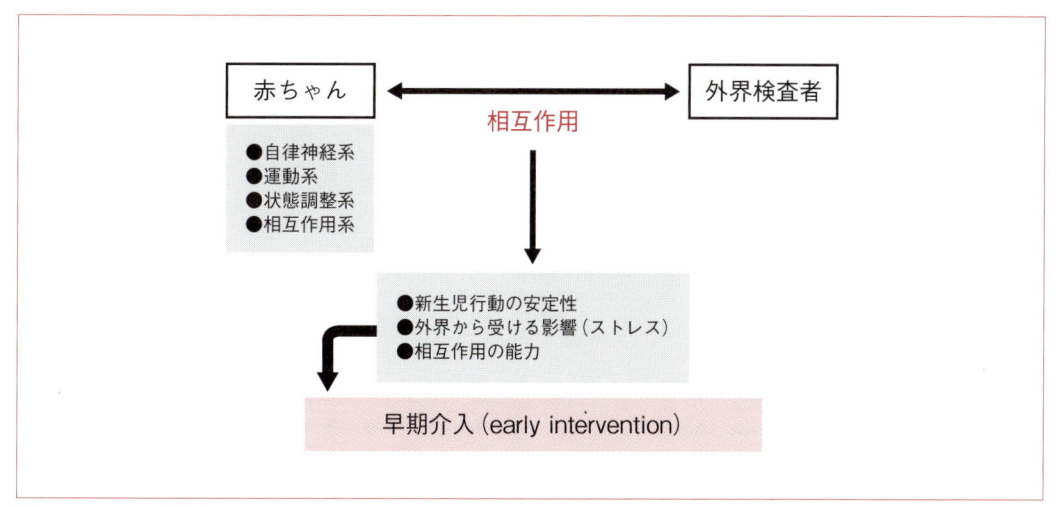

図2 NBASの概要

columnの分布状況から児の未熟性・異常性を判断していくことで，セラピストとしての具体的な介入に重要な手がかりを得ることができる．

▶相互作用を通して行動特性を評価するNBAS（neonatal behavioral assessment scale）

　NBAS（Brazelton新生児行動評価）は，28項目の行動評価（9段階尺度）と18項目の神経学的評価（4段階尺度）を通して児の"行動"を評価する方法である．Brazeltonは新生児を「外界との相互作用によって諸機能を獲得する主体」としてとらえ，新生児の発達は生得的行動，中枢神経系の成熟，外環境の相互作用によって獲得されるとしている．よって，NBASでは単なる児の刺激-反応性を評価するのではなく，児と評価者・外刺激との相互作用を通して，①新生児の神経行動の安定と全体の組織化，②新生児が外界から受ける影響（ストレス），③新生児の能動的な外界への行動（相互作用の能力），を評価するように意図されている（図2）．

▶4つの神経行動から児の状態を把握する

　児の神経行動は，①生理／自律神経系（呼吸器系，循環器系，内臓器系など生理機能の恒常性），②運動系（姿勢や自発運動，原始反射の活動性などの運動調整能力），③状態系（睡眠-覚醒リズムや意識状態の調整能力），④注意／相互作用系（視聴覚刺激に対する反応や覚醒状態を調整して外界とかかわる能力）の4つの行動系から把握される．これら4つの行動系は階層構造を示しており，最下部の自律神経系の安定から，上位の運動系，注意／相互作用系へとシステムの組織化が進む（図3）．下部システムの不安定さは，全体のシステムとしての組織化を阻害し，結果として児の神経行動は未熟（非組織化）なものとして表出される．表出される行動の背景を推察することで，児の状態の詳細を知ることができる．

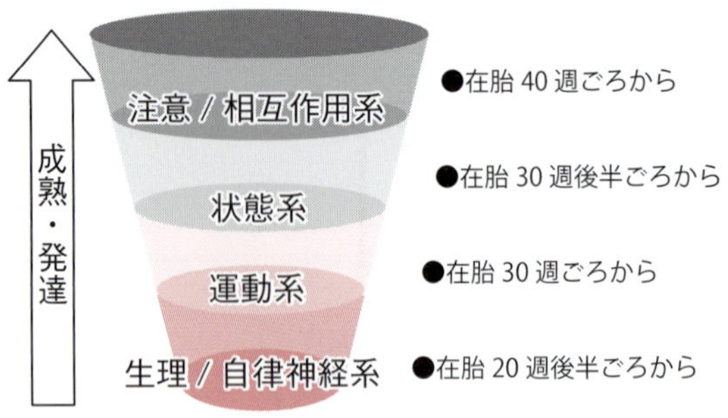

図3　新生児行動システム

▶セラピストは児の best performance を引き出せなければならない！

　NBASでは児の行動反応を「正常」もしくは「異常」という枠組みで評価せず，児のもつ最高の行動（best performance）を評価の対象とすることも特徴の一つである．評価者には児が best performance を発揮できるように，児の過剰な反応を抑制したり，抱き上げたり，吸啜させたりして，児の行動を調整することが必要となる．このようなNBASの概念は，児の発達支援にかかわる看護師やセラピストなどが児の行動をよりよく理解すること，そして児の行動を促進するための個別的な発達ケアの計画や両親への介入プランを立案するうえで有益となる．早産児に対する評価法としてNBASを発展させたものにAlsの早産児行動評価法（assessment of preterm infant's behavior：APIB）がある．

■介入を効果的かつ良質なものにするための state の観察

　児の運動や行動は state との関係が非常に深い．児の state によって刺激の受容性，反応性が異なるため，評価や介入にあたっては state を的確に把握することが重要である．state の評価には Brazelton による6段階の分類がよく使われている（図4）．

▶児は state で語る

　state 1・2が睡眠状態，3から6までが覚醒状態で，児の刺激の受容性，反応性は state 4で最も高く，逆に1および6で最も低くなる．state 1〜2の状態では哺乳や遊びをこころみてもうまくいかず，評価や介入を実施するタイミングではない．state 5〜6の啼泣は空腹や眠さなどの不快なサインや，児が他者からのかかわり（介入）を求めているサインかもしれない．state 4は外刺激に対する感受性，反応性が最も高く，児に介入する時間を設けることで相互作用の能力が強化される．state の変化は中枢神経系の発達を反映する良い指標となり，介入のタイミングや方法を検討するうえで重要な指標となる．NBASに基づいた state 評価のための観察ポイントを表2に示す．

▶state を安定させ，脳を育む

　新生児期は脳を中心とした神経系の敏感期であり，早産児においても大脳皮質の感覚

睡眠
- state 1 深睡眠 quiet sleep(non-REM)
- state 2 浅睡眠 active sleep(REM)

※REM：rapid eye movement

覚醒
- state 3 まどろみ drowsiness
- state 4 敏活状態（目覚め） alert
- state 5 活動的な状態（ぐずつき） active awake
- state 6 泣き状態 cry

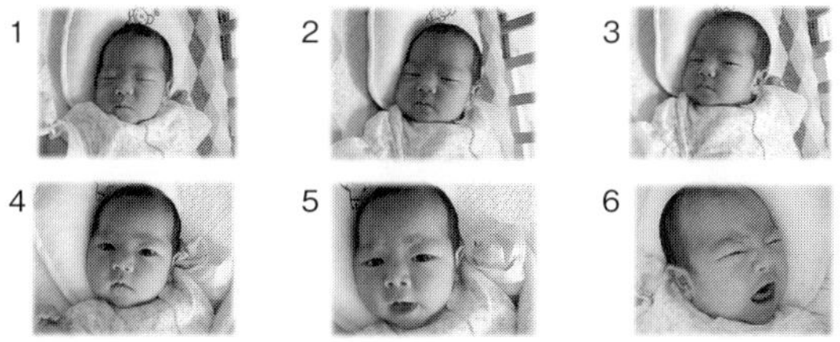

図4 stateの分類

表2 NBASに基づいたstate評価のための観察ポイント

1. 睡眠の安定性（慣れ反応）
2. 全般的な覚醒時のstate（安定した覚醒，適度の興奮性，低い覚醒レベル，過度の興奮性）
3. stateの変化性（安定的か，易変化性か）
4. state 4の維持（敏活さがあるか，反応が乏しいか）
5. 刺激の受容能力（hypo-，hyper-sensitivityか，適度の感受性・興奮性か）
6. 泣き状態からの変化（自分で泣きやむか，なだめに反応するか）
7. 抱き心地

（視覚，聴覚，体性感覚など）にかかわる領域だけでなく，前頭葉でも構造的な結合が見られる．新生児期および乳児期の感覚刺激と脳発達，情緒発達の関係についてのモデルでは，過剰な外的（不快）刺激が，過度の覚醒（興奮状態）や自律神経反応，ストレス反応（視床下部-下垂体-副腎系）を引き起こすこと，皮質下の神経回路が強化され，感覚過敏性や過剰興奮性などが生じること，その上位中枢である帯状回，前頭眼窩野，さらに右脳（高次の制御機能）の正常な機能化が阻害されることが示唆されている[8]（**図5**）．通常，これらの上位中枢が下位の脳幹網様体や視床下部，扁桃体の機能を抑制性に調整するが，繰り返される不快刺激のストレス反応によって，ストレスホルモンや神経伝達物質が過剰に分泌される．これにより，神経細胞死やシナプス形成異常が促され，脳の形態学的，機能的な異常性が生じ，将来の認知・学習障害や情緒障害，社会適応障害に結びつく可能性が指摘されている[10]．よって，リスク児に対する出生早期からの発達支援では，安定した睡眠状態の提供（ストレスの緩和と状態の安定）を最優先事項として神経系の成熟を促すことが求められる．修正週数が満期に近づくにつれ，状態系および注意/相互作用系の安定が進んできたら，両親やセラピストとの相互作用を効果的に取り入れ，認知機能の発達を促していく．

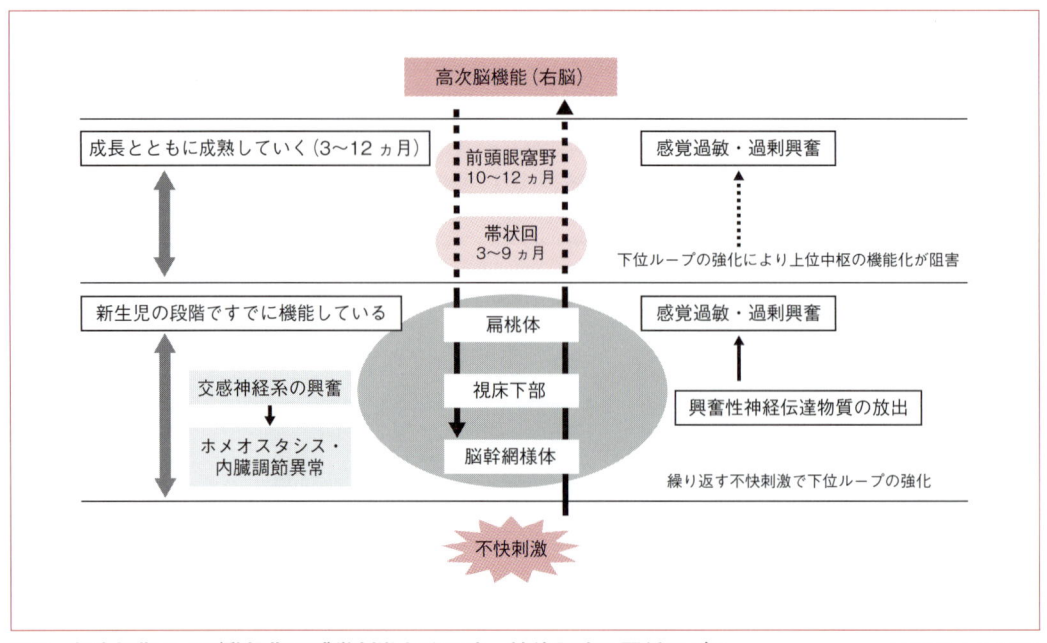

図5　新生児期および乳児期の感覚刺激と脳発達，情緒発達の関係モデル　　　　　　　　（文献9）より引用）

■NICUでセラピストが考えるべきこと，やるべきこと

　先にも述べたとおり，リスク児に対する介入の目的は，児をストレスから保護して生理機能を安定させ，エネルギー消費の軽減をはかるとともに安定した脳の成熟を促し，適切な時期に必要な刺激の入力を提供することで発達を促進することである．重要なのは，児を"能動的に外環境と相互作用して発達する主体"としてとらえ，理学・作業療法としてのアプローチ（環境調整，ハンドリング，ポジショニング，呼吸理学療法など）を，児が"運動しやすい""感じやすい（知覚しやすい）"身体条件を整えていく手段だと念頭に置いて実施していくことである．

▶今必要な支援は何か，を考える

　介入手段（方針）の検討は，児の状態を生理学・生物学的観点から考慮したうえで決定する必要がある．図3で示したように，生理／自律神経系システムの組織化が進む修正32〜34週では，呼吸循環器系の安定とストレスからの保護がメインとなり，運動療法的な介入よりも呼吸理学療法やポジショニングなどの介入が主となる．修正34週以降は呼吸循環器系が安定し，徐々に刺激を受け入れられる状態となり，知覚をベースとして運動系システムの組織化が進む．また，36〜37週ごろになると行動覚醒状態（state）が安定し，視聴覚反応を中心とした相互作用能力が高まってくるため，適度な感覚-運動刺激の提供を通して運動発達指導や感覚・認知発達指導が行われる．そのほか，哺乳指導や退院後の

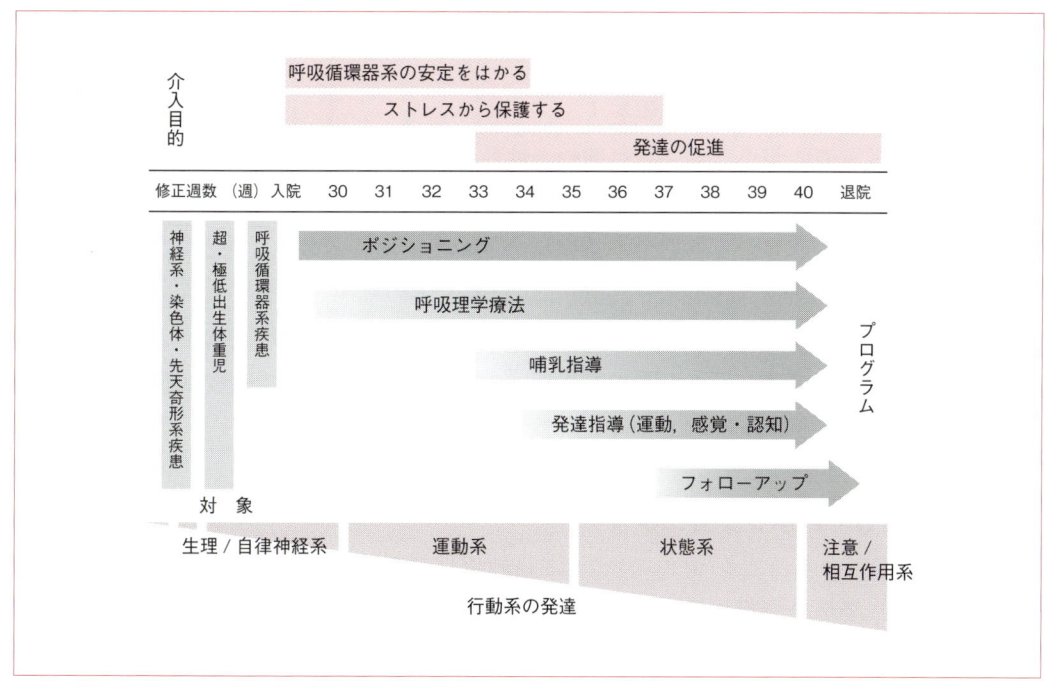

図6 リスク児に対する介入プログラムの流れ　　　　　　　　　　　　　　　　　　　　　　（文献11）より引用改変）

フォローアップもセラピストに求められる重要な役割である．図6にリスク児に対する介入プログラムの流れを示す．4つの行動系と修正週数の関係とを併せて，介入の目的を理解してほしい．

発達のエネルギーを確保するための呼吸理学療法

新生児管理において呼吸管理は最も重要な位置を占め，吸引や体位変換などの呼吸理学療法手技が欠かせない．呼吸状態の安定は，児の発達基盤として最重要事項といえる．

▶ 手技の習熟とエビデンス

手技の解説およびそのエビデンスに関しては，2009年に出された「NICUにおける呼吸理学療法ガイドライン（第2報）」[12]を参照してほしい．NICUにおいて行われる気道クリアランス法の中の体位排痰法を中心にまとめられている．新生児，とりわけ極低出生体重児では，患児病態生理の特殊性と手技の危険性をよく理解した熟練者が行うことが推奨されている．熟練者が行う呼気圧迫法は，どの体重の児に対しても有効性と安全性は高く，軽打法や振動法に比べ無気肺の改善に有効であるとされ，バッグ加圧，サーファクタント洗浄などと併用すると，より無気肺改善に有効であるとされている．また，通常は行われるべきではない・絶対に行うべきではないとされるものに，脳室内出血の危険性が高い時期の極低出生体重児に対する体位変換と吸引以外の体位変換法や，早産児に対する軽打法，ルーチンの振動法などがあげられている（振動法は通常の吸引で痰が取り切れない場

合や明らかな無気肺が存在する場合に限って行う）．各手技の目的とエビデンスを理解し，手技を熟達させて児に触れることが求められている．

▶ 必要最低限の介入で最大限の効果を！

　新生児は呼吸予備能が小さく，無気肺や慢性肺疾患などの呼吸障害を合併しやすい．呼吸障害は児のエネルギーを容易に奪い，呼吸障害に対する介入は特に児の生理／自律神経系に大きなストレスを与える．児を不必要なエネルギー消費とストレスから保護するためには，必要最低限の介入（minimal handling）で最大限の効果を得ることが求められる．呼吸状態を安定させることは，身体各組織の成長と脳の成熟に必要なエネルギーを確保し，児が能動的に外環境とかかわり相互作用能力を発達させていくための基盤として重要である．

■環境調整としてのポジショニング

　NICUで児に行われるポジショニングは"良肢位保持"と"体位変換"を用いた重力環境の調整であり，姿勢の変形や受動的・能動的な筋緊張，関節の発達，運動パターン，それらに続く発達の異常，呼吸循環器系の問題を最小限にするために行われる．

▶ 各体位のメリットとデメリットを理解して用いる

　体位変換に関しては，背臥位，側臥位，腹臥位について，各姿勢のメリット・デメリットと児の特徴を考慮し，時間を決めて交互に行うことが多い（図7）．腹臥位は安定・安心感が得られやすく，呼吸機能に有利な面が多い．また，側臥位は四肢の正中位姿勢がとりやすく，手-手，手-口，足-足などの接触を通じた知覚経験が得られやすいなど，児にとってメリットが多い姿勢となる．背臥位はケアをしやすく，児が周囲の様子をうかがいやすいといったメリットはあるが，対称的な屈曲正中位保持が難しく，呼吸機能に不利な面が多いなどのデメリットがある．

▶ 筋緊張や知覚・運動の発達を促す

　良肢位保持は，早産児においては胎児姿勢をとらせる（不良姿勢を防ぐ）ことで全身の生理的な屈曲緊張を高め，知覚・運動の発達を促していく．両親が抱擁（抱っこ）しているときの児が安定している様子を再現できることが理想的である．満期産児においては，異常な筋緊張を示す中枢性障害や長期臥床を強いられる児に対して囲い込み（nesting）や包み込み（swaddling）を用いた良肢位保持が行われる．抑制しがたい過剰な筋緊張を認める児では，座位などを用いて股関節の屈曲角度を90°以上に保持することで，全身の筋緊張をコントロールしやすくなる．慢性肺疾患などにより長期臥床が必要な児に対しては，知覚-運動発達（特に頭部のコントロール）を促していくために，胸の下にロールを入れた腹臥位（on-elbows）や座位などを用いる．セラピストが児の運動発達を促すときに用いる姿勢やハンドリングの要素が取り入れられていると理想的である．

▶ ポジショニングはオーダーメイドで！

　ポジショニングを行う際には，少なくともバイタルサイン，筋緊張，ストレスサインの

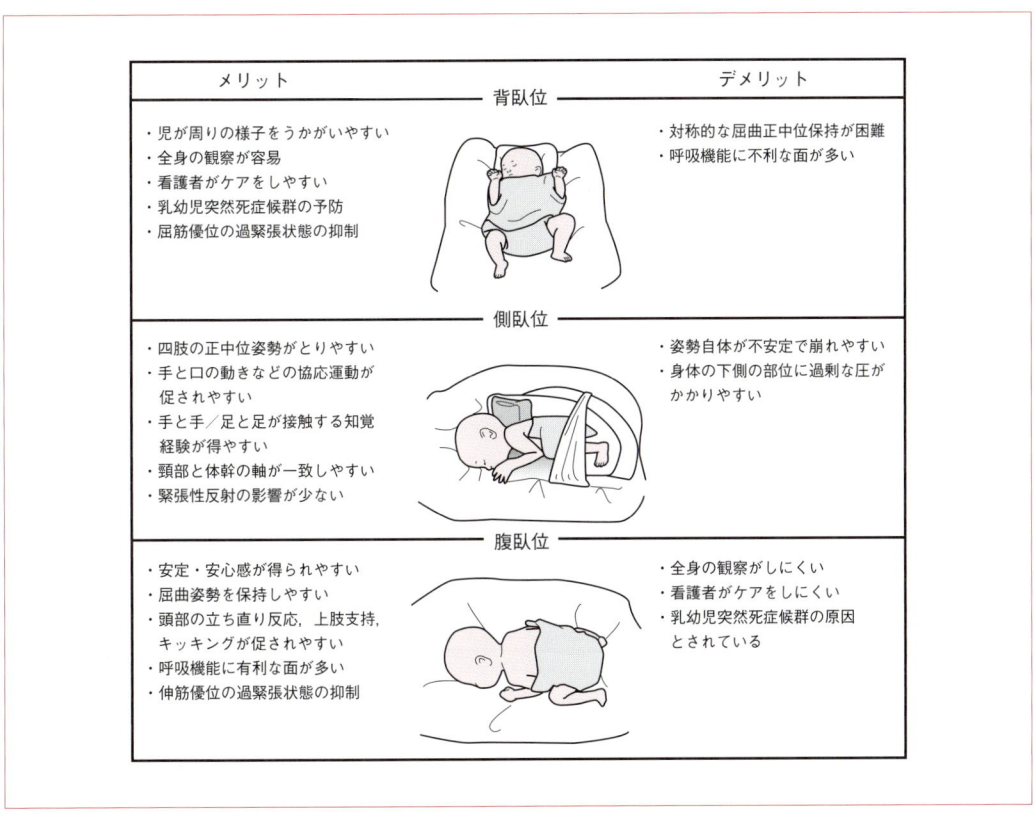

	メリット	デメリット
背臥位	・児が周りの様子をうかがいやすい ・全身の観察が容易 ・看護者がケアをしやすい ・乳幼児突然死症候群の予防 ・屈筋優位の過緊張状態の抑制	・対称的な屈曲正中位保持が困難 ・呼吸機能に不利な面が多い
側臥位	・四肢の正中位姿勢がとりやすい ・手と口の動きなどの協応運動が促されやすい ・手と手／足と足が接触する知覚経験が得やすい ・頸部と体幹の軸が一致しやすい ・緊張性反射の影響が少ない	・姿勢自体が不安定で崩れやすい ・身体の下側の部位に過剰な圧がかかりやすい
腹臥位	・安定・安心感が得られやすい ・屈曲姿勢を保持しやすい ・頭部の立ち直り反応，上肢支持，キッキングが促されやすい ・呼吸機能に有利な面が多い ・伸筋優位の過緊張状態の抑制	・全身の観察がしにくい ・看護者がケアをしにくい ・乳幼児突然死症候群の原因とされている

図7 各体位のメリットとデメリット (文献11)より引用改変)

状態をポジショニング前後で評価し，そのポジショニングが効果的なものかどうかを判断する必要がある．児によって安定する（好む）姿勢は違う．すべての児に一律のポジショニングを用いるのではなく，それぞれの児に適したポジショニングを考え，実施していくことが重要である．

▶ 親子の関係性を育む母子（家族）介入

新生児期は，親と子が絆を結ぼうとする高感受期であり，この時期の親子のかかわり方は将来の親子関係や発達に影響する．低出生体重児やリスク児では，母親の心理状況や母子分離状況などが愛着形成や母性意識，家族の人間関係に影響し，養育障害（虐待，愛情遮断による発育障害，育児放棄など）を生じやすい．

▶ セラピストとしての育児支援

NICUでは救命，後遺症なき発達に加えて"親子の関係性を育む"機能が重視され，出生早期からの母子接触（相互作用），直接授乳やカンガルーケア，退院前の母子同室などの取り組みがなされている．親子の関係性を良好なものにする第一歩は，両親が児の行動特徴を理解し，両者が楽しく相互作用できるようになることである．セラピストは両親に

表3 行動観察チェックシート

安定・組織化行動	システム	不安定・非組織化行動
☐ 穏やかで調和のとれた呼吸 ☐ 正常，安定している ☐ ストレスサインを認めない ☐ 正常のげっぷ ☐ 少しの振戦，驚愕，間代	自律神経系 呼吸 皮膚の色 内臓機能 運動	☐ 不調和　☐ 頻呼吸　☐ 徐呼吸 ☐ 不安定　☐ まだら　☐ 青白い ☐ 逆流・吐出　☐ 吐き気　☐ 唾吐き ☐ しゃっくり　☐ 排尿/排便 ☐ 頻回の振戦，驚愕，間代
☐ 流暢で多様に変化する運動パターン ☐ 調整されたアクティブな筋緊張 ☐ 組織化された正中位指向 ☐ 拳を握る　　☐ 吸啜運動 ☐ 抱擁	運動系	☐ 非流暢で反復的な運動パターン ☐ フロッピー(low tone)/固い(high tone) ☐ 正中位から遠ざかる四肢の伸展運動 　　(体幹，上肢，下肢) ☐ 手足の指を拡げる動き
☐ ステート：*安定　　*スムーズな移行 ☐ 明確に焦点の合う敏活さ ☐ 視覚刺激：「見つける」/「追いかける」 ☐ 聴覚刺激：「見つける」/「追いかける」 ☐ たくましい啼泣 ☐ 干渉によるなだめ　　☐ 自己鎮静	状態調整 と 相互作用	☐ ステート：*不安定　*急激な移行 ☐ 非組織化な注意・集中 ☐ 過剰な敏活さ/低い敏活さ　　☐ あくび ☐ くしゃみ　☐ 視線が合うことを避ける ☐ 不安定な啼泣（速いリズムまたは弱い） ☐ なだめることが困難　　☐ 興奮しやすい
☐ 少しの援助で自己制御が可能	自己制御機能	☐ 自己制御が困難，多くの援助を要する

対して児の行動反応の理解を促し，両者のポジティブな相互作用を成功させること，児の健康状態・行動発達に応じた取り扱いを指導すること，児の成熟や発達についての予見的なガイダンスを行うことにかかわる必要がある．これには，前述したNBASを用いたデモンストレーションが有用である．母親（両親）の心理状況や家庭環境などに十分配慮して，育児支援という立場で進めるように心がけてほしい．

どのように介入手段を決定しアプローチを進めていくか

ここでは評価から介入手段を決定していく流れについて，事例とともに紹介する．

長所（strength）と改善すべき問題点（problems）を整理する

まず評価であるが，児の修正週数，体重，疾患名などを考慮したうえで神経行動特性を把握（観察）する．表出された行動（サイン）について，それがポジティブ（安定・組織化された）なものか，ネガティブ（不安定・非組織化）なものかを識別し，4つの行動系（自律神経系，運動系，状態系，注意/相互作用系）と併せて整理していく．これには「行動観察チェックシート」が有用である（表3）．ポジティブな行動は児の長所（strength），ネガティブな行動は改善すべき問題点（problems）としてそのままとらえることができ，これに基づいて介入目標と介入計画を立案する．

▶ 28週，850gで出生した超低出生体重児

事例を紹介する．在胎週数28週，出生時体重850g，Apgar score 5/6点にて出生し，修正週数35週，体重1,820gになった超低出生体重児．活動性がまだ低く，全般的に脆弱

な行動反応が特徴的であった．評価開始時，児は保育器内にてstate 1で，心拍数・呼吸状態・皮膚の色とも安定した状態であった．刺激に対する慣れ反応を保育器内で評価したところ，不快な刺激に対する反応抑制が乏しいことが観察された．次いで，児をコットに移して運動系の評価を行ったところ，数回の振戦や驚愕の出現，浅い頻呼吸の呼吸変化，チアノーゼの顔色の変化などの自律神経系ストレス反応や，低筋緊張への変化，四肢の伸展方向へ非協調的な動き（overshooting），手指を大きく拡げる動き（finger splay）などの運動系のストレス反応，stateの低下などの状態系のストレス反応が観察された．相互作用能力の評価には，ストレスを軽減するためにモニター音と部屋の照度を下げ，児に衣服を着せてバスタオルで包むホールディングが必要であった．またストレスの現れに注意しながら優しく上下に揺らす前庭刺激と，児の胸部や頬部への触覚刺激を加えつつ，小さな声で児に語りかけるなどの援助を提供し，stateを調整することが必要であった．これにより，自律神経系，運動系の安定化がはかられ，明確なstate 4を得ることができた．視覚刺激・聴覚刺激に対して，刺激源を見つめて追視する反応が観察されたが，stateが下がりやすく，敏活さが容易に失われた．state 6からの自己鎮静では，こころみが見られるものの自己調整できず，検者が抱き上げて揺らすといった介入が必要であった．

▶ 伸ばしていくべき長所

評価結果から，児の長所として，①安静時には生理的恒常性が維持され，安定した睡眠状態を得ることができる，②評価者のハンドリングによって状態調整・相互作用の能力を発揮することができる，③修正週数35週であり，全般的にまだ成熟過程にある，があげられた．

▶ 改善していくべき問題点

一方，改善すべき問題点として，①特に呼吸器系および神経系に関連した自律神経系のストレス，②低姿勢緊張，③運動の非協調性（正中位指向の困難性），④stateの不安定さ（低いステート），⑤これら下部システムの不安定性に伴う相互作用能力および自己制御機能の未熟さ，があげられた．

児に必要な個別的支援を考える

整理された行動特性をもとに，介入目標と介入プログラムを立案する．このとき，改善すべき問題点に対してのプログラムは当然立案されるべきだが，長所をより良いものにするためのプログラム立案にもぜひ目を向けてほしい．

▶ 明確な介入目標の設定は，介入に統一性をもたらす

前述の事例では，評価結果に基づいて，①環境ストレスを軽減すること，②質の高い睡眠を提供して生理的恒常性を得ること，③屈曲姿勢・正中位指向を促進して姿勢運動の調整をはかること，④覚醒時には適度な感覚刺激入力（前庭・視/聴覚・触覚）を調整して，ステートの安定化と自己制御機能を向上することを介入目標とした．

▶ **介入プログラムは可能な限り具体的に！**

介入プログラムは，問題点を改善すること，かつ長所を促進することを目指して立案した．

1) 環境刺激の調整は，概日リズムに応じて室内の照明を調整し，モニターや周辺機器のアラーム音，周囲にいる人間の話し声や足音，クベースの開閉時の音といった突発的な音や大きな音などを避けるようにして，ストレスを排除し，安定した睡眠の確保と，睡眠-覚醒のリズムの調整をはかる．

2) 巣作り（nesting）や腹臥位のポジショニングを実施し，身体への接触面を多くした自然な屈曲位姿勢をとらせ，姿勢の安定化をはかり，正中位指向を促す．

3) 処置などは深睡眠時を避け，急激な侵害刺激を与えないようにする．

4) クベース外に出す際は衣服やタオルなどで肌の露出を抑え，ストレスの現れに注意し，愛護的なハンドリングを心がける．

5) 覚醒状態が良く，敏活な状態を示すときには，四肢屈曲位でタオルにくるんで抱き，見つめかけ・語りかけによる視聴覚刺激や，顔や口周辺への接触刺激，軽い揺らしによる前庭刺激を加え，覚醒時のstateの安定化をはかる．

6) 母親とのタッチケアとカンガルーケアを通して，母子相互作用を促し，心地良い刺激を与えることで刺激耐性を養う．

児の神経行動の特徴を明確にし，可能な限り具体的な介入目標と計画を設定することで，児のケアや発達支援にかかわるスタッフが共通認識をもって介入することが可能となる．

■ 医療スタッフと家族（両親）が協同して児を育む

評価結果と介入計画は，NICUでの医師・看護師・セラピストとのカンファレンスで検討し，共通の認識をもって児にかかわることが重要である．本事例では，介入計画の内容を保育器に貼付し，ケアにかかわるスタッフがその内容を随時確認できるようにした．これにより，児に対するディスカッションも有意義に行われ，統合的かつ安定したトータルケアの提供が可能となった．また，評価結果と介入計画はセラピストが両親に説明し，両親の児に対する意識を高め，児との相互作用を促進するよう努めた．本事例の入院は87日間にわたり，修正週数40週3日，体重2,316ｇで退院となった．MRIなどの画像診断を含め，諸検査にて神経学的異常は認めず，その後も正常発達を遂げている．

▶ **"能動的な発達"を支援する**

児の有する神経行動特性の長所と問題点を抽出し，児の神経行動の発達状況（組織化）を明確にして，具体的な介入計画を立案し実施する．これにより，医療スタッフと家族に共通の認識が生まれ，両者の連携を強化することができる．このような統合的な個別化されたケア（developmental care）は，児の行動の組織化を促進し，中枢神経系の成熟を助け，また，親子の関係性を育むことにもなるだろう．NICUで児にかかわるセラピストに

は，リスク児を"能動的に発達する存在"として認識し，その行動に応じた評価と介入を実践してほしい．

Summing-up

- ハイリスク児の増加に伴い，NICUにおけるセラピストの役割は大きくなってきている．
- GMs，Dubowitz評価，NBASなどの評価法を用い，児の特性を評価して介入計画を立案する．
- 4つの行動系（生理/自律神経系，運動系，状態系，注意/相互作用系）から児の特性を理解し，個別的で効果的なケアへとつなげる．
- 児を"能動的に発達する主体"としてとらえ，さまざまな介入（支援）を提供し，発達を促進する．

文献

1) 上谷良行，他：シンポジウム超早産児の長期予後．周産期新生児誌 40(4)：763-767，2004
2) Morooka K, et al：Neurodevelopmental screening in public health service. Neurology and Public Health in Japan, WHO, pp159-163, 1997
3) 仁志田博司：新生児学入門　第3版，医学書院，2004
4) Einspieler C, et al：Prechtl's Method on the Qualitative Assessment of General Movements in Preterm, Term and Young Infants, Mac Keith Press, 2004
5) 大城昌平，他：脳性麻痺児の運動発達評価法の標準化．理学療法 24(3)：427-437，2007
6) 烏山亜紀，他：早産児におけるDubowitz神経学的評価の特徴―脳障害児との比較．広島大学保健学ジャーナル 4：35-40，2004
7) Mercuri E, et al：Neurologic examination of preterm infants at term age：comparison with term infants. J Pediatr 142：647-655，2003
8) Allan N：Effects of a secure attachment relationship on right brain development, affect regulation, and infant mental health. Infant Mental Health Journal 22：7-66，2001
9) 儀間裕貴，他：最近のハイリスク新生児の理学療法．理学療法 28(10)：1209-1217，2011
10) Anand KJ, et al：Can adverse neonatal experiences alter brain development and subsequent behavior? Biol Neonate 77：69-82，2000
11) 大城昌平，他：新生児理学療法，メディカルプレス，2008
12) 田村正徳，他：NICUにおける呼吸理学療法ガイドライン（第2報）．日本未熟児新生児学会雑誌 22：139-149，2010

（儀間裕貴）

各論

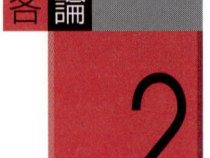

2 脳性麻痺の理学療法
～運動発達を引き上げるこころみ～

Basic Standard

- 幼少期の脳性麻痺の運動発達は，健常児に比べ遅滞・停滞しやすい
- 脳性麻痺の運動発達が遅滞する理由として，原始反射が残存しやすいために立ち直り・平衡反応が欠如しやすく，全身の協調的運動が困難な点があげられる
- 脳性麻痺の協調的運動を促進するには，脳性麻痺の示す病態像の理解が必須となる
- 脳性麻痺の病態像の理解をもとに，脳性麻痺が示す運動パターンを注意深く観察し，治療プログラムの着眼点を絞り込む必要がある
- 脳性麻痺の治療プログラムは，ハンドリング以外に，課題の提示方法を吟味する必要がある
- 脳性麻痺の運動発達を促進するには，客観的でわかりやすい記録をセラピスト間で共有することが大切である

■ 脳性麻痺の運動発達の特徴

　生後0ヵ月では頸も据わっていなかった健常な乳児が，わずか12ヵ月間で歩行能力を獲得する．この過程は，一言で説明するなら身体を重力に抗しながら立ち直り・平衡反応を成熟させ，機能獲得を推し進めた結果といえよう．このように，健常児はごくあたりまえのように歩行能力を獲得する．

　しかし，脳に障害を有する脳性麻痺では，歩行能力の獲得に至らない症例も多く存在し，健常児に比べ運動発達が遅滞・停滞する[1]．脳性麻痺の運動発達の遅れは，日常生活機能の自立という観点のみでなく，母子関係の構築や社会参加への大きな障壁ともなる．このような脳性麻痺が抱える障壁の背景には，脳性麻痺の運動が原始反射の残存により，立ち直り・平衡反応が欠如しやすく，全身の協調的運動が困難である点があげられる．

■ セラピストは試されている？

　では，どうすれば脳性麻痺の運動発達を引き上げることができるのか？読者の誰しもが，立ち直り・平衡反応を出現させ，より正常な運動を経験させることが重要であることは周知のことであろう．しかし，どのように正常な運動を経験させるのか？これが一筋縄ではいかないことも読者は知っている．そう考えると，セラピストはその手腕を対象児やその家族から試されているようにさえ思えてくる．

　そこで，本章ではまず，脳性麻痺の運動発達を引き上げるために理解しておくべき病態

像について解説したい．そのうえで，脳性麻痺の運動に対する着眼点を述べる．そして，具体的な事例への介入場面をとおして，セラピストの治療方針，治療場面の展開方法から臨床意思決定の一部始終をできるだけわかりやすく説明したい．最後に，筆者がこれまで脳性麻痺の運動発達を促すために実践してきた研究成果の一部を紹介する．このようなすべてのプロセスを読者と共有することをもって，脳性麻痺の運動発達を引き上げるこころみとする．

■病態像を整理する

　幼少期における脳性麻痺の運動は，原始反射の残存により，立ち直り・平衡反応が欠如しやすく，全身の協調的運動が困難であることが最大の特徴といえよう．そのため，脳性麻痺の多くが，頭部・体幹・四肢の分離性の欠けた状態での運動（俗にいう運動パターンと呼ばれる全身性の運動）を強いられている．脳性麻痺が強いられているこの運動の背景をひもとくためには，痙直型やアテトーゼ型と呼ばれる病態像の理解が必要となる．これから，姿勢筋緊張，姿勢・運動，立ち直り・平衡反応の3項目に分け，病態像を整理していく．

▶姿勢筋緊張

　姿勢筋緊張とは，環境の変化に応じて無自覚的に適応し，バランスのとり方を選択できる運動の準備状況をいう．姿勢筋緊張は，場合に応じては姿勢を保持するために随意に高めることもでき，一方では運動を引き起こすために随意に低くすることもできる（図1：実線参照）．つまり，正常な姿勢筋緊張は，ある程度の変動を伴うものである．

　しかし，脳性麻痺児は健常児とは異なる姿勢筋緊張の性質を有する．たとえば痙直型は，姿勢筋緊張の亢進状態が続きやすい．緊張の亢進状態を低下させることは可能であるが，時間を要する．さらには，筋緊張が低下しつつあっても，連合反応や代償運動によりいとも簡単に亢進するという性質も有する（図1：点線参照）．

　一方，アテトーゼ型は，姿勢筋緊張が常に動揺している．さらには，筋緊張の変化は非

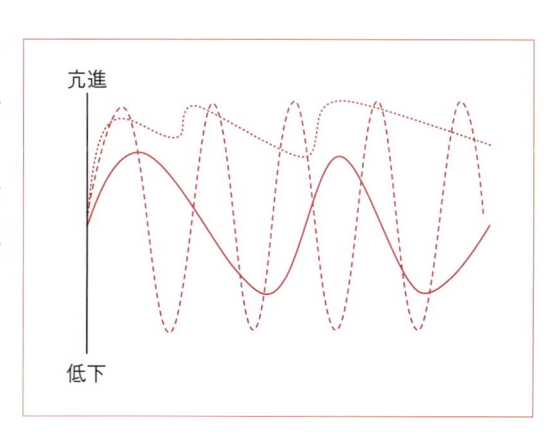

図1　健常児および脳性麻痺児（痙直型・アテトーゼ型）の姿勢筋緊張

健常児は実線（―），痙直型は点線（……），アテトーゼ型は破線（---）で姿勢筋緊張の変動を示す．痙直型は，姿勢筋緊張が健常児よりも亢進状態が持続しやすく，さらに低下するのに時間がかかる．一方，アテトーゼ型は，姿勢筋緊張が動揺しやすく，変動が大きい．そのため，姿勢筋緊張を一定のレベルに調整することが困難である．

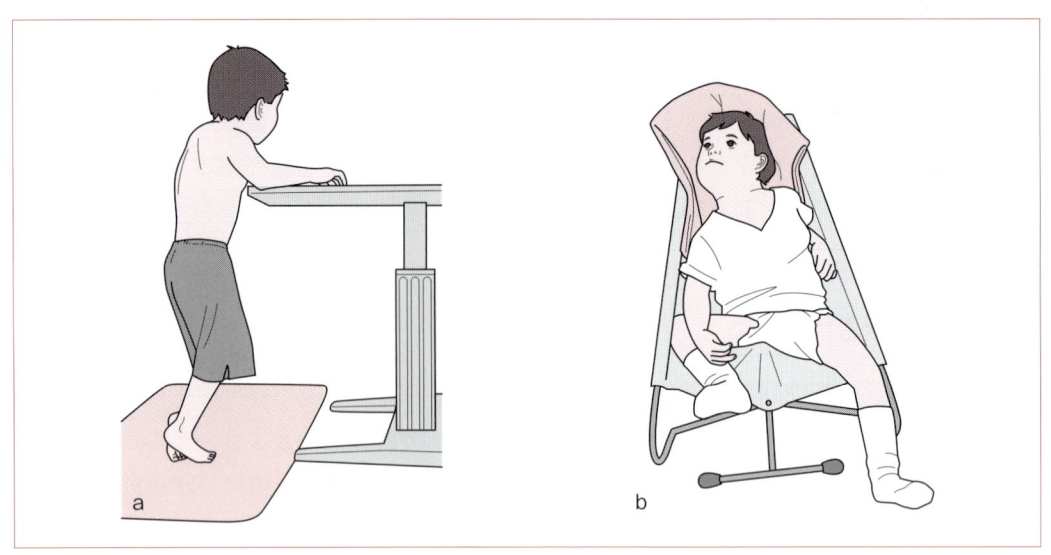

図2 痙直型とアテトーゼ型の姿勢・運動の特徴
a. 痙直型両麻痺児の立位姿勢は，股関節および膝関節が伸展させにくく，足関節が底屈しやすい（4歳5ヵ月時点）．
b. アテトーゼ型の座位姿勢は，頭部・体幹を過度に伸展させている．右上肢を屈曲させにくく，下肢も非対称な姿勢を示しやすい（3歳2ヵ月時点）．
（前川喜平 編著：理学療法士・作業療法士のための小児の反射と発達の診かた，新興医学出版社，東京，2007）

常に急激で，低下状態から亢進状態までさまざまである（図1：破線参照）．

　このような姿勢筋緊張の性質から，痙直型では緊張をより低下しやすい状況に導き，多様な運動を引き起こしやすくすることが重要となる．さらに，連合反応や代償運動など緊張を亢進させるような刺激を控えるよう配慮しなければならない．アテトーゼ型では，急激な変動を少なくするため，運動の範囲を狭くすることや正常な姿勢の保持が重要となる．運動がゆっくり行えるような調整能力の向上が治療プログラムの成功のカギを握る．

▶姿勢・運動

　姿勢筋緊張が亢進状態を示しやすい痙直型は，痙縮を有する筋の過度な同時収縮により，異常な姿勢・運動の固定が生じる点が最大の特徴である．**図2-a**には，痙直型両麻痺を呈する対象児の立位姿勢を示す．対象児は，腸腰筋・内転筋群，ハムストリングスおよび下腿三頭筋に痙縮を有するため，股関節および膝関節を伸展させにくく，足関節が底屈した状態で姿勢を保持している．また，このような下肢の過度な筋の同時収縮により，たとえば股関節外転方向の運動が制限され，下肢を側方へ振り出す際に努力を要し，動作も緩慢となりやすい．

　一方，姿勢筋緊張が動揺しやすいアテトーゼ型は，姿勢の固定が困難である．それは，筋の同時収縮が欠如し，運動範囲が非常に広く，中間位での運動が苦手なためである．**図2-b**には，アテトーゼ型を呈する対象児の座位姿勢を示す．対象児が，頭部を右へ向かせながら後方のタオルを強く押しつけ，窮屈そうな姿勢で座位姿勢をとっている様子が確認できる．頭部以外に，体幹部も伸展方向に反り返らせており，このタイプの子どもでは全

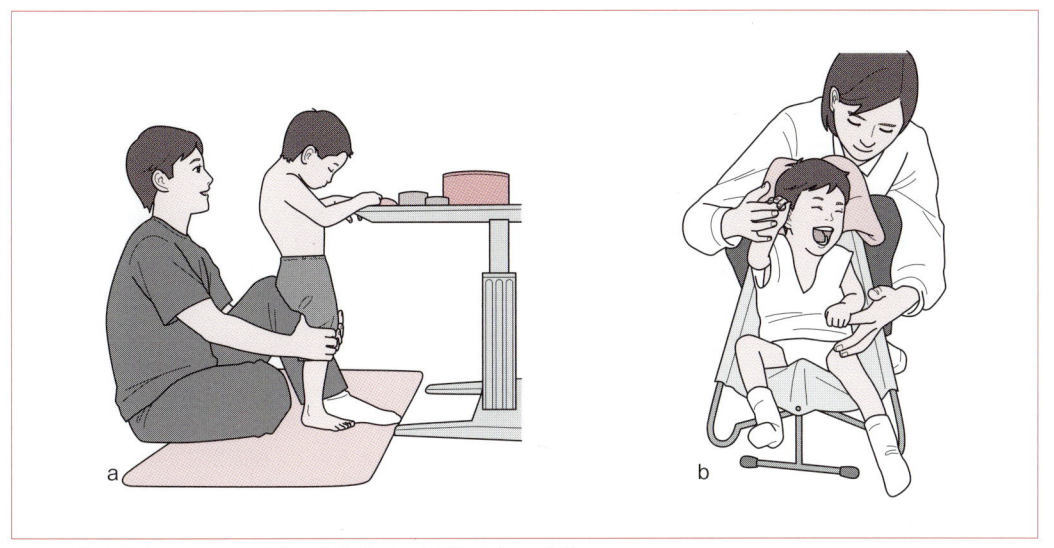

図3 痙直型とアテトーゼ型の立ち直り・平衡反応の特徴
a. 痙直型両麻痺児の立位姿勢への介入場面を示す．下肢の痙縮を抑制するよう介入しているが，頭部と上部体幹の屈曲を強め対応している．
b. アテトーゼ型へ理学療法介入した後の座位姿勢を示す．頭部と体幹の過度な伸展は減弱し，両上肢を前方に屈曲させ，下肢もより対称的に維持している．
(前川喜平 編著：理学療法士・作業療法士のための小児の反射と発達の診かた，新興医学出版社，東京，2007)

身の筋の同時収縮が欠如しているため，運動の調整が困難となっていることを読み取ることができる．また，頭部や四肢の非対称な姿勢から，運動を中間位で調整することが困難な側面も読み取ることができる．

▶立ち直り・平衡反応

　過度な筋の同時収縮により，異常な姿勢・運動を示しやすい痙直型は，立ち直り反応が欠如しやすい．また，正常な立ち直り・平衡反応が必要な状況にあっても，異常なパターンで対応する．図3-aには，セラピストが痙直型の対象児にハンドリング操作を加え，より正常な立ち直り反応を引き出すことを念頭に置き，介入を試みている場面を示す．両膝関節を伸展する操作と同時に，股関節の伸展の動きを引き出し，全身のアライメントを整えている．このような状態で両足部へ荷重し，下腿三頭筋の痙縮を抑制するよう介入している．しかし，後方への重心移動に対して，対象児は頭部と上部体幹の屈曲を強め対応した．このような対応は，図2-aでも観察されている．痙直型は運動のバリエーションが少なく，正常なパターンが必要な状況にあっても，どのような形で運動を実施すればよいかわからない．そのため，対象児が普段から反復している代償運動を用いて，後方への重心移動に対応したものと推察される．

　一方，筋の同時収縮が困難なアテトーゼ型は，立ち直り・平衡反応が異常な形で出現する．大部分のアテトーゼ児は，保護的な姿勢反応を併せ持つが，筋緊張が常に変動しているため，正常な反応として働かないことが問題となる．図3-bには，図2-bで示したアテ

表1 痙直型とアテトーゼ型の病態像（文献3）より引用，一部改変）

	痙直型	アテトーゼ型
姿勢筋緊張	亢進状態が続きやすい．低下させることも可能であるが，時間を要する．さらに一度低下した緊張もすぐに亢進しやすい．	常に動揺している．その変化は急激で，低下状態から亢進状態までさまざまであり，不随意運動パターンを生み出しやすい．運動は突発的で非常に急激である．
姿勢・運動	痙縮を有する筋の過度な同時収縮により，異常な姿勢に固定される．運動範囲は狭く，運動は緩慢で非常な努力を要する．	姿勢の固定が困難である．同時収縮が欠如している．運動範囲は非常に広く，中間位での運動は苦手である．じっとしていることができず，運動が無秩序でコントロールされていない．
立ち直り・平衡反応	欠如している．正常姿勢反応とは異なって，姿勢筋緊張やパターンが異常である．正常パターンが必要な状況にあってもどのように運動をするかわからない．	異常な形で出現する．大部分のアテトーゼ児は，保護的な姿勢反応をもっているが，筋緊張が常に変化したり，緊張性スパズムが出現するので，正常な反応として働かない．
拘縮および変形	数少ない異常な姿勢運動パターンしかとらないので，拘縮および変形の危険性が非常に高い．また，随意的な努力を要する場合，痙縮により定型的なパターンを示す連合反応が出現し，これが拘縮の危険性を増大させる．	運動性があるので，痙直型の対象児に比べ拘縮を起こす危険性は少ない（重度の対象児は例外で，手や体幹に著明な非対称性を示す）．
全体的傾向	ちょっとしたことにびっくりしたり，不安がる．受身的で自主性は低い．情緒的にはアテトーゼ型よりも安定しており，障害にもよく適応する．	あまりこわがったり，不安がったりしない．外向的で，環境の変化に順応しやすいが，情緒的には不安定で喜怒哀楽が激しい．知的に優れている場合は，容易に欲求不満になりやすい．

トーゼ型の対象児に理学療法介入を行った後の座位姿勢を示す．対象児の頭部の後方への押しつけが減弱し，楽に姿勢をとっている様子が読み取れる．体幹部も伸展方向の反り返りがみられず，両上肢が前方にリーチしやすくなり，下肢がより対称的な姿勢を示している．このように，アテトーゼ型はより正常な立ち直り・平衡反応を潜在的に有していると思われるが，筋緊張の動揺が大きいため姿勢の調整が困難となっていることが理解していただけるであろう．

この病態像の理解が，脳性麻痺の運動発達を引き上げる評価の礎となる．両方の病態像を，先の3項目に拘縮および変形，全体的傾向を補足し表1にまとめたので，よく整理しておいていただきたい[3]．

■ 脳性麻痺児の運動の着眼点を学びとろう！

脳性麻痺の運動の背景にある病態像を理解したら，次はセラピストが脳性麻痺の運動をどのように評価し，何を読み取るかが重要となる．このプロセスが欠けてしまえば，脳性麻痺がどのような運動が困難なために運動発達が遅れているのか，その核心にアプローチしないまま，治療が展開されることになりかねない．これでは，セラピストだからこそ組み立てられる治療には程遠い．このような治療にならないためにも，セラピストは脳性麻痺の運動の着眼点を学びとらなくてはならない．これから，いくつかの着眼点とその着眼したポイントから何を読み取るのか，実例を提示したうえで話を進める．

▶「できること」を深く観察せよ！

　先の病態像を理解したうえで，脳性麻痺児の運動に着眼するポイント．その1は「できないこと」だけでなく，「できること」を深く観察することである．もちろん，「できないこと」の理由を推察することも重要であるが，「できること」をより詳細に分析することから，「できないこと」がどのような背景から生じているのか仮説を立てることができる．具体的には，できているけれども何が正常な運動と異なるかを明確にすることである．もしセラピストがこのような運動を気にもとめないのならば，脳性麻痺児がこの正常と異なる運動を反復しながら機能獲得を進める状況に目をつぶっていることと変わらない．

▶「いつも…である」を見破れ！

　なぜ，「できること」を深く観察するのか？　それは，脳性麻痺では姿勢が異なる場面であっても，必ず共通した運動を示すためである．特に痙直型は，運動のバリエーションが少ない．だから，セラピストには「いつも…である」という視点で，脳性麻痺児の動作を観察してほしい．脳性麻痺児は，非常に限られた方法でしか，運動を行うことができない．これは，脳性麻痺児の動作が「定型化」しているためである．脳性麻痺児の定型化した運動を見破る視点は，「いつも…である」という着眼点から生まれる．

Advice

・脳性麻痺児の定型化した運動パターンを見破るためには，動作場面を記録した写真を2枚以上用意して，見比べるのも一つの方法である．

▶「定型化」から何を読み取るのか？

　では，「定型化」された運動からセラピストは何を読み取れるのか？　これこそが，運動発達を引き上げるための治療プログラムに直結する．座位と立位姿勢で，両手活動している際に，後方に重心を移動させている痙直型両麻痺を呈する対象児の図を例に考えたい．対象児の姿勢以外に，セラピストによるハンドリング介入という条件も異なるが，どちらの図でも骨盤の後傾運動とともに上部体幹を過度に屈曲する代償運動が出現している（**図4-a, b**）．このような代償運動により，座位場面では両膝関節が屈曲し，両足部が床面から離れている．これは，上部体幹の過度な代償運動により，筋緊張が亢進し骨盤-下肢の分離性が乏しくなっている一例である．立位姿勢では，セラピストのハンドリング操作により骨盤-下肢の関節運動の質を読み取ることはできないが，上部体幹の過度な代償運動により，座位姿勢と同様に下肢の筋緊張を高めていることを推察することができる．

　このように読み取っていくと，複雑な運動を示しやすい脳性麻痺が共通した現象を示すことが理解できる．この「定型化」された運動にセラピストが「多様性」を提供することができれば，脳性麻痺の運動発達を引き上げることは現実味を帯びてくるのである．

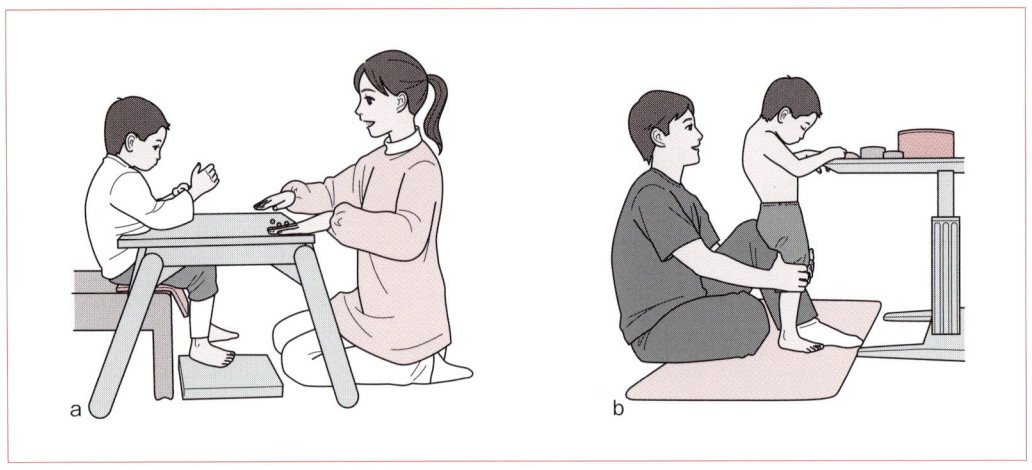

図4　姿勢・動作の定型化（後方への重心移動に対する）
a. 痙直型両麻痺児の座位姿勢を示す．骨盤の後傾運動により，上部体幹の代償的な屈曲運動が観察される．
b. 立位姿勢でも，骨盤の後傾運動により，上部体幹の代償的な屈曲運動が観察される．

■見通しをもった治療を展開する

　セラピストが，「定型化」した脳性麻痺の動作に「多様性」を提供するには，特異的な運動の出現頻度を少なくし，より正常な運動を多く引き出すことが必要である．しかし，特異的な運動は全身に出現し，すぐに正常な運動に置き換わるものでもない．脳性麻痺児はより正常な運動が未経験であるがゆえに，運動の自律的な調整が難しいことも忘れてはならない．このポイントに絞り，痙直型両麻痺の座位姿勢での両手活動を促進するための治療場面の展開について一例を示す．いくつかのポイントに絞り，治療の流れを解説する．

▶「定型化」たるゆえんを認識せよ！

　脳性麻痺に定型化された運動とは異なる運動を提供する．セラピストなら誰しも考えることであろう．**図5-a**には，体幹の伸展が不十分な対象児に，セラピストがおもちゃを手渡す課題をとおして，体幹の伸展活動を向上させようとこころみている場面を示した．セラピストのおもちゃの提示で，対象児はいくらか体幹が伸展するが，その持続は難しい．**図5-b**を見れば，対象児が手にしたおもちゃを用いて両手活動を行った途端，上部体幹が屈曲している様子を確認することができる．セラピストがおもちゃを提示して体幹の伸展を引き出しても，両手活動を行えば上部体幹が屈曲する．このやりとりの繰り返しでは，対象児の運動はほとんど改善しないであろう．これが脳性麻痺の運動が「定型化」されているゆえんである．さらに，セラピストのおもちゃの提示と対象児の反応の繰り返し自体も，「定型化」したやりとりとなる．「定型化」から「多様性」への展開は一筋縄ではいかない．

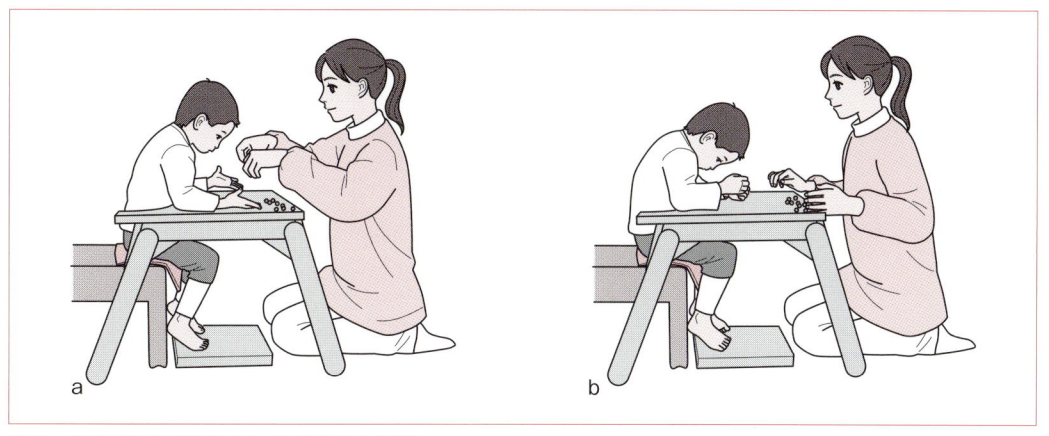

図5 治療場面に観察される定型的な運動
a. 痙直型両麻痺児の体幹の伸展活動を促す目的で，セラピストがおもちゃを手渡す場面である．セラピストの介入により，いくらかは体幹は伸展している．
b. 手にしたおもちゃで両手を使って遊ぼうとすると，上部体幹が過度に屈曲する．これにより，体幹の伸展活動が持続しない．

▶体幹の持続的な伸展活動を引き出す（おもちゃの提示方法）

　対象児の自発的な運動を利用して，セラピストがいかにして対象児により正常な運動を提供するか？　これには，セラピストのかかわり方も大きく影響するので，その例を示す．まず，おもちゃを提示する前の図を確認してもらいたい（図6-a）．この時は，体幹が伸展し，両上肢もしっかりと挙上している．

　しかし，セラピストがどこでおもちゃを渡すのかによって，姿勢が異なるのも確認できる．具体的には，おもちゃを対象児の手にセラピストが渡すかかわり（図6-b）では，おもちゃの提示された下方に視線が向く．さらには，セラピストがおもちゃを手元に運ぶかかわりにより，対象児とセラピストの距離感が近くなる．このことが，対象児に重心を後方へ移動させる引き金となり骨盤の後傾運動を引き起こさせ，結果的に上部体幹を屈曲させている．

　一方，おもちゃを対象児が取りに来るよう上方に提示すると（図6-c），対象児自身の視線も上方に向けられ，体幹が伸展位を保持したまま，両上肢をアクティブに動かしてきた．対象児へのおもちゃの提示方法だけで，対象児の姿勢・運動の質が大きく異なることを認識してもらいたい．このようなかかわり方一つでも，体幹の持続的な伸展活動の引き出し方が変わるのである．

▶体幹の持続的な伸展活動を引き出す（ハンドリング）

　前方へのリーチ活動で体幹の伸展活動を引き出したとしても，手にしたおもちゃで遊ぼうとすれば，必然的に重心を後方に移動する場面が生じる（図5-b）．対象児は，後方に重心を移動させると，過大な骨盤の後傾運動を行ってしまい，その結果上部体幹を過剰に屈曲させバランスを保とうとする．このような上部体幹の代償的運動により，下肢の筋緊張

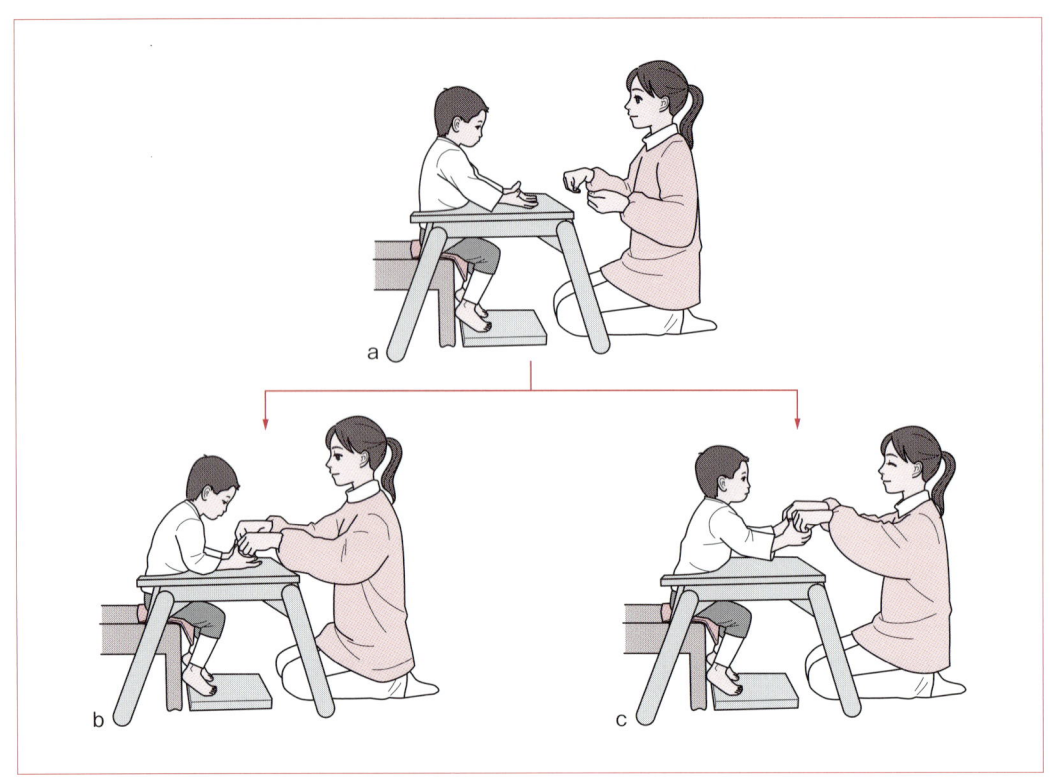

図6 上肢活動の誘導方法による対象児の反応の違い
a. 対象児の座位姿勢は,セラピストがおもちゃを渡す前は,体幹が伸展している.
b. しかし,セラピストがおもちゃを対象児の手に渡そうとすると,上部体幹が屈曲する.
c. これに対し,対象児がおもちゃにリーチする動作を誘導すると,体幹の伸展が持続しやすい.

を高める.これでは,先の活動で引き出した体幹の伸展活動が持続しにくい.この部分にこそ,セラピストのハンドリングも必要となる.図7には,前方へのリーチ活動で体幹の伸展活動を引き出している場面(図7-a)と,のちに生じる重心の後方移動に対するハンドリング場面(図7-b)を示す.重心の後方移動に対し,セラピストは胸椎付近に手を軽くあて,後方への移動を制限するよう両坐骨に向かって圧迫する操作を実施している.このことで,上部体幹の屈曲運動を最小限にとどめ,体幹が持続的に伸展するように操作している.この状態であれば,再びおもちゃが前方に提示されれば,体幹の伸展活動をいとも簡単に持続させることができ,骨盤の後傾運動もコントロールされていくだろう.そういった観点での,セラピストによる適切なハンドリング介入が必要となる.

memo ハンドリングには,特異的な運動の出現ができるだけ最小限になるよう抑制する視点と,より正常な運動を促通する視点が重要となる.

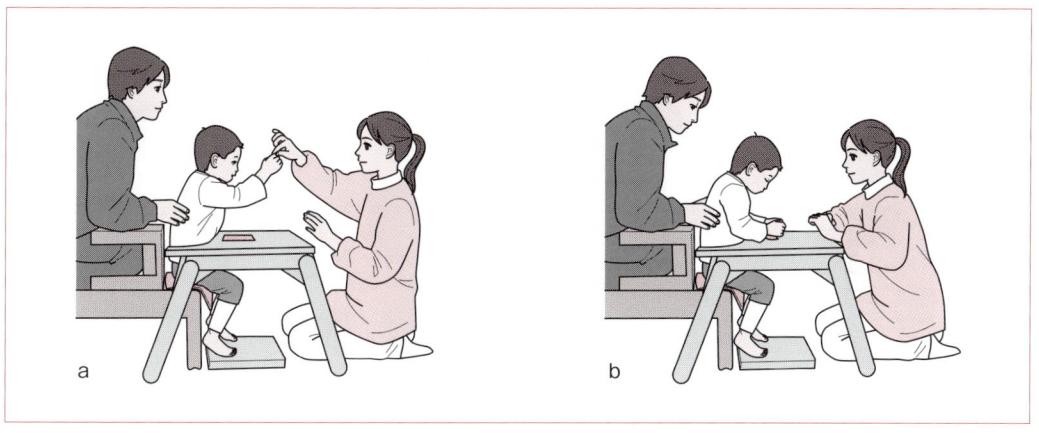

図7 重心の後方移動に対するハンドリング介入
a. 対象児のリーチ活動を誘導し，体幹の伸展活動を引き出す．
b. さらに，対象児が両手活動するタイミングに合わせ，セラピストが胸椎部から両坐骨に圧迫するようにして骨盤の後傾運動を調整し，体幹の屈曲を強めないようハンドリング介入した．

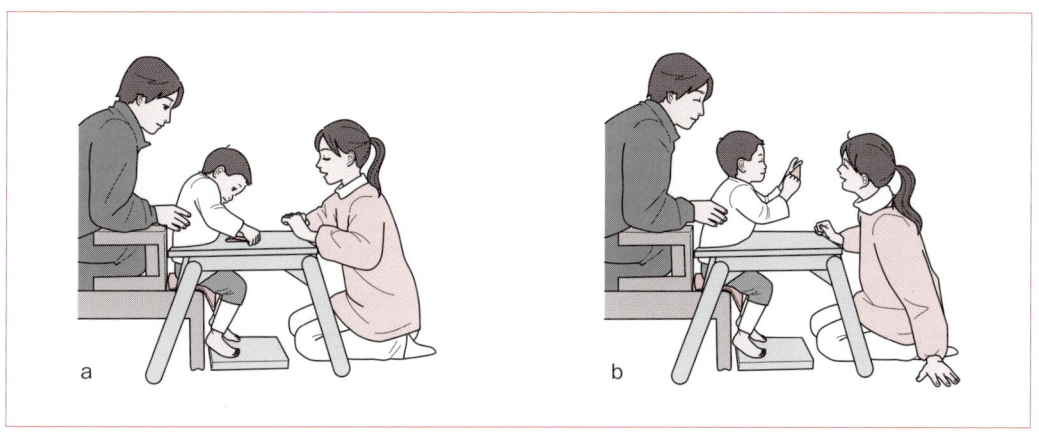

図8 上肢活動の遊び方の変化に伴う姿勢の変化
a. 上肢を押しつけるように使用する上肢活動により，体幹が屈曲する．
b. そこで，おもちゃを空間に提示して活動できるよう課題に修正を加えた．このことで，体幹が持続的に伸展するようにした．

▶体幹の持続的な伸展活動を引き出す（遊び方の提案）

　対象児が両手活動を行おうとすると，セラピストがハンドリングを実施していても，体幹はいくらか屈曲する．これは，机の面を押しつけるように操作する上肢活動によって，肩甲骨を挙上させる引き金となる（図8-a）．したがって，セラピストは，面を押しつけないような位置におもちゃを提示するなど対象児の遊び方を臨機応変に提案しないといけない．今回は，対象児が手にしたおもちゃを両手で回すようにセラピストが言語誘導した．これにより，体幹部のより持続的な伸展活動を引き出すようにした（図8-b）．このように，セラピストが対象児の遊びをどのような見立てで言語誘導するかによって，対象児が特異的な運動を選択しないようかかわることができる．

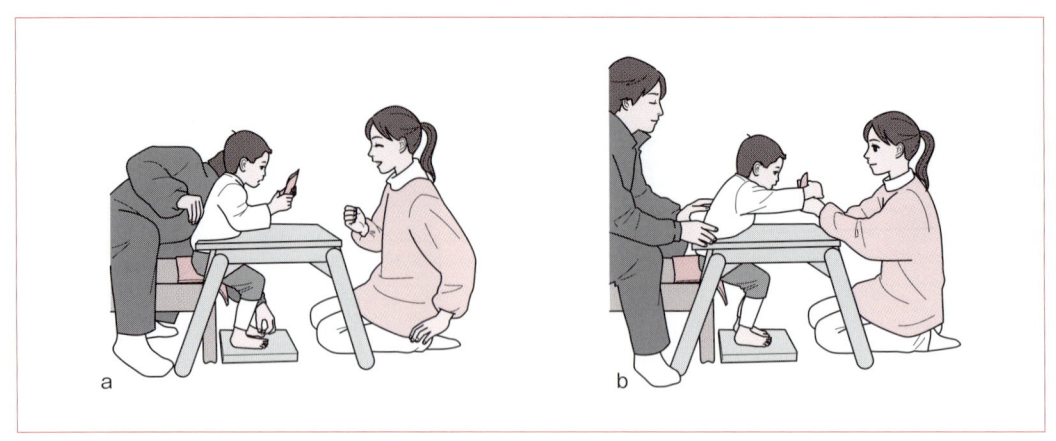

図9　上肢活動の遊び方の変化に伴う姿勢の変化
a. 体幹が持続的に伸展しやすい状況になってから，セラピストは足趾の屈曲を伸展させ，下肢の位置を修正する操作を行った．
b. そのうえで，あらためて空間での両手活動を誘導し，体幹の伸展を引き出した．この体幹の運動で生じた重心の前方移動を両足部で支持する経験を積み重ねさせた．

▶体幹と下肢の活動を連動させる（ハンドリング）

　これまでは，体幹部と上肢活動に焦点をあて介入を続けたが，いずれの場面でも足部が床面から離れ，膝関節を強く屈曲させていた．これは，上部体幹の代償的活動により，下肢に生じた連合反応と考えてもよい．しかし，セラピストは下肢のこの反応には目もくれず，体幹と上肢活動にのみ焦点をあて，介入を続けた．その理由は，上部体幹の代償的活動が出現しにくくなれば，いとも簡単に下肢の反応は修正できると考えていたためである．実際，セラピストは，対象児の体幹や上肢活動を気にとめることなく，両膝関節を90°屈曲した位置に修正しながら，足関節も背屈位にした（図9-a）．これは，上部体幹の代償運動の出現頻度が少なくなったことで，対象児の下肢の筋緊張が低下し，運動の修正が容易であったことを示唆している．このように，体幹および上肢活動に留意し，全身の筋緊張が亢進し，筋の過剰な同時収縮が生じていた状態の改善に努めた．このような全身状況を準備したうえで，改めて前方へのリーチ活動を誘導した（図9-b）．この際は体幹の前傾運動により生じた重心の前方移動に対して両足部でしっかりと体重を支持している様子を読み取ることができた（図9-b）．このようにして，体幹と下肢の運動を連動させ，協調的運動の促通を図った．

▶よりアクティブな展開を求めて

　最後に，対象児にはさみの使用を促した場面を紹介する（図10）．当初は，右の前腕を回外させ紙を切ろうとしたが，この運動の出現のため肩甲骨が挙上し，上部体幹が屈曲した（図10-a）．この運動パターンは，対象児がこれまで実施してきた運動パターンと類似している（図8-a）．しかし，対象児は自ら左手で紙を把持し，右前腕を回外位から回内外

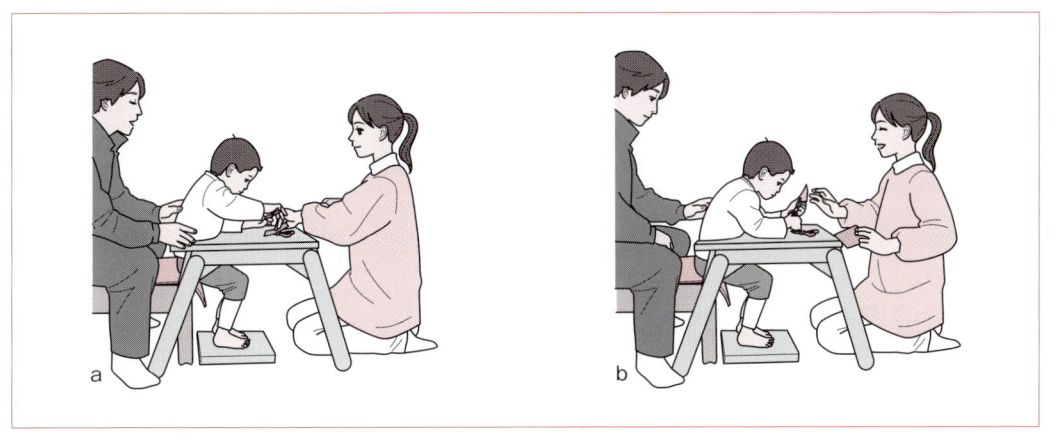

各論 ── 2. 脳性麻痺の理学療法〜運動発達を引き上げるこころみ〜

図10 はさみの使用経験の促進
a. はさみの使用を促すと，当初は前腕を回内させ，対象物を切ろうとした．これに伴い，体幹の屈曲をわずかに強めた．
b. しかし，対象児自ら左手で対象物を把持したことで前腕が回外し，はさみ操作を行っても体幹の屈曲をさほど強めず対応できた．

中間位まで自己修正し，肩甲骨の挙上が減少した状態ではさみを操作した（図10-b）．これにより，体幹も伸展位を維持し，さらには下肢での支持を促すことができた．このように，新たな課題を遂行するなかで，対象児が自身の運動を修正できたことは，とても意義が大きい．このような自己修正は，セラピストの治療により対象児に運動の多様性が提供されたことに起因していると思われる．脳性麻痺児が自身の運動をアクティブに修正すること自体が，脳性麻痺の運動発達を引き上げることに寄与していくと思われる．

▶治療のまとめ

　脳性麻痺の運動は，頭部・体幹・四肢の協調的運動が困難な点が最大の特徴である．このような協調的運動の困難さに対して，セラピストがいかにかかわるか（課題の提示方法やハンドリングなど）が，脳性麻痺の運動発達を促進できるか否かという結果に直結すると筆者は考えている．今回，痙直型両麻痺を呈する脳性麻痺児への治療場面をとおして伝えたかったことは，対象児の定型的な運動を示す箇所に焦点をあて，治療を展開していけば，その効果は全身に波及するということである．つまり，今回の事例でいえば，体幹の持続的な伸展活動により，下肢の筋緊張を低下させることができる．下肢の筋緊張が低下すれば，下肢の運動の修正は容易であり，より正常に近いアライメントで下肢の支持性を高める経験を蓄積できる．このような見通しをもっていれば，セラピストはゆとりをもって対象児とかかわることができる．さらには，対象児のよりアクティブな運動を保障し，結果的には運動発達の引き上げに寄与すると筆者は考えている．

> **Advice**
> ・セラピスト自身のかかわり方に注意を払いながら治療を実施するのは大変難しい．そのため，ほかのセラピストに観察してもらったりビデオなどで記録したりして，治療場面を振り返ることが，見通しをもった治療展開に結びつく自己研鑽の方法である．

■ 治療成果をわかりやすく提示する

　幼少期の脳性麻痺の運動発達は，理学療法の介入にかかわらず，自然に発達する側面も有する．それゆえに，対象児自身の自然発達をセラピストが介入した成果ととらえる傾向もある．しかし，脳性麻痺が機能獲得を推し進める原動力となった運動パターンは，より特異的な形で反復される．この反復された運動は，支持基底面が少なく，より重力に抗した活動場面では発達を阻害する可能性もある．そのため，セラピストの介入が脳性麻痺の運動発達にどのように影響を及ぼしたのか，より客観的で，わかりやすい記録が必要となる．このような記録が，セラピスト間の情報共有を促進させ，結果的に脳性麻痺の運動発達を引き上げる足がかりとなるはずである．したがって，脳性麻痺に対する治療成果をわかりやすく提示する必要がある．

■ 理学療法介入後の動作の変化を確かめる取り組み

　筆者はこれまで理学療法介入により，脳性麻痺の運動がどのように変化するのか，この点に絞って運動学的観点から研究活動を継続してきた[4～7]．これまでの活動のなかから，先に提示した痙直型両麻痺児が実施していた起立動作が理学療法介入前後でどのように変化したのか，4台のカメラを使用した動作解析装置を用いて解析した．解析したデータのなかから，スティックピクチャーを示し，理学療法前後の動作の変化を説明する（図11）．

　理学療法介入前の起立動作（図11-a, b）は，痙縮の強い側（重度麻痺側）において，足関節の底屈を強め，起立動作に移行したことが理解できる．このため，痙縮の弱い側（軽度麻痺側）と強い側の動作過程が非対称である．

　それに対し，理学療法介入後の起立動作（図11-c, d）は，重度麻痺側の足関節の底屈が強まらずに，背屈位を維持した形で起立動作を実施したプロセスを確認することができる．これにより，対象児の起立動作はより対称的なものに変化している．さらに，体幹や股関節の軌跡をみると，より円滑に殿部が座面から離れ立位へ移行したプロセスも確認することができる．

　このような治療成果を提示されれば，理学療法による介入が肯定的に作用したことを理解しやすくなると思う．このような治療成果の提示には，ハード面の問題もあると思われるが，簡易なビデオ記録でもその記録さえ残っていれば，治療成果を問うことはできる[4,6]．是非，読者にも自身の治療の成果をよりわかりやすい形で提示する取り組みを実

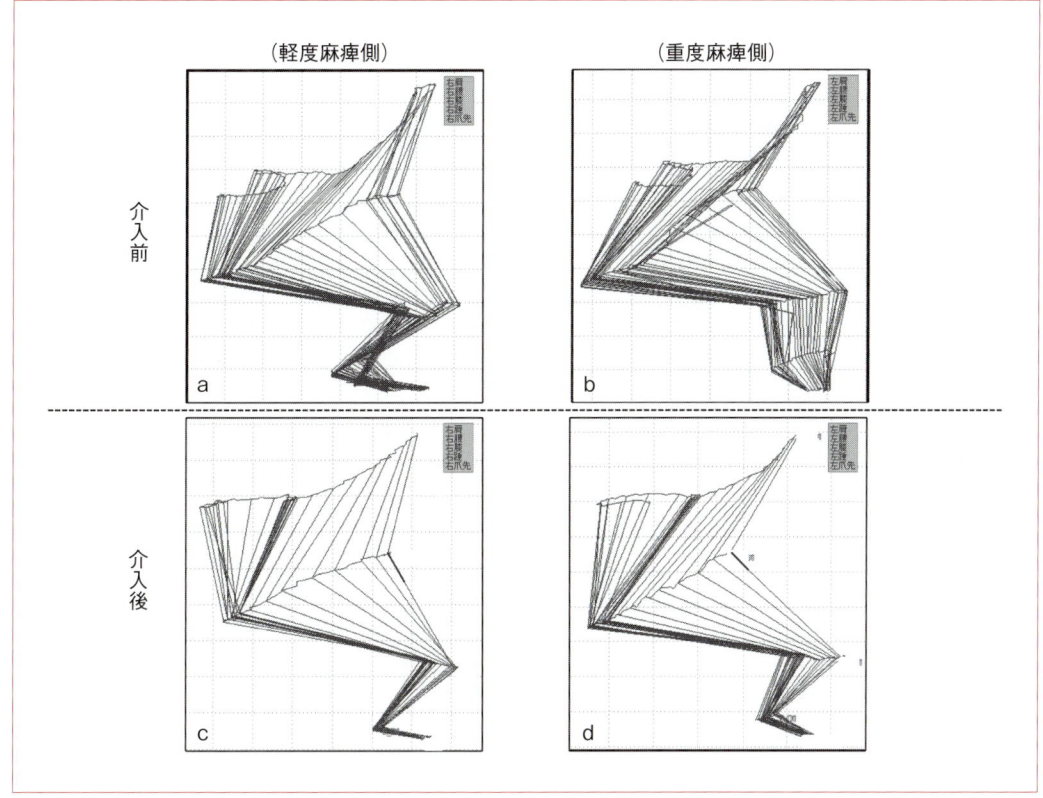

図11 痙直型両麻痺児の理学療法介入前後における起立動作（スティックピクチャー）
a・bは，理学療法介入前，c・dは理学療法介入後の起立動作に関するスティックピクチャーを，軽度麻痺側と重度麻痺側に分けて示した．
aとbを比較すると，足関節部分の軌跡に大きな違いが生じている．つまり，理学療法介入前の動作は，非対称性が著明な起立動作になっている．
それに対して，理学療法介入後の起立動作（c, d）では，重度麻痺側の足関節がより背屈方向に動いたことが確認できる軌跡へと変化した．結果的に，左右の動作がより対称的な状態で起立動作が実施されたことを確認できる．

践してほしい．

Summing-up

・脳性麻痺の病態像の理解が，運動発達を促進する治療の基盤となる．
・脳性麻痺の定型化された運動を見定め，この運動の質を変えることが脳性麻痺の運動発達の促進に寄与する．
・セラピストのかかわり方により，脳性麻痺の運動は，特異な運動を反復させることを認識する必要がある．
・セラピストの治療を，わかりやすく客観的な方法で提示する取り組みは，脳性麻痺の運動発達を引き上げる基盤となる．

文献

1) Milani-Comparetti A, et al：Pattern analysis of motor development and its disorders. Dev Med Child Neurol 9(5)：625-630, 1967
2) 前川喜平 編著：理学療法士・作業療法士のための小児の反射と発達の診かた，新興医学出版社，東京，2007
3) Alfred L, et al（今川忠男 訳）：脳性まひ児の早期治療，医学書院，東京，1995
4) 米津　亮 他：理学療法の治療形態・内容・頻度が脳性麻痺児一症例の運動に及ぼす影響．理学療法学32(2)：96-102, 2005
5) 米津　亮 他：足部への荷重刺激が一脳性麻痺児の立位バランスに及ぼす影響．理学療法学33(8)：442-444, 2006
6) 米津　亮 他：痙直型両麻痺児の正中位指向を強化する理学療法アプローチ．理学療法学35(2)：65-69, 2008
7) Yonetsu R, et al：The effect of physiotherapy on sit-to-stand movements in a child with spastic diplegia. Disability & Rehabilitation 32(7)：598-605, 2010

（米津　亮）

各論

3 脳性麻痺の理学療法 〜学童期の理学療法〜

Basic Standard

- 脳性麻痺とは？
- 脳性麻痺の分類を知る
- 学童期の脳性麻痺児の特徴と予後を知る
- 学童期における理学療法が目指すもの

■ 脳性麻痺（Cerebral Palsy：CP）とは？

　脳性麻痺は，胎内あるいは生後に発症した脳血管障害あるいは脳欠損などの脳障害である．その原疾患が，脳のどこに起因するかで，以下に述べる運動障害のタイプや分布が異なる．しかし，成人の脳血管障害や脳障害と異なるのは，重力に対抗しながら発達する運動発達の過程を一度も経験しておらず，運動麻痺や不随意運動などにより偏った筋肉骨格系の発達を遂げるところである．また，脳性麻痺は運動と姿勢の障害を意味するが，脳障害の障害部位によって感覚障害，認知障害，知的障害などを合併することがある．また，二次的に循環・呼吸障害等を引き起こすこともある．

　多彩な病態をもつ脳性麻痺について，日本の定義と，2004年に米国のメリーランド州のベセスダ（Bethesda）で開催された脳性麻痺の定義および分類に関する国際ワークショップで設定された定義は次のとおりである．

■ 脳性麻痺の定義

▶ 日本の定義（厚生省脳性麻痺研究班会議で定められた定義）[1]

　「脳性麻痺とは受胎から新生児期（生後4週間以内）までの間に生じた脳の非進行性病変に基づく，永続的なしかし変化しうる運動および姿勢の異常である．その症状は満2歳までに発現する．進行性疾患や一過性運動障害または将来正常化するであろうと思われる運動発達遅延は除外する．」

▶ 国際ワークショップでの定義[2]

　「脳性麻痺の言葉の意味するところは，運動と姿勢の発達の異常の一つの集まりを説明するものであり，活動の制限を引き起こすが，それは発生・発達しつつある胎児または乳児の脳の中で起こった非進行性の障害に起因すると考えられる．脳性麻痺の運動障害には，しばしば，感覚，認知，コミュニケーション，認識，それと／または行動，さらに／

または発作性疾患が付け加わる.」

＜Points＞
脳性麻痺の定義がなぜ重要なのか？
脳性麻痺は非常に多彩な病態をもつ．国際ワークショップで設定された定義は，上記の定義ができあがるまでにたくさんの議論が交わされたことが，Baxらの論文に記されている[2]．この定義の重要性は，臨床場面で活用されることだけでなく，調査や研究に際して，「脳性麻痺」という言葉の意味する病態を一致した見解にすることにある．

■脳性麻痺の分類

脳性麻痺をもつ子ども（以下，脳性麻痺児）はさまざまな障害をもつが，以下に述べる脳性麻痺の粗大運動や運動障害タイプ，運動障害分布などで，脳性麻痺による障害を分類することが可能となる．

■粗大運動の分類[3]～粗大運動能力分類システム Gross Motor Function Classification System（GMFCS）

1997年にPalisanoらによって開発された，12歳までの脳性麻痺児の粗大運動を分類する判別的尺度である．GMFCSによって脳性麻痺児は，寝返り・座る・立つ・歩く・走るなどの基本的な全身運動の能力と必要な援助量と使用する器具類（杖や車椅子など）の違いによって，表1のように5つのレベルに分類される．2007年には，12歳から18歳までの年齢帯を含むGMFCS-E＆Rが発表された．

■Surveillance of Cerebral Palsy in Europe（SCPE）による脳性麻痺の運動障害タイプの分類[4]

▶ 1）痙直型脳性麻痺：spastic CP
異常な姿勢や運動のパターンを示す．その特徴は，筋緊張の増大（ただし常に一定ではない）と，病的な反射（反射の亢進やバビンスキー反射のような錐体路徴候）の出現である．
生まれたときの筋骨格は正常であるといわれている．脳障害により錐体路障害を呈し，この障害により筋肉や骨の成長が阻害される．

▶ 2）ジスキネティック型脳性麻痺：dyskinetic CP
異常な姿勢や運動のパターンを示す．その特徴は，不随意的で，調節が困難な，何度も繰り返すような，時には決まりきった様式の運動である．このタイプはさらに，ジストニック型脳性麻痺または舞踏様アテトーゼ型脳性麻痺のどちらかに分けられる．
① ジストニック型脳性麻痺：dystonic CP
常に増大した筋緊張があり，動きが少なく活動の減少やこわばった運動を示す．
② 舞踏様アテトーゼ型脳性麻痺：choreo-athetotic CP
常に低下した筋緊張があり，動きが過剰で活動性の増大や激しい運動を示す．

表1 Gross Motor Function Classification System-Expanded and Revised (GMFCS-E & R) 粗大運動能力システム[3]

6歳〜12歳の誕生日の前日まで
レベルⅠ（制限なしに歩く）：家や学校や屋外や近隣を歩く．身体的介助を受けることなく歩道の縁石を昇り降りし，手すりを使わずに階段を昇り降りすることができる．走行，跳躍などの粗大運動スキルを遂行するが，速度，バランス，および運動協調性は制限されている．個人的選択や環境因子に依存するが，身体活動やスポーツに参加する場合がある．
レベルⅡ（制限を伴って歩く）：ほとんどの生活環境で歩く．長い距離を歩いたり，平坦でなかったり，傾斜のある地形や人混みの中や狭い場所，物を持ち運ぶときにバランスを取ることの困難さを経験することがある．手すりを持つか，手すりがなければ身体的介助を受けて，階段を昇り降りする．屋外や近隣では，身体的介助を受けたり，手に持つ移動器具を使ったりして歩くか，長い距離を移動するときは車輪のついた移動手段を使うことがある．最もよくても，走行や跳躍のような粗大運動スキルを遂行する能力は最小限に限定されている．粗大運動スキルを発揮する能力の制限により，身体的活動およびスポーツへの参加を可能にするための適応が必要な場合がある．
レベルⅢ（手に持つ移動器具を使用して歩く）：屋内のほとんどの生活環境で，手に持つ移動器具を使って歩く．腰掛けさせられたとき，骨盤のアライメントとバランスのためにシートベルトを必要とすることがある．椅子から立ち上がったり床から立ち上がったりする姿勢の移行では，一人の人からの身体的介助や支持面を必要とする．長い距離を移動するときは，何らかの形の車輪のついた移動手段を使用する．見守りまたは身体的介助を受けて，手すりを持って階段を昇り降りすることがある．歩行の制限により，身体的活動およびスポーツへの参加を可能とするための，手動車椅子の自力駆動または電動の移動手段を操作することなどを含む適応が必要になる場合がある．
レベルⅣ（制限を伴って自力移動；電動の移動手段を使用してもよい）：ほとんどの生活環境で，身体的介助または電動の移動手段を必要とする移動方法を使用する．子どもたちは体幹と骨盤のコントロールのために体に合わせて作ったシーティングや，ほとんどの移乗で身体的介助を必要とする．家では，床上移動（寝返り，肘這い，四つ這い）をするか，身体的介助を受けて短距離を歩行する，ないし電動の移動手段を使う．もしその中に置かれれば，家や学校で，体を支える装置のついた歩行器を使用することがある．学校や屋外や近隣で，手動車椅子で移送されるか，電動の移動手段を使用する．移動の制限により，身体的活動およびスポーツへの参加を可能とするための適応，すなわち身体的介助および/または電動の移動手段を含む適応が必要になる．
レベルⅤ（手動車椅子で移送される）：すべての生活環境において，手動車椅子で移送される．重力に抗して頭と体幹の姿勢を維持することおよび上下肢の運動をコントロールする彼らの能力に制限がある．補完的な技術が，頭のアライメント，シーティング，立位，および/または移動を改善するために使用されるが，しかし，そのような機器によって，これらの制限を完全には代償できない．移乗では大人による完全な身体的介助を必要とする．家では，床上の短い距離を移動するか，または一人の大人によって運ばれるかもしれない．シーティングやコントロール装置への広範囲の調整を行った電動の移動手段を使用して，自力移動を達成するかもしれない．移動の制限により，身体的活動およびスポーツへの参加を可能とするための，身体的介助および電動の移動手段を使うことなどを含む適応が必要になる．

＊ジスキネティック型脳性麻痺は従来の「アテトーゼ型脳性麻痺」と分類されていたタイプのことを示す．近年，国際的にジスキネティック型脳性麻痺と表現されるようになっている．

▶ 3）失調型脳性麻痺：ataxic CP

異常な姿勢や運動のパターンを示す．その特徴は，規則正しい筋の調整が失われるため，運動を実行する際に，異常な力やリズム，そして不正確さが伴う．

■運動障害の身体分布による分類（図1）

▶ 1）両麻痺：diplegia or bilateral

両側に麻痺が出現しており，多くの場合，麻痺の程度は上肢に比べ下肢により重くみられる．

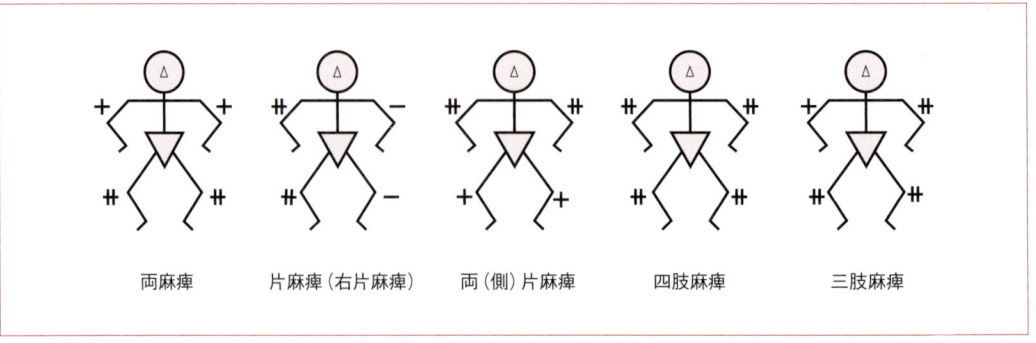

図1　運動障害の身体分布
（両麻痺　片麻痺(右片麻痺)　両(側)片麻痺　四肢麻痺　三肢麻痺）

- 2) 片麻痺：hemiplegia or unilateral
  一側の上下肢に麻痺が出現している状態であり，下肢よりも上肢のほうが麻痺の程度が重いことが多い．

- 3) 両(側)片麻痺：double hemiplegia
  両側に麻痺が出現しており，多くの場合，麻痺の程度は下肢に比べ上肢により重くみられる．

- 4) 四肢麻痺：quadriplegia or tetraplegia or bilateral
  四肢に麻痺が出現し，体幹のコントロールも乏しい．

- 5) 三肢麻痺：triplegia
  四肢麻痺であるが，うち三肢に麻痺が強くみられる．実際は，両側の下肢と一側上肢の麻痺が多い．

■学童期の理学療法

▶学童期の特徴

　脳性麻痺は脳に起因する疾患である．脳性麻痺児は，その原因病巣からくる運動障害と二次的に生じる運動障害，変形，関節拘縮などを抱えながら発達する．

　また，心臓や呼吸器の発達も運動障害があるため活動性が低下し，循環や血管拡張能力に影響を与えると考えられている．また，脳性麻痺児は，早産の既往から生まれてすぐに人工呼吸器管理をされていた児も多く，慢性肺障害や気道過敏性などを合併することがある．さらに，学童期は，脊柱側弯や胸郭変形などの変形を引き起こし，呼吸障害が増悪する場合がある．これは，気道の問題のみならず，胸郭運動が制限されることにより，呼吸がしにくくなるためである．

　このように学童期は，加齢に伴う二次障害を考慮しなければならない．ジスキネティック型脳性麻痺（アテトーゼ型脳性麻痺）の二次障害には，頸椎症や頸髄症といったものがある．

　さらに，痙縮や筋緊張亢進が長期に続くことや関節変形や拘縮により，疼痛が生じることがある．何が原因かを整形外科医とのチーム医療で診断のうえ，効果的な治療を選択し

たい．

> **memo** **spasticity と hypertonia**
> 　日本語に直訳すると，痙縮と筋緊張亢進である．痙直型脳性麻痺児は，錐体路に障害があるため，伸張反射（原始反射）が残存する．これにより筋緊張が高まることを「痙縮(spasticity)」と理解しているが，痛みや精神的緊張によって引き起こされる「筋緊張亢進(hypertonia)」である場合もある．そのため，脳性麻痺児の筋緊張が高い場合は，両者が混在していることが多い．
> 　また，ジスキネティック型は，hypertoniaの状態であることが多い．
> 　hypertoniaは，緊張がゆるむことがあるので，眠ると緊張が軽減する．痙縮は伸張反射によって起こるスピード依存性なので，筋の速い動きに筋緊張が亢進するが，ゆっくりと筋を伸張すると筋緊張は低下する．

■学童期における脳性麻痺児の理学療法とは？

▶1）脳性麻痺児に対する理学療法

　小児における理学療法は，成人に対する理学療法と基本的に変わらない．

　小児に対する理学療法の特殊性は，対象となる子どもが，解剖・生理・組織学・運動学的に発達途上であることと親の存在である．小児の理学療法の概念を国際生活機能分類(International Classification of Functioning, Disability and Health：ICF)を用いて図2に示す．

　脳に障害をもつ脳性麻痺児は，動作を獲得していない場合が多い．しかし，図3に示すとおり，学童期である7，8歳は，ほぼ生涯の粗大運動能力が決定する時期である．脳性麻痺児の予後は，GMFCSによる層別化が可能となったことで，重症度の分類だけでなく，最終的な運動機能のゴール設定ができるようになった．これは，Rosenbaumらの大規模研究の結果，粗大運動能力尺度(Gross Motor Function Measure：GMFM-66)をもとにして各GMFCSレベルの運動発達曲線を作成したものから導き出された[5]．もちろん，経

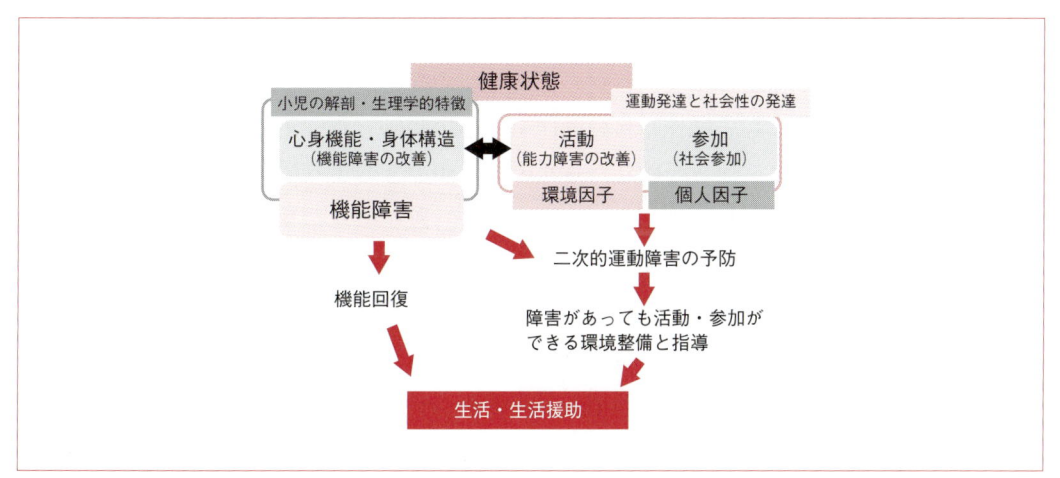

図2　小児の理学療法

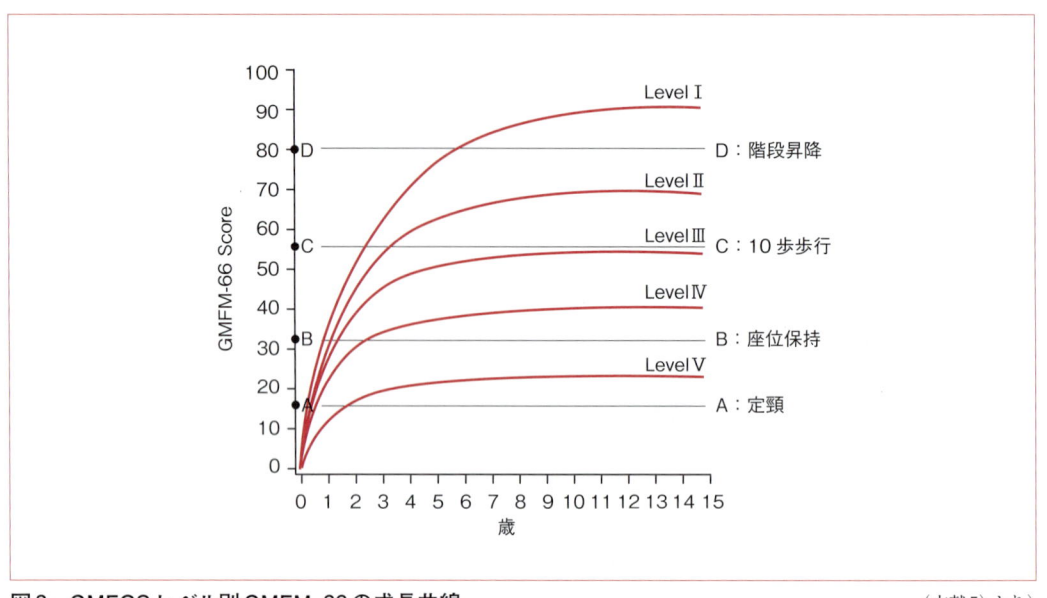

図3 GMFCSレベル別GMFM-66の成長曲線　　　　　　　　　　　　　　　　　　　　　　　　　　　（文献5）より）

験不足により，発達遅延が生じていることも考えられるが，この図は一つの目安になると思われる．

　この運動機能の予後を考えつつ，生活または余暇活動を家族とともに家族一人ひとりが充実した（満足した）生活を過ごせることが目標となる．そのため，学童期の子どもの生活と脳性麻痺児の障害像を知ることが重要である．脳性麻痺児の生活をとらえる評価であるリハビリテーションのための子どもの能力低下評価法（Pediatric Evaluation of Disability Inventory：PEDI）は，活動の目標を設定するために役立つ．

　脳性麻痺児の二次的障害は可能な限り予防に努めるが，姿勢管理や他動的運動では限界があるため，薬物療法などの内科的介入や整形外科的な介入，脳神経外科的な介入が必要となる場合もある．その時期については，さまざまな見解があるが，ご家族と本人を交えたチームでその方針を決めることが重要と思われる．そして，学校生活がよりよく送れるような，動作の工夫や椅子の工夫，移動の工夫や親の介助方法の工夫をする．

　さらに，理学療法は，起居動作や移動動作を中心に評価したうえで，何が原因でその動作が阻害されているかと，何を介助したらその動作ができるようになるかを考えて，生活が円滑にできるようにアプローチしていく．さらに，遊びやレクリエーション，そしてスポーツへと発展させる．また，必要に応じて親，特に母親に対する福祉，教育，医療的支援を行うことで，親子の精神的，肉体的苦痛を改善させる可能性は大きい．

　理学療法の目指すものは，対象となる脳性麻痺児の残存能力を最大限に生かし，障害があっても生活しやすいように導き，生活の質を家族とともに向上させることである．

　理学療法の手段は，運動療法と物理療法が主であるが，障害像の評価に際しては，機能面では運動器の障害，中枢神経の障害，呼吸，循環，代謝などの内部障害とに分けて考え

ると評価しやすい．

▶ 2) 脳性麻痺児に対する評価

① 粗大運動能力尺度（Gross Motor Function Measure：GMFM）（評価的尺度）[6, 7]

脳性麻痺児のための標準化された粗大運動の評価的尺度である．順序尺度であるGMFM-88と，GMFM-88をRasch分析によって間隔尺度化したGMFM-66に分類される．GMFM-88は，健常5歳児であれば達成可能な粗大運動課題88項目から構成されている．Gross Motor Ability Estimator（コンピュータソフト）を使用すると，各子どものGMFM-66得点とItem Map（難易度マップ）を獲得できる．Item Mapの使用により，GMFM測定結果を治療に効率的に利用できる．また，GMFM-66をもとにして各GMFCSレベルの運動発達曲線と各GMFCSレベル内のパーセンタイル参照曲線が作成されている．運動発達曲線とパーセンタイル参照曲線を使用することにより，各脳性麻痺児の粗大運動発達の経過を同じGMFCSレベルの子どもたちと比較することが可能になっている．GMFMの難易度マップの一例を図4に示す．

② リハビリテーションのための子どもの能力低下評価法（Pediatric Evaluation of Disability Inventory：PEDI）[8, 9]

Haleyらによって1992年に発表された，6ヵ月から7.5歳の子どもの生活上の能力と生活遂行状態を集めた包括的な臨床評価のための尺度である[8]．セルフケアと移動と社会的機能における，子どもの能力と援助の必要量と，利用している環境調整と補助具の使用の度合いを，インタビューを通して評価する．マニュアルの表を使用して算出される基準値標準スコアによって，同年齢の健常児の能力との相対的な比較が行えるとともに，尺度化スコアによって各子どもの能力の絶対的な変化を評価できる．また，各子どものItem

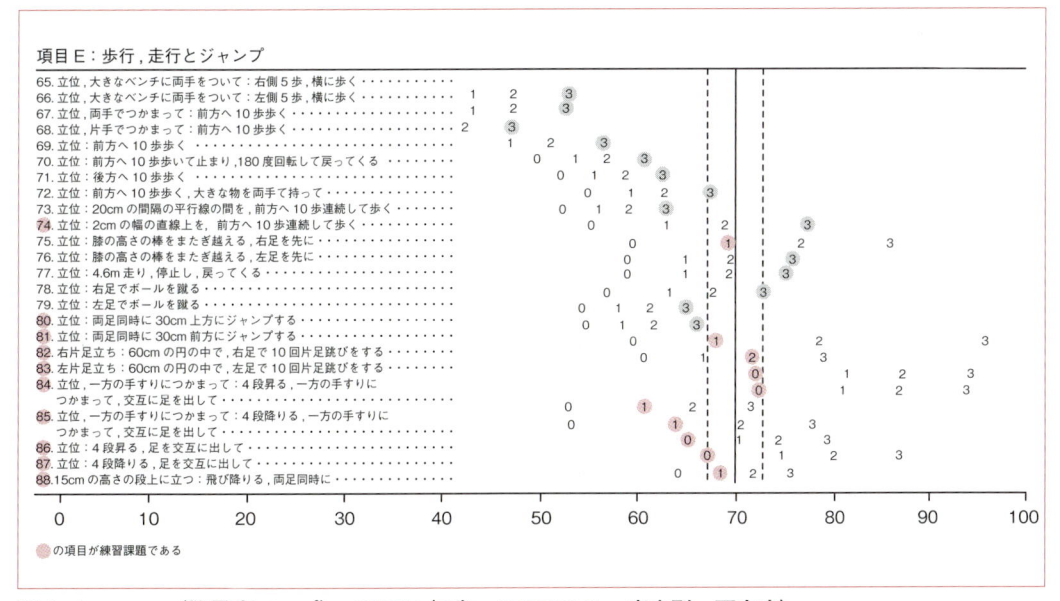

図4　Item map（難易度マップ）：GMFM（7歳，GMFCS Ⅱ，痙直型，両麻痺）

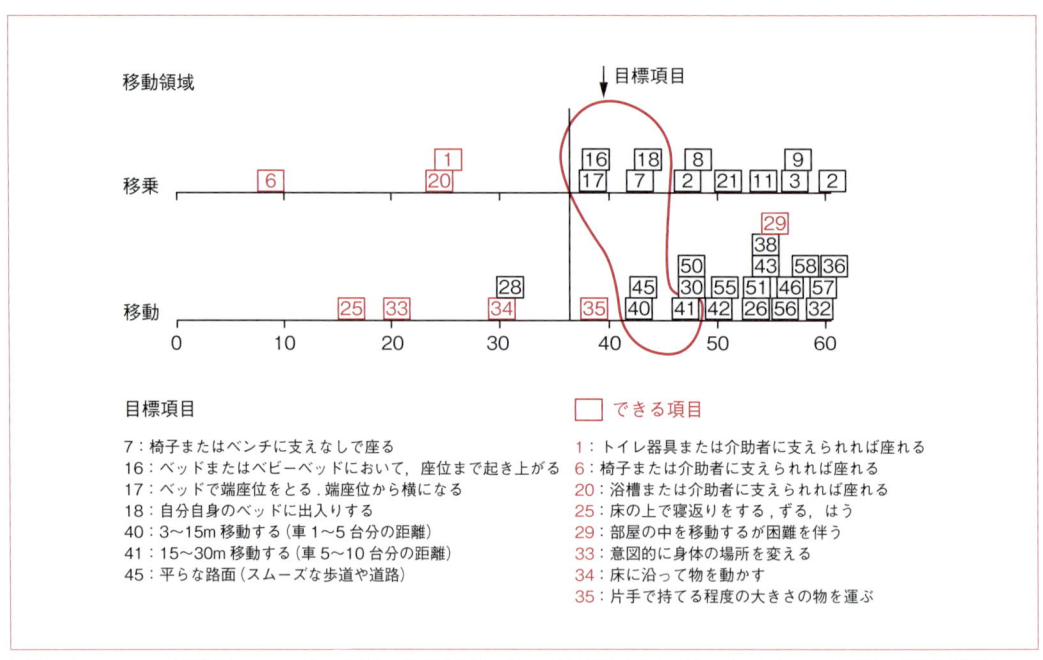

```
                                              ↓目標項目
 移動領域

 移乗         6          1    16  18   8    9
                         20   17   7  2 21 11 3 2
                                                29
                                                38
                                             50 43   58 36
                                   28      45 30 55 51 46 57
 移動      25  33       34     35  40   41 42 26 56 32
      0    10      20      30      40      50      60

 目標項目                            □ できる項目
 7：椅子またはベンチに支えなしで座る         1：トイレ器具または介助者に支えられれば座れる
 16：ベッドまたはベビーベッドにおいて，座位まで起き上がる  6：椅子または介助者に支えられれば座れる
 17：ベッドで端座位をとる．端座位から横になる  20：浴槽または介助者に支えられれば座れる
 18：自分自身のベッドに出入りする          25：床の上で寝返りをする，ずる，はう
 40：3〜15m移動する（車1〜5台分の距離）     29：部屋の中を移動するが困難を伴う
 41：15〜30m移動する（車5〜10台分の距離）   33：意図的に身体の場所を変える
 45：平らな路面（スムーズな歩道や道路）       34：床に沿って物を動かす
                                   35：片手で持てる程度の大きさの物を運ぶ
```

図5 Item map（難易度マップ）：PEDIの実例（11歳，GMFCS Ⅳ，ジスキネティック型，四肢麻痺）

Map（難易度マップ）を作成することができ，評価結果を効率的に治療に反映できる（図5）．

③ その他の理学療法評価

関節可動域検査（ROM-T），徒手筋力テスト（MMT），肢長・周径，バランス評価，姿勢・動作分析など，成人と同様に障害像をとらえるために各種検査を選択する．運動発達年齢は，正常運動発達を考えたうえで評価する．

また，コミュニケーションがとれるか，知的に理解できるかなども併せて評価していく．

ちなみに，原始反射は，その存在を確認したうえで，運動学・生理学・解剖学的に評価し，その問題点に対して理学療法を行った結果，どのように大脳に影響を及ぼしたかを評価する現象である．

以下に標準化された評価指標を紹介する[10]．

- 重症度：Gross Motor Function Classification System（GMFCS）
- 粗大運動機能：Gross Motor Function Measure（GMFM），Energy Expenditure Index（EEI），Gross Motor Performance Measure（GMPM），Simple Motor Test for Cerebral Palsy（SMTCP）
- 上肢機能：ABILHAND-Kids Scale，Shriners Hospital for Children Upper Extremity Evalution（SHUEE），Melbourne Assessment
- 生活機能：Functional Independence Measure for Children（Wee-FIM），Pediatric Evaluation of Disability Inventory（PEDI），Canadian Occupational Performance Measure（COPM），Goal Attainment Scaling Scores（GAS），Assessment of Motor and

Process Skills (AMPS), the School Function Assessment (SFA)
- QOL（健康状態）：the Pediatric Outcomes Data Collection Instrument (PODCI)
- 参加：PARTicipation Survey/Mobility (PARTS/M)

▶脳性麻痺児の障害像の実例

学齢期における痙直型脳性麻痺児の特徴とジスキネティック（アテトーゼ）型脳性麻痺児それぞれの障害像の1例をICFで示す．この障害像をみて，どのような理学療法プログラムを立てるか考えていただきたい．

① 痙直型脳性麻痺児の1例（ICF）（図6）

健康状態
- 痙直型脳性麻痺
- 両麻痺
- GMFCS Ⅱ

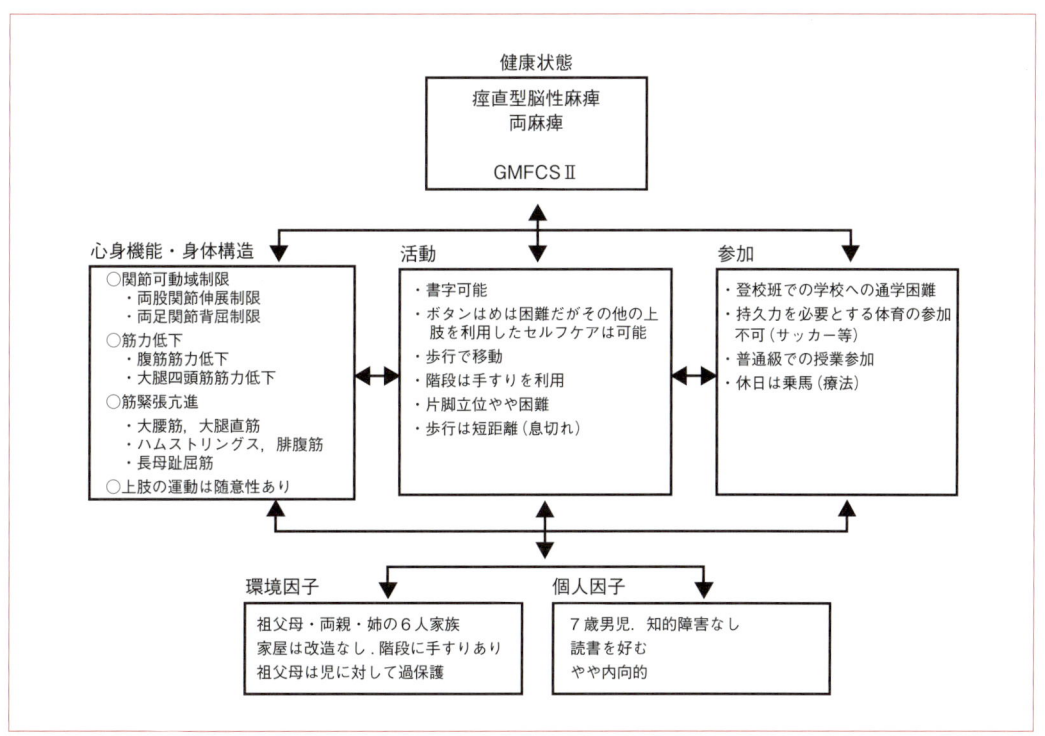

心身機能・身体構造
- ○関節可動域制限
  - 両股関節伸展制限
  - 両足関節背屈制限
- ○筋力低下
  - 腹筋筋力低下
  - 大腿四頭筋筋力低下
- ○筋緊張亢進
  - 大腰筋，大腿直筋
  - ハムストリングス，腓腹筋
  - 長母趾屈筋
- ○上肢の運動は随意性あり

活動
- 書字可能
- ボタンはめは困難だがその他の上肢を利用したセルフケアは可能
- 歩行で移動
- 階段は手すりを利用
- 片脚立位やや困難
- 歩行は短距離（息切れ）

参加
- 登校班での学校への通学困難
- 持久力を必要とする体育の参加不可（サッカー等）
- 普通級での授業参加
- 休日は乗馬（療法）

環境因子
- 祖父母・両親・姉の6人家族
- 家屋は改造なし．階段に手すりあり
- 祖父母は児に対して過保護

個人因子
- 7歳男児．知的障害なし
- 読書を好む
- やや内向的

図6　痙直型脳性麻痺児のICFの1例

② ジスキネティック(アテトーゼ)型脳性麻痺児の1例(ICF)(図7)

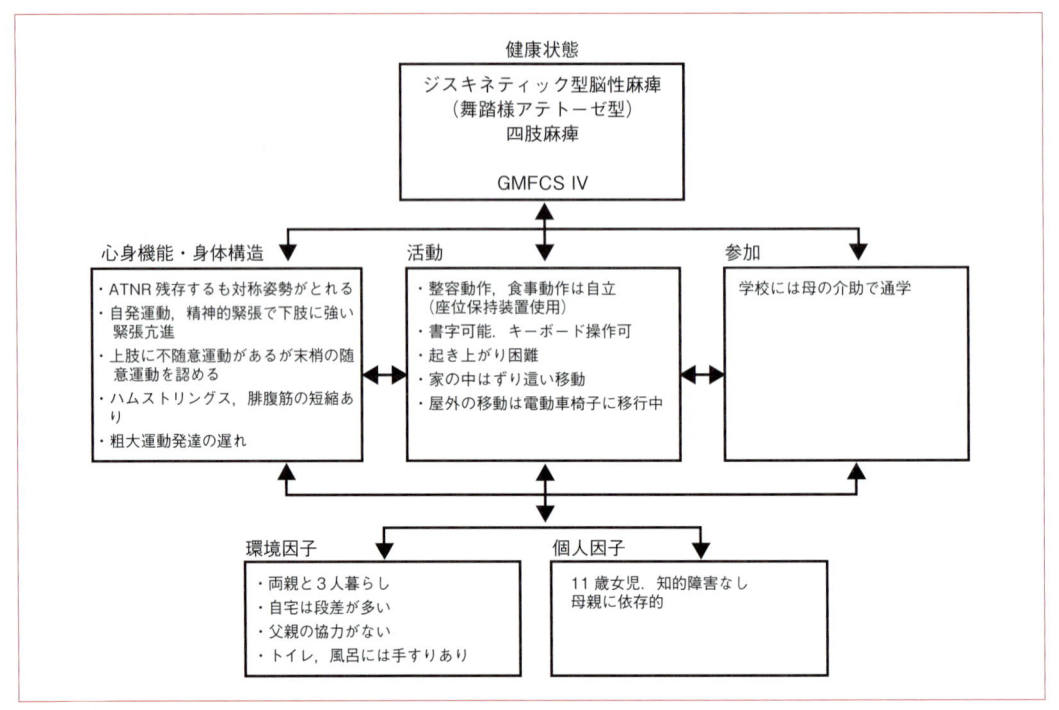

図7 ジスキネティック(アテトーゼ)型脳性麻痺児のICFの1例

■理学療法の介入手段

本項では,理学療法の介入手段をICFで分類されている「身体機能・身体構造」「活動」「参加」に分けて,その介入の1例を述べる.脳性麻痺児に対する有効な介入手段は,子どもの障害像のみならず,個人因子や環境因子も考慮しつつ,子どものことを考えて理学療法士がプログラムを立てたい.もちろん,理学療法の目標は明確にしたい.

▶身体機能・身体構造に対するアプローチ

① 筋力

筋力トレーニングは痙縮を呈する筋においても筋力を向上させることができる.歩行機能障害の原因が筋力である者には,筋力トレーニングが歩行機能や歩行アライメントの改善に有用であるが,筋力トレーニングによって歩行機能が改善しない場合もあると報告されている[11].

筋力トレーニングは筋力を増強させるが,筋自体の機能的変化や具体的に運動機能を改善するためにどのような筋力を鍛えるべきかについては,明確ではないのが現状である.

② ストレッチ

関節可動域,痙性麻痺はストレッチにより改善する可能性があり,ストレッチの方法は

持続的なストレッチが徒手的なストレッチより効果的である可能性が高い[12]．

移動能力をもたない脳性麻痺児5名（平均年齢7歳）を対象に，立位台での立位保持がハムストリングスの長さやActivities of Daily Living（ADL）に影響を及ぼすかを調べた研究では，1回1時間を週5日，6週間にわたって立位台介入を行ったところ，立位台介入期間において，ハムストリングスの改善が得られ，介入終了後，短縮傾向を示したと報告している．さらに，介入期間中には介護者の負担軽減が報告されている[13]．

③ バランストレーニング

バランストレーニングにより可動床の動揺に対する重心の揺れが減少し，安定するまでの時間が短縮する[14]．また，筋活動が容易になるという効果がある[15]．

④ 有酸素トレーニング

筋力トレーニング，有酸素トレーニング，およびその組み合わせは効果的であると報告されている[16]．

⑤ サーキットトレーニング（Circuit Training）

サーキットトレーニングとは，筋力強化運動と持久力（有酸素運動）を組み合わせたインターバルトレーニングの一種である．インターバルトレーニングとは，高強度運動と不完全休息（低強度運動）を交互に反復して行うことにより，体力を向上させるトレーニングのことである．『サーキット』は，参加者が抵抗運動のためのステーションや持久力運動のためのステーション，俊敏な運動のためのステーションなど，複数のステーションを回りながら運動を行うことを意味している．GMFCSレベルⅠ～Ⅲの脳性麻痺児に有効なトレーニング法である[17]．

⑥ 持久力トレーニング[18]～体重免荷式トレッドミル歩行トレーニング（図8）

部分的体重免荷トレッドミルトレーニングは，いろいろなタイプと重症度の脳性麻痺児において，歩行獲得および歩行スピードや持久性の改善のための安全で効果的な治療介入

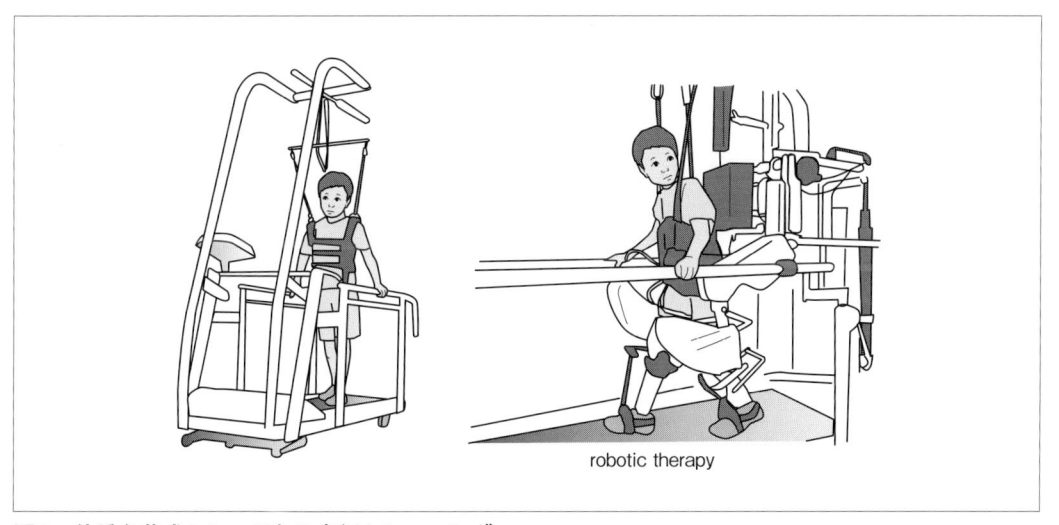

図8　体重免荷式トレッドミル歩行トレーニング

と報告されている．

⑦ 整形外科・脳神経外科的治療，薬物療法などと理学療法

整形外科的手術やボツリヌス療法，バクロフェン療法などについては，原書を参考にしていただきたい．しかし，理学療法のみでは機能障害の改善には限界がある．そこで，二関節筋を中心とした選択的筋解離術やボツリヌス菌やバクロフェンで筋収縮や伸張反射を抑制する治療などにより，随意筋や痙縮筋の拮抗筋の筋力増強をし，身体の活動性を高めて動作が可能になるようにプログラムを組む．

⑧ 24時間姿勢管理～姿勢保持具

重度脳性麻痺児では，成長するにつれ側弯に代表される体幹変形が高頻度でみられる．非対称的な筋緊張がその要因とみられがちだが，筋緊張が優位な側と側弯の凹側は必ずしも一致していない[19]．脳障害に基づく一次的要因だけでは説明がつかないことから，最近では固定化した姿勢といった二次的要因が側弯の進行に強くかかわるとみられている．重症児は自発的な姿勢変換が困難なため，同じ姿勢を長時間とり続けることが多い[20]．Porterら[21]は重度脳性麻痺児を対象とした大規模な調査で，生後1年間でみられた脳性麻痺児の非対称的な姿勢が，成長に伴ってみられた変形の方向と一致することを報告し，姿勢と変形の関係の深さを強く示した．

重度脳性麻痺児にみられる側弯，骨盤傾斜といった体幹変形は，『非対称的な姿勢』が，『長時間』積み重なった結果として現れると仮説を立て，欧米では脳性麻痺児に対する夜間姿勢ケアに取り組んでいる．夜間姿勢ケアとはポジショニングのためのマットやパッドを使い姿勢を『対称的』に整え，睡眠中の『長時間』にわたって肢位を保つケアである[22]．

▶活動に対するアプローチ

① 電動車椅子

電動車椅子の早期導入は，子どもの自立や心理的発達が促進される．操作能力決定は，認知能力や発達年齢を尺度とすべきである．安全性確保のため指導や環境設定，安全装置の導入が必要である[23]．

② 立位型車椅子

立体型車椅子は，ADL能力，自立度，生産性を向上させ器官機能，骨密度，循環器系，関節可動性を維持し，痙縮，褥瘡を減少させ社会的幸福を得ることができる[24]．

③ 装具療法

底屈制限した短下肢装具（Ankle-Foot Orthosis：AFO），継手ありかなしのAFOまたはPosterior Leaf Spring（PLS）は，歩行時の尖足を防ぎ，平坦な路面上で歩行パラメータを改善するので勧められる．ただし，変形を予防できるという科学的根拠はない．

痙縮抑制デザイン装具（ダイナミックAFO）の底屈フリーのタイプは，立位・歩行を改善するので勧められる[10]．

④ 座位保持装置

座面傾斜の効果は，座面の前方傾斜で姿勢コントロールが向上し病的運動が減少する．また前方傾斜で痙直型脳性麻痺児の姿勢動揺が減少し，低緊張児の動揺が増大する．後方傾斜で体幹伸展が引き起こされ，座面の後傾に対立する機能的座位姿勢で上肢と手の機能が向上すると報告されている[25]．

座位保持装置は，学童期では，学校生活で長時間使用するものなので，何を目的とするかを明確にして，座面の角度や背もたれ調整などを行うことが望ましい．

近年，Caput（頭），Axis（軸），Skeleton（骨格），Proportion（均整），Enjoy（楽しむ），Relax（リラックス）という6つの要素に着目し座位保持を考える新しい方法が開発されている[26]．

参加に対するアプローチ

① 学校でのPTの役割

私たちの専門的な支援は施設や病院の中だけではなく，実際の生活場面でこそ生かされるものであり，理学療法士は子どもの障害のみならず，学校改修や学習に必要な用具の準備についても十分理解している．さらに，子どもが，

1) どのようなことがどのくらい一人でできて，
2) どのようなことが一人でできないのか，
3) できないことを手伝うとすれば，どの程度，どのように手伝えばよいのか，

ということを子どもにかかわる人たちに明確に伝えられる知識と技術をもつことである[27]．普通小学校でも特別支援学校でも，この考えが基本である．

② 乗馬療法：Hippotherapy

乗馬によるリズミカルな刺激が，脳性麻痺の筋緊張を改善し，姿勢や平衡反応を改善させることが報告されている[28,29]．

乗馬は，レクリエーション的要素も持ち合わせるため，学童期の脳性麻痺児に対するアプローチとして，機能・活動・参加のあらゆる領域において有効な手段といえる．

③ スポーツ

サッカー，水泳，卓球，ボーリング，ボッチャなど，特別な配慮があってもなくても，スポーツを楽しみながら，運動機能を向上させる取り組みは，学童期の脳性麻痺児には重要なアプローチである．重症の脳性麻痺児でも参加できる何かを見つけたい．

memo 筋萎縮を防ぐ蛋白

近年，物理的な刺激により，筋肉内に筋萎縮を防ぐ蛋白が発現することがわかってきた[30]．脳性麻痺に対しては，まだ十分な検討はされていないが，毎日の他動的な運動や刺激が，機能低下に役立つかもしれない．

Summing-up

- 脳性麻痺の定義と分類を知ることは，臨床においても研究においても重要である．
- 学童期の理学療法は，粗大運動能力の予後を考えつつ，生活または余暇活動を家族とともに普通にすごせることが目標となる．
- そのために，理学療法士は，機能障害のみならず活動や参加を評価し，その評価結果に即した介入を行う．
- そして，学童期の子どもができることと，介助が必要なことを明確にして，二次的障害に留意しつつ，補助具の利用や環境整備も考えながら生活の質の向上を目指す．

文献

1) 五味重春：脳性麻痺の長期予後．岩谷　力 他 編，小児リハビリテーションⅠ脳性麻痺，医歯薬出版，pp47-78, 1990
2) Bax M, et al：Proposed definition and classification of cerebral palsy. Dev Med Child Neurol 47：571-576, 2005
3) Palisano R, et al：Development and reliability of a system to classify gross motor function in children with cerebral palsy. Dev Med Child Neurol 39(4)：214-223, 1997
4) Cans C：Surveillance of cerebral palsy in Europe：a collaboration of cerebral palsy surveys and registers. Surveillance of Cerebral Palsy in Europe (SCPE). Dev Med Child Neurol 42(12)：816-824, 2000
5) Rosenbaum PL, et al：Prognosis for gross motor function in cerebral palsy：creation of motor development curves. JAMA 288：1357-1363, 2002
6) Russell DJ, et al：Gross Motor Function Measure (GMFM-66 & GMFM-88) User's Manual, Mac Keith Press, London, pp204-208, 2002
7) Russell DJ 他（近藤和泉 他 訳）：GMFM粗大運動能力尺度—脳性麻痺児のための評価的尺度，医学書院，2000
8) Haley SM, et al：Pediatric Evaluation of Disability Inventory (PEDI), Development, Standardization and Administration Manual, PEDI Research Group, pp61-74, 1992
9) PEDI Research Group（里宇明元 他 監訳）：PEDI リハビリテーションのための子どもの能力低下評価法，医歯薬出版，2003
10) 日本リハビリテーション医学会 監修；日本リハビリテーション医学会診療ガイドライン委員会，脳性麻痺リハビリテーションガイドライン策定委員会 編：脳性麻痺リハビリテーションガイドライン，医学書院，2009
11) Damiano DL, et al：Can strength training predictably improve gait kinematics? A pilot study on the effects of hip and knee extensor strengthening on lower-extremity alignment in cerebral palsy. Phys Ther 90：269-279, 2010
12) Pin T, et al：The effectiveness of passive stretching in children with cerebral palsy. Dev Med Child Neurol 48：855-862, 2006
13) Gibson SK, et al：The use of standing frames for contracture management for nonmobile children with cerebral palsy. Int J Rehabil Res 32：316-323, 2009
14) Shumway-Cook A, et al：Effect of balance training on recovery of stability in children with cerebral palsy. Dev Med Child Neurol 45：591-602, 2003

15) Woollacott M, et al：Effect of balance training on muscle activity used in recovery of stability in children with cerebral palsy：a pilot study. Dev Med Child Neurol 47：455-461, 2005
16) Verschuren O, et al：Exercise programs for children with cerebral palsy：a systematic review of the literature. Am J Phys Med Rehabil 87：404-417, 2008
17) Verschuren O, et al：Exercise training program in children and adolescents with cerebral palsy：a randomized controlled trial. Arch Pediatr Adolesc Med 161：1075-1081, 2007
18) Mattern-Baxter K：Effects of partial body weight supported treadmill training on children with cerebral palsy. Pediatr Phys Ther 21：12-22, 2009
19) Young NL, et al：Windswept hip deformity in spastic quadriplegic cerebral palsy. Pediatr Phys Ther 10 (3)：94-100, 1998
20) Sato H, et al：A preliminary study describing body position in daily life in children with severe cerebral palsy using a wearable device. Disabil Rehabil 33 (25-26)：2529-2534, 2011
21) Porter D, et al：Is there a relationship between preferred posture and positioning in early life and the direction of subsequent asymmetrical postural deformity in non ambulant people with cerebral palsy? Child Care Health Dev 34 (5)：635-641, 2008
22) Gericke T：Postural management for children with cerebral palsy：consensus statement. Dev Med Child Neurol 48 (4)：244, 2006
23) Rosen L, et al：RESNA position on the application of power wheelchairs for pediatric users. Assistive Technology 21：218-226, 2009
24) Arva J, et al：RESNA position on the application of wheelchair stannding devices. Assistive Technology 21：161-168, 2009
25) McNamara L, et al：Seat inclinations affect the function of children with cerebral palsy：A review of the effect of different seat inclines. Disabili Rehabil Assist Technol 2：309-318, 2007
26) 村上 潤：生活を豊かにするための姿勢づくり．ジアース教育新社，2011
27) 川原田里美 他：障害をもつ子どもの学校生活支援．理学療法研究20：27-30, 2003
28) Weindling AM, et al：Additional therapy for young children with spastic cerebral palsy：a randomised controlled trial. Health Technol Assess 11：1-71, 2007
29) Shurtleff TL, et al：Changes in dynamic trunk／head stability and functional reach after hippotherapy. Arch Phys Med Rehabil 90：1185-1195, 2009
30) 伊藤要子 他：温泉・温熱の先端科学をリハビリテーションへ マイルド加温，運動によるヒートショックプロテイン（HSP70）の誘導とストレス防御．リハビリテーション医学48 (1)：15-20, 2011
31) 公益社団法人日本理学療法士協会 編：理学療法診療ガイドライン 第1版（脳性麻痺），2011

〈横山美佐子〉

各論

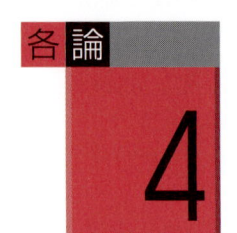

4 脳性麻痺の作業療法

◆**B**asic Standard

- 脳性麻痺の作業療法では正しい感覚・運動経験を遊びのなかで積み重ねる
- セルフケアは個々の動作や道具の特性に基づいて，子どもの「できること」「できないこと」の原因を考える
- 就学準備は就学先が決まる前から，計画的に段階的に行う
- 子どもの成長に応じて，心身機能の発達を促す介入から，セルフケアなどもっている能力や自助具，環境を利用して，「できること」を増やす介入に移行する
- アテトーゼ型脳性麻痺で作業を獲得するのに必要なのは，頭部・体幹の安定と対称性である

■脳性麻痺と遊び

　遊びは子どもの運動機能や知的機能の発達だけでなく，情緒や社会性を育むためにも重要である．子どもは乳児期から，手足を動かしたり，偶発的に起きた寝返りを繰り返したりして楽しむ．脳性麻痺の場合は，筋緊張の異常に伴う姿勢や運動の定型化により活動が制限される．定頸やお座りなど基本的運動能力の獲得が遅れる．

　一方，手を使って玩具など物に対して能動的に働きかけることは，運動だけでなく，知的発達を促す．しかし，自分で取れる姿勢が背臥位に限られ，腹臥位では顔をあげられず，介助なしでは座れない子どももいる．手を身体のそばに引き寄せて使うため，身体から離し，両手を同時に使うことができない子どももいる．それらの場合，遊びの内容は変化せず幅も広がらず発展しない．「触って動かして楽しむ」よりも，「見て楽しむ」という受け身になりがちである．自分が見つけた物に近づき，手を伸ばし，つかんでみる，なめる，動かすといった物を操作し，変化させるという感覚・運動経験を積めるよう，作業療法士は「黒子」のように介入する．はじめは「子どもと遊ぶ」でよいが，そこから「子どもを遊ばせる」に発展し，子ども自身が遊びたくてたまらなくなるような場面をつくりたい．

■運動発達と知覚・認知の発達の特性

　脳性麻痺は筋緊張や姿勢・運動の特徴から痙直型，アテトーゼ型，失調型などに類型化される．その子どものタイプを知ることで，大まかな発達の見通しをもち，適切な時期に必要な介入ができる．また，親はしばしば「いつになったら歩けるのか」「学校に行けるのか」など，見通しがもてず不安になる．基本的には予後予測を伝えるのは医師の役割であ

る．しかし，「子どもが今できること」から今後何を目標に介入するのかを作業療法士自身が明確にし，ストーリーを組み立てないと，介入は方向性や一貫性を失う．ここでいう見通しとは，限界を決めることでもなければ，途方もない目標に向かって無理な努力をさせたりすることではない．現在「できること」「できないこと」を明確にし，できるようになるためにどうすればよいのか，介入の目的や内容，結果を随時親に伝えることで，親は希望をもつことができる．親の心理的支持も作業療法士の役割である．しかし，傾聴だけでなく，毎回の作業療法で子どもが生き生きと活動する姿を見せる．さらに，「できないこと」が「できる」ようになる過程を親が目のあたりにすれば，信頼関係の構築につながる．

　痙直型両麻痺は，基本的に上肢よりも下肢の痙性が高く，ある程度手を使えるタイプである．さらに，低出生体重児では，脳室周囲白質軟化症により視知覚障害と痙直型両麻痺とを呈する[1]．病変の広がりによっては，体幹の低緊張により，肩甲帯で姿勢保持を代償するので上肢・手をうまく使えない．それに加えて，視知覚障害により，物の大きさや形などを正確にとらえることができない．そのため，複数の物を組み合わせて遊ぶような玩具や，お絵描きでは手の機能に見合わないぎこちなさが生じる．また，体幹の支持性，特に抗重力伸展活動の持続性に欠けると，座位であれば身体が傾きやすく，その状態で物を見ることになる．手の使用で正中線交差が見られず，右手を左空間で使おうとすると体幹が左に側屈する．もちろん，その姿勢の崩れは毎回異なる．これでは「繰り返しの学習効果」は得られない．

■「意味のある作業」としての遊び

　作業療法で用いる作業活動には「意味のある作業」と「目的のある作業」とがある．大人からみて「何が楽しいのだろう」と思うようなことを，子どもは延々と楽しげに繰り返す．子どもにとって，それは「意味のある作業」なのである．一方，作業療法士はプログラムにおいて「目的のある作業」へ導こうとする．筋緊張の調整や四肢の可動性を高めるようなアプローチはあくまで準備であって，それだけで終わることはない．作業療法士が骨盤などから操作して体幹の抗重力伸展活動を持続させ，子どもが玩具で遊べるようにする（図1）．両手を使ったほうが楽しめる玩具を用意することで，子どもは遊びに熱中する．子どもは手を上手に使うために遊ぶのではなく，それが楽しいからこそ遊ぶのである．その裏には，作業療法士の考えた「目的のある作業」が用意されている．

　子どもはその時々で遊びたいことが異なる．前回楽しんでいた玩具を用意しても，他の物に目がいき，それを使いたがることがある．作業療法士が介入の目的を明確にしていれば，子どもがどのような遊びを選んだとしても，設定を工夫し，ハンドリングすることで作業療法は成立する．遊びの設定や展開は「できるか，できないか」のギリギリのところを狙う．すると，子どもの多くは夢中になり，「できる」に至る．この時，簡単すぎると飽きてしまい，難しすぎると意欲を失う．この場合，作業療法士の表情，身振り，声の大きさやトーンなどすべてがその作業活動を促す要素となる．ただし，大声はアテトーゼ型や

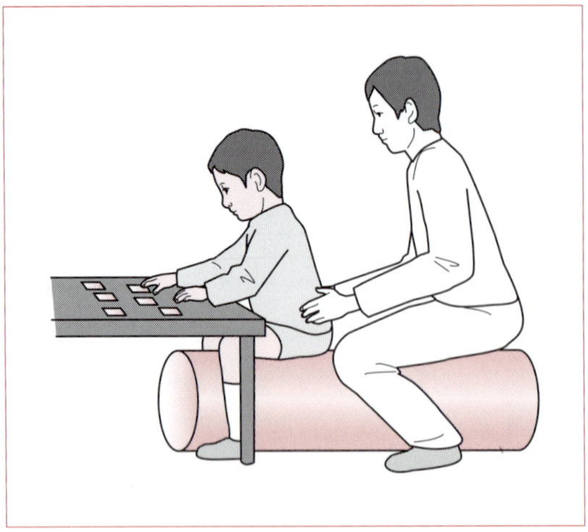

図1　遊びの援助
作業療法士は後方から子どもの骨盤を中間位で保持し，体幹の伸展を援助する．骨盤からの操作で体幹の伸展が持続しないようであれば，腋窩から支える．作業療法士の大腿を子どもの大腿に密着させ，側方から大腿部の安定を援助する．図ではローラーを用いているが，直方体のブロックでもよい．

重度痙直型の子どもを驚かせ，痙性を強めるなど弊害もあるので，作業療法士の反応が定型化しないよう子どもに合わせて変化させる．

　重要なのは，子どもの「意味のある作業」と作業療法士の「目的のある作業」とが両立するよう，臨機応変に対応することである．あらかじめ準備したプログラムを遂行するのではなく，柔軟に新たなプログラムを展開する．その結果，子どもは楽しく遊び，かつ作業療法士の狙いどおりに「できること」が増える．子どもは「作業療法室で遊んで楽しかった」でよいが，親にはその効果を具体的に伝え，確認しておくべきである．そうしないと，理学療法室ではリハビリ，作業療法室では遊びという誤った認識を与え，作業療法の重要性を理解してもらえない．

　家庭において子どもの遊びを広げるには，作業療法士の行うハンドリングを，椅子やテーブルなどで代用すればよい．家庭では多少の代償には目をつぶり，あくまで遊びを優先させる．

■セルフケア

▶食　事

　おしゃべりのできる子どもの多くは，椅子や食器を工夫することで，食べこぼしなどはあっても自分で食べることができる．そのためには，上肢・手を姿勢保持に使わずフリーにできるよう，座面の高さを調節し，ベルトで体幹を固定する．場合によっては座位保持装置を使用する．

　一方，抱っこしても反り返る，涎が止まらない，口を開けない，または大きく開けすぎるなど口腔機能そのものに障害がある場合は，自分で食べる以前に，誤嚥しないよう食形態の選択や食べさせ方に介入する．口腔機能に関しては言語聴覚士も介入するが，作業療法士は頭部のコントロールなど姿勢や知覚機能も含めて口腔機能をほかの機能とのかかわりのなかで評価し，介入する．

▶衣服着脱

衣服着脱には姿勢保持および姿勢変換能力と，上下肢の操作性，知覚・認知能力が必要である．衣服の前後，上下，表裏の認知は，「着る」という動作のなかで求められる．畳んである上衣をひっくり返す，裾から袖穴を探して手を通す，頭を入れる，見えないなかで裾を引っ張るなどである．左手を袖穴に入れたら，左手は伸ばし，右手は袖を持って固定したり，たぐったりする．左右異なる動作を，手応えを頼りに行う．これらを正しい感覚・運動経験として積み重ねるには，作業療法士が場面を設定し，ハンドリングしなければならない．

▶排 泄

トイレまでの移動手段，便器への移乗，下衣の操作，後始末などダイナミックな姿勢変換と姿勢保持，上下肢の協調した使用を必要とする．下衣を上げるには，股関節を伸展させ，履き口を手で広げかつ上げなければならない．トイレ動作の介助は，姿勢保持か下衣操作のどちらかを選択し，他方は子ども自身が行うように励ます．

■就学に向けた準備

近年は，障害のある子どもを地域の小学校が受け入れるようになり，介助員などの支援もあるが，自治体によって差がある．経管栄養や吸引など医療的ケアの必要な子ども，食事などセルフケアに介助の必要な子どもが地域の小学校へ入学するには，教育委員会や学校側に対する親の交渉次第ということもある．

すでに，発達を支援する通園施設または保育園・幼稚園を利用していれば，子どもは親と離れ，他者に手助けされることを経験している．しかし，ある程度集団での活動を経験し，親以外の他者に援助を受けることに慣れている子どもでも，小学校の30人前後の集団に適応するのは容易でない．また，時間割に沿って，着替えたり，教室移動をしたりするので，どうしてもスピードを要求される．したがって，就学準備は就学先が決まる前から親には必要性を説明し，相談しながら計画的に，段階的に進める．ただし，「○○ができないと学校へは行けない」など否定的な言葉で追いたてないようにする．

就学準備というと，親は，読み書きなど教科学習を第一に考えやすい．そこで，その基盤となる知覚・認知能力，手の操作性など学習基礎能力を獲得することの必要性を説明し，プログラムにも取り入れる．また，食事や衣服着脱，排泄などセルフケアは，「自分でできることは自分でする」ように習慣づける．その一方で，介助や自助具など特定の器具が必要な部分やその方法を，親や他の大人にもわかるよう図や簡潔な表現で手引きを作成し伝える．同じ方法で繰り返し行うことがセルフケアの習得にもつながるからである．ただし，子どもの機能獲得に伴い，その変化に応じた介助方法や自助具を提案するよう，手引きは随時更新しなければならない．それは，就学先が決まり，環境整備や介助方法について助言を求められた際にも役立つ．できれば就学にあたり，作業療法士が学校に出向

いて学校の様子を知り，学校長や教員と直接話すことが望ましい．しかし，親を介して伝えなければならないときには，あらかじめ作成した手引きが役に立つ．

■アテトーゼ型脳性麻痺の作業療法

▶学齢期の特徴

　学齢期になると，痙性の分布や不随意運動の現れ方などは，乳幼児期に行われた作業療法の成果を反映する．スパズムの出現や代償的な固定，運動パターンなどほぼ決まってくる．

　また，自我が芽生え，子ども自身が自分の障害に葛藤する時期でもある．ほかの児童が手助けしてくれたり，日常の授業や行事などで「特別扱い」されたりすることに違和感を覚えはじめる．言語の不明瞭さから知的に過小評価され悔しさを感じたりもする．給食での食べこぼし，流涎など，人目を気にするようにもなる．独特のアテトーゼ様運動はほかの学童の目には奇異に映り，心ない言葉を浴びせられたりもする．

▶学校文化と作業療法

　個々の教科学習において，「できること」「がんばればできるようになること」「手助けしてもらうこと」を明確にする必要がある．学校文化のなかでは「がんばること」は時に美徳とされるが，作業療法士は，過剰努力で二次障害を引き起こすことを危惧する．学校生活を1日の流れ・1週間という枠でとらえると，教科や時間帯，曜日による子どもの疲れ具合の差異がわかる．午前中にはできたことも，午後には疲れてできなくなることもある．週の後半では椅子に腰かけてまっすぐ前を見続けることだけで疲れてしまうこともある．そこで，子どもなりに午後の活動のことを考えて，体力を温存するといった生活の知恵が「さぼり」とみられてしまう．逆に，親や作業療法士がアテトーゼ型脳性麻痺の特性を理解してもらおうと，周りの人たちに頸椎症などの二次障害について説明すると，壊れものを扱うかのような過保護になったりする．ほどほどのところで抑えてもらうには，親と学校，作業療法士との緊密な連携が必要である．しかし，作業療法士の発言が親を介して学校側に伝えられると，文脈抜きで，本筋とははずれた一部の言葉に過剰に反応されてしまうことがある．したがって，誤解を受けないよう，説明や提案は直接伝えるのが望ましい．

　小学校低学年の間は，運動会でがんばって走り，拍手をもらって喜べたのに，高学年になると，「そんなことでほめられてもうれしくない」と徒競争への参加を拒んだり，電動車椅子での参加を望んだりする．「私は望んでいないのに，友だちが介助してくれたことにも，ありがとうと言うべきか」など，障害をもつがゆえの友達づき合いなど社会的スキルを習得せざるをえない．それについて大人の考えを押しつけてはならない．子どもの気持ちを受け止め，一緒に悩み，考え，子ども自身が答えを出せるよう時間をかける必要がある．なぜなら，その後も子どもはさまざまな問題や壁にぶつかり，それに対処しなければならないからである．

▶加齢に伴う影響

　成長や加齢に伴い，姿勢や運動における症状は進行する．早期療育に携わる作業療法士も，成人以降のアテトーゼ型脳性麻痺像を見すえて介入すべきである．子どもは自分の障害を何らかの形で受け止め，本人なりの人生観をもち，将来像を描いて障害とともに生きなければならないからである．中高年の脳性麻痺者は多かれ少なかれ運動能力が低下する．筋力低下はもとより，腰痛，頚椎症，側弯，変形・拘縮の増悪，変形性関節炎，呼吸機能低下などがある[2]．

　とりわけ，アテトーゼ型脳性麻痺は非対称的な姿勢を取り，一側の頚部の側屈で固定することで頚椎症を引き起こす．幼児期から，将来頚椎症を起こさないよう，発症の時期が遅くなるよう意識して介入を行い，親にもその危険性を説明する．歩ける子どもでもギャラント反射が出現し，頭部・体幹のコントロールができないことがわかる．両手を前に出し，肩甲帯の安定性を維持できるようなポジショニングなど，工夫が必要である．しびれが前駆症状となるため，小学校高学年あたりからチェックが必要である．しびれにはじまり，疼痛，末梢神経障害などを生じるため，小児整形外科の定期的な受診が望ましい．さらに，成人後は脳性麻痺の診療経験のある整形外科ないしはリハビリテーション科の受診へと移行し，継続的な管理を必要とする．

▶気づかれないアテトーゼ型脳性麻痺

　成人のアテトーゼ型脳性麻痺では，頚椎症に加えて，転倒などにより外傷性の頚髄損傷を引き起こすことがある．そうしたケースが医療的ケアの必要性から福祉施設を経て，療養型の病院に入院することがある．その過程で「脳性麻痺」という情報はいつのまにか途絶えている．アテトーゼ型脳性麻痺に接したことのある作業療法士であれば，特有の表情や話し方からそれと察することができる．しかし，発語が不明瞭であれば，本人から生活歴を聴き取ることも難しい．したがって，脳性麻痺をあまりみたことのない作業療法士では，アテトーゼ型など思いもよらない．単に外傷性頚髄損傷者ととらえ，根底にあるアテトーゼ型脳性麻痺の症状を見過ごし，介入の方向性や方法を誤ることになる．

■作業を獲得するために必要な事柄

　重要なのは，頭部・体幹の安定と対称性である．頭部・体幹の安定性がなければ，一側の手で身体を支え，他側の手を操作に用い，両手を同時に使うことができない．手を使うときには両肘を，指を細かく使うときには手首を机に着けるなど，「安定」と「運動」の要素を体得するような介入が必要である．

　頭部の安定性を欠くと，滑らかな眼球運動を妨げる．そのため，目と手の協調が阻害される．板書されたものを書写するには，黒板を見て，次に紙面へ目を移して書き，また黒板へと目を動かす．鉛筆の操作で頚部を代償的に固めていると，黒板を上目づかいで見るようになり，どこまで書き写したのかわからなくなる．

ADL

▶食事

　乳児期は抱っこしていても低緊張で親の腕から抜け落ちそうになったり，スパズムで反り返ったりと，いずれにしても姿勢は不安定で介助しにくい．頭部と下顎の分離性が乏しく，開口時に頸部を反り返らせ，適度な開口が難しい．オーラルコントロールをしていても流涎が絶えず，滑ってキー・ポイントが外れてしまう．涎をそっと拭こうとしてもハンドリングの手を放したり，再び触れたりすること自体が刺激となり，反り返るという悪循環を引き起こす．口腔周囲，口腔内の過敏性もあるため，食器も金属やプラスチックではなく，シリコン製など刺激の少ない素材を選ぶ．食形態はともすると離乳初期のレベルにとどまりやすいので，舌や口の動かし方をよくみて，次の段階の練習食を取り入れる．夏季には脱水症状を防ぐため，お茶のゼリーなどを用いた水分補給が重要である．

　子どもが自分で食べるには，椅子座位および頭部を保持し，手でスプーンを持って口に運べる能力が求められる．座位保持装置または幼児椅子であれば体幹をベルトで固定し，把持能力に応じたスプーンなどを作製する(**図2**)．スプーンですくい，口元まで運んでも，開口によりスプーンの握りがゆるみ，口に入らないことがある．開口が頸部の伸展を引き起こし，それが上肢・手の屈曲活動を弱めるからである．

　食事の場は家庭だけでなく，時には飲食店，そして就学後は学校へと広がる．流涎や食べこぼしを最小限にする姿勢保持の方法や自助具の使用，食形態を幼児期から見極め，発達に応じて自助具をつくり変える．保育園・幼稚園の時期には「ほかの子どもと同じようにしたい」と無理に箸を使いたがり，作業療法士がいくら自助具を作製しても，手の機能に合わないためうまくいかないことがある．しかし，成長するにつれて，「私は私のやり方で」とまわりを気にせず，食べること自体に目を向けはじめる．そうすると，本人の機能に応じた無理のない方法を本人の納得のうえで選択できる．

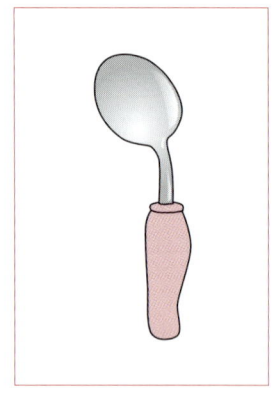

図2　食事
子どもの手の機能に合わせてスプーンの改造を行う．前腕回内位，中間位，回外位のうち，どの肢位がスプーンを動かしやすいかを見極める．回内握りや回外握りの場合は，口に届きやすいよう柄を曲げる．中間位の場合は，ピストル型の柄をつけて，尺側での把持を助ける．子どもの手に合わせて太さを決めるが，太すぎると握りがゆるみ，操作しにくいことがある．柄を曲げた後で，粒状の樹脂をお湯で軟らかくして柄をおおい，握りやすい形に整える．実際に食事場面で使いながら微調整を行う．

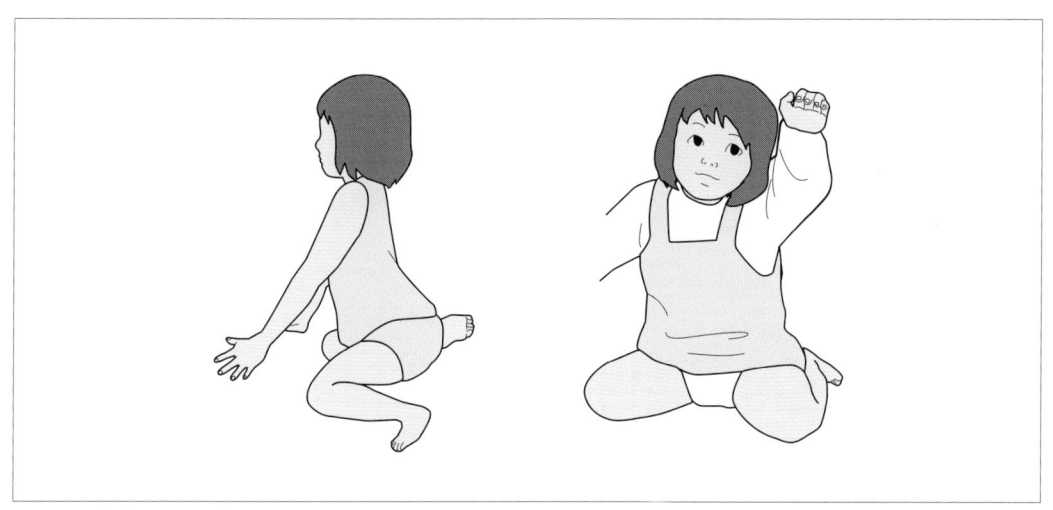

図3　割座（W-sitting）
脳性麻痺は股関節内転・内旋位をとりやすく，背臥位や立位では交差してハサミ状肢位をとることがある．そのため，椅子座位や立位において股関節屈曲，内外転・内外旋中間位で安定した姿勢を保持することが難しい．

▶ **衣服着脱**

　床上で割座をとれる子どもは，自分で着脱しようとする．下肢の過屈曲により体幹を伸展位に保つ割座は，股関節の内転・内旋を強めるため，脳性麻痺においてはあまり好ましくない姿勢である（図3）．しかし，脚を投げ出して座ると骨盤が後傾し，体幹も屈曲する（図4）．したがって，介助なしで姿勢を保持し，衣服着脱を行うには，苦渋の選択であるが，目をつぶらなければならない．幼児期であれば，異常パターンを抑制し，正しい感覚・運動経験の蓄積を優先させる．しかし，成長するにつれて方法はどうあれ，「できること」を第一にせざるをえない．

　一方，衣服という柔らかい素材は握り・放しの操作を難しくする．しばしば衣服を必要以上に強く握り，頸部を反り返らせ，引っ張りながら着脱する．幼児期では，衣服着脱を通して，素材に応じた把持や操作などの感覚・運動経験を積み重ねる．作業療法士が後方から骨盤・体幹を支えつつ，上肢・手の動きを子どもの手の上に作業療法士の手を重ねて，力の入れ具合や操作の方向を誘導する（図5）．

　下衣の着脱は床上でも行えるが，トイレ動作であれば立位となる．立位を保持しながら，ズボンやパンツの履き口をつかみ，手の位置を変えながら下ろす．そして，上げる際には上衣の裾を気にしながら，身体に沿って満遍なく上げる必要があり，手の操作性が求められる（図6）．

▶ **排　泄**

　トイレまでの移動方法が確立していれば，下衣の上げ下ろしと後始末が課題となる．後始末については，トイレットペーパーの位置を子どもの手の届く範囲に合わせ，紙を引きちぎることは許容する．学校では，あらかじめ紙を切っておくのも時間短縮につながる．

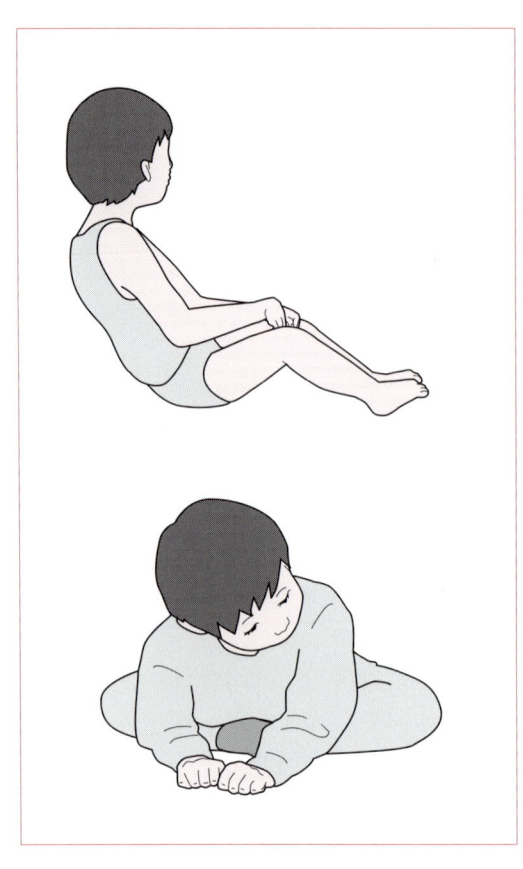

図4 長座位
脳性麻痺の子どもは，体幹伸展位，下肢伸展位で股関節のみ屈曲するという分離性のある姿勢を保持するのが苦手である．低出生体重児では体幹の低緊張が顕著で，長座位をとることはできない．両下肢を股関節屈曲・外転・外旋位，膝関節屈曲位で保持しており，両手で身体を押し上げるほどの抗重力伸展活動は困難である．

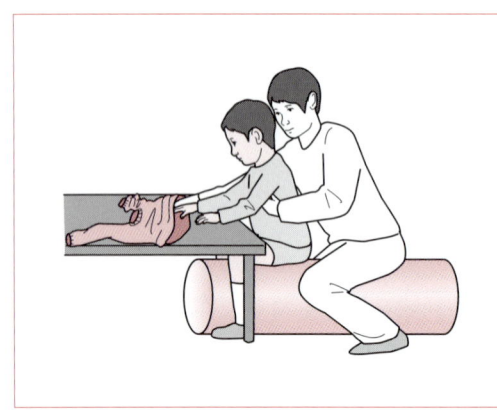

図5 衣服着脱（上衣）
長袖のトレーナーをどのような形で提示するのかを考えよう．はじめは前後の見分けがつくように，前身ごろに目立つプリントのあるものを選ぶ．前身ごろを上にして畳むと，いったん前後を引っくり返してから袖や裾を広げる必要がある．後ろ身ごろを上にすると，そのまま広げればよい．机上に置くことで衣服の全体像が見え，裾や袖穴を探しやすい．

女子はやがて生理の手当てが必要になる．パッドの取り替えは，外すのはつまんで引きはがせばよいが，着けるには準備と練習を要する．シールをめくるなど幼児期での遊びの経験が生きてくるが，机上ではなく，限られた空間で行う点が異なる．

▶ 入　浴

濡れた浴室内でしかも石鹸などを使うので滑りやすいため，親も介助に手間取る．かごなどを利用して，座位保持ができるよう工夫する．椅子座位がとれれば，耐水性の浴室用

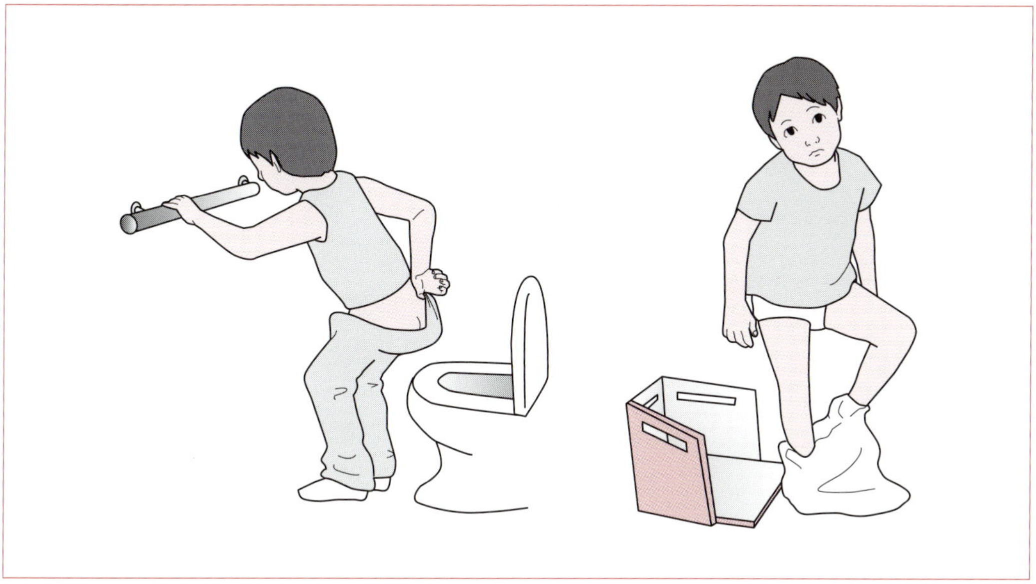

図6 衣服着脱（下衣）
下衣を上げ下げするために立位を保つのが困難な場合は，左図のように，手すりにつかまったり，壁にもたれたりする．右図では，立位で大まかに下衣を下ろした後で，床座位椅子に座って大腿から膝まで抜き，立ち上がって足踏みをするような動きで下衣から足を抜いている．

椅子を作製し，自分で頭や身体を洗えるようにする（図7）．スポンジやタオルは握り，かつ身体に沿って屈曲・伸展あらゆる方向に動かすため，把持や操作能力に応じた物を選ぶ．

▶ 整　容

道具の操作を保証する姿勢の保持，さまざまな方向に動かせる上肢・手の操作性とそれに合わせた頭部・顔面の動きに着目する．

洗顔は，前腕回外位で手指を軽く曲げて手掌面で水や洗顔料を受け，顔に当てて動かし流す動作を求められる．洗面台にもたれて立位をとることで，ある程度姿勢の安定は保て，手を使うことができる．歯磨きはより巧緻性を要するため，電動歯ブラシが助けとなる．

■ 教科学習

道具の出し入れが容易にできるよう，棚など教室内の環境に応じて席を決める．また，介助員がつく場合は後列の席，教員が手助けする場合は教壇に近い位置にする．

なお，子どもの興味や能力に応じて中高学年以降はパソコンを導入し，教科を問わず書写の代替手段とするのもよい．

試験では書くこと自体に時間がかかるため別室で受け，時間を延長してもらうと，子どもの学力を測るのに有効であり，子どもも焦らずに臨むことができる．

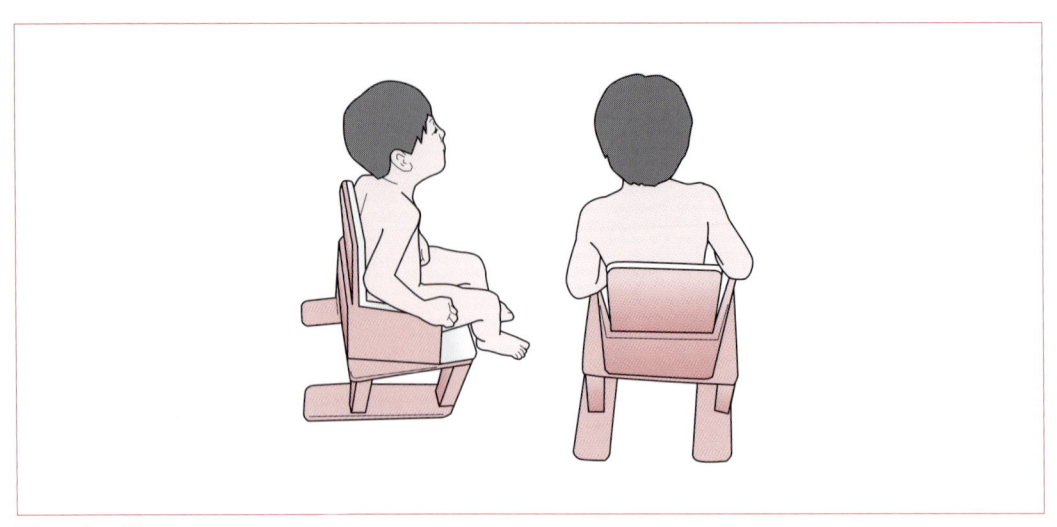

図7 入浴
背もたれは肩甲骨の下角辺り，側面は骨盤の高さにする．この椅子を用いることで洗体・洗髪動作を自分で行える．

▶国語・算数

　幼児期のお絵描きをする段階で，適切な筆記用具や自助具の選択が行われている．しかし自由なお絵描きとは異なり，ノートのマス目や列のなかに文字や数字，記号を収めて書かなければならない．ノート自体が滑ったり紙がめくれたりしないようクリップや滑り止めシートなどを利用する．鉛筆を持った手の尺側を紙面に押しつけて固定し，かつ橈側3指を鉛筆の細かい操作に使えない場合は，肩・肘を動かして書くため，筆圧が強くなる．手を紙面に押しつけることで，頸部・体幹が伸展し，極端に顎を引いたように見える（図8）．大きな字を書こうとすると肩・肘の動きが優位になるため，マス目が大きければ書きやすいというものでもない．むしろ，身体の前のどこに置くか，机上での位置などを検討する．その際，肩・肘の過剰努力を生じない範囲で書けることや耐久性も考慮して，設定や道具の選択を行う．

　低学年の算数は，具体的操作を通して学習することが多く，道具箱から小さなおはじきなどを取り出し，操作し，また戻すなど，動作が複雑になる．教員と相談のうえ，事前に準備してよいこと，省略してもよいことなどを選び出し，動作を簡略化する．あくまで学習に必要な要素を絞り込む．どうしても必要な動作であれば，作業療法のプログラムに取り入れ，効率よく楽に行えるよう練習する．

▶図画工作・音楽・家庭科

　手の巧緻性を要することは言うまでもないが，たとえうまくできなくても，低学年の間は，参加することでの達成感を得られる．しかし，中高学年になると完成度が気になり，うまくできないことが予測されると，取り組む意欲も低下する．同じ活動を強いるのではなく，子どもの希望や能力に応じて内容を変えてもらうのも一つの方法である．音楽での

図8 書字
上：鉛筆を母指，示指，中指の橈側3指で保持しているが，示指で押さえつけている．
下：左手の機能が高いため，左手を利き手として用いる．右手を広げて紙を押さえることができず，書く過程で力が入り，右手の握り込みは強まる．

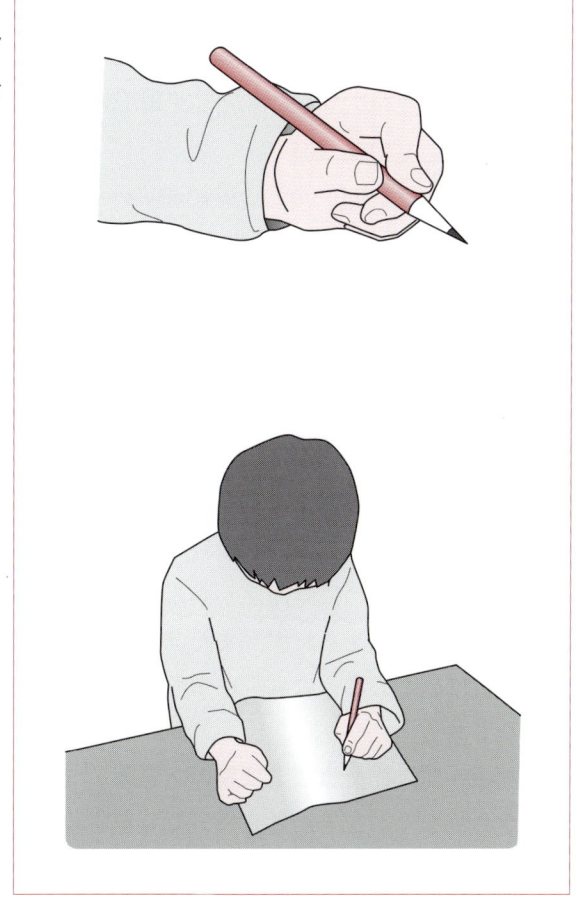

　リコーダー演奏は，呼吸の調整や手の操作が難しいアテトーゼ型脳性麻痺では至難の業である．キーボードを代わりに使うなど，演奏を楽しめるようにする．家庭科も同様である．

▶体　育

　体育では所定の時間内に着替え，体育館や運動場に移動するのに手間取る．着いたころには授業も終わり，再び戻って着替えるはめになる．教員と相談のうえ，体育のある日は体操着を着て登校し，そのまま過ごすことを許可してもらい，歩行可能でも車椅子で移動し，時間を短縮する．学年が進み，体育の授業内容が高度になれば，別室での体操など自主練習にあててもらう．見学や得点係など「お客様」のような参加では，子どもはストレスがたまるばかりである．しかし，この点は親の価値観，子どもの希望，学校の教育方針などさまざまな要素がからみ合うため，提案は求められたときにのみ慎重に行う．

▶学校行事・校外学習

　運動会や遠足などの学校行事の参加方法は，子どもの希望をふまえて親と教員とで話し

合ってもらう．遠足や校外学習は車椅子での移動とし，親以外の介助者を確保してもらう．学校以外の場所では使用できるトイレが限られ，日常の学校生活では自立していても，介助を要するかもしれない．事前の確認が必要である．

■心理面

「言いたいことが伝わらない」「やりたいのにできない」など，子どもは常にストレスを感じているとみてよい．そうした気持ちを表出できない子どもは，反り返るなど身体化することもまれではない．したがって，コミュニケーションの手段を見つけることは，子どもの意思を尊重し，気持ちを推し量るために重要である．さまざまなコミュニケーションエイドを試して，合ったものを見つける．使ってみると意外とうまくいくこともある．逆に，手をわずかでも動かしてYes-Noのサインにするなど単純なものが有効なこともある．親子だけがわかるサインから，第三者でもわかるようなものに正確性を高める．発話が可能でも明瞭度が低いと，学校生活など親がその場にいないときの話や，抽象的な内容は親子でも通じるのに時間がかかる．いじめから不登校に至るケースもまれではないが，子どもは状況を伝えられず，または伝えたがらず，親は戸惑うばかりである．さらに，担任の教員に確かめようにも，中学校ともなれば教科ごとに教員が代わるため，情報が錯綜しがちである．

したがって，作業療法士は親の話を聴いて不安を受け止め，子どもの表情もよく観察して，さり気なく子どもが考えや気持ちを表現できるような場面をつくる．作業活動をともに行うことで，心を開くことも少なくない．また，作業活動自体が子どもにとってストレス解消にもなるような活動を提案する．その際，運動機能だけでなく，心理面も配慮したうえでいくつかの選択肢を設け，子どもに決めてもらう．

■社会参加

小学校や中学校など義務教育の間は地域の学校に通えても，高等学校は特別支援学校の高等部に進むことがある．自分で通学でき，セルフケアに介助を必要としない場合は，特別支援学校の分教室が，地域の高等学校に併設されており，選択の幅が広がっている．知的能力の高い子どもは，高等学校，大学へと進学し，就労の機会もある．しかし，現状では，手の操作能力とコミュニケーション能力が就労の要件になっている．いずれもアテトーゼ型脳性麻痺には苦手な部分で，一般就労を妨げている．

アテトーゼ型脳性麻痺であっても，二次障害を起こさず，健康を維持しながら，就労を含めて何らかの社会参加を実現することが作業療法士にとっても課題である．

Summing-up

- 子どもにとって「意味のある作業」と作業療法士の考える「目的のある作業」とが同時に進行するよう工夫する.
- アテトーゼ型脳性麻痺では二次障害としての頸椎症を幼児期より意識して介入する.
- 就学後は学校生活で子どもが直面する課題に一つひとつ対応し,いずれは子ども自身が解決できるよう導く.

文献

1) 荏原実千代,他:早産低出生体重児におけるMRI所見と視知覚発達障害. リハビリテーション医学 36 (5):340-345, 1999
2) 大阪府障害者地域医療ネットワーク推進委員会:一般整形外科医を対象とした脳性麻痺患者診療マニュアル, 2007

(三戸香代)

各論

5 Duchenne型筋ジストロフィーの理学療法

Basic Standard

- Duchenne型筋ジストロフィーは筋力低下が進行し，動作が困難になるだけではなく，呼吸，嚥下障害も呈する
- 進行性の疾患であるため，長期的な視点をもって理学療法評価・治療にあたる
- 近年は非侵襲的陽圧換気療法（NPPV）が第一選択になっている
- 分泌物の排出手段を確保することはNPPVを導入するうえで大切である

Duchenne型筋ジストロフィーの特徴

　筋ジストロフィーは進行性に筋力低下，筋萎縮を呈する遺伝性筋疾患であり，筋線維の変性・壊死を主病変とする筋疾患の総称で，なかでもDuchenne型筋ジストロフィー（以下，DMD）が最も頻度が高いとされている（男子出生3,000人に1人）．DMDはジストロフィン遺伝子の異常に起因する筋肉のジストロフィン欠損を特徴とする疾患であり，さまざまな研究がなされているが，現在のところ確立された治療法はない．しかし，近年の人工呼吸療法の進歩により，寿命も延長してきており，死亡時の平均年齢は28.6歳と大幅に延長し，40歳代のDMDも珍しくなくなってきたと報告[1]されている．そのため，これまでの筋ジストロフィーのリハビリテーションと比べ多様なニーズに対応することが求められるとともに，理学療法では人工呼吸療法，特に非侵襲的陽圧換気療法（noninvasive positive pressure ventilation：NPPV）を導入するうえでの知識・技術が要求されるようになった．

　DMDの運動は一般的に，「処女歩行は17～19ヵ月で，3～4歳ごろには動揺性歩行がみられ，8歳ごろに階段昇降が困難になり，9～11歳ごろには独歩不能となる．その後数年間は装具歩行が可能であるが，13歳ごろには不能となり，さらに15歳ごろには自力座位が不能となる」とされている[2]．また，筋力低下の特徴としては，生下時には軽度の筋力低下は認めるものの乳児期に問題は呈さず，3～5歳の間に筋力低下が認められ，左右対称に近位筋優位に進行するとされている．さらに筋力低下が進行すると，呼吸筋力も低下し呼吸不全となり，併せて心筋の障害も伴い心不全をきたすこともある．このようにDMDは時間経過とともに状態が変化するので，その変化を予測したかかわりが必要になる．

DMDはどのようなことで困るのか？

　DMDは筋力が低下することでさまざまな日常生活活動（ADL）を自力ではできなくな

る．対象者にとってはADLが自力でできなくなること自体困ることであるのは当然だが，たとえADLが遂行できても全身状態が悪くてはかなりの苦痛となる．一方，自力ではADL遂行が困難な状態であっても，全身状態が良好で，"よい状態"が維持され楽に過ごすことができれば，対象者自身の生活の質は大幅に向上するはずである．つまり対象者が"よい状態"でいるためにどのようなことが必要かを，われわれは常に考える必要がある．

以下に"よい状態"を維持するために必要な要素を列挙する．
・筋力
・四肢の関節可動域の維持
・脊柱変形の予防
・呼吸機能障害
・嚥下機能
・心理的問題
・介護環境（介護者の問題）

これらの点について長期的な視点で介入を継続し，対象者の"よい状態"を維持することがリハビリテーションとしては重要であり，そのなかでも筋力，関節可動域，脊柱変形，呼吸機能障害については理学療法が最も関与すべき点であるため，以下にはこのことを中心に説明を進める．

■DMDの理学療法で必要なことは？

DMDは筋力低下が進行し，理学療法で介入したにもかかわらず動作能力が低下し，歩行不能，座位不能，さらには人工呼吸器管理に至る．そのため理学療法で介入したことがどの程度効果があり，どのような意味をなしているか実感することが難しい．したがって理学療法で大切にすべきは，筋力や動作能力をできる限り維持することは努力目標としては絶対に忘れてはならないが，最終的には筋力低下が進行し動作が困難となり，人工呼吸器を使用する状態にまで至ることを念頭に置いたかかわりをすることが重要である．つまり対象者が最終的にどのような状態となり，どのようなことで困るかを長期的な視点をもって理解しておくことが必要である．

■DMDの理学療法評価で大切なことは？

DMDの評価では，進行性の疾患であることを意識し，問題のない時期から評価を繰り返し行う必要がある．つまり初期には問題が出ていないことをしっかりと確認することが評価として重要な意味をもつ．また，最終的には人工呼吸器管理を余儀なくされる可能性があることもふまえ，筋力や関節可動域の評価と同様に呼吸機能評価についても初期から行う必要がある．特に呼吸機能に関しては，筋力低下や関節可動域制限と比べ，自覚的に問題を感じるころにはかなりの機能低下を起こしていることが多い．そのため，問診などで呼吸機能に問題を呈していない児に関しても呼吸機能評価は初期から行うべきである．

以下にDMDで行うべき評価を列挙し，それぞれのポイントについて説明する．
- 筋力評価
- 関節可動域評価
- 動作能力評価
- 呼吸機能評価

▶筋力評価

　DMDの理学療法において筋力評価を行う目的の一つは，現状の筋力を確認し過去の評価結果と照らし合わせ，疾患の進行の程度を把握することにある．図1に示すとおり動作能力は階段状に低下していくのに対して，筋力は緩徐な低下を示すため，動作では変化が得られない状態でも，筋力の推移から細かな変化を確認することができる．また廃用による筋力低下の有無を確認することも筋力評価の重要な目的としてあげられる．特に，病期が進行し動作が困難となった後には，運動方法や運動量が変化し生活スタイルも変わる．その結果，本来疾患のため生じる筋力低下以上に廃用による筋力低下が加わり，より大きな筋力低下を起こしてくる可能性がある（図2）．この廃用による筋力低下の部分は，理学療法により改善する可能性があり，積極的な介入による効果が期待できると考えられる．

　具体的な筋力評価としてはMMTがあげられるが，MMTでは段階3以上は主観的評価

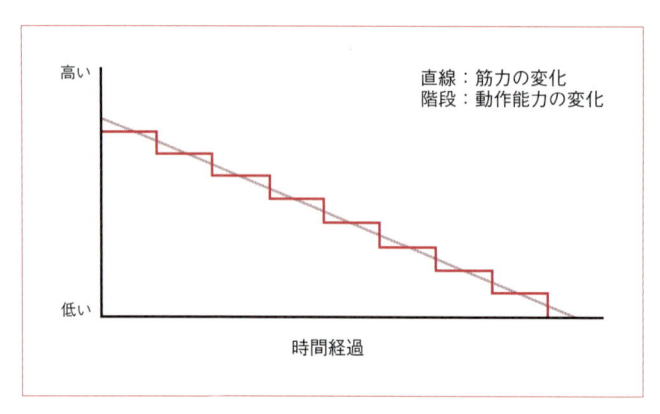

図1　筋力低下と動作能力低下の関係
筋力低下は緩徐な変化を示すのに対して，動作能力は階段状の変化を示す．
動作だけで状態の変化をとらえるのではなく，客観的に筋力評価を行い，経時的変化を確認すべきである．

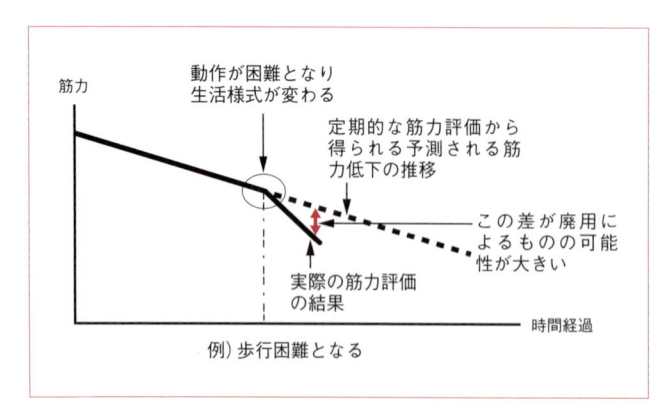

図2　生活様式の変化と筋力低下の関係
筋力低下が進行し動作が困難となると，生活様式も変化する．定期的な筋力評価を実施していることで，筋力低下の推移も予測されるが，生活様式が変化することでそれまで動作で使用していた筋が使用されなくなる．そのため，それまでの筋力低下に加え廃用性の筋力低下が起こり図のような傾向を示す．このような状態であれば，当初予測される筋力低下の推移に近い状態まで戻せる可能性が示唆される．

図3　徒手筋力測定装置

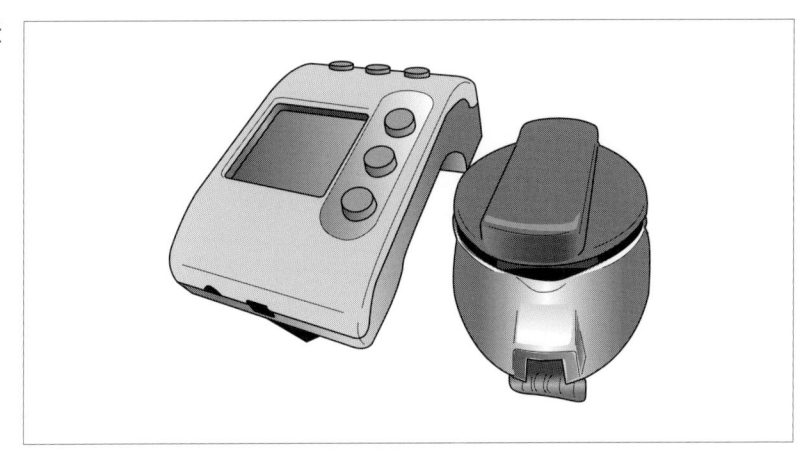

になり細かな変化をとらえる意味では不十分である．そこで，可能であれば徒手筋力測定装置（図3）を利用し，客観的な数値として評価時点での筋力を把握し，定期的に評価を行うことで過去の値と比較することから現状を把握することが望ましい．このような機器がない場合であれば重錘負荷をして，運動可能な回数を記録するなど，極力客観的な評価を行うよう心がけるべきである．また筋力評価を行うだけでなく，動作能力やADL能力の評価と併せて行うことが大切である．筋力評価の注意点としては，筋力測定自体が過負荷になり筋壊死を助長することは絶対に避けなければいけない．一度にすべての筋力評価を実施するのではなく，数回に分けて負荷を少なく評価を行うことも対象者への配慮として必要である．

▪関節可動域測定

DMDでは，疾患の進行に伴い筋線維が結合織化し，筋腱短縮や関節拘縮を起こし可動域制限を起こす．早期から問題を起こしやすい部位は，股関節屈曲外転拘縮，膝関節屈曲拘縮，足関節内反尖足で，特に股関節の可動域制限は歩行不能に陥るきっかけになるとされている[3]．また，DMDでは関節可動域制限が100%起こるとされているため，初期より関節可動域を定期的に測定し，可動域制限が起こりはじめる予兆をできる限り早く把握し，理学療法プログラムに反映させる必要がある．そのためには問題がない状態でも定期的な可動域評価を行うことが重要になる．

＜可動域制限を起こしやすい部位＞
・膝関節屈曲拘縮
・股関節屈曲・外転拘縮
・足関節内反尖足
・肘関節屈曲拘縮
・前腕回外
・手関節掌屈と橈屈

表1 筋ジストロフィー機能障害度の厚生省分類（新分類）

ステージⅠ	階段昇降可能 　　a—手の介助なし 　　b—手の膝押さえ
ステージⅡ	階段昇降可能 　　a—片手手すり 　　b—片手手すり膝手 　　c—両手手すり
ステージⅢ	椅子からの起立可能
ステージⅣ	歩行可能 　　a—独歩で5m以上 　　b—一人では歩けないが物につかまれば歩ける（5m以上） 　　　　1）歩行器　2）手すり　3）手びき
ステージⅤ	起立歩行は不能であるが，四つ這いは可能
ステージⅥ	四つ這いも不可能であるが，いざり這行は可能
ステージⅦ	いざり這行も不可能であるが，座位保持は可能
ステージⅧ	座位の保持も不能であり，常時臥床状態

▶動作能力評価

　先にも述べたとおりDMDの動作能力低下の特徴は，階段状に低下してくるところにある（図1参照）．そのためある日突然動作ができなくなることもあり，そのことを念頭に置き評価を行う必要がある．また，動作ができるかできないかだけの評価ではなく，その動作をどれくらい続けてできるのか，連続歩行距離や四つ這いなどでの移動距離などの評価も併せて行うことが重要である．

　DMDの動作能力の評価には，**表1**に示す筋ジストロフィー機能障害度の厚生省（現・厚生労働省）の分類（新分類）を併せて使用し，機能障害度の分類[4]も確認するとよい．

▶呼吸機能評価

　DMDでは四肢の筋力低下に加え，病期の進行に伴い呼吸筋の筋力低下もみられるようになる．四肢の筋力低下同様，急激に変化するものではなく徐々に筋力低下が進行し呼吸機能の低下をきたすため，継続した評価を繰り返しわずかな変化を見逃さないようかかわる必要がある．特に呼吸機能には予備能力があり，筋力低下に伴う呼吸機能低下はこの予備能力から低下していく．そのため，自覚的に呼吸困難感を感じる段階や，咳嗽が困難になる段階では，かなり呼吸機能が低下した段階になる．その段階からの介入では胸郭柔軟性の改善・維持が困難になるなど，予防できる二次障害を予防できなくなる可能性がある．したがって，できる限り早期からかかわれるよう十分に評価を行い注意しておく必要がある．また，呼吸については常にケアが必要となるため，医療従事者だけがかかわるのではなく，家族や学校関係者など児にかかわるスタッフとの協力も重要になる．その際に中心となる可能性がある理学療法士は，DMDの呼吸の特徴を熟知し，そのかかわり方を十分に理解しておく必要がある．

▶a) 肺活量(VC)の測定

　DMDは病期の進行とともに,肺活量(vital capacity:VC)も徐々に減少し,最終的には自力での吸気が不可能となりVCは0mlとなってしまう.呼吸機能には予備能力があるため,自覚症状がないまま徐々に機能低下が進行する.そのため呼吸困難感や咳嗽力の低下を感じる段階では,かなり機能障害が進行していることがある.そのような状態になる以前からVCの評価を定期的に行う必要がある.また,VCが2,000mlまたは%VCが50%になった段階からはVCに加え,最大強制吸気量(maximum insufflation capacity:MIC)の測定も行う必要がある.VCおよびMICの測定方法を**図4,5**に示す.

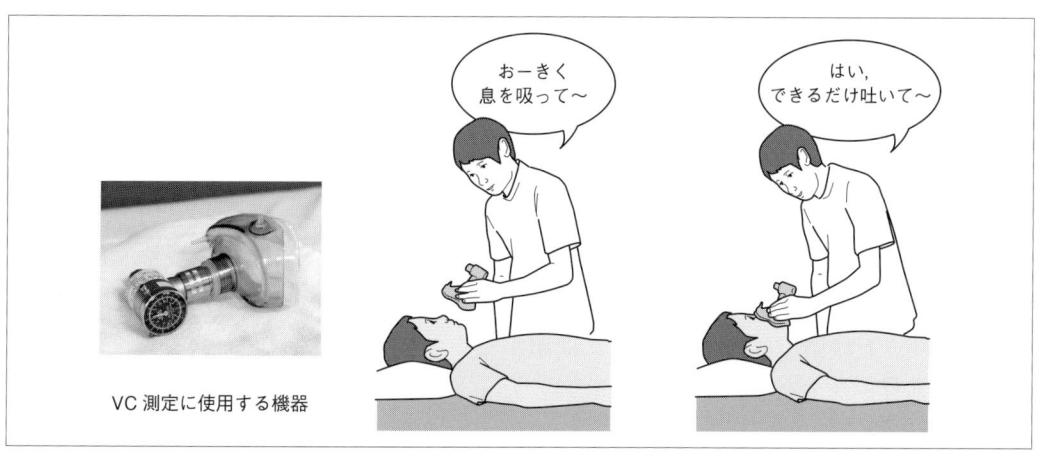

図4　VC測定方法および使用機器
簡易流量計を装着したフェイスマスクを用意し,図のように声をかけ測定を行う.2,3回行い最大値を記録する.

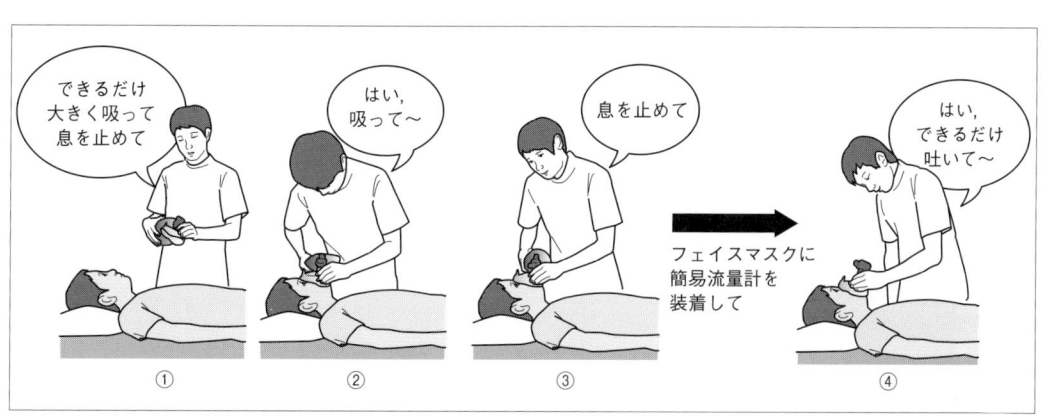

図5　MICの測定方法
MICにはバッグバルブマスク(アンビューバッグ)を使用.
①自力でできるだけ大きく息を吸わせる.
②かけ声に合わせて加圧し,さらに空気を送り込む.
③空気が入ったら声門を閉じて息を溜める(エアスタッキング).
　②,③を2回ほど繰り返し息を十分溜めたら,アンビューバッグから簡易流量計に付け替える
④VCの測定同様に大きく息を吐いてもらう.

※2,3回繰り返し行い,最大値を記録する.簡易流量計ではなくピークフローメーターを装着して<u>MICでのCPFを測定することも併せて行う</u>.

> **memo** カエル呼吸
>
> DMDではカエル呼吸(舌咽頭呼吸)が行えると,たとえ呼吸筋力が低下し吸気ができなくなっても空気を肺に送り込み,息を溜めることができる.これができると,声を発することもでき,さらに短時間であれば人工呼吸器がなくても過ごすことができる.

▶ b) 咳の最大流量 (CPF) の測定

気道内分泌物を排出するためにはCPF (cough peak flow) は一定値以上を確保しておく必要がある.健常成人では360～960 l/minの流量があるが,DMDでは病期の進行に伴いこの数値が減少し,気道内分泌物の排出が困難となる.一般的に風邪などにより粘稠な分泌物を排出するためには270 l/min[5]以上のCPFが必要とされており,さらに160 l/minを下回ると通常の気道内分泌物も排出することが困難になるとされている.したがってDMDの呼吸を評価する際にCPFは欠かせない項目の一つである.通常のCPFの測定方法と介助咳を用いたCPFの測定方法を図6, 7で説明する.

▶ c) 経皮的酸素飽和度,呼気終末炭酸ガス分圧の測定

経皮的酸素飽和度の測定は理学療法場面でも簡単に行える評価であり,呼吸機能障害が進んでいない状態では年に1回くらいの確認でも問題ない.しかしVCが減少し呼吸機能が低下してきた段階では日中のSpO_2に問題がなくても,夜間睡眠時に低酸素状態になっている可能性がある.そのため夜間睡眠時のSpO_2モニタを行い,低酸素状態に陥っていないか確認する必要がある.夜間睡眠時の評価は理学療法場面では困難な場合が多く入院にて確認する必要が出てくるので,必要性を感じた際には医師と相談し評価を行うべきである.

さらに呼吸機能が低下し呼吸不全が進行すると高炭酸ガス血症を伴う状態になるので,

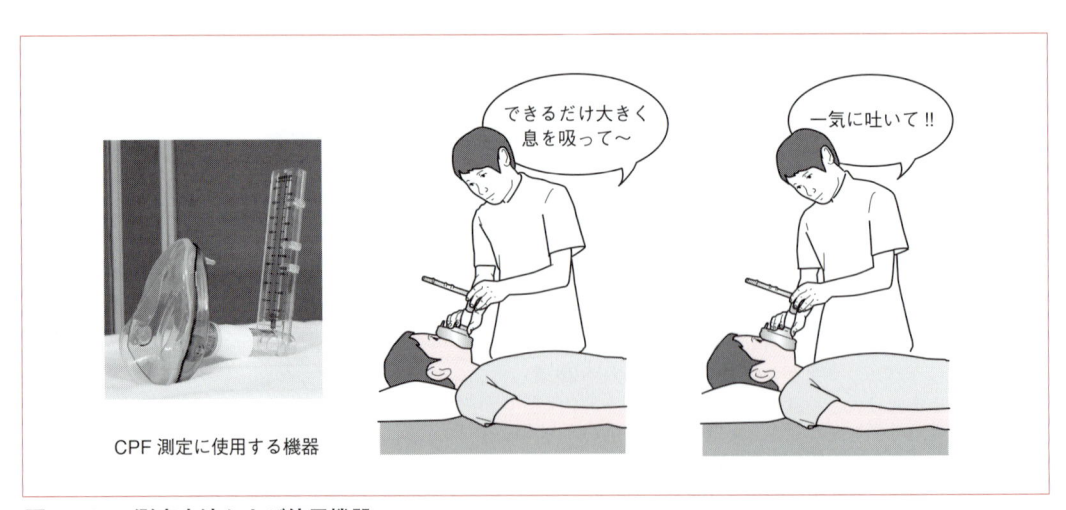

図6 CPF測定方法および使用機器
ピークフローメーターを装着したフェイスマスクを使用し,対象者にできるだけ大きく息を吸ってもらい,一気に吐き出すように声かけをする.
2, 3回繰り返し行い,最大値を記録する.

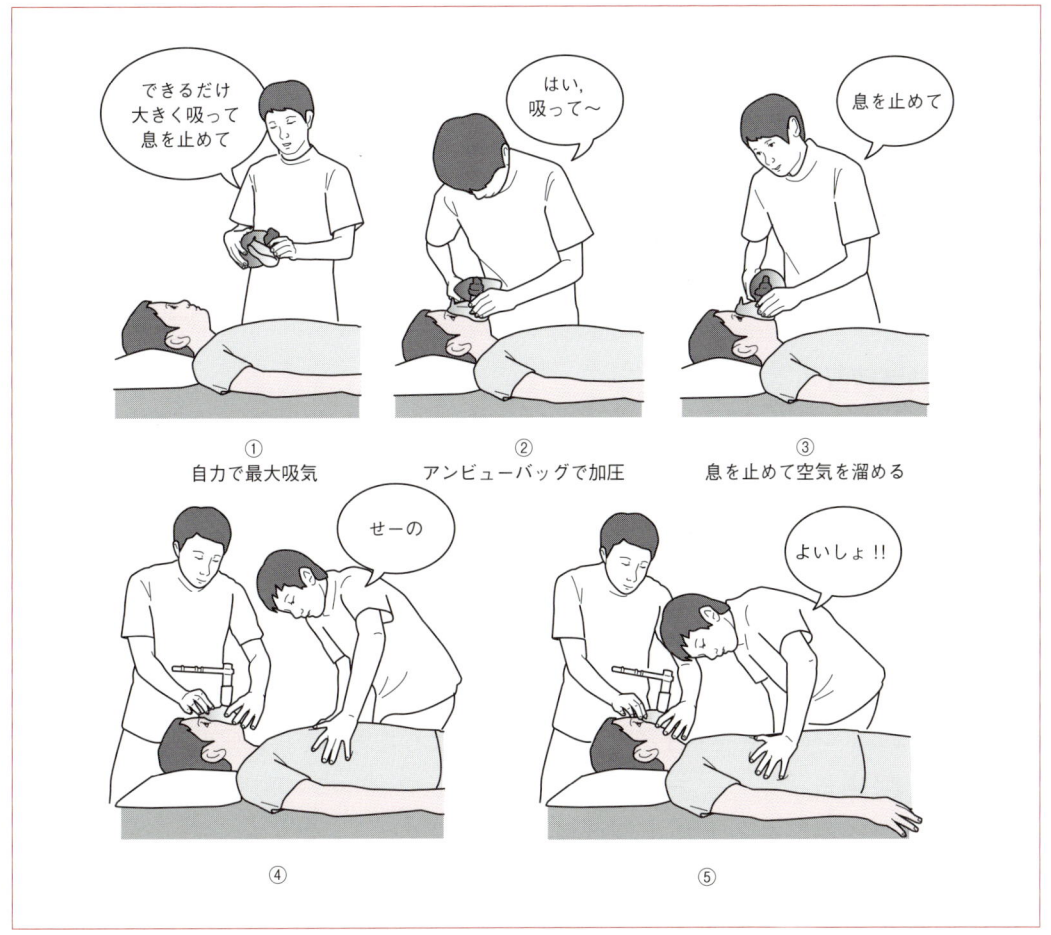

図7 介助咳を用いたCPFの測定方法およびMIC＋介助咳を用いたCPFの測定方法
介助咳を用いたCPFの測定は，①大きく息を吸った後に④，⑤の方法で測定を行う．MIC＋介助咳でのCPFの測定では，①〜③までの方法でMICまで吸気を行わせた後，④，⑤を行う．

SpO_2だけでなく呼気終末炭酸ガス分圧または経皮炭酸ガス分圧の測定も行う必要がある．

▶d) 呼吸パターンの確認

　DMDでは筋力低下が進行すると努力性呼吸を呈するようになる．また，脊柱変形や胸郭の変形が進行すると奇異呼吸を呈することもある．このような呼吸パターンの確認はDMD特有の評価ではないが，必ずどのような呼吸パターンとなっているのか確認する必要がある．一般的にDMDでは呼吸補助筋を参加させている努力性呼吸や，車椅子上で体幹を前後に揺すりながら呼吸する舟漕ぎ呼吸を呈することが多い．

■DMDの理学療法

▶筋力維持練習

　DMDの筋力維持練習では過用性筋力低下（overwork weakness）に最も注意しなければならない．したがって原則は低負荷・高頻度の運動で，等張性運動を主体としたものがよ

い．負荷量の設定は少ない抵抗から開始し，翌日に疲労感や筋力低下がみられない量を決定することが望ましい．しかし実際に各関節におけるすべての運動方向に対する負荷量を設定し，継続して行わせることは難しいため，動作可能時期であれば可能な動作を通して運動を行わせ，筋力維持を行うとよい．この時に，動作では使用されない筋に対して負荷量を設定し，抵抗運動を行うと効率的である．また，図2に示したように筋力低下の原因が病期の進行に伴うものか廃用によるものかを判断し，改善可能なものであれば過負荷にならない範囲で積極的に改善を目指し抵抗運動を行うようにする．

■関節可動域練習

DMDの可動域制限の因子は主に筋・腱の短縮による制限である．ひとたび可動域制限が出現すると，その可動域を改善するのは困難である場合が多い．したがって，評価結果から可動域制限を認める部位の可動域を改善することだけではなく，現状では制限がなく今後制限を起こす可能性が高い部位への可動域練習を積極的に行う必要がある．また関節可動域練習は理学療法場面だけで行うことは意味をなさない．日頃から自宅や学校で頻回に持続伸張を行い，"よい状態"を維持するように心がけることが重要である．したがって，対象者の理解と継続することの努力が不可欠であり，さらに両親や学校との連携も絶対に必要となる．そのことを踏まえたうえで，どのような方法で持続伸張を行うか検討し指導する必要がある．

また，胸郭の柔軟性維持のために，胸郭可動域練習を行う必要があるが，この点についてはDMDに対する呼吸理学療法にて説明をする．

図8に日頃から行うべきストレッチを紹介する．

■動作練習

DMDの動作練習はできなくなった動作を再獲得させることが目的ではなく，運動量を確保すること，および動作を通して残存筋力を維持し，動作能力を維持することが大きな目標となる．DMDの場合，歩行不能となり車椅子生活に移行すると，栄養摂取と活動量のバランスが崩れ肥満傾向を呈する対象者が少なくない．そのため動作練習は重要なプログラムとなるが，一方で過負荷になると筋壊死が進行する可能性も否定できない．また，心筋が変性する可能性もあるので，過度な運動は筋の壊死を促進するだけでなく，心臓への負担を高める可能性がある．そのようなことを十分に考慮し医師と相談のうえ，安全かつ積極的に動作練習を行うべきである．

動作練習としては基本的な歩行，起居動作，四つ這いなどの練習になりがちだが，動作困難となる年齢を考えるとこれらの練習をただ行うのではなく，楽しく運動を行えるよう配慮することを心がけてほしい．また，状態に問題なければプールでの運動も取り入れることは，対象者のモチベーションを高めるうえで効果的であるとともに，水中では自力での運動が行いやすいので，運動量を確保するには有効である場合が多い．

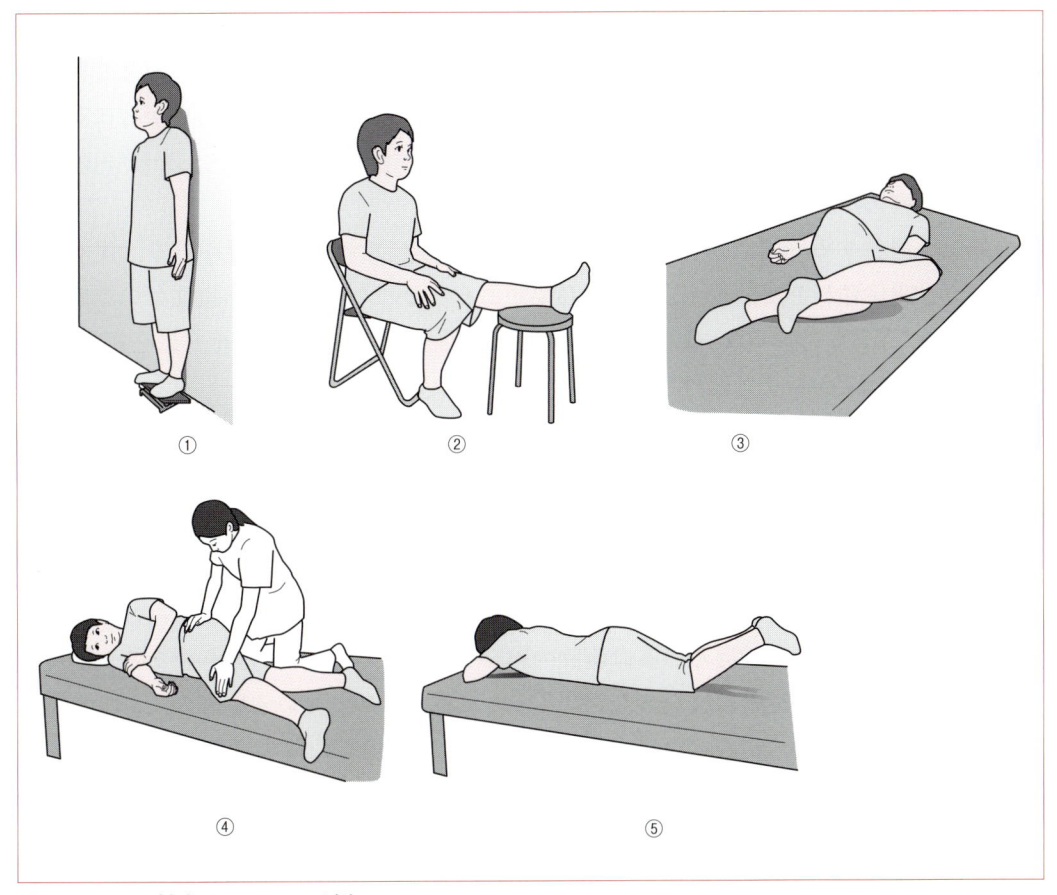

図8 DMDに対するストレッチ例
①下腿三頭筋持続伸張：立位・歩行可能時期には，ストレッチングボードなどを用いた下腿三頭筋の持続伸張を積極的に行う．
②ハムストリングスの持続伸張：SLRなどを用いてもよいが，日常生活で椅子に座っているときなどでも足を伸ばすことでハムストリングスの持続伸張が可能．
③・④大腿筋膜張筋の持続伸張：DMDの大腿筋膜張筋は短縮を起こしやすいので，自己練習を行わせ，さらに他動的にも行うとよい．
⑤腹臥位での腸腰筋，ハムストリングスの持続伸張：股関節屈曲拘縮，膝関節屈曲拘縮が出現すると，腹臥位姿勢では図のようになる．腹臥位姿勢を保持することで，自重で腸腰筋，ハムストリングスの持続伸張を行うことができる．

▶呼吸理学療法

▶1) DMDの呼吸の問題に対して，理学療法では何をするのか？

　DMDの筋力低下は止めることができない問題であり，最終的には呼吸筋が作用しなくなり人工呼吸器による管理が必要となる．人工呼吸器の管理としては，気管切開を伴う侵襲的な人工呼吸器管理と，鼻マスクやフェイスマスクを使用した非侵襲的陽圧換気療法（NPPV）の2種類がある．近年のDMDに対する人工呼吸器管理は後者のNPPVが主流となってきている．しかし，気管切開を伴う人工呼吸器管理と比べ分泌物の排出が難しく，NPPVを導入するためには気道クリアランスの確保がきわめて重要な問題となる．

　気道内分泌物を排出する手段として最も有効なものは咳嗽である．呼吸介助手技や体位

排痰法などを用い中枢気道まで分泌物が出てきても，最後の段階で咳嗽ができないと分泌物は排出されにくい．そこでDMDでは筋力低下が進行し，自力での咳嗽が困難となった段階でも分泌物は排出できるように，介助咳を用いた分泌物排出手段の獲得が特に重要となる．介助咳を行い十分な咳嗽力を維持できるような練習を行うことが，DMDの呼吸に対する理学療法においては必要なことである．

介助咳を維持する一連の練習は，いざNPPVが必要になってから行うのでは遅く，事前に練習し関係者が手技を獲得しておく必要がある．そのためには理学療法での評価を定期的に行い，手遅れにならない段階で必要な練習を開始しておくことが絶対に必要である．

▶ **2）実際に行うDMDの呼吸理学療法**

DMDの呼吸理学療法は，評価で用いた方法を繰り返し行うことが練習となる．大切なことは毎日繰り返し行うことであり，本人を含め家族への十分な説明と繰り返しの指導が重要になる．

①胸郭拡張性，胸郭柔軟性の維持

胸郭の拡張性を維持するには，胸壁に外力を加え胸郭のストレッチをするだけでは不十分である．胸壁に外力を加えることは胸腔内腔を小さくする方向への動きであるため，胸腔の拡張性を維持する運動にはならない．そのため従来行われている胸郭のストレッチ方法に加え，MICの評価で用いたバッグバルブマスクを使用した最大強制吸気（**図5**参照）を行う．これを日頃から行うことで胸郭拡張性を維持し，VCが0 mlの状態になってもMICは2,000 ml以上確保できるように練習を継続する．日頃からの練習が必要なため，家族への指導を行い，手技を習得させることも理学療法で行わなければならない．胸郭の拡張性を維持しMICを確保することは，DMDのCPFを維持するうえで最も重要な要素であり，理学療法士はこの手技を習得しなければならない．

図9に胸郭のストレッチ方法を示す．

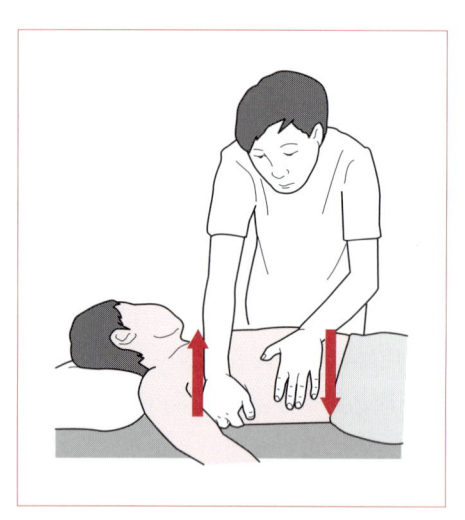

図9 胸郭可動域練習
セラピストの一側の手を対象者の背側へ入れ，他方の手を腹側に当てる．次に矢印で示す方向へ力を加え，胸郭を絞るようにする．

②介助咳の練習

　咳は気道内分泌物を排出させる手段として最も有効な方法である．そしてNPPVを使用するには，分泌物排出に必要な強さの咳をできることが大切な条件となる．必要な咳の強さはCPFの測定で270 l/min以上とされており，この値以上のCPFが出せるよう日頃から練習を行っておかなければならず，この練習がとても大切である．また，気道内分泌物は理学療法場面でのみ排出するのではなく，日常生活のなかでも必要なときに排出しなければならない．つまり，介助咳の手技は家族や看護師など日頃からかかわる者も獲得しなければならない手技であり，理学療法ではこれらの指導を含め実施できることが要求される．

　方法は図7に示すとおりで，バッグバルブマスクで十分な吸気をさせ，息溜めをさせた後，介助者が前胸部を運動方向に介助する．この時重要なことは強さではなく対象者と介助者のタイミングであり，日頃から練習を行いタイミングが合うようにしておく必要がある．また胸郭への介助は単に圧迫するだけでは肋骨骨折を起こす危険性がある．必ず胸郭の生理的な運動方向に呼気介助するように注意する（図10）．特に，胸郭変形が著しい場合には運動方向がわかりにくいので注意を要する．家族や看護師には胸郭の運動方向を十分に教え，圧迫する力加減なども教えてから練習を行うべきである．

■脊柱の変形に対して何をするのか？

▶車椅子の工夫は？

　DMDでは筋力低下の進行に伴い車椅子を使用した生活へと移行する．車椅子乗車姿勢を含む座位姿勢は，重力に抗する唯一の姿勢となり，その姿勢が不適切であれば脊柱変形

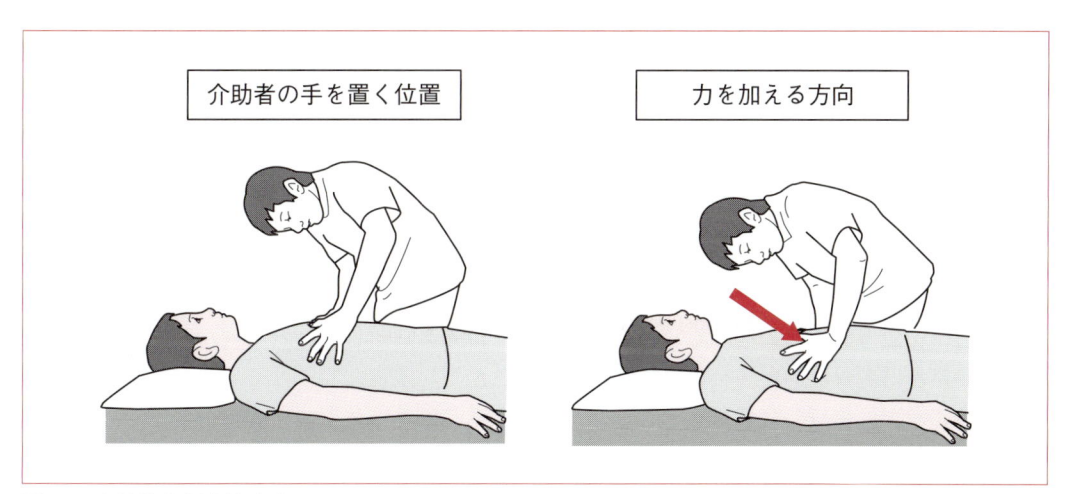

図10　介助咳を行う注意点
左：手の位置は親指が胸骨剣状突起の高さで，左右対称に置く．
右：個人差はあるが一般的に胸郭の運動方向は矢印に示すような後尾方になる．
　　前後方向に圧迫を加えると胸郭の運動方向とは異なるため，骨折を起こしやすくなる．
　　強い圧迫力が必要なのではなく，対象者と介助者のタイミングが最も重要．

を助長することになりかねない．したがって，長期的な視点に立ってシーティングを検討し，脊柱変形を起こしにくく，かつ機能的なシーティングを工夫することが重要である．また，一般的なシーティングの考えに加え注意すべき点は呼吸状態への配慮である．特に，人工呼吸器を使用しない状態（自力での呼吸での車椅子の使用）で対象者が舟漕ぎ呼吸を行っている場合には，シーティングで体幹の安定性を求め過ぎると，車椅子上で体が動かしにくくなり，そのために呼吸機能が低下してしまう可能性もある．一方，人工呼吸器を使用した車椅子乗車では，体幹の動きを伴わないため安定性，安楽性を重視し長時間楽に座っていることができるシーティングを行うことになる．このようにDMDのシーティングは一般的に行われるシーティング同様に長時間の座位姿勢を保持できるようなシーティングに加え，呼吸機能に関して配慮した検討が必要となる．

■体幹の装具は有効か？

体幹装具で脊柱変形を完全に予防することはできない．しかし脊柱変形の予防で唯一介入できることは体幹装具と，車椅子のシーティングである．そのため脊柱変形の予防として，シーティングに加え体幹装具を使用することも多い．しかし矯正力の強い硬性装具を使用すると不快感が強く，長時間の装着は困難となりやすい．そのためDMDの体幹装具では，硬い構造物で強制的に支えるのではなく，樹脂素材を用いた軟性装具で体幹を包み込み，一定の形で安定させることを考えるとよい．

■コンディショニングについて

DMDに限らず努力性呼吸を行っている場合は，呼吸筋疲労も大きな問題となる．さらにDMDでは努力性呼吸や車椅子乗車姿勢の問題から，いわゆる"肩こり"がひどく，慢性的な背部の痛みが主訴となることも少なくない．筋力や関節可動域，呼吸など機能的な問題ばかりに目を向けがちだが，日頃から疲労や痛みなどへの介入も重要である．対症療法になってしまうが，日常生活を快適に送ることの助けとなるので忘れないでほしい．

Advice

現代の医学ではDMDの筋力低下を止めることはできない．また，心臓への負担や過負荷による筋壊死への配慮から，運動を行いたくても思うようにできない．そのようななかで対象者は一生懸命に努力をしている．そのような対象者に対してわれわれが手を差し伸べられることは数少ないが，われわれがかかわることで対象者がわずかでも満足いく生活を送れることが何よりも大切だと思う．対象者が生きていくうえで，その質を上げることはかかわる者の知識・技術だけでできるものではなく，どれだけ真剣に対象者と向き合うかではないだろうか．医療者の独りよがりになることのないよう，常に対象者，ご家族と話し合いリハビリテーションを進めてもらいたい．

Summing-up

- 長期的な予後を理解し，手遅れにならない段階で早めの介入をすることが重要である．
- NPPVを導入するうえで理学療法士に必要な知識・技術を習得する必要がある．
- 分泌物の排出方法は理学療法士だけでなく，家族や看護師も同様のかかわりができるようにならなければいけない．
- 対象者が楽に過ごすことができるような"よい状態"を，どのようにすれば維持できるのかを考えていく必要がある．
- 肩こりや背部の痛みなどに対しても介入できるようなケアを心がける必要がある．

文献

1) 川井　充 他：筋ジストロフィー死亡年齢と死因―国立筋ジストロフィー担当27施設における分析．神経治療学 20：322，2003
2) 里宇明元 他：デュシェンヌ型筋ジストロフィー症（DMD）の在宅リハビリテーション．総合リハビリテーション 23：569-579，1995
3) 植田能茂 他：デュシェンヌ型筋ジストロフィー患者が歩行不能となる原因について．理学療法学 25(5)：277-282，1996
4) 神野　進：筋ジストロフィーのリハビリテーション・マニュアル．厚生労働省精神・神経疾患研究開発費　筋ジストロフィーの集学的治療と均てん化に関する研究，2011
5) 三浦利彦 他：Duchenne型筋ジストロフィーにおける喀痰喀出能力―最大呼気流速と関連因子の考察―．理学療法学 26(4)：143-147，1999

（栗田英明）

各論

6 Duchenne型筋ジストロフィーの作業療法

Basic Standard

- デュシェンヌ型筋ジストロフィーは，筋萎縮と筋力低下を主症状とする進行性の疾患である
- 臨床経過（＝機能の喪失の順序性）について理解することが大切である
- 身体機能の変化は重大な喪失体験であり，心理面への影響を熟慮する必要がある

疾患の概要

　デュシェンヌ型筋ジストロフィー（以下DMDと略す）は，筋萎縮と筋力低下を主症状とする疾患である．近年DMDの原因遺伝子が解明され，遺伝子治療が現実のものとなりつつあるが，現時点ではまだ根本的な治療法はなく予後不良である．

　DMDの一般的な経過としては，10歳前後で歩行困難となり，その後座位保持の困難さがみられ，併せて日常生活活動（ADL）の遂行も介助を要するようになる．最終的にはベッド臥床となり，ADLはほぼ全介助となる（表1）．また，上肢の運動機能の評価には9段階の機能障害度分類（表2）がよく用いられる．

　以前は，20歳前後に心不全や感染症などによる呼吸不全で死亡するケースが多かったが，現在は呼吸管理や治療技術の進歩により延命が可能となり，30歳で生存するケースも増えている．

　DMDにおける作業療法の目的は以下のようにまとめられる．

① 筋力の維持
② 関節可動域の維持
③ 姿勢保持の維持（非対称性の防止）
④ 全身の耐久性の維持
⑤ 社会性・コミュニケーション能力の発達
⑥ 興味の拡大
⑦ 機能低下に対する代償動作の獲得

各論 ―― 6．Duchenne型筋ジストロフィーの作業療法

表1　デュシェンヌ型筋ジストロフィーにおける臨床経過（次ページと併せて参照）

	運動機能経過	
	移 動 動 作	姿 勢 変 換 動 作
（乳幼児期）	四つ這いをあまりしない ↓（座位移動） 独立歩行開始（軽度遅延） 走るのが遅い（速歩様） 両足跳び不能（足踏み様，床から足底が2〜3cmしか離れない） 階段昇降手すり要 ↓　1段ずつ両足揃え 　　1段ずつ片足交互 階段昇降手すり不要 ↓	床から立ち上がり可（①→②→③の順に発達） ①仰臥→寝返り（腹臥位）→四つ這い位 　→高這い位→上肢による大腿押さえ 　（a：要，b：不要）→上体起こす ②仰臥→寝返り（腹臥位）→四つ這い位 　→片膝立て→上肢による大腿押さえ 　（a：要，b：不要）→上体起こす ③仰臥→上半身回旋→座位→蹲踞姿勢 　（上肢による大腿押え　a：要，b：不要） 　→立ち上がる
（学童期）	階段昇降手すり要 　↓　片手手すり　　　　歩行やや不安定 　　　↓　　　　　　　転びやすい（つまずく） 　　片手手すり， 　　片手膝　　　　　　　歩行不安定 　　　↓　　　　　　　正座するように 　　　　　　　　　　　　両膝から転ぶ 　　両手手すり 階段昇降不能 ↓ 　　　　　　　　　　尻餅をつくように転ぶ 　　　　　　　　　手すりを伝って歩行 　　　　　　　　　独立歩行不能 　　　　　　　　　　↓ 　　　　　　　　　立位保持不能	床からの立ち上がり困難 　　上記　③→②→①の順に退行 立位から座位への変換は緩徐には不能 臥位から座位困難 寝返り困難 上肢挙上困難
（思春期）	↓ 這う　　　　　　　　↓　　補装具による歩行 （手の支え方が変化し　　　歩行器による歩行 ていき拘縮が進む）　　　　車椅子も使用し移動 　①指先前方 　②指先外側 　③指先後方　　　　座位移動 　　　　　　　　　立て膝位 　　　　　　　　　横膝型 　　　　　　　　　中間型 　　　　↓ 　移動不能・座位保持可能 　　　寝たきり 　　　心不全 　　　呼吸不全	両上肢挙上きわめて困難 寝返りきわめて困難

（文献1）より）

表1 続き

	仮性肥大	関節拘縮	問題になることがある症状	心肺機能	その他
乳幼児期		腰椎前弯	言語発達の遅れ	肺活量：正常児より低め	
	下腿	尖足傾向 股関節伸展制限 肘回外制限	発熱時 運動時（後）の下腿痛 会話が成立せず勝手に話す 落ち着きがない		
学童期	足底筋 咬筋	内反尖足傾向 膝関節伸展制限 胸椎側弯	学習障害 運動時（後）の足底痛 内向的		便秘傾向 骨折 開咬
思春期	前鋸筋 後脛筋	手指の変形拘縮 胸腰椎側弯の進行	痰喀出困難 風邪が重症化しやすい 入浴時に動悸 早朝に頭痛 胸部苦悶感 呼吸不全		巨舌，肥満 口を閉じにくいための嚥下困難 褥瘡 るいそう 急性胃拡張 肺梗塞

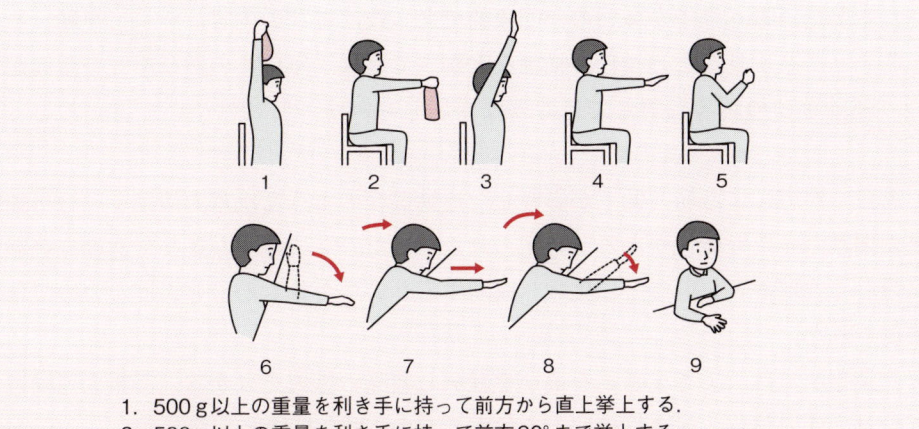

表2 上肢運動機能障害度分類

1. 500g以上の重量を利き手に持って前方から直上挙上する．
2. 500g以上の重量を利き手に持って前方90°まで挙上する．
3. 重量なしで利き手を前方から直上挙上する．
4. 重量なしで利き手を前方90°まで挙上する．
5. 重量なしで利き手を肘関節90°以上屈曲する．
6. 机上で肘伸展による手の水平前方への移動．
7. 机上で体幹の反動を利用し肘伸展による手の水平前方への移動．
8. 机上で体幹の反動を利用し肘伸展を行ったのち手の運動で水平前方への移動．
9. 机上で手の運動のみで水平前方への移動．

(文献3)より）

■ DMDの経過と支援

ここでは，筆者が担当していたケースを通して経過と支援について述べる．

ケース紹介：A君，特別支援学校高等部に在籍．会社員の父（単身赴任で留守がち，腰痛の既往あり），専業主婦の母，大学生の姉の4人家族．

乳児期に運動発達の遅れを指摘され精査したところ，DMDと診断される．軽度の知的障害も認められる．

▶幼児期

3歳で独歩開始．しかし歩行の不安定さがあり，年少時で地域の通園施設に入園．その後数ヵ月で歩行は安定したが，数cmの段差でつまずき転倒していた．また，腓腹筋の仮性肥大（Gowers徴候）や登はん性起立も認められた．

ADLについては，食事はスプーン・フォークで自食が可能．更衣は立位保持の困難さがあるため座位で実施．一部介助を要する状態であった．排泄は一定時間ごとに誘導が必要であった．

コミュニケーションは，簡単な日常会話なら理解可能．表出は2語文レベルであった．社会性は，対大人であれば良好だが，対子どもになると自ら積極的に接することはほとんど見られず，受動的であった．

遊びについてはA君が普段行っていることに限定される傾向があり，見慣れないものを呈示されるとためらう様子が多いのが印象的であった．遊びの内容はテレビ視聴，キーボード・スイッチ系玩具などの操作，描画などが主であり，座位での遊びを好む傾向が見てとれた．運動遊びの誘導に対してはなかなか応じられず，時には泣いて嫌がることもあった．

　A君の場合，疾患による筋力低下が影響し，運動遊びのような抗重力活動を遂行・継続することが困難だった可能性があると考えられた．また，さまざまな遊びや活動を経験する機会に乏しく，何か新しいことに挑戦し成功するといった体験がほとんどないのではないかと推測された．

　そこで作業療法では，①さまざまな遊びを経験し興味の拡大をはかる，②粗大運動遊びを通じて全身の筋力強化・耐久性の向上をはかる，の2点を目標とした．

　具体的なプログラムとしては，
　＊ボールを使っての活動（キャッチ＆パス，的当てなど）
　＊輪投げ
　＊サーキットトレーニング（障害物をまたぐ・くぐる，四つ這いで移動する，など全身をさまざまに使う運動がよい）

等を行った．その他，ADLの遂行状況についても適宜チェックした．

　年中になる時点で更衣や排泄はほぼ自立し，難路歩行も低めの階段なら手すりを使用して昇降可能となった．他児とのかかわりも増えたこともあり，近隣の幼稚園へ転園となった．

　幼稚園では友達も増え，さまざまな活動にも楽しく参加するようになったと母はコメントしている．

Advice

- ＊A君の場合は診断が確定したのがやや早いが，一般的には乳児期には明らかな症状がみられず，幼児期に歩行のぎこちなさや転倒しやすい，走るのが遅い等の主訴で受診するケースが多い．
- ＊幼児期は，生理的な成長・発達が疾患の進行を上回るので，まず子どもがもっている潜在的な能力を引き出すようかかわる必要がある．
- ＊反面，DMDでは過労は禁忌であるので，子どもの反応や疲労度に留意する．
- ＊DMDは進行性であるため，家族は子どもに対して過保護・過干渉となりやすい．過度に頑張らせることはしてはならないが，獲得可能なADLや活動はしっかりと実施していく．

▶小学生

　A君は肢体不自由養護学校（現・特別支援学校）に入学した．階段などの難路歩行が不安定で近位監視レベルであったこと，普通学校のカリキュラムでは体力的に厳しいと考えられたことなどによる判断であった．

各論 ── 6. Duchenne型筋ジストロフィーの作業療法

　幼稚園時代の友人とは別々の学校になったが，養護学校のペースがA君に合っていたのか体調を崩すこともほとんどなく，元気に登校していた．同じクラスになった男児と親しくなり，いつも二人でおしゃべりし続けていたようである．作業療法の場面でも，頻繁にその友人の話や学校生活のあれこれについて話してくれた．時には訓練プログラムが進まず，母から叱られるほどであった．

ⅰ．低学年

　このころは座位保持や起居移動，上肢機能は保たれており，ADLはほぼ自力で遂行可能であった．

　移動については，学校内の移動は独歩だが，遠足や社会科見学など長距離の移動が求められる場面では学校に置いてある共用の車椅子を使い，自走していた．なお，この時期より足部の変形（内反尖足）が進行してきたため，変形進行防止を目的としてプラスチック製短下肢装具（靴べら式装具）を使用しはじめている．

　低学年時の作業療法では，幼児期にも実施していたさまざまな粗大運動遊びを通して立ち上がりや立位保持，歩行機能の維持を目指した．併せて描画や折り紙，粘土などの机上作業も行い，手指機能の維持・向上や創作活動を通して達成感・自己有能感を得ることなどを目標とした．

　なお，腸腰筋や下腿三頭筋の短縮に対してホームプログラムとしてストレッチを行うよう伝えたが，週に1〜2回程度しか行わなかったとのことであった．普段の日課の一つになるような簡易なプログラムを作成し（図1），頻繁に実施状況を確認する必要があった．

ⅱ．中学年

　3年生になったA君は，筋力低下に加え脊柱の後側弯・股関節の屈曲拘縮・足部の内反尖足が強まり，歩行機能が極度に低下したため，この時点で車椅子を作製した．歩けなくなったことに対し，A君なりにショックはあったようだが，周囲に『どうして歩けなくなったのかな』などの質問はなかった．A君はむしろ，車椅子を自力で駆動し自由に行動できる範囲が広がったことを喜ぶような様子も見受けられた．また，周囲から操作の習得が速いとほめられたことも，車椅子への肯定的なイメージにつながったように感じられた．ただ，歩行機能の低下に対して，A君自身は何か訴えたい思いがあったかもしれない．

　この時期，ADLでは，肩関節の屈曲および外旋の制限・肘関節の屈曲拘縮が出現したこともあり，Tシャツなど被り物の着脱に時間がかかるようになった．この時は，伸縮性に富み薄手で若干大きめの衣服を選択するようアドバイスすることで，実用性が向上した．

　食事では，咬合不全や咀嚼力の弱さにより食物を一口大に噛み切ることが困難になりはじめたため，介助者があらかじめ食物を食べやすいサイズにカットするようになった．

　室内の移動はいざりが主となり，排泄および入浴ではトランスファーで介助を要する状態であった．なお，入浴では洗体動作は部分的に自力で行っていたが，上肢挙上を要する洗髪動作は要介助となってきた．

　作業療法では担当の理学療法士からの要請もあり，寝返りや起き上がりなどの基本動作

241

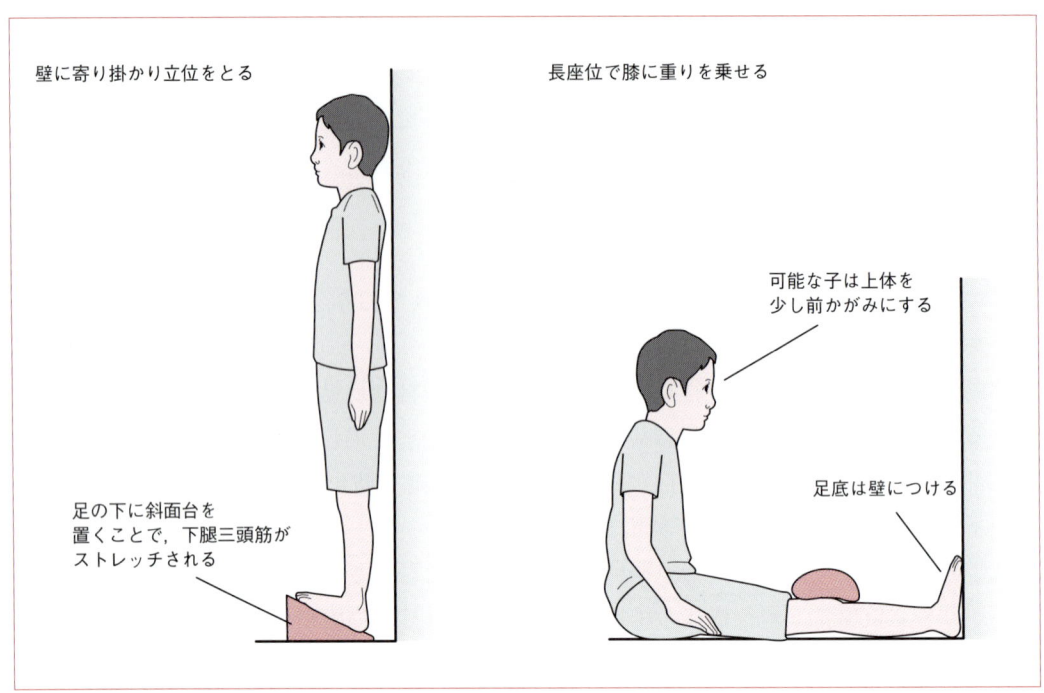

図1 家庭でのストレッチ（主に下腿三頭筋に対して）

に加えて呼吸訓練も取り入れた．

　机上作業は，側弯の進行もあり座位の不安定さが操作に影響を及ぼしていたため，カットアウトテーブルを利用した．なお，机上作業の内容については必ず複数の選択肢を用意し，本人に決定させた．時には次回の作業療法でやりたいことを考えてくるよう指示したこともあった．これは，彼の興味を引き出すことと意見を表出する機会を設けるためである．

> **memo**
> 呼吸訓練としては，笛を吹く，シャボン玉，紙吹雪を吹き散らす，紙風船を膨らませる，などの方法がある．A君のようにおしゃべりが大好きなケースでは，話すこと自体が訓練になりうる．ただし，その場合は呼気が浅くなる傾向があるので，しっかり息を吐ききるよう促す必要がある．

ⅲ．高学年

　高学年になると，自走式車椅子では疲労により長時間駆動することが困難になってきた．緩やかなスロープや，敷居などの小さな段差を越えるのも独力では難しくなり，電動車椅子の導入となった．このころには後側弯の影響もあり，座位姿勢の安定性がさらに低下していた．コントローラーの操作の習得に時間がかかるのではと思われたが，1〜2週ほどでバックでの走行や自家用車のスロープを危なげなく昇降できるようになっていた．この時も，A君は『自力で移動できる喜び・楽しさ』にあふれていたように見えた．

　ADLでは，食事動作に時間がかかるようになってきた．これは，食物をスプーンです

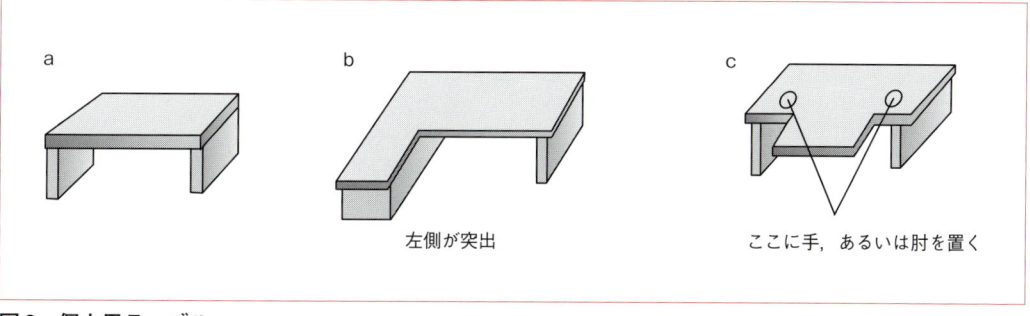

各論 —— 6. Duchenne型筋ジストロフィーの作業療法

図2　個人用テーブル
上肢の筋力や側弯などの状態により，a) 突出のない形，b) 右側あるいは左側が突出した形，c) 中央が突出した形，のいずれがよいか検討する．

表3　代償動作の様式と例

カテゴリー	代償動作様式	具体例
目的物への到達	a さかさま動作	上肢をどこかにつき，固定した状態でADLが遂行されるため，到達できない距離を頭部や体幹の動きで補うとともに，動作そのものが上肢を固定し，頭部や体幹の動きのみで行われる．一般的な方法とは逆である． 図は箸で食物をつかみ，口で迎えにいっているところ．
目的物への到達	b 変則的手移動	洗面台，テーブル上，食器，水道栓などへ上肢を近づけるための移動方法は，二次元か三次元かなどさまざまな因子によって，千差万別である．よく見られるものに手・足指の尺取虫運動や，体幹の側・後屈を利用した上肢の動きなどがある． 図は手指を口でくわえ，頸の伸展によりテーブルの上にのせているところ．
肢位の獲得と保持	c 非利き手による補助	ADLを遂行する際，利き手のみの動きだけでは目的物へ到達できない場合，非利き手で持ち上げたり，押したりすることで利き手の動きを助ける． ADLを遂行しやすい肢位に利き手を保っておくために，非利き手で利き手を支援する． 図は歯磨き動作であるが，適した肘関節の屈曲角度を得るために，左手で支えているところ．
肢位の獲得と保持	d 外的環境での支持	ADLに適した肢位を保つために肘関節，前腕，手関節を車椅子のアームレスト，インサート物，テーブルの上や縁，自分の大腿などの上に置いている． 図は箸を持つ右上肢がテーブルから落ちないように，テーブルの縁とアームレストで支えているところ．

（文献2）より）

くう際に上肢を空間で保持しづらくなったことによるものであり，肩甲帯筋・上肢近位筋の筋力低下，座位姿勢の安定性の低下が影響している．さらに，咀嚼機能が低下したことも大きな要因である．姿勢保持については個人用のミニテーブルを使用する（図2），骨盤・体幹の周囲にパッドを入れて体幹部を安定させる，などを検討した．代償動作も適宜活用していった（表3）．スプーンやフォークのグリップにはスポンジ状のホルダーを被せて太くすると，軽くて滑らず使いやすい．咀嚼機能の低下に対しては，食形態を変更する，パ

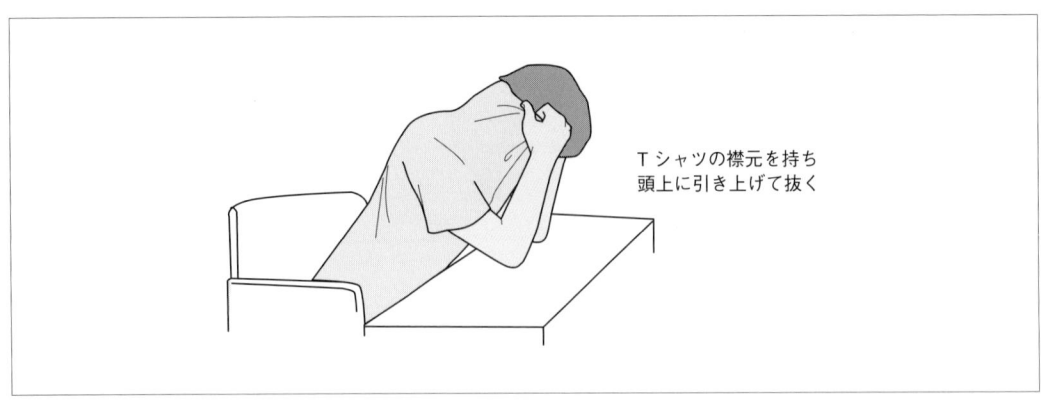

図3 Tシャツの着脱
前方のテーブルに肘をつくことで前にかがむのが楽に行える.

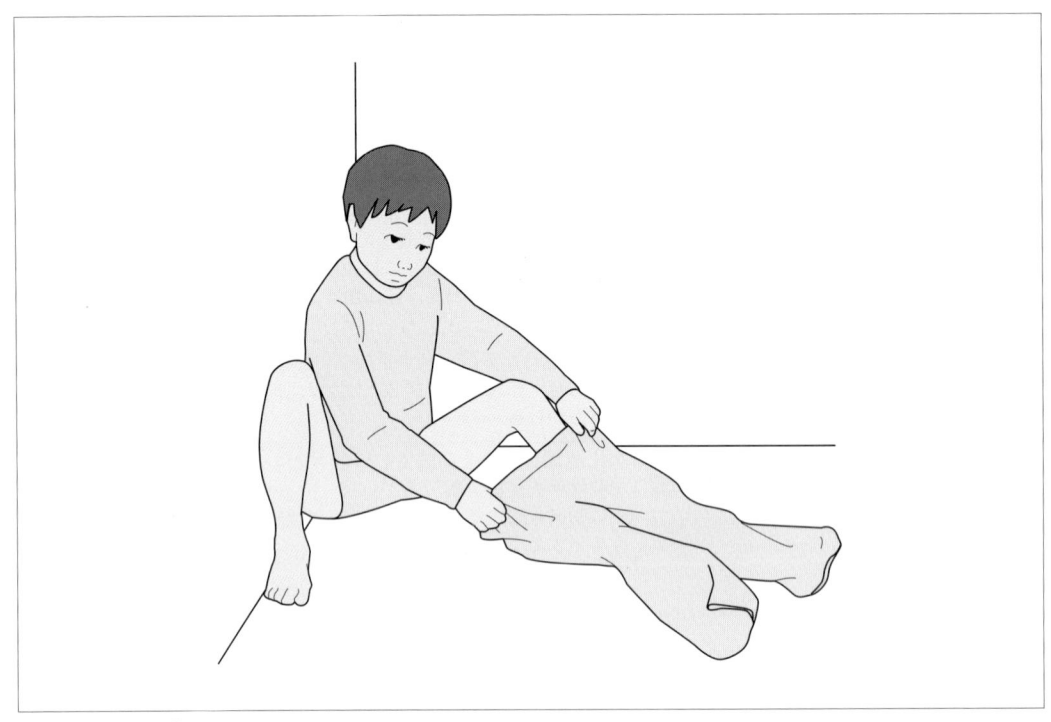

Tシャツの襟元を持ち
頭上に引き上げて抜く

図4 ズボンの着脱
部屋の隅などコーナーになっている所に寄り掛かると着脱しやすい.

さつきのある食物では嚥下しやすいようにトロミをつける,といった対処が必要である.
　更衣動作では,Tシャツなどの被り物は前方にテーブルなどを置き,前かがみになるようにすると可能であった(**図3**).ズボンの着脱は床上にて長座位で行うが,部屋の隅など両サイドに寄りかかれると楽である(**図4**).
　排泄も,学校では洋式便座とカットアウトテーブルを併用することで,姿勢を安定させた.家庭ではスペースの問題でテーブルを利用できず,母が前方から身体を支え介助して

いた.
　作業療法では中学年で実施していたプログラムに加え，上記のADLでの代償動作の指導を行った.

> **Advice**
> * 小学校の低学年は，残存機能をできる限り良好な状態で維持するのが最大の目標となる．特に，側弯は呼吸機能への影響が大きいとともに運動機能・姿勢保持にも直接かかわってくるので，進行に十分注意する．これは，その後のいずれの時期でも同様である．
> * 中学年から高学年のころに急激に機能が低下するケースが多い．特に，歩行機能の低下・喪失は，本人のみならず家族にとっても大きな衝撃である．
> * このような時期だからこそ，成功体験を積み重ね，自尊心を高められるような活動を提供したい．
> * 車椅子を導入する際，『楽に動けるようになった』『行きたい所に自分で行けるようになった』など，車椅子の使用を前向きにとらえられるように配慮することも必要であろう．

▶中学生

　A君は養護学校の中学部に進学した．校内のクラブ活動（ハンドサッカー）に参加したり生徒会の役員に立候補したりするなど，彼なりに充実した学校生活を送っている印象を受けた.
　しかしこのころから，運動機能や呼吸機能の低下がさらに著明となってきた．自力での座位保持や寝返りはほぼ不可能となり，就寝時の体位交換は母が毎晩3～4回行う状態であった．A君自身も機能低下を自覚しており，
　『僕，筋ジストロフィーっていう病気なんでしょ』
　『僕，これからどうなるのかな…』
と問いかけてくることが何度かあった．疾患の概要や今後については主治医に直接質問するよう伝えた．同時に，この疾患は今までできていたことが徐々にできなくなること，けれども別の方法でできることもありうること，健康に過ごすのが何よりも大切なので風邪をひかないよう注意すること，そのためにも呼吸訓練をきちんと続けることが大切，などと話すようにした.
　思春期まっただ中のA君にとって，DMDと正面から向き合うのは大変なエネルギーを要する作業だったろうと思う．それでも彼は，持ち前の明るさを失うことなく，この困難な作業に取り組んでいた.
　この時期のADLは，食事でスプーンを使っての自食が可能であったが，ほかは全介助となっている．特に，入浴介助ではA君の身体の成長に伴い洗い場⇔浴槽のトランスファーで家族の負担が増大していた．そこでリフターの導入を提案してみたが，『リフターはなかなか使いこなせないという話を聞くので…』と，消極的であった.
　作業療法では，介助による寝返り動作と，クッションチェアで座位にて机上作業を実施

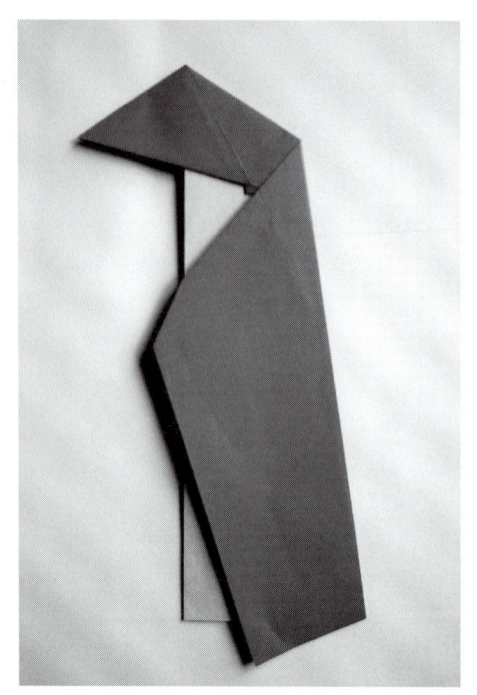

図5 A君の創作折り紙

することが中心となった．

　この時期は1日の大半を車椅子上で過ごしていた．そのため，変形・拘縮を進行させないこと，および褥瘡や痰の貯留の防止を目的として寝返りを実施した．

　また，A君にとって生きがいにもつながる活動を見つけることを重視して，各種の作業を体験してもらうよう努めた．最も意欲的に取り組んだのは，折り紙や市販のペーパークラフトであった．特にペーパークラフトはA君自ら外出先で気に入ったものを購入し，自宅で作製して楽しむほどであった．折り紙も，自宅で自ら考案したものを筆者にプレゼントしてくれることもあった（図5）．また，パソコンの使用（主にインターネット）も実施した．この時期はマウスの操作が可能であったが，将来的にはスイッチ操作が可能な機能がどのように残存しているか改めて評価が必要となる．

Advice

＊疾患の進行や子ども自身の身体的成長に伴いADLの介助量が急増し，家族への負担がこれまで以上に大きくなる時期である．早めに電動ベッドやリフターなどの機器について検討しておくとよい．

＊疾患を自覚するのは辛い面もあるが，ホームエクササイズの必要性や日常生活の注意点を伝え，疾患と共存するためのセルフコントロールを学んでもらうよい機会でもあると考える．

各論 —— 6. Duchenne型筋ジストロフィーの作業療法

> **memo**
> 食事について：テーブルの手前までしかリーチできなくなった場合は，小さなターンテーブルを利用すると複数の食材が摂取できる．100円均一の店舗でも小さいターンテーブルを販売している所もある．

▶高校生

現在のA君は，ADLは全介助となり，座位保持装置つき電動車椅子を使用している．

筆者の都合により，現在セラピストとしてA君とかかわることはなくなったが，一人の友人として今もメール等でのやりとりは続いている．

先日A君とお母さんにお会いし，現在の様子や今後についての思いなどをうかがうことができたのでご紹介したい．

A君の思い

（インタビューしたいとの筆者の依頼を聞いて）前は人前で話すのが苦手だった．（高等部）卒業後の進路を決めるための実習があり，地域の作業所と福祉センターに行った．パソコンを操作できたのが楽しかった．自分から色々と新しい操作に挑戦し，スタッフにほめられた．

実習で体験したことを学校で発表した．この時に，人の前でしっかり話すことができた．

学校での色々な活動をするうちに，自分はリーダー格になれるかもしれないと思うようになった．

学校の成績は5段階中の3〜4くらい．漢字検定や英検，パソコン検定にも挑戦中．

高等部になって，DMDのクラスメートが編入し，たまに病気のことを話したりする．

クラブ活動はハンドサッカーをやっていたが，今は頸がグラグラしていて，接触プレイで頸のグラグラが怖いので参加していない．

趣味は，今はパソコンが面白い．グーグルマップ，ニュース，ツイッターなどを見ている．

映画も好きで，上映しているものをインターネットで調べ，お母さんと一緒に観に行くことも多い．外出先で空き時間ができると，スマートフォンで検索して映画を観に行くこともある．家でDVDを観るより映画館に行くほうが好き．

外出そのものも好き．ただ，ガイドヘルパーがまだ利用できないので，お母さんと一緒に出かけることがほとんど．

将来は，作業所か，福祉センターの成人部に通所するようになると思う．でも，どちらもその場所で医療ケアを受けるのは多分難しい．活動内容は，パソコンを使う作業をやりたい．

心配なことは，将来自分の身体がどうなるのかということ．寝たきりになっちゃうのかな…

247

お母さんの思い

- 乳児期に診断がつき，しかも医師から『かなり症状が重いケース』と説明されていた．知的にもやや遅れがみられるが，本人なりに生活を楽しんでいると思う．
- 通学は学校の送迎バスを利用．小学生のうちは，家からバス停までは母が送迎していたが，中学部からは雨天でなければ単独でバス停まで行くようになった．
- 緊急時の連絡のために携帯電話を持たせたが，ボタンを押しきれなくなり，高等部に進学したころにスマートフォンに変更．予想以上に使い勝手がよかった．
- DMDのお子さんをもつ家族が近所におり，何かと相談に乗ってもらっている．A君より年上なので，近い将来にどんなことが必要になるのか参考になる．先の見通しがもてるのは助かる．
- 高校生になってから，春先に体調を崩して入院することが増加した．体重減少，便秘もみられる．
- 食事は高校1年生のころから全介助．1回の摂取量が少なく，体重減少がみられたため，エンシュアを併用している．
- 今は浴室で簡易なリフターを使っている．今後もさまざまな機器を使う必要が出てくるのだろうが，それらを使いこなせるか心配．
- 呼吸管理については，日中は今のところ問題はない．夜間は呼吸器を使用している．
- 父親が単身赴任で留守がちであるが，姉が何かと助けてくれるので，大変助かっている．
- 姉が年頃になってきたので，遺伝子診断を受けさせたいが，まだ受診できていない．

Advice

*高校生という年齢を考えると，そろそろ親から離れる時間も必要．外出時などに，地域のガイドヘルパーを利用する，ボランティアを募集するなども検討してもよい時期であろう．家族のレスパイトケアにもつながる．
ただし，ガイドヘルパーは自治体によって利用の基準が異なるため，事前に調べる必要がある．

▶卒業後

高等学校を卒業した後は，在宅で地域の作業所を利用することが多い．病状によっては専門病院・施設への入所も検討される．

在宅の場合は呼吸管理を含めた健康管理が必須である．また，ADLの介助の負担を軽減する機器を導入することが必要である．ただし，機器類は本人・介助者にとって使い勝手のよいものでなければ意味がない．導入後も，使用状況や使用方法を定期的にチェックすることが大切である．

この時期は本人にとってできることが非常に限定されており，そのなかでどのように

『生きる意味・目的・楽しさ』を見いだすか，そのために本人とどのようにかかわるのか考えるのも，作業療法士の大きな仕事であろう．

まとめ

治療技術の発達により，今後もDMDのさらなる延命が可能となるであろう．ただ，青年期に入り『これから自分はどうなるのか』『いかに生きていくのか』という問いはますます重みを増してくる．

A君は現在，家族とともに生活しているが，今後どのように生活するかについては未定である．現段階では，できる限り在宅で過ごしたいと漠然と考えているようであるが，いずれ彼が家族から自立したいと思うようになるかもしれないし，あるいは病状の進行により入院することもありうる．ただ，どのような生活スタイルであっても，本人が『こんなふうに過ごしたい』『あんなことをしたい』と自分の思いや願いを言語化し表出できる環境を保障することが非常に大切であると考える．

と同時に，日常生活の困難さや将来への不安を気楽に話し合える仲間の存在も重要である．

Summing-up

- DMDは運動機能の低下に着目してしまいがちだが，コミュニケーションや社会性の発達，心理・情緒面の発達も重要である．
- 喪失体験を積み重ねているDMD患者にとって，成功体験は重要かつ必須である．
- 長期の臥床は機能低下を加速させるので，体調管理に十分留意する．転倒などによる打撲・骨折などにも注意する．
- 代償動作は過剰に用いると変形・拘縮の助長や過度の疲労を招くが，使い方によっては子どもが達成感・満足感を得ることができる．廃用症候群の予防という観点からも，上手に取り入れたい．
- 子どもに，健康管理は自身の努力も必要であることを伝え，理解してもらう．それにより，ホームプログラムの必要性やさまざまな禁忌事項も理解されやすくなる．

文献

1) 松家　豊：筋ジストロフィー．岩谷　力，土肥信之 編，臨床リハビリテーション　小児リハビリテーションⅡ，医歯薬出版，pp67-114，1997
2) 大竹　進 監修：筋ジストロフィーのリハビリテーション，医歯薬出版，2002
3) 松家　豊：Duchenne型筋ジストロフィー症　上肢機能の経過とその評価．総合リハ11：245-252，1983

（佐久間直美）

各論

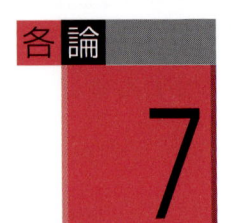

7 二分脊椎の理学療法

Basic Standard

- 二分脊椎は，下肢機能障害・膀胱直腸障害を主症状とし，これらは程度には個人差があるがほぼすべての患者にみられる
- 水頭症やキアリ奇形など知的発達面への影響がある合併症や膀胱直腸障害は，運動発達や社会生活に大きく影響する
- 二分脊椎の治療的アプローチは，運動および知的発達面での遅れを最小限にすることを目的に，発達段階に即して運動療法や補装具などを用いて行う
- 成長に伴って起こる変形を予防し，筋の不均衡を抑制しながら，歩行を中心とした移動方法の獲得と身辺処理の自立を目指す
- 社会的自立が目標であるが，その後も肥満や歩行能力低下などのさまざまな問題が起こるため，成人期以降も継続的な理学療法のかかわりが必要である

■二分脊椎とは何か

　二分脊椎とは，脊柱の背側の一部である脊椎の椎弓や棘突起が先天性に欠損している状態を指し，一般的には背骨の欠損している部分以下に何らかの神経症状を伴うことをいう．二分脊椎は，脊髄髄膜瘤の多くにみられるように神経組織が直接皮下に露出している顕在性（開放性）二分脊椎と，皮膚に覆われ皮下で神経組織が脂肪などと癒合している潜在性二分脊椎の2つに大きく分けられる（図1）．

　二分脊椎の症状は，神経形成時の障害，あるいは脊髄係留（脊髄が尾側に牽引されている状態）によって起こる下肢機能障害，膀胱直腸障害である（表1）．主として両下肢の弛緩性麻痺，感覚障害，成長とともに脊柱や下肢変形を生じ，褥瘡などの二次的障害が起こる．

　顕在性と潜在性では，同じ二分脊椎でもその症状や重症度に違いがあり，顕在性の脊髄髄膜瘤では多くが水頭症・発達障害・キアリ奇形を伴う．この原因は，顕在性では，胎児期に脊髄瘤周辺より脳脊髄液が漏出するためといわれている．脳脊髄液が流出してしまうため頭蓋内腔と脊髄腔の間で圧較差が生じ，小脳の一部が脊髄腔に陥入するキアリ奇形が生じる．また，髄液の流出路がキアリ奇形により狭窄することにより，また髄液漏出による頭蓋内での髄液吸収能力未発達が原因となり水頭症が発生する．

　潜在性では，髄液の漏出はなく，そのため障害は脊髄レベルに限局し，頭蓋内合併症を伴うことは少ないといわれている．

図1　二分脊椎の分類

- 顕在性(開放性)二分脊椎
  (背部に皮膚欠損を認め脊髄などの神経組織・髄膜が体表に露出して瘤を形成するもの)
  - 髄膜瘤
    (髄膜だけが瘤を形成するもの．神経症状は軽い)
  - 脊髄髄膜瘤
    (神経構造が含まれるもの．神経症状は多彩)
  - 脊髄裂
    (脊髄形成異常で，正中で左右に開裂して体表に露出．神経症状の程度が強い)

- 潜在性二分脊椎
  (背部の皮膚はほぼ正常で神経・髄膜が体表に露出していないもの)
  - 脊髄脂肪腫
  - 肥厚終糸
  - 脊椎管内皮膚洞
  - 割髄症
  - 神経腸管嚢胞

※潜在性脊椎癒合不全(occult spina dysraphism：OSD)ととらえるのが合理的であるとする意見もある．

※脊髄係留症候群では，幼児期から学童期に神経症状が発現・増悪する．下肢運動・知覚障害，変形，膀胱直腸障害の一連の神経症状のほか，特に運動後に強い腰痛を訴える例がある．

(文献16)より引用改変)

表1　二分脊椎の障害像

- ●下肢・体幹の運動・感覚障害
  ・体幹変形(側弯・後弯)
  ・股関節(亜)脱臼
  ・骨盤傾斜と座位バランスの低下
  ・関節拘縮
  ・足部変形
  ・移動能力低下
  ・呼吸障害(胸郭変形による)
  ・褥瘡と潰瘍
- ●水頭症やキアリ奇形による中枢神経障害
  ・知的障害
  ・けいれん
  ・呼吸障害(中枢性)
  ・内分泌異常
  ・高次脳機能障害(認知・注意)
- ●膀胱直腸障害
  ・排尿障害
  ・排便障害
- ●その他
  ・性機能障害
  ・肥満

(文献12)より)

> **memo　二分脊椎の発症率**
> 日本の二分脊椎の発症率は，世界的には低い．世界的には増加傾向にある．

　二分脊椎の治療は主として外科的なアプローチと運動発達に則した運動療法，装具などによる保存療法が行われる．

　外科的治療としては，出生直後には髄膜瘤の閉鎖術が行われる．それ以降では，脳外科関係では水頭症やキアリ変形に対するシャント術，整形外科関係では，足部変形，股関節の拘縮と脱臼，脊柱変形，褥瘡に対して行われる手術がある．

　治療的アプローチとしては，発達段階に則しながら歩行の可能性を探る．出生直後の髄膜瘤の閉鎖術以降は，脊髄神経支配下の麻痺の状態を把握し，残存筋の強化を行う．成長に伴って起こりうる変形や合併症の発症を抑制し，筋の不均衡を緩和しながら，移動を獲得し自立することが重要である．まずは，残存脊髄髄節レベルを通して獲得可能な運動機

能や起こりうる合併症を予想し，予防しながら歩行の可能性を探る．

　新生児・乳児期には徒手筋力テストを行って残存脊髄髄節レベルを診断することは難しいため，麻痺のレベルの診断では下肢の関節運動や変形を総合的に判断する．新生児期に判定した筋力結果と5歳以降に判定した結果は，1段階以内の違いを含めると一致率は70～86%であり[3]，一致率は高いとされている．また，大腿四頭筋筋力が4～5レベルであると，高い歩行能力が獲得できる[1]．麻痺レベルの推定には，Sharrardの分類と下肢筋の支配神経を参考に，残存筋を推定し，その脊髄レベルの下限とする（図2）．

　麻痺レベルの判定に必要な評価項目は，関節可動域テスト，徒手筋力テスト，感覚検査，姿勢反射，発達検査である．

　麻痺のレベルの鍵となる筋は，腸腰筋，大腿四頭筋，前脛骨筋，下腿三頭筋である．歩行能力に関連性が高い筋は，腸腰筋，大腿四頭筋，下腿三頭筋，中殿筋である．歩行能力の評価は，機能的にCA，HA，NA，NFAと4段階に分けたHofferの移動能力分類を用いるが，CAを2つに分け全部で5段階に改変されたものを使うことが多い（表2）．

　Sharrardの分類によって，下肢変形や必要な装具，歩行能力とHofferの移動能力分類を合わせた表を示す（表3）．

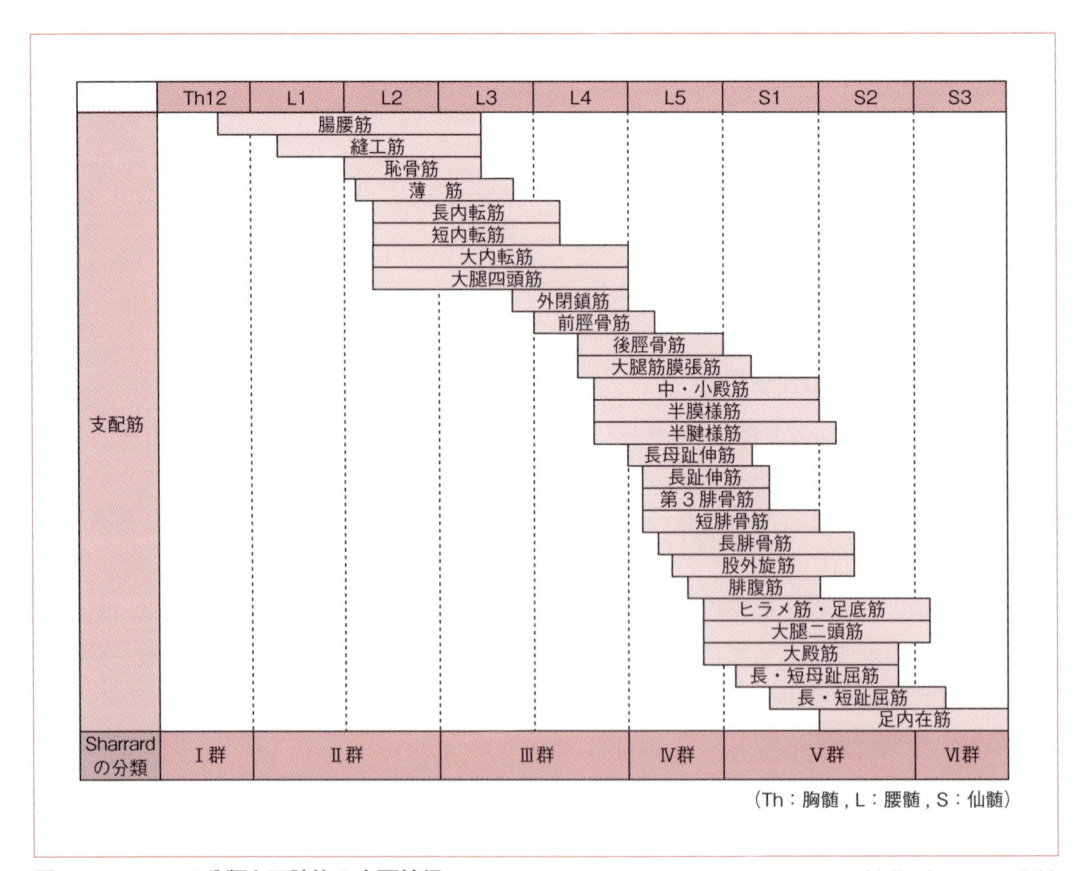

図2　Sharrardの分類と下肢筋の支配神経　　　　　　　　　　　　　　　　（文献13）より引用改変）

表2　Hofferの移動能力分類

1. community ambulator (CA)	a　独歩群；戸外，室内とも歩行可能で杖不要． b　杖歩行群；戸外，室内とも歩行可能で杖必要．
2. household ambulator (HA)	社会的活動に杖歩行と車椅子移動を併用．
3. non-functional ambulator (NFA)	訓練時のみ杖歩行可能で，そのほかは車椅子使用．
4. non ambulator (NA)	移動にはすべて車椅子を要する．

（文献15）より改変）

表3　Sharrardによる障害レベルの分類

Sharrard分類	麻痺レベル	残存運動機能（関節運動）	筋力4〜5レベル	筋力3〜4レベル	筋力2〜3レベル	股関節	膝関節	足関節・足
Ⅰ	Th	なし						
Ⅱ	L1	股関節屈曲			腸腰筋 縫工筋	屈曲 外転 外旋	動きなし	動きなし
Ⅱ	L2	股関節屈曲，内転	股関節屈筋		内転筋 大腿四頭筋	屈曲 内転	屈曲	尖足 内反足
Ⅲ	L3	膝関節伸展	股関節内転筋	大腿四頭筋	縫工筋 薄筋	屈曲 内転 外旋脱臼	屈曲	尖足 内反尖足
Ⅲ	L4	膝関節屈曲 足関節背屈	大腿四頭筋	内側ハムストリングス	前脛骨筋 後脛骨筋	屈曲 内転 外旋脱臼	反張	踵足内反
Ⅳ	L5	膝関節外転	前脛骨筋	中殿筋 小殿筋		やや屈曲 外転	屈曲制限	中等度の踵足
Ⅴ	S1	足関節底屈	長短腓骨筋	大殿筋 下腿三頭筋 長趾屈筋		やや屈曲	変形なし	凹足，外反
Ⅴ	S2	股・膝・足関節運動正常	下腿三頭筋	足内在筋		正常	正常	かぎ爪趾

(McDonald CM, Jaffe KM, Shurtleff DB, et al：Modification to the traditional description of neurosegmental innervation in myelomeningocele. Dev Med Chil Neurol 33：473-481, 1991 より引用改変)

乳児期の特徴（0〜1歳）

　出生直後には髄膜瘤の閉鎖術が行われるため，新生児期では，創部除圧のため腹臥位か側臥位などのポジショニングを行う．股関節脱臼，膝関節脱臼，内反足を呈しやすく，多くは弛緩性麻痺のため股関節屈曲・外転・外旋位をとる．そのため，良肢位を保持し，関節可動域訓練を開始する．下肢は麻痺レベルが第2腰髄より高位では蛙肢位を，第3・4腰髄では股関節屈曲，膝関節伸展位を，第5腰髄では踵足位を呈することが多い．

　術創部が安定し，仰臥位が可能になれば，下肢の自然肢位や自発運動を観察する．また，さまざまな反射や，刺激に対する反応を観察する．変形や関節可動域の評価を行い，脊柱や下肢の変形，膀胱直腸障害，水頭症についても調べる．

　治療的アプローチとしては，褥瘡に注意しながら良肢位の保持，関節可動域の維持と変

形や拘縮予防のために，他動運動を行う．仰臥位では屈曲を行い，腹臥位では屈曲を抑制し，全身の伸展活動を促す．発達を促すために頸部の伸展，肩甲骨の安定性，上肢の支持性を高め，定頸の獲得を目指す．しかし，キアリ変形を伴っている場合や，水頭症のシャント管理を行っている場合には，頭部の挙上範囲を確認し，無呼吸発作や誤嚥などの可能性があるため，常に全身状態に注意する．

　こうして定頸したら寝返りから座位保持へと進める．

　腹臥位では興味のあるものを使って手を出させるようにし，遊びを通して運動を引き出し，残存筋の強化をはかる．座位では体幹を支えてあげるところから，自ら上肢で支えるように促す．脊髄の麻痺レベルが高い胸髄レベルでは3歳まで，上部腰髄レベルでも1.5歳までに座位獲得が見込まれる．座位では，大殿筋が筋力低下のために前傾しやすく[9]，座位初期は上肢での支持を要し，手の機能を発揮できない．そのため，幼児用椅子を用いて座位をとらせると，患者の視野を広め，両手動作を促すことができる．

　座位をとれるようになったら，より抗重力活動を促進し，体幹の筋活動を向上させ，重心移動に対応できる骨盤コントロールを学習させる．方法は，座位での体幹回旋を伴う姿勢変換や，腹臥位からのずり這い（腹臥位で移動すること），いざり，四つ這いへとつなげる．ここでも，興味を引くおもちゃを用いて意欲を誘うことや，動作を誘導するための接触や支持が重要である．四つ這いは左右対称な動きであり，股関節の形成や安定化に有効であるが，麻痺のレベルが高いほど上肢への依存度が高くなるので，上部腰髄レベル以上では1歳以降となる．この時期には屋内移動を移動するためのローカートが使用できる．上肢で移動できるローカートは，いざりやpush-upで乗り降りも可能であり，子どもの移動の欲求を満たす．

　さらに，下肢を使い立位感覚を養うことを目的に，椅子座位や立位で足底での荷重経験を促す．ロールやバルーンなどの道具を用いて，跨いで体重の一部を下肢で支える動的シチュエーションを設定する．この時期に変形などがあれば，手術などで立位に備え，合併症などの問題がなければ，1歳ごろには立位歩行練習ができる状態を目指す．

■幼児前期（1〜3歳）

　1歳までにつかまり立ちまでできると，通常の発達に則して歩行に移行することが可能である．そうでない場合でも，1歳ごろまでに装具や補装具を用いて歩行練習を開始する．

　9〜12ヵ月で立位，18〜24ヵ月までに歩行練習を行い，補助具を使いつつ，発達段階に応じた動きを経験させていく．このころから活発な運動が見られるようになり，変形の予防や筋力強化が必要になる．

　麻痺のレベルによる特徴的な肢位は，L2以上では重力による不良肢位により股関節屈曲・外転・外旋，膝関節屈曲，内反尖足を呈する．L3,4では股関節屈曲・内転，膝関節伸展または軽度屈曲，内反踵足，L5以下では足部にさまざまな不均衡が生じ，これに立位・歩行による負荷が加わることで，外反または内反凹足，踵足，槌趾変形など多様な足

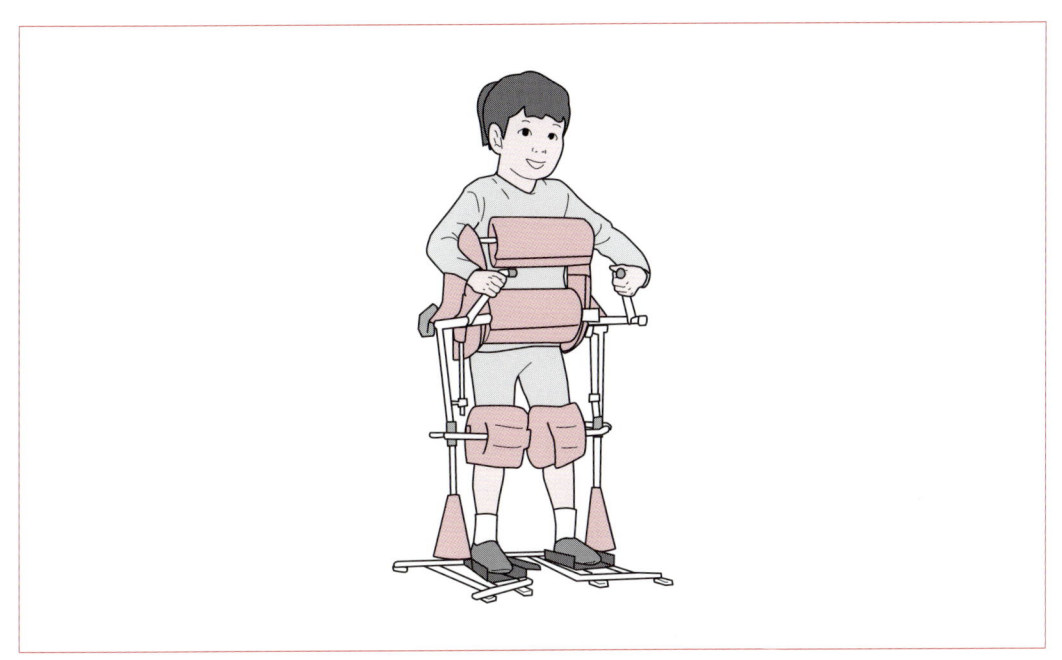

図3　パラポディウム

部変形を生じやすい[10,11]．S1は踵足変形，内反で，足背部の外側を床に着けた立位をとりやすい．これらの変形の予防と，歩行の安定のために装具使用を開始する（図3）．膝関節の過伸展や内反外反の徴候がみられる場合は，長下肢装具を使用して変形を防ぐことも必要である．踵足変形には底屈位装具を使用することもある．

■幼児後期（4〜6歳）

　二分脊椎児の歩行は，大腿四頭筋が重要となるため，十分な筋力強化を行う．歩行と車椅子を併用している場合も，可能な限り歩行器や松葉杖，クラッチを使用しての立位歩行を促す．

　胸髄以上の麻痺でも，体幹コルセットや骨盤帯つき長下肢装具など装具を使って立位の機会をつくる．なぜなら，立位をとることで骨萎縮の軽減や骨折の危険性を低下させられるからである．

　たとえ車椅子移動が主であっても，定期的な立位・歩行訓練の継続は，臼蓋形成を促すことによって股関節脱臼を予防し，全身抗重力伸展活動を高めることで，脊柱変形や下肢の変形や拘縮を防止する[2]．また，主たる移動手段が歩行であっても，車椅子であっても，上肢と腹筋の強化は行う．

　学齢期を前に，歩行訓練は可能であっても実用的であるかについては，歩行の耐久性，安定性や速さ，疲労度，着脱の可否や創などのリスクの有無など，多面的な評価が必要である．そして，就学に向けて，起立着座，不整地や段差，階段，装具の着脱練習，床からの立ち上がりを練習し，個々の活動環境を踏まえた実用歩行の獲得を目指す．

日常生活の多くを車椅子で過ごす場合では，移動の自立を目指して，車椅子操作やトランスファーの練習を行い，車椅子での不整地，段差，キャスター上げなどpush-up練習を行う．4～5歳では身体に合わせた車椅子を作製し，自分で操作する練習をはじめる．
　集団生活ができるように移動だけでなく，排泄を含めて自己管理ができるように指導を行う．清潔な排泄動作，安全な排泄姿勢など，失敗も多いので更衣も自立も重要である．環境とADLに応じた車椅子座位の獲得については，実用性と長期的にみた変形や褥瘡の予防的配慮の面で，シーティングを施すことが重要である．一方，乳幼児期から屋内移動をいざりで過ごし，このころになってもそのまま床上移動を継続している例が多く見られる．しかし，いざりは和式生活での屋内移動には適応するが，身体の使い方が非対称になりやすく，脊柱の変形と股関節の可動性に不均衡を生じやすい．また，褥瘡や創をつくりやすい．歩行が多少なりとも可能であれば屋内用装具と椅子を使用し，車椅子を使用するのであれば家屋改造をするなど，社会生活に合わせて椅子座位または立位の生活に移行することが望ましい．

※車椅子・座位保持装置

　脊柱のもつ生理的弯曲は歩行時の脳への衝撃を緩和する機能がある．体幹に麻痺があるとその弯曲がバランスを欠き，骨の成長に伴って弯曲の増強や側弯を生じる傾向がある．脊柱の変形が強くなるとその不均衡を骨盤で調節しようと骨盤が傾斜し，拘縮が生じる．
　股関節の拘縮や脊柱の変形により座位における骨盤が傾斜し，座面に体圧が均等にかからなくなると褥瘡ができやすくなる．そのため，骨盤・脊柱変形の予防として体幹装具を使用することが有用であり，また，可能な限りさまざまな姿勢で均衡をとる指導をしていくことが，その後のADLを阻害する重篤な変形を防ぐことにつながる．また，生じてしまった不均衡については，シーティングにより体圧分散や座位保持を施し，褥瘡の予防や座位バランスの獲得に向けて，さらなる変形の進行を抑制する．胸郭変形を生じると呼吸機能への影響や体幹装具による褥瘡など，さまざまな二次的障害があるため，配慮が必要である．
　車椅子を使用する場合，車椅子と身体の接触面の広さ，シートの硬さ，形状に配慮し，骨盤と体幹の支持機能を備えた車椅子で座位を安定させることによって，上肢機能を十分活かすことができる．
　排尿方法は，叩打・手圧排尿または間欠導尿が中心となる．知的機能に問題がなければ，5～6歳から自己導尿が自立するため，車椅子作製に際しては，トランスファーや排泄肢位への配慮も忘れてはならない．

> **memo　二分脊椎の合併症**
> 　二分脊椎は知的発達面で，非言語性能力，特に描写，模写といった視覚，運動協応面での遅れ[4]を認める場合が多い．また，動作能力に密接に関連する上肢機能の障害[5]も指摘されている．

■学齢期の特徴

　二分脊椎では神経の状態に伴って運動麻痺が生じ，麻痺した筋肉と麻痺していない筋肉のバランスがとれないことが変形を生じる原因となる．10歳前後から麻痺がある足部に新たに変形が生じることがある．それは成長に伴って，筋肉の緊張する場所が変化することや，麻痺した筋は引き延ばされて弱くなる反面，麻痺していない筋は身体を支えることで筋力が増強することによる，筋肉の不均衡がいっそう顕著になることが原因と考えられる．また，歩容の異常によって装具や靴の消耗が激しく，足底が摩耗したり，装具の中で足が動いたりなど，作製してから短期間で合わなくなることもある．そのため，装具や靴の選択時に耐久性の検討を行い，作製したときだけでなく，日常的に足部に外傷や装具による圧迫創がないかチェックする必要がある．一方，学校では椅子に座っている時間が長くなるため，坐骨部に褥瘡を形成する危険性は高まる．二分脊椎は感覚障害によって，圧迫創や褥瘡には気づきにくい．本人への確認指導も必要だが，家族や周囲に見せて確認してもらう習慣が必要である．

　変形は，強く可動性がなければ手術する必要が生じてくる．手術による長期臥床を契機に，廃用性筋萎縮や体重増加によって運動機能が後退することがある．就学期以降に肥満傾向を示す者が多いため，起立・歩行訓練とは別に，車椅子スポーツなど積極的にスポーツ活動への参加を勧めるとともに，適切な食事指導を行う．

　学校生活では，徐々に集団生活に合わせるために移動のスピードや実用性が求められ，歩行で生活していたが車椅子移動に移行してくるケースがみられる．また，排尿・排便のコントロールや処理が問題になる．知的発達面での遅れがあると，時間で管理していても忘れてしまったり，怠ってしまったりして失敗をすることが少なくない．また尿漏れや，失敗に対して対処できない例もある．創に対するセルフケアだけでなく，排泄に関する諸動作や，更衣動作，衛生管理など，対処について繰り返し練習しておくとよい．

■二分脊椎児の歩行

　歩行を獲得する時期は，麻痺の状態によって異なる．変形のほとんどない子どもは，通常どおり1歳過ぎには歩行を開始し，踵足だけの場合でも2歳過ぎには歩きはじめる．

　二分脊椎児の歩行は，麻痺の存在する下腿を装具で固定し，膝関節の屈伸に依存した歩行を行っている．大腿四頭筋が主動の歩行となり，この筋力や筋持久力が重要となる[3,7]．静止立位は反張膝，または膝関節を軽度屈曲した立位をとりやすく，歩行でも膝の屈伸に依存した歩行をすることが多いため，歩容は上下動や左右への動きが大きくなる．歩容によっては，装具音や歩行音が大きいことが問題になることもある．

　特徴としては，股関節では伸展・外転よりも屈曲・内転が強く，膝関節では伸展が強くなる．足関節は底屈・外反筋群よりも背屈・内反筋群が強い．大殿筋・下腿三頭筋は弱化しやすいが，大腿四頭筋は麻痺を免れ，これを活用して短下肢装具での歩行を行うと実用

歩行となる．つまり，装具は，大腿四頭筋の筋力によって長下肢装具，短下肢装具，足装具を使い分け，麻痺がL3以下であれば実用歩行になる．

芳賀[12]によると，膝関節の伸展および屈曲筋力が十分で，立位で膝関節が安定していれば短下肢装具を，そうでなければ長下肢装具を処方する．足関節の底背屈筋力が十分で足部変形もなければ装具は不要である．足関節の底背屈筋力がともに弱い，あるいは背屈筋力に比べて底屈筋力が弱い場合には，立位で下腿が前傾し，膝関節屈曲，股関節屈曲のいわゆるcrouch postureを呈するとされている．

股・膝関節が大きく屈曲位をとる場合は，短下肢装具の足継手の背屈角度を抑制した可動域設定をすることで行い，不良crouch postureを抑制する．二分脊椎は足関節背屈位により下腿前面のカフで体重を受ける静止立位をとるため，足継手による可動域の設定と下腿のカフは強靭なものにする．

長下肢装具では，膝継手はロック機能を採用し，伸展位で固定する．股関節が支持できない麻痺のレベルでは，体幹装具と下肢スプリントで固定した装具を使用する．股関節や膝関節は歩行練習をしていく過程でロックを外して関節の支持性を判断し外していく．手引き歩行や支持歩行には，後方支持のPCW（posture control walker）が有用である（**図4**）．

PCWを利用して歩行を促し，pickup-walkerを併せて使用したり，段階を経てロフストランド杖歩行への移行をすることが望ましい．

■補装具を活用しよう

二分脊椎は，発達過程に沿って運動を促し，正常発達段階に則して遅れがある場合は，各発達段階における感覚や運動刺激をポジショニングや運動療法で与えていく．また，併せて補装具を用いた座位や立位経験をさせていくことが望ましい．たとえば，上肢支持で座位を取る場合，座位を安定させることにより上肢が自由になり，上肢の運動を引き出すことができる．また，四つ這いで動き回りたい，周囲を探索したい欲求をキャスターつき手押し車castercartの利用で自立した移動を可能にしたり，上肢駆動型四輪車などは移動手段としてだけでなく，上肢の筋力アップや子どもたちとの活動的な遊びを共有でき精神的ストレスの軽減につながる．

さらに，下肢の麻痺のある場合の起立位保持練習では，膝や骨盤帯体幹を固定し，安全に立位経験が可能となるstabilizerを用いる．これにより，立位経験や立位作業も経験できる．また，上肢を振ることにより足部に装着された盤が左右に動くことで平面であれば立位移動可能であるパラポディウムparapodiumも活用できる．parapodiumは，ピボット式歩行だけでなく，ヒンジを利用して腰かけることも可能である（**図5**）．

Verlo（vertical loading orthosis）parapodiumは，parapodiumを簡略化したもので，ヒンジはないので立ち座りはできないが，両下肢を別々に固定し，ピボットまたはスイング歩行により移動できる．RGO（reciprocating gait orthosis）は，片側の股関節が屈曲すると対側の股関節が伸展する仕組みになっている歩行補助具である．股関節の屈筋が残存し

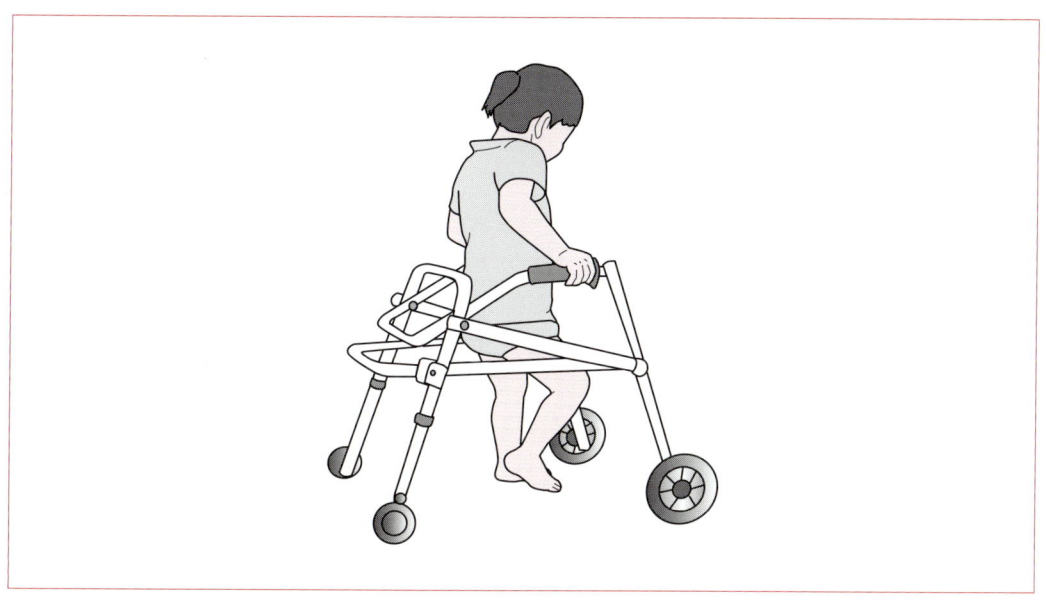

図4　PCWを使用した歩行

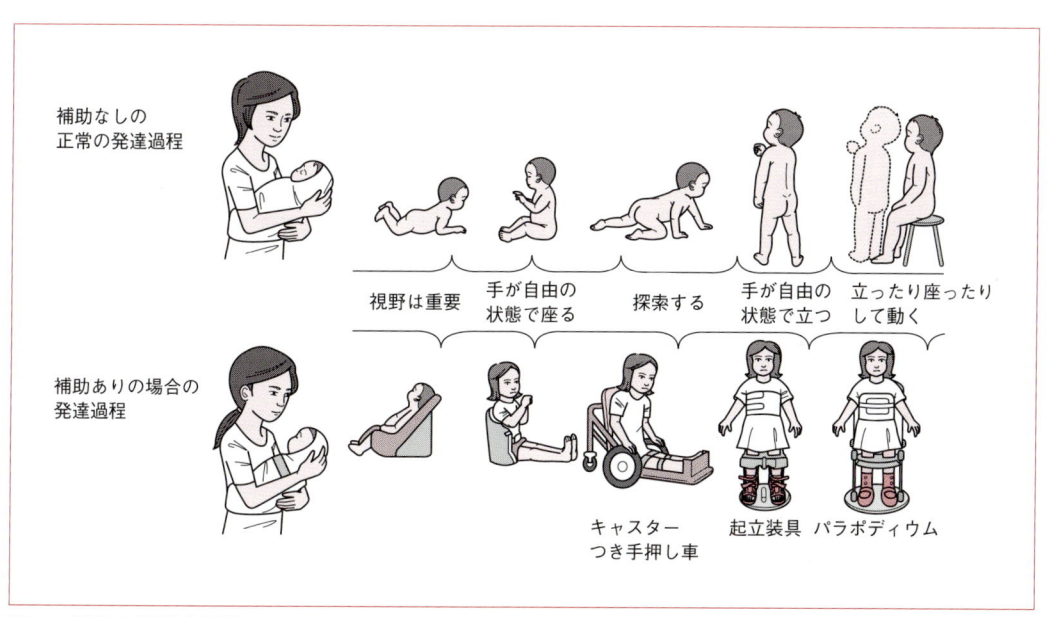

図5　補助あり発達段階

(文献8)より)

ているときに使用し，杖を使用して反復すると交互歩行が可能となる．

■長期的予後

　二分脊椎に対して行われた調査では，80％が歩き，28％は松葉杖か装具使用，20％が車椅子，35％が排尿調整が良好だった[8]．二分脊椎の小児の最大歩行能力は9歳までに到達するといわれ，その理由は体重の増加に伴う身体的負担が増すためと考えられる[6]．

259

二分脊椎児は，乳児期から小児科にかかっているが，16～18歳になるころから小児科を離れ，整形外科や泌尿器科など成人の医療に移行することになる．この時期は成長も著しく，体重が増加する時期であり，多くの二次的問題が生じてくる．しかし，主治医が経過を引き継げない問題も生じている．

Advice

・二分脊椎における補装具は，個々の生活環境や歩容を考慮して選択する必要がある．
・変形を予防し，歩容に対応するには短下肢装具の種類や足関節角度制限は一様に判断できない．靴型装具は屋内外を行き来するには不便であり，歩行音が大きいとの指摘や，壊れやすい欠点もある．また，装具自体の重さも歩行の安定につながればよいが，歩行耐久性との関係も重要になってくる．

Summing-up

・二分脊椎は神経症状により筋の不均衡があり，成長に伴ってその差は大きくなるため，変形が強くなる．装具の利用の目的の一つはこれを抑制することである．
・合併症が生じやすく，また感覚障害による創の発生を防ぐことが重要である．
・膀胱直腸障害による排泄のコントロールの可否は社会生活を大きく左右するため，方法などの検討は重要である．
・移動の獲得が重要であるが，乳幼児期より長期的展望をもち，歩行で生活できる期間が長くなるようにコントロールしていくこと，実用性を考慮して判断することが重要である．

文献

1) Sharrard WJ：The segmental innervations of the lower limb muscles in man. Ann Coll Surg Engl 35：106-122, 1964
2) Kopits SE：Orthopedic aspects of meningomyelocele. Freeman JM (ed), Practical Management of Meningomyelocele, University Park Press, Baltimore, pp106-165, 1974
3) McDonald CM, et al：Assessment of muscle strength in children with meningomyelocele：Accuracy and stability of measurements over time. Arch Phys Med Rehabil 67：855-861, 1986
4) 沖　高司：二分脊椎児の知的発達．総合リハ 14：129-134, 1986
5) Wallace SJ：The effect of upper-limb function on mobility of children with myelomeningocele. Dev Med Child Neurol 15 (Suppl 29)：84-91, 1973
6) 山根友二郎 他：学齢期以後の開放性脊髄髄膜瘤児のリハビリテーションよりみた問題点．総合リハ 18：183-188, 1990
7) Agre JC, et al：Physical activity capacity in chidren with myelomeningocele. Arch Phys Med Rehabil 68：327-377, 1987
8) Bleck EE, et al（上原すゞ子 他 監訳）：身体障害児―教師のための医学アトラス　第2版，協同医書出版社，p321, 1986
9) 加倉井周一 他：装具治療マニュアル疾患別・症状別適応　第2版，第2章 麻痺性疾患・神経疾患　4.脊髄性疾患　II―二分脊椎，医歯薬出版，pp93-102, 1993

10) 町田治郎：二分脊椎による足部変形．こども医療センター医学誌 33：76-80, 2004
11) 町田治郎：二分脊椎による足部変形に対する治療．山本晴康 編，足の外科の要点と盲点，文光堂，2006
12) 芳賀信彦：二分脊椎児に対するリハビリテーションの現状．日本リハビリテーション医学 46：711-720, 2009
13) Stark DG：Neonatal assessment of the child with a myelomeningocele. Arch Dis Child 46：539-548, 1971
14) 岩谷　力 他：障害と活動の測定・評価ハンドブック―機能からQOLまで，南江堂，p184, 2005
15) 大川嗣雄 他 編：こどものリハビリテーション，医学書院，p223, 1991
16) 千住秀明 監修，田原弘幸 他 編：こどもの理学療法第2版，神陵文庫，p148, 2007

（信太奈美）

各論 8 二分脊椎の作業療法

Basic Standard

- 二分脊椎（Spina bifida：以下SBとする）の症状は，残存の脊髄部位や合併症により障害の程度が軽度から重度に及び，アプローチの方法が多様である
- 運動および知覚障害があり，下部体幹・下肢に運動麻痺や感覚麻痺，膀胱と直腸の障害を伴う
- 認知障害，注意や集中の問題，情緒の問題を伴う場合が多く，生活や学習に影響を与えている
- 上記の障害の程度や合併症について理解し，運動機能や認知・感覚機能を評価して作業療法（以下OTとする）支援目標を立てる
- 幼児期，学齢期における日常生活動作，学習，情緒，社会技能について作業療法からの援助があることで，自立に向けた，あるいは快適に過ごすための見通しが立てやすい．年齢に合わせた援助や提案をするため，早期あるいは継続的に援助していく

■SB児に対するOTの流れ

学齢期の特徴を知るには幼児期の特徴を知り，SB児の発達の流れを知っておくとよい．幼児期から学齢期におけるOTでのかかわりが，青年期以降の発達につながると考える（図1）．

■幼児期の特徴を知ろう

OTの早期介入により，その子の障害の程度を評価し，機能の改善やできる能力を発達段階に応じて引き出していく．しかし，表面的にはできていることや会話も上手な場合が多く，その子どもの発達の遅れや偏りなどに両親が気づきにくいことがある．

この時期は下肢の運動機能を主とした自発運動を引きだすためのかかわりが多くなり，理学療法のみの場合も多い．しかし日常生活動作や上肢操作，認知機能への取り組み，集団への適応あるいは就学準備としても，作業療法における指導や提案を受けられることが望ましい．

各論 ―― 8．二分脊椎の作業療法

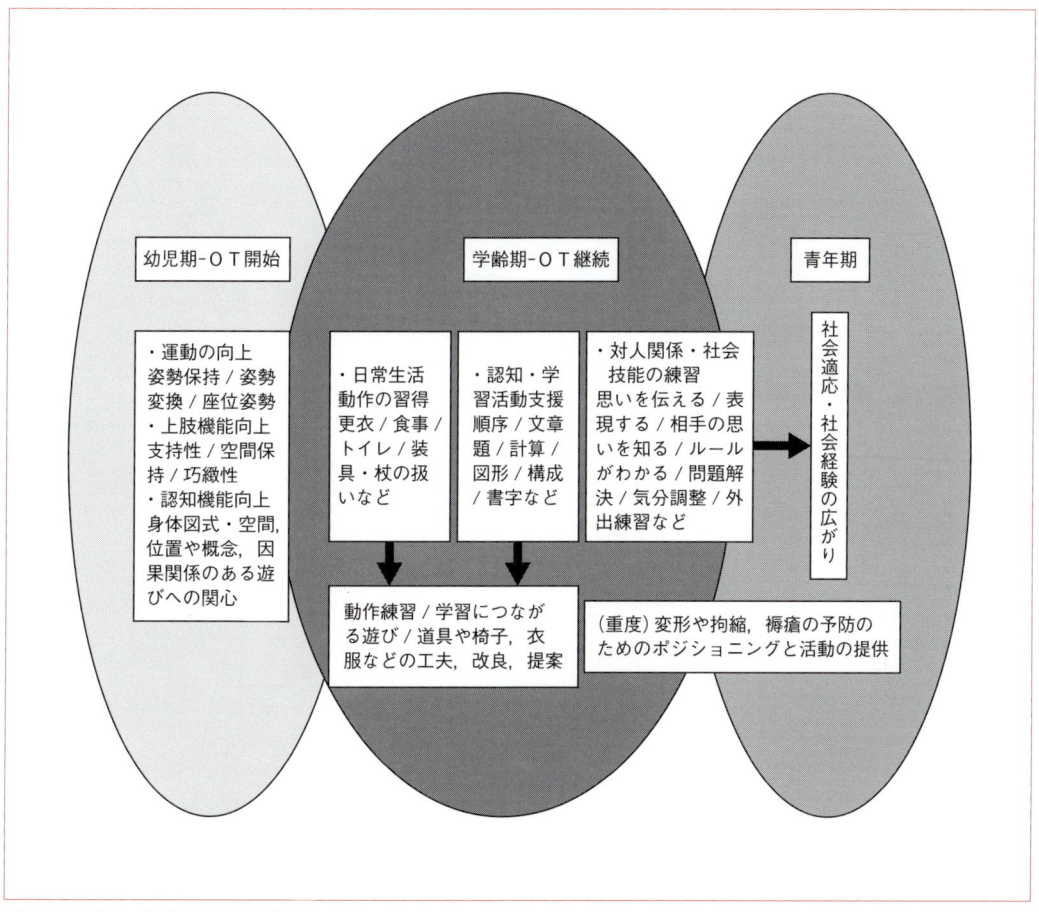

```
┌─ 幼児期-OT開始 ─┐  ┌──────── 学齢期-OT継続 ────────┐  ┌─ 青年期 ─┐

・運動の向上           ・日常生活      ・認知・学    ・対人関係・社会      社会適応・
 姿勢保持／姿勢         動作の習得     習活動支援    技能の練習          社会経験
 変換／座位姿勢         更衣／食事／   順序／文章    思いを伝える／表     の広がり
・上肢機能向上          トイレ／装     題／計算／    現する／相手の思
 支持性／空間保         具・杖の扱    図形／構成    いを知る／ルール
 持／巧緻性             いなど        ／書字など    がわかる／問題解
・認知機能向上                                       決／気分調整／外
 身体図式・空間，                                    出練習など
 位置や概念，因
 果関係のある遊            ↓             ↓
 びへの関心
                       動作練習／学習につなが       （重度）変形や拘縮，褥瘡の予防の
                       る遊び／道具や椅子，衣       ためのポジショニングと活動の提供
                       服などの工夫，改良，提案
```

図1　SB児に対するOTの流れ

Advice

　この時期はどんな難しさがあって何ができないのか，どんなことを段階づけてやっていくのかなど，両親への説明がとても大切である．発達評価を行い，そのことを理解して家庭でも取り入れてもらえるよう話し合って進めていく．

　SB児は幼児期の粗大運動による経験が制限されるので，身体の動かし方，力の調整，空間における身体図式がとらえにくい．そのため，粗大な動きによる活動や身体の前後上下などを意識した活動を取り入れることが重要であり，更衣動作や認知機能の発達につながるようにしていきたい．

　保育園や幼稚園で，身体的困難さや不器用，学習の遅れ，対人関係の問題，自信のなさやかんしゃくなどの情緒的問題の相談を保育士や両親から受けることもある．認知機能に問題がある場合も考えられるので，やることの提示を簡単にわかりやすくし，成功したことを励ましながら援助していく．学齢期に向けて上記のことが非常に大切である（詳細は「SB児の評価と援助の実際」（後述）を参照）．

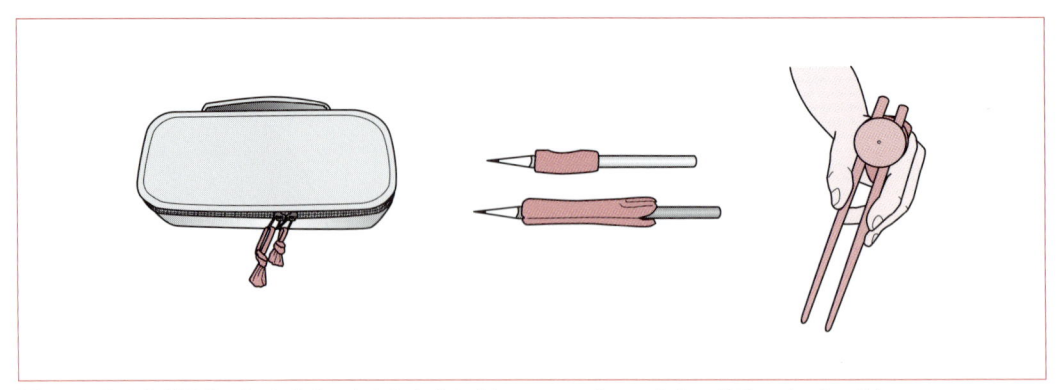

図2 つまみなど操作がしやすく工夫されたもの（左：ファスナー，中央：グリップ，右：箸）

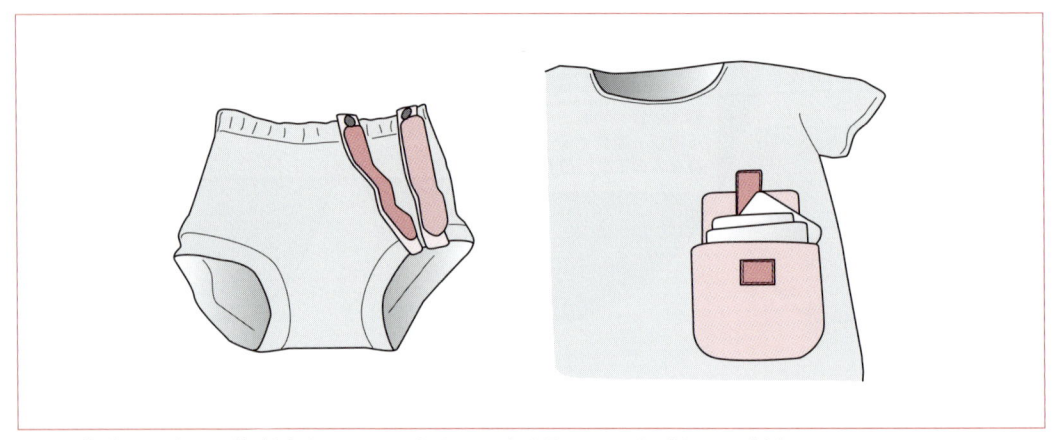

図3 着脱しやすい下着（左）とハンカチを出しやすく取りつけたポケット（右）

■学齢期の特徴を知ろう

　就学によって，学校で過ごす時間が長くなり，学校生活についての援助やアドバイスが必要な場合が多くなる．色々な問題が出てくるので，よりいっそう各職種の援助が必要になり，できるかぎり連携してほしい．

- 日常生活動作（Activity of Daily Living：以下ADLとする）：学校での移動，椅子や机の工夫，衣服の改良や更衣動作，食器や文房具類の工夫（**図2**），排泄動作，トイレ設備，排便（浣腸）の調整，服薬や自己導尿の管理，介助員の必要性など，家族だけでなく医師，看護師，相談員や教員，理学療法士など各職種のかかわりをよく把握しながら援助していく．

　自己導尿では排泄動作がしやすいように，トイレ内スペースが必要である．また，衣服の着脱をしやすくした改良も必要である（**図3**）．このようなことについて相談されることがある．

- 運動機能：学校生活では今までより運動量が増えることで身体的負担も大きくなるので，骨折やけがなど二次的障害を引き起こさないように，身体図式を育むこと，また身体や自分を取り巻く空間に注意を向け行動できるようになることが必要である．
  上肢の支持性や操作全般ではできることが多くなるが，書字や定規操作などスピードや巧緻性，協調性が必要となる上肢操作では練習や工夫が必要となる．
- 認知機能：会話することや聞いて覚えることができても，因果関係や意味を理解することが難しく，注意集中が続かないこともある．
- 情緒面：自分でやらなければならないことが増え，学習および行動が遅れる，排尿・排便の調整がうまくいかない，交友することができない，外見が気になるなどで気分の不安定さや変動がみられる場合も多い．イライラしたり，拒否的になったり，緘黙になることがある．
- 社会性：福田らの調査によると，54例のSB児（麻痺レベルTh12～S2）の社会生活能力の特徴は「SB児の社会生活能力の獲得は，移動能力以外は健常児とほぼ同等の発達水準である．社会で学習することを高めるには，何らかの移動手段を検討し社会参加させていくことが望ましい」[1]としている．しかし，上述のように情緒面に抱える問題が臨床場面では多いため，その子どもを取り巻く人たちの理解やかかわり方が重要であり，それによって社会参加もしやすくなる．

Advice

座位姿勢をとることや手の操作はできるSB児でも，非対称位に姿勢をとることや指先の力が持続せずに自分なりに代償的運動で行うことも多いので，動きが出やすい姿勢の改善をする．

できそうに見えても実際には機能的困難さが大きいので，段階づけながらのアプローチが必要である．

移動に関しては理学療法と連携をとりながら，車椅子やクラッチ杖における手の使用の適性を評価し，子どもへの負担が少ないようにしていく．

自己導尿に関しては病院や看護師の指導を受けるが，その行為につながるような視覚的確認ができる姿勢の検討などを行うこともある．

SB児の評価と援助の実際

粗大運動機能

下肢麻痺は残存神経の麻痺レベル（図4）[2]によって，独歩可能から脊椎・下肢関節の変形や脱臼のため，装具や杖，車椅子の必要な場合まで機能の程度は異なる．関節可動域の評価をするなかで，自発運動の程度や弛緩性・筋緊張の状態を触診できる．「運動麻痺は完全な横断性の麻痺症状を呈するわけではなく，神経根レベルでのまだらな麻痺を呈することもある」[2]．特に腰背部や殿部，下肢については，詳しく日常生活の様子を聴取し，

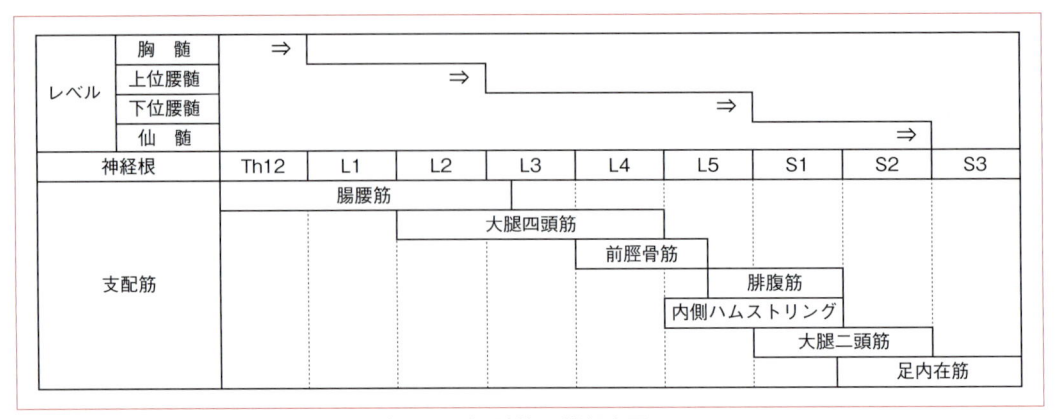

レベル	胸髄	⇒							
	上位腰髄		⇒						
	下位腰髄					⇒			
	仙髄							⇒	
神経根		Th12	L1	L2	L3	L4	L5	S1	S2	S3
支配筋			腸腰筋							
					大腿四頭筋					
						前脛骨筋				
							腓腹筋			
						内側ハムストリング				
							大腿二頭筋			
									足内在筋	

図4 Sharrardによる麻痺レベルの分類および下肢筋の神経支配

熱さや痛みなどの感覚の様子も確認しておく．二分脊椎神経学的スケール（以下SBNSとする）（図5）[3]は，運動神経や反射・感覚，膀胱・直腸を家族が観察・評価することでグレード分類（Ⅰ：15点，Ⅱ：11点以上，Ⅲ：6〜10点，Ⅳ：5点以下，Ⅴ：3点）され，おおよその状態を把握するのに簡易な評価法である．

SBの症状は麻痺レベルあるいは合併症により，個々に身体像が異なる．日常生活における実際場面での動きの様子を家族に聞き，運動評価・日常生活評価・観察を行っておく．子どもが拒否的で評価できなかったり，多様な問題点を整理したりする場合，症例4に実施したアンケート調査（p271，図9）も有効である．

症例2で実施した日本広範小児リハ評価セット（以下JASPERとする）[4]や機能的自立度評価法（以下Wee FIMとする）[5]では自立の目安を知ることができ，次への目標を立てやすい．そして，できることや設定すれば自分で行えることなどの動作分析をして，ADLにつながる運動を練習していく．

▶上肢機能

まず身体を支えていくため，上肢での支持が持続できるかを観察する．麻痺があって運動制限される下肢の運動を補う役割もある．脊椎の変形や関節の拘縮，筋緊張の低さから上肢挙上などの運動範囲が制限されることや空間保持が困難なことも多い．姿勢変換や移動などの粗大運動で上肢の運動がより発揮できるようにする．

田山らの上肢機能についての調査によると，「原疾患から生ずる中枢神経の障害によって，全体的に健常児の上肢機能に追いつかず，しかも，より高度の運動・知覚機能を必要とする巧緻動作や微細な協調運動の向上が妨げられる」[6]が，「経時的な動作の反復により上肢機能の向上が得られていく可能性も考えられる」[6]ので，発達段階および年齢に応じた評価が大切である．握力検査では同年齢の健常児と比較すると低い場合が多い．高い場合もあるが多くの場面において把握力が過剰になり，力の調整が難しくなる．いずれにしても見た目以上に，SB児は大変な努力をして普段手を使っていることがわかるだろう．

SBNS

二分脊椎神経学的スケール

Spina Bifida Neurological Scale

GRADE

①グレード分類

I. 歩行は正常で，尿・便のコントロールにも問題はない	II. 歩行は正常だが，尿・便のコントロールができない
III. 尿・便のコントロールができず，歩行にも支障がある	IV. 尿・便のコントロールができず，起立できない
V. 尿・便のコントロールができず，寝たきりである	[追加事項（もしあれば）：＿＿＿＿＿]

SCALE

SBNS ORAL（患者自覚症状 家族観察所見による）

②スケールポイント

M 運動（motor）［よりわるい方の肢で］	S 運動（sensation）［よりわるい方の側で］	B・B 膀胱・直腸（bladder・bowel）［自分のコントロールとして］
6. 爪先立ちができる	4. お尻（肛門の周囲）の感覚がある	5. 尿・便いずれも完全にできる
5. 踵立ちができる	3. 足の小指に感覚がある	4. 尿・便のいずれかが完全にコントロールできる
4. 踝の関節で足をうごかせる	2. 向こう脛（内側）に感覚がある	3. 尿・便のいずれも少しコントロールできる
3. 膝の関節で足を伸ばせる	1. 上記 2～4 の感覚はない	2. 尿・便のいずれかが少しコントロールできる
2. 股の関節で足をうごかせる		1. 尿・便のいずれも完全にコントロールできない
1. 足（下肢）はまったくうごかせない		

合計点 M＿＿＿点 ＋ S＿＿＿点 ＋ B・B＿＿＿点 ＝ SBNS ORAL [＿＿＿点]

SBNS EXAM.（診療所見による）

③スケールポイント（症候の重い側で評価して下さい）

M 運動（motor）	S 運動（sensation）［乳児ではR反射（Reflex）］	B・B 膀胱・直腸（bladder・bowel）[＋：intact ±：incomplete －：no contorol]
6. S_1 intact.	4. S_3 intact [Anal reflex present]	5. Normal
5. L_5 intact.	3. S_1 intact [ATR present]	4. B・B ＋，±
4. L_4 intact.	2. L_4 intact [PTR present]	3. B・B ±，±
3. L_3 intact.	1.No sensation below L_4 [No reflex]	2. B・B －，±
2. L_2 intact.		1. No control
1. L_1 intact.		

合計点 M＿＿＿点 ＋ S＿＿＿点 ＋ B・B＿＿＿点 ＝ SBNS EXAM. [＿＿＿点]

[R＿＿＿点]

SCORE（SBNS 合計点数）

M 運動（Motor 運動神経）	＋ R 運動（Reflex 反射）＋ S（Sensation 感覚）	＋ B・B（bladder・bowel 膀胱・直腸）	＝ Total（合計）
＿＿＿点	＿＿＿点	＿＿＿点	＿＿＿点

SBNS CHRONOLOGY（SBNS 経年変化）

Year 年	1990.	1991.	1992.	1993.	1994.	1995.	1996.	1997.	1998.	1999.	2000.	2001.	2002.	2003.	2004.
Age 年齢															
SBNS 合計点数	( )	( )	( )	( )	( )	( )	( )	( )	( )	( )	( )	( )	( )	( )	( )

Year 年	2005.	2006.	2007.	2008.	2009.	2010.	2011.	2012.	2013.	2014.	2015.	2016.	2017.	2018.	2019.
Age 年齢															
SBNS 合計点数	( )	( )	( )	( )	( )	( )	( )	( )	( )	( )	( )	( )	( )	( )	( )

図5　二分脊椎神経学的スケール（SBNS）　（文献3）より）

操作など自分なりにできることは多いが，不器用に見えることもある．そして，把握力やつまみの持続力，道具を扱う際の力の入れ方，巧緻動作が困難な場合が多い．症例5（p273，**図13**）における鉛筆の持ち方は，エアハルト発達学的把持能力評価（EDPA）によると回内握りであるが，工夫された鉛筆を使うとより分離された動的3指握りができた．

また，手の機能の弱さから手指の触覚識別の難しさが生じ，手探りができず，視覚で確認して行うことが多くなる．視覚遮断されたなかで手探りを行う練習も必要である．

両手動作では一側上肢を身体の支えとして使うことが多くなり，姿勢の対称性維持や両

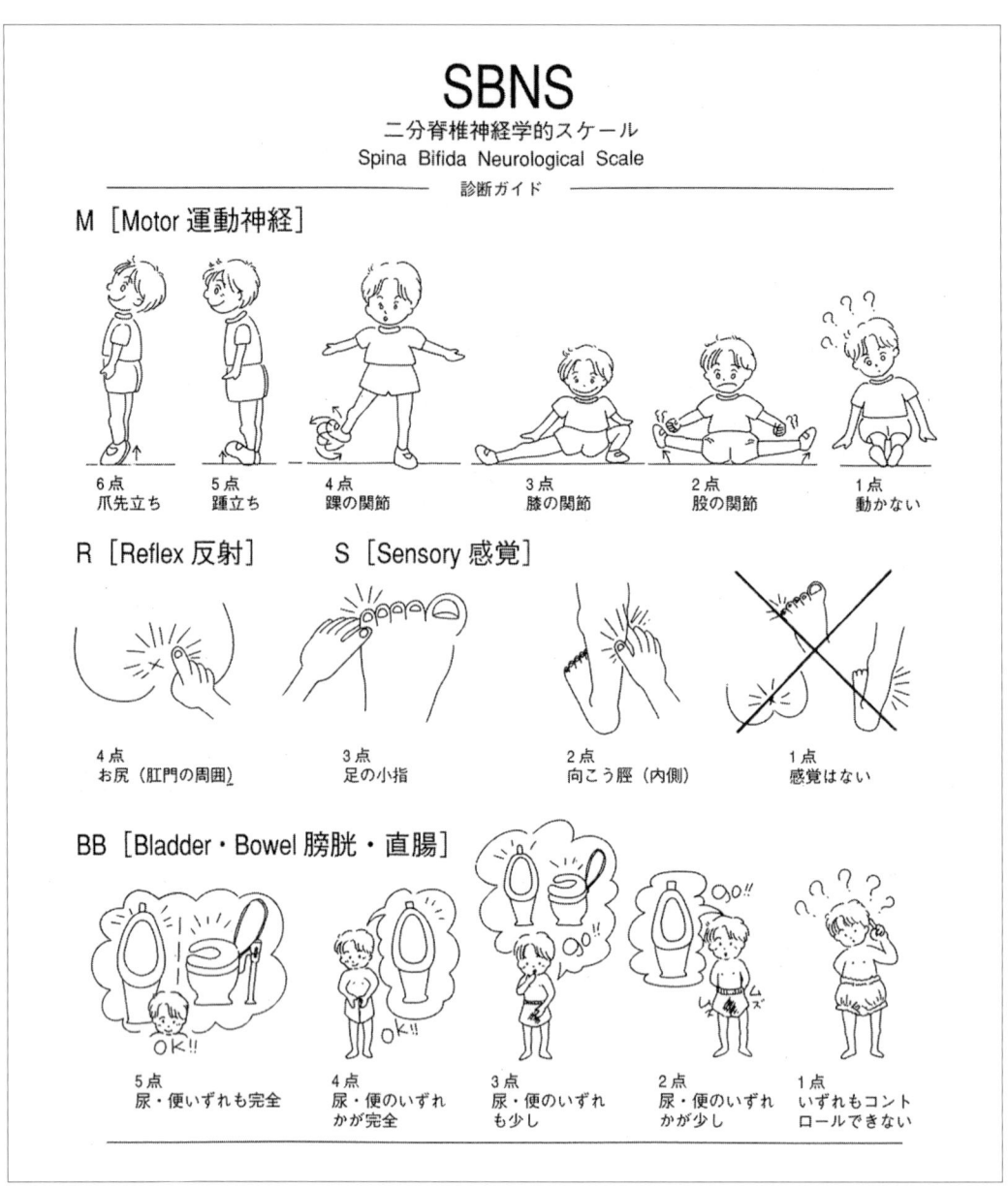

図5 二分脊椎神経学的スケール（SBNS）（続き） （文献3）より）

手動作の持続が困難になることがある．両手動作のしやすいポジショニングや活動を検討する必要がある．

・粗大運動・上肢機能における症例紹介
　（症例1）　9歳9ヵ月，二分脊椎，水頭症，キアリ奇形，SBNS II，特別支援学級（**図6**）．
　握力は右手20 kg，左手18 kgと，握力は高い．筆圧が強くなる．独歩可能で立位（図左）では全身に力が入るが，座位姿勢になると一側上肢で身体を支えることが多くなり，非対

称位になりやすい(図中央). 両側動作で末梢からしっかりと力を入れてキーボードを弾き, 上肢保持, 姿勢を調整して保つ練習(図右)をしている.

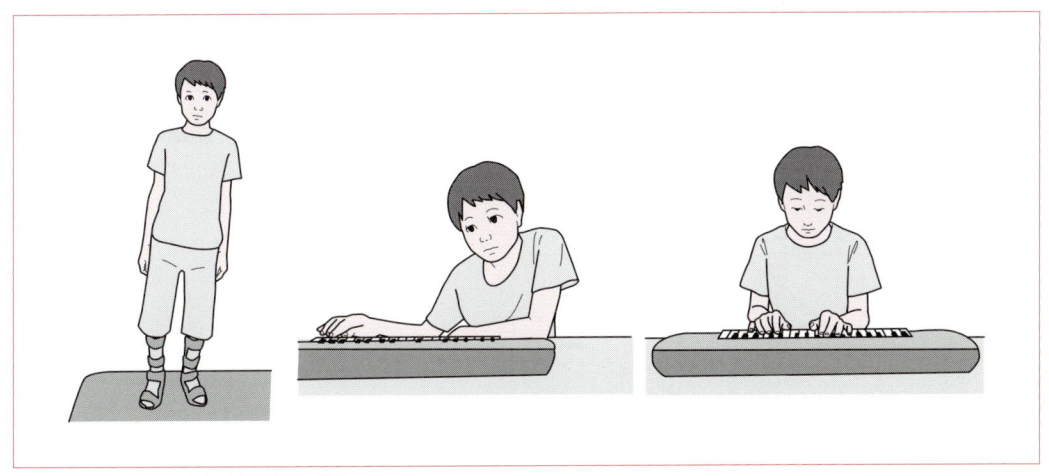

図6 症例1の粗大運動・上肢機能

(症例2) 6歳9ヵ月, 二分脊椎, 水頭症, 左股関節麻痺性脱臼, 両足部内転変形, SBNS Ⅳ, 入所児, 特別支援学校, JASPER(脳性麻痺簡易運動テスト)自立度65％, Wee FIM(自立度)51％, 握力左右5 kg(**図7**).

就学後は運動量が増えている. 運動テストでは長下肢装具をつけると, 立位・歩行の項目においてできることが増える. Wee FIMの評価ではセルフケアの自立度がほかよりも高い. 滑らないマットを座面に敷き, 鏡で姿勢調整(図左)することや身体部位を意識した活動を取り入れている. 食事では姿勢が正中保持でき, 両手動作しやすいように下肢装具と座位保持装置を使用している(図右).

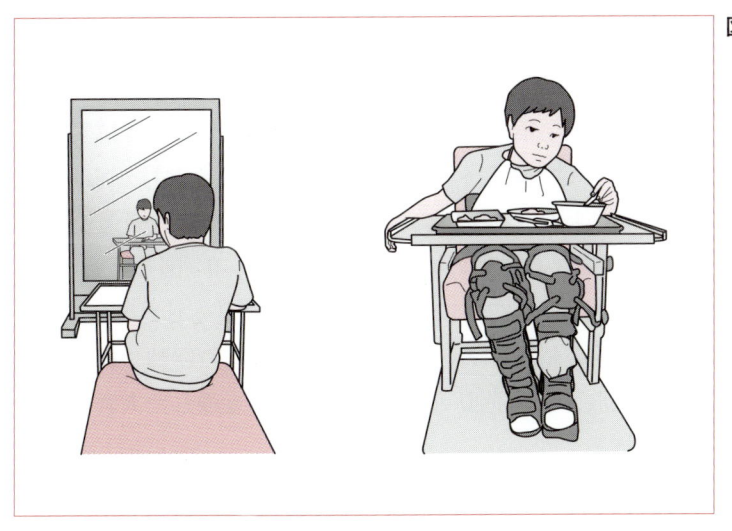

図7 症例2における粗大運動・上肢機能

（症例3）　2歳8ヵ月，二分脊椎，水頭症，SBNS Ⅳ．
　足部後内側筋解離術後の作業療法（図8）．手探りで背部を触り玩具を取る練習．視覚に頼って後ろから横にずらして取っている．身体部位はほぼ指し示すことができるが，背中については腹を指すこともある．

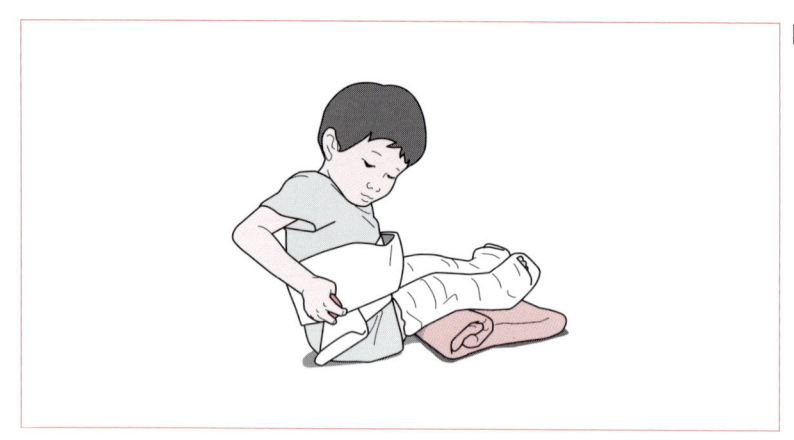

図8　足部術後の作業療法

（症例4）　8歳9ヵ月，二分脊椎，水頭症，SBNS Ⅱ．
　アンケート実施により知りえなかった情報や問題点が具体的になった（図9）．

▶認知機能

　認知機能についても早期に介入し，その子どもの認知的特徴を評価しておくと，日常生活動作や学習への援助が行いやすい．
　普段の様子を聴取することや遊びの場面を観察することで，その子の遊び方の特徴，得意，不得意を知ることができる．発達検査や知能検査でも認知機能の傾向を知ることができる．単に認知処理の問題だけでなく，眼球運動や上肢の使い方，粗大運動機能，注意・集中の影響，情緒の問題が関連していることもあり，見極めることが大切である．
　症例2の人物画（p272，図12）では，就学前後1年間で体幹が描けるなど描写に変化が見られた．グッドイナフ人物画検査では5歳8ヵ月時の精神年齢3歳8ヵ月から，6歳10ヵ月時には精神年齢4歳4ヵ月と向上した．症例3のフロスティッグ視知覚発達検査（6歳9ヵ月時）における知覚年齢は，Ⅰ．視覚と運動の協応：5歳8ヵ月，Ⅱ．図形と素地：3歳6ヵ月，Ⅲ．かたちの恒常：3歳9ヵ月，Ⅳ．空間における位置：4歳9ヵ月，Ⅴ．空間関係4歳6ヵ月であり，生活年齢よりは低い結果であったが，視覚と上肢の運動では全体からみると高い結果となった．眼球や上肢，粗大運動の向上が，身体を意識した人物画や目と手の協調運動に影響を与えたと考える．
　症例1の人物画（図10）では顔以外の部位を書くことを嫌がり，外見を気にする気持ちの問題を抱えている．

各論 ── 8. 二分脊椎の作業療法

二分脊椎症患者様へのアンケート（ご家族・施設職員記入用）

1) お子様の年齢について　　　　　　　　　　　　　　　　　　（ 8 歳 ）
2) 小・中学校・高校・保育園・幼稚園・集団療育などの環境について、特別支援学校・学級や通級などの場合はその旨を記述
（　　小学校（普通学級）　　　　　　　　　　　　　　　　　　　　　　）
3) 集団場面や学校での問題や取り組みについてありましたら教えてください。
（全体指示が入りにくいので理解してないようであれば個別にさらに伝えてもらっている。ピアニカ、鈴ぬり、習字などの作業があるものは介助さんに入ってもらってお手伝いしてもらってます。）
4) 現在、日常生活で練習されていることはありますか。また困難と思われることがありますか。
（食事が上手でないので箸やコップを使えるように工夫しながらやっています。導尿をトイレに座ってやる事も練習中です。お風呂が完全介助なのですが体が大きくなってきているので介助が少しでも楽になる方法がないかと自分で
5) 排泄について　なんとかやる方法はないかと考えていますが 良い方法が みつかっていません。
排尿は自己導尿が行えていますか、練習中ですか。練習中での難しさがあれば簡単で結構ですので教えてください。
（自己導尿はできています。ベットでオムツにやっていたのをトイレですわってやるように練習中ですが　姿勢が上手に保てなくて上手にできないことがあります。
排便について、スムーズに行えていますか。摘便（洗腸）や下剤使用などさしつかえなければ排便方法を教えてください。（モニラック）1日でもでしそうで出なくなり便もれをしてしまいます。
（洗腸を1日おきにしています。力マを飲んで調節していますが腹圧がかかると便がもれる事があります。夏休みから洗腸を自分でできるように練習をはじめました。
6) 入浴について、難しさはありますか。自分でどのくらい一連の動作（着替え、洗体、洗髪、入水など）が行えますか。着がえはなんとか時間がかかりながらもできますが、洗体、洗髪はきちんとは
（ほぼ全介助です。かかえて入れ、かかえて出している状態です。　　　　　できなく必ず手が必要です。入水も足首のふんばりがきかないので
7) 上肢機能について、体を支えることや、両手支持で臀部を浮かせるなどの支持としての力の持続は行えますか？
（体を支えることや支持はできるが　力の持続は行えないです。腕の力がすごく弱いので車イスも長時間は難しいです。
8) 視知覚・認知機能について遊びや学習面で困っていることがありますか？
（算数の理解が難しく理解しきれていない事がある。本の内容や文章の意味が理解できない。　　）
　　　　　　　　　　　　　　　　　　相手の気持ちが理解できない。
9) 痛みや触刺激など感覚を知覚できない部位がありますか。ある場合はおよその部位を教えてください。
（　　ひざから下の部位は全くわからないです。（キズを作るとなおりがもうすごく遅いです）　）
10) 移動について、独歩（装具ありなど）、車椅子・バギー、杖歩行、歩行器使用のいずれになりますか。また室内での移動は独歩、ずりばい、上肢を主に使用したよつばい、寝返り、長座での上肢支持、抱っこなど、移動はどのような方法で行っていますか。
（学校（長下肢装具で独歩）　帰宅後や学校での長距離移動（車イス）　自宅（よつばい）　　）
11) 心理面において、今までに、あるいは現在直面している問題や関わりがありますか。差し支えなければ教えてください。普通学級に在籍しているのでできない事や上手いかない事が学年が上がるにつれて
（ふえてきているが それを 先生や介助さんに 先に「できない」と決められてしまう事でモチベーションがさがってきている。本人は自分でやってみて決めたいようですが　上手いかずに気持ちが折れてきてしまっているようです。）
12) コミュニケーション・社会性について、交友関係を広げることや、家族外での活動などありますか。やりとりなど難しい点がありますか。ありましたら教えてください。語彙が少なく理解できないが適当に答えほ
（空気がよめない。自分勝手。お友達にされた質問に対して答えがちがう。　　　　　　　　　　
　親戚のお友達、5〜8人くらいとも交流するが そこでも孤立してしまう事がある。
13) 機能的な難しさから何かご家庭で工夫されたこと・ものがありますか。例えば服の改良、褥瘡マットなど。○オーバーパンツの改良。○ポケットではなく別にハンカチ、ティッシュ入れを洋服につけて取りだしやすくしている。
　○ジャンパーなどはわっかをつけてひきやすいようにしている。○お箸をはなさないようにゴムとビーズでとめている。
　○車イスの後ろに荷物セットをかけると自分でとれないので車イスの下に予備用の小さな本を作って夜用からも自分でとれるようにしてもらっている。
14) 最後にOTで現在、今後の取り組みで行いたいことがあれば教えてください。
（学記、食事、（箸やコップ）、長下肢装具をつけたままの着がえ、腕の筋力アップなどお願いできたらと思っています。
以上、ご理解ご協力ありがとうございました。貴重な回答をしていただき、大変感謝しております。

図9　SB児に対するアンケート調査の実施例

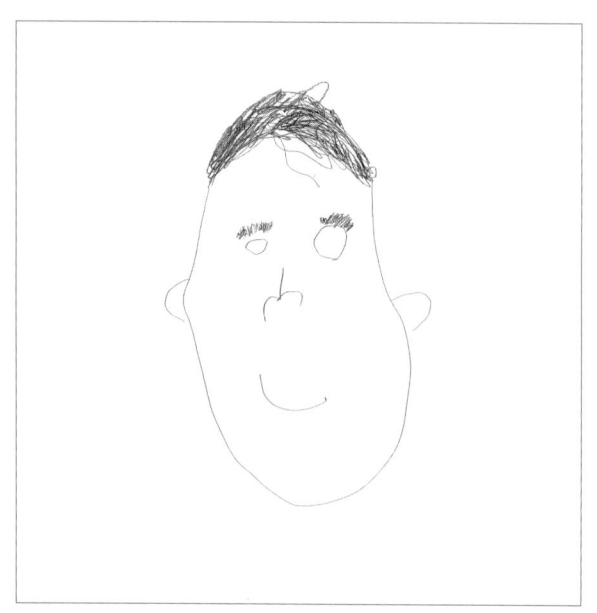

図10 症例1（9歳9ヵ月）の人物画

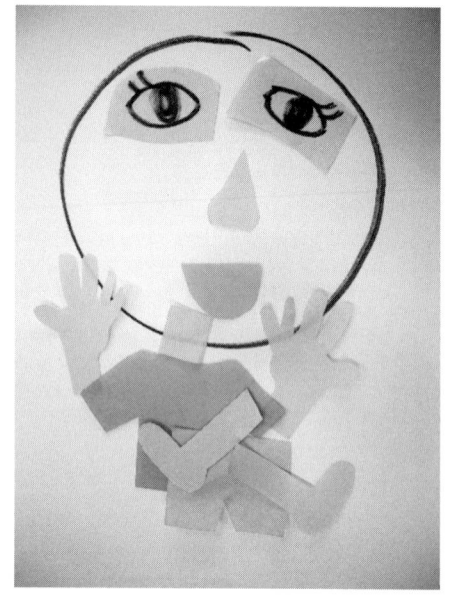

図11 症例3（2歳8ヵ月）の貼り絵

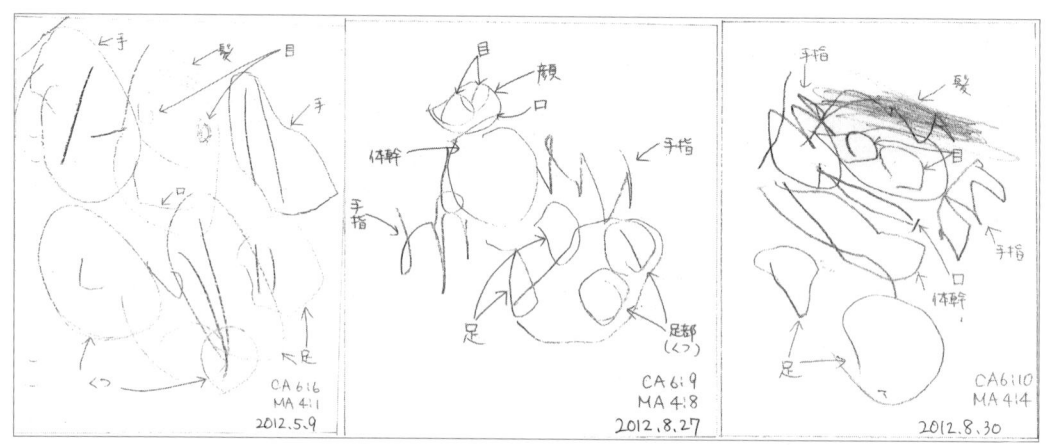

図12 症例2（6歳9ヵ月）の人物画
描写が増え，体幹が描かれるようになった（右）．

　また，「水頭症の子どもの特徴は『非言語性学習障害』の状態像と重なる面が多い」「視覚的空間的な把握/判断/構成，抽象的/概念/統合的な思考/計算/問題解決/社会的能力が苦手とされている」[7]といわれている．
　身体図式や空間関係では，下肢の運動麻痺や脊椎の変形などにより身体全体からの部分がとらえにくいため，位置や長さのイメージが弱くなる．症例3の貼り絵（p272，図11）では，顔のパーツの配置はよいが，脚を身体の上に貼っていた．身体部位の確認後でも，脚については長さや位置をとらえることが難しく，おおよそでも配置することが難しかっ

た．身体前方の空間だけでなく，運動制限される上下や後ろの空間における活動を経験していくことが大切である．

> **memo　二分脊椎における合併症の影響**
> 二分脊椎に合併する中枢神経疾患には水頭症があり，知的発達に影響を与えている．水頭症では脳室に脳脊髄液が貯留しすぎて脳を圧迫する．脳室が拡大するだけでなく，知的障害を起こす．手術ではシャント手術（脳室腹腔短絡術）が主流で，脳脊髄液の流量や脳圧を調整するバルブが留置される．シャント術は脳室が大きくなることによる知能の低下を防ぐ[7]．

■ 重度のSB児についても知ろう

車椅子や快適な姿勢調整が必要であり，そのなかで活動できるような環境設定が必要である．脊椎の変形や関節に拘縮があると上肢の運動範囲も限られ，非対称位な姿勢となり視覚的にとらえられないこともあるので，褥瘡や変形部位を考慮して良肢位を検討する必要がある．

SB児における重症度分類には先に示したSBNSがあり，グレードⅠ～Ⅴに設定されている．

・症例紹介

（症例5）　8歳，高位二分脊椎，水頭症，キアリ奇形，SBNS Ⅴ（図13）．

モールド型バギーを使用（図左）．肩甲骨の偏位・拘縮により上体前屈位になり，鉛筆は回内持ち（図中央）である．骨盤部の圧迫と体幹の支えをしっかり行い，斜面台使用で体幹伸展保持をはかった．鉛筆ホルダー使用による中間位持ちで上肢の運動性を引き出した（図右）．

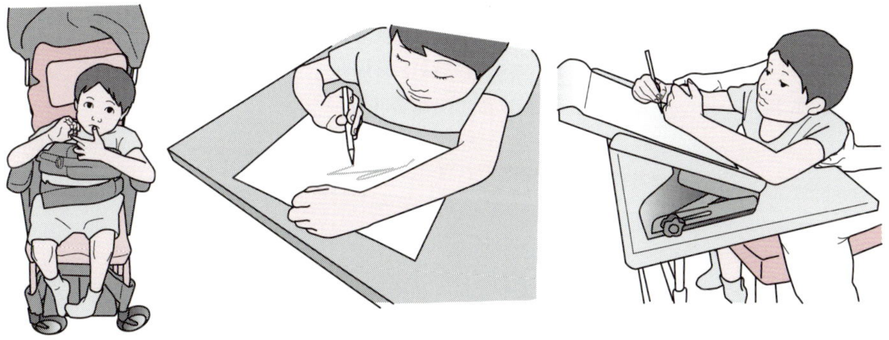

図13　重度のSB児に対する援助例

memo **二分脊椎の重症度**

囊胞性二分脊椎と潜在性二分脊椎とに大別される．前者は背部に皮膚欠損を認め，脊髄など神経組織・髄膜が体表に露出して瘤（脊髄髄膜瘤，髄膜瘤）を形成するものをいい，後者は神経・髄膜が体表に露出していないものを指す[8]．それぞれの症状は多岐にわたり，重い障害の出るケースから，外見上問題なく普通に暮らせる例もある[7]．

Summing-up

- SB児の症状の程度はさまざまなので，評価を行うことで状態像をとらえることが必要である．
- 早期および継続的なOTの援助により，その子どもに合わせたかかわりができるため，日常生活動作，学習における取り組みがしやすい．
- 特に学齢期においてADLの自立や上肢機能・認知機能における発達の遅れ・偏りへの改善をはかれるように，学校や家庭での困難さをOTの視点から援助していく．
- ADLをはじめとして，自分でできることが増えると，これらが土台となって社会参加がしやすくなる．
- 青年期におけるOTの介入は実際の臨床場面では多くはないが，それ以前の幼児期，学童期のOT援助が青年期以降の生活に役立つと考える．

文献

1) 福田恵美子 他：二分脊椎児の社会生活能力の特性について―新版S-M社会生活能力検査による―．作業療法20：457-464, 2001
2) 野村忠雄 他：二分脊椎のリハビリテーション．治療85(5)：1670-1676, 2003
3) 大井静雄：二分脊椎とは；その発生・臨床像と初期治療．小児看護25(8)：958-963, 2002
4) 全国肢体不自由施設運営協議会 編：障害児の包括的評価法マニュアル，メジカルビュー社，pp32-33, 2006
5) 慶応義塾大学医学部リハビリテーション医学教室：FIM講習会資料．p67, 1991
6) 田山智子 他：二分脊椎児の上肢機能の経時的変化．作業療法14(3)：224-227, 1995
7) 日本二分脊椎症協会：二分脊椎（症）の手引き，障害者団体定期刊行物協会，2004
8) 岩谷 力 他 編：小児リハビリテーションⅡ，医歯薬出版，1991

（兒玉妙子）

各論

9 重症心身障害児者

Basic Standard

- 重症心身障害とはどのような方々で，何を必要としているのか
- 正常運動発達の連続性を胎内にまでさかのぼって類推するようにする
- 長期の時間経過のなかで変形や拘縮が進行することを知る
- 体幹のアライメントの崩れを見逃さない
- ポジショニングの重要性を認識し，関係者に伝達する
- 年少・年長を問わず，既製品の車椅子・座位保持装置を安易に提示しない
- 職員数や学齢期ということを理由に理学療法の機会を制限しない
- 安楽な車椅子をつくる
- 養育者の努力に敬意を払い，その経験から学ぶ姿勢をもつ
- セラピスト自身の哲学を構築する
- 重症心身障害児者の治療効果とは何であろうか

■ 重症心身障害児者とはどのような方々で，何を必要としているのか

　重度の肢体不自由と重度の知的障害が重複した状態である．府中療育センター二代目院長大島一良による「大島の分類」は，知識としてもっていてほしい．実際には，知的な面と運動機能面からのみ判断することは不可能であり，呼吸・嚥下・消化・排便・排尿・変形・拘縮・筋緊張・コミュニケーション障害ほか，生きていくためのさまざまな問題を抱えている．だからこそセラピストの知識・技術を存分に発揮できる．またこのような方々のために働くべき職種であるとさえ考えている．筆者は重症心身障害児者の施設にて，自ら動くことができず，意思も表現しにくい人たちにとっての「ポジショニング」の重要性を再認識した．これまでの小児専門施設や一般病院での経験ではわからなかったことが，ここで働いてようやく理解できてきた．

　私たちの身体は，地球で生活できるような運動機能を備えてきた．このことを養成校で専門的に学んできたにもかかわらず，われわれは（重度）身体障害者の置かれている状況を内観できないでいることが多い．それは，セラピストが誕生したころに吹いていた風がいつのまにか医学による客観的な風に飲み込まれ，理学療法学が知識を中心とした教育に傾倒していったためである．実習の時間が減少し，知識を中心とした「行う実習」が主となり，今自分が行っている手技がどのように相手に伝わっているのかを「感じる」実習とはなっていないことが原因となっている．これはPT・OTに限らず，医療技術者全般に

共通していることである．もし，重症心身障害児者施設で働く職員が，自分の身体で感じるケアを実践しているならば，きっと変形や拘縮が減少するのみではなく，彼らは安楽な日常を過ごすことができるであろう．そこで，本項ではポジショニングを中心に述べていくこととする．ポジショニングに十分な配慮を行えば，セラピストの行う手技を展開する基盤ができるのである．

> **memo** 大島の分類（図1）
>
> 図1 大島分類
> 図中の赤い部分が重度心身障害にあたる．
> （東京都立府中療育センターパンフレットより転載）

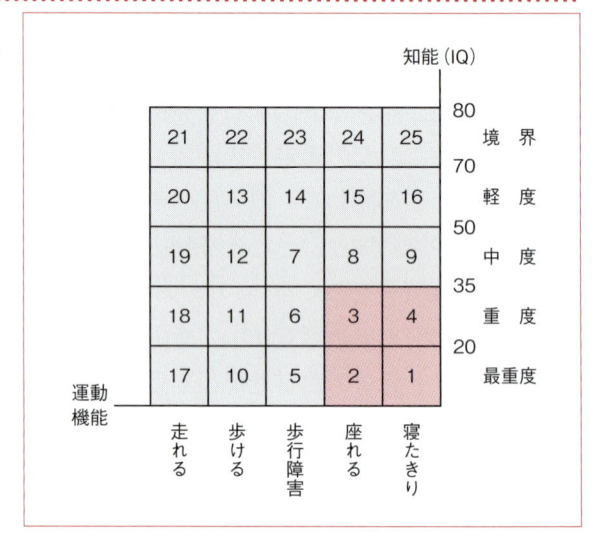

■ 正常運動発達の連続性を胎内にまでさかのぼって類推するようにする

正常運動発達を学習することは当然であり，さらに興味をもつようにすることが求められる．月齢が進むにつれて獲得するマイルストーン（運動発達指標）を記憶するだけでは不十分であり，マイルストーンがどのように獲得されていくのか，指標と指標の間にある流れを理解するように努める．私見ではあるが，ボバース夫妻の考えに基づいた講習会はセラピストに治療のヒントを提供してくれるよい機会であり，現在も影響を受けている．発達の流れを「位置の変化（体重移動），支持面の荷重と伸張」などを観察ポイントにして，そこから治療につながるヒントを見いだしていく．さらに，この正常運動発達知識は出生以前にもさかのぼり，胎内での発達にも目を向けるようにすることが，小児や重症心身障害児者にかかわる者に求められてきている．

人はすべて母親の胎内で命を芽吹き，成長をしていく．この事実は私たち人類が生きている根源である．胎内で私たちは何を感じ，何を聞き，何を獲得してきたのだろうか．このことは少しずつ解明されてきている（図2）．たとえば，40歳を超えた多動の人を，セラピストがしっかりと抱きしめると落ち着くことがある．「この変化は何なのだろう？」と疑問を抱くことが大切である．この際，「カンガルーケア」を思い出すだろうか．皮膚を通し

て受ける圧迫感はいつ，どのようなときに経験するものなのだろうか．発達に興味をもっていると，些細な現象をとらえ，この事実を探るべき引き出しが多くなる．

発達はもちろんほかの分野でも研究されている．医学的に発達をみていると「獲得していくもの」ととらえがちになる．そこには「進んでいくべき道筋」を内在している考え方がある．しかし，身体障害というものは重症度にかかわらず停滞，あるいは後退するときもある．

客観的のみならず主観的にみる態度も重症心身障害児（者）にかかわる者には求められる．自分からは状況を説明できない身体のなかに何が起きているのか，そのことを一人称的にとらえる感性が必要である．これらのことに示唆を与えてくれるのが教育哲学であったり，身体哲学であったりする．書店へ足を向け，医学を離れてこれらの書棚を眺めてみることも有益である．

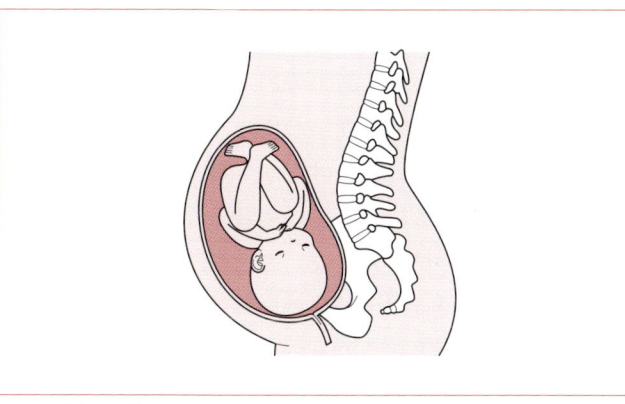

何が聞こえているのか，何を感じているのか，母の胎内の音，温もり，圧迫感，自分の手足の感触ほか，これらの経験が出生後も大きな影響を及ぼしていると考えられている．

図2　胎児の様子

memo　マイルストーン

日本では「一里塚」といわれる．海外では距離の表現がマイルなので「マイルストーン」．移動を歩いたり，馬に乗ったり，馬車を使ったりして行っていたときに，起点からどのくらいの距離を進んだかを示す「道標」があった．進んで行った先にある目的地点，という意味からこの言葉が流用されてきたのだと思う．

memo　カンガルーケア

出産直後に赤ちゃんを母親がだっこするケアのこと．しかし近年事故も起きていることから，安全と受け取られかねない呼称を「早期母子接触」に変更しようとする考えが出てきている．

memo　ボバース夫妻

ボバース概念の講習会に参加して，発達の見方やその知見を治療に応用する点に大きな感激を受けた．感激というのは，その感情を発する個に依存するものであるから，普遍化はできない．しかし，その感激が治療手技を生み出すことは事実である．

■長期の時間経過のなかで変形や拘縮が進行することを知る

　変形や拘縮は長い時間経過のなかで進行をしていく．変形については関与者が一様に関心をもっているにもかかわらずに進行していく．そして，進行した結果に対してポジショニングや装具を再度検討しているのが現状である．このことは私がPTになってから30年近く経つが，大きな変化はないように感じている．原因はどこにあるのだろうか．

　セラピスト以外に原因の一端を担わせることは本項の目的ではない．あくまでも専門家としての私たちのなかに原因を求めることにする．新人のころに先輩から「専門家とは予測することができること」，と教えを受けた．このことが十分にできない原因を2つあげる．1つは経時的に対象者をみることが少なくなっていることである．低年齢から成人に至るまでの変化を，一人のセラピストが担当できれば，節目の時期の変化を確認することができる．しかし，小学校入学時期が最大の連続性遮断時期として存在し，諸種の要因も加わってその後も連続性の途切れることがたびたびある．障害のある子どもを担当するセラピストとして最も栄誉なことは，一人の対象者を長い期間にわたって担当することができたときである．そのときは自分自身も年齢を重ねているわけだが，職業人としてはかけがえのない経験と技術の蓄積となり，その後の対象者にとっては福音となろう．

　もう1つは，重症心身障害という状態に問題点を見いだせないことである．「改善」とか「向上」という言葉のほかに，「維持」とか「ゆっくりとした後退」という言葉もあっていい．ただ，重症心身障害の身体を維持することはとても大変なことで，関係者が全力を傾けてもなし得ないことかもしれない．安易に「維持的かかわり」と言わないでほしい．ここを間違えてはいけない．適度にかかわっていくならば，身体の機能の後退は非常に速いものとなろう．かかわる回数ではなく，問題点を抽出してかかわる，というセラピストの基本に立ち返ることである．一般病院のめまぐるしく変化する対象者と同じように対応していては，重症心身障害の身体問題はなかなか見えてこない．児者一貫の方針で担当していく気概をもつことを忘れてはならない．

> **memo　経時的**
> 時間の経過に伴ってものの性質が変化していく様子を表現する言葉．

> **memo　児者一貫**
> 重症心身障害児の問題は，18歳を超えればほかの法体系で対応するということではなく，児童期から成人期以降も継続した療育援助をしていくこと．

■体幹のアライメントの崩れを見逃さない

　身体を起こすことの利点と欠点があることは周知の事実である．利点は，呼吸・循環のほかに視野が高くなったり，広くなったりといった認知面にもよい影響を与える．欠点に

は，呼吸や循環に悪い影響を与えてしまうといった利点の反語的なものに加え，唾液の誤嚥や姿勢の崩れといったことがあげられる．

　この項で強調したいことはポジショニングに関連したことである．前述した欠点のなかでも姿勢の崩れに関しては，留意をしていながらも将来的展望を描けないままに実施されていることがある．セラピストは，養成校で人の動きを中心に学んできた．なかでも，立ち直り反応や平衡反応という動きの基本となることを学ぶ．しかし，これらの知識をセラピーのなかでプラスの方向へ押し上げなければならない構成要素として位置づけるあまり，反応が出現しない状況の教育が不十分であることは否めない．大分前になるが，身体障害関係の論文に，「寝た子を起こしてどうなるのか」という内容のものがあった．詳しくは記憶していないが，重度の身体障害のある状況で，身体や手足を固定して起こしても本人にとってはたして有益なのであろうか，といった内容であった．また，当時勤務していた療育施設の整形外科医師も同様の意見をもっていた．血気盛んなころであったので，緊張しながらも反論したものである．反論の内容は稚拙なもので，「起こすことにより視界が広がる」と答えた．整形外科医師は「脊柱が曲がるよ」と話してくれた．あれから20年近く経ってようやくその意味がわかった．今になって正解だったと思う．

　整形外科医師の見解は妥当であるが，「起こすこと」が脊柱側弯を招くことに直結する妥当性は見えてこない．むしろ，PTが将来的に惹起される危険性を予知できないで，変形に即しただけの座位保持装置を作製したり，日常の姿勢保持に十分な配慮を行えなかったことに要因を求めるほうが妥当である．なぜならば，実際に目にする座位保持装置のなかに体幹のずれが生じているにもかかわらずに調整せずに放置されているケースや，対象者の病棟のベッド上での異常姿勢が非常に多いからである．

　図3は，私が担当した事例の車椅子である．2006年に作製し，20011年に新規に作製した．図3のaは母親のできるだけ起こして使用したい，という要望をそのまま受け入れ，体幹の右下方向への流れに対して，パッドで反対方向へ押し上げるように支えた．しかしパッドを支え上げるベルトの力加減は介助者によって異なり，少しずつ右下前方へずれていった（図3b）．左上肢の随意性はあるので，車椅子のグリップを自分から握っているのが見える．側弯では必ず脊柱の回旋が生じてくる（後述）．この回旋を防ぐために支えの強度を強くしたり，高くしたりしてもずれは生じてくる．このような状況の車椅子があまりにも多いことに気づき，乗車時に利用者自身の体重で側弯を増強させないようにアライメントを整えた．具体的には，座面の右を少し上げて体重を左方向へシフトさせた．そして，胸郭の回旋を左方向へ動かした（図3c）．

　側弯があると短縮している部分を伸ばそうとする意識が生じる．この時に，凸側を下にして凹側を伸ばすように考えることもあるが，座位という三次元的な状況においては，この考えは無力である．私の経験では，発作による緊張方向の動きや重力方向へのずれの許容範囲（起こす角度）を詳細に評価し，そのうえで脊柱と胸郭の崩れを自身の体重で抑制できるように微調整していく考えが求められる．

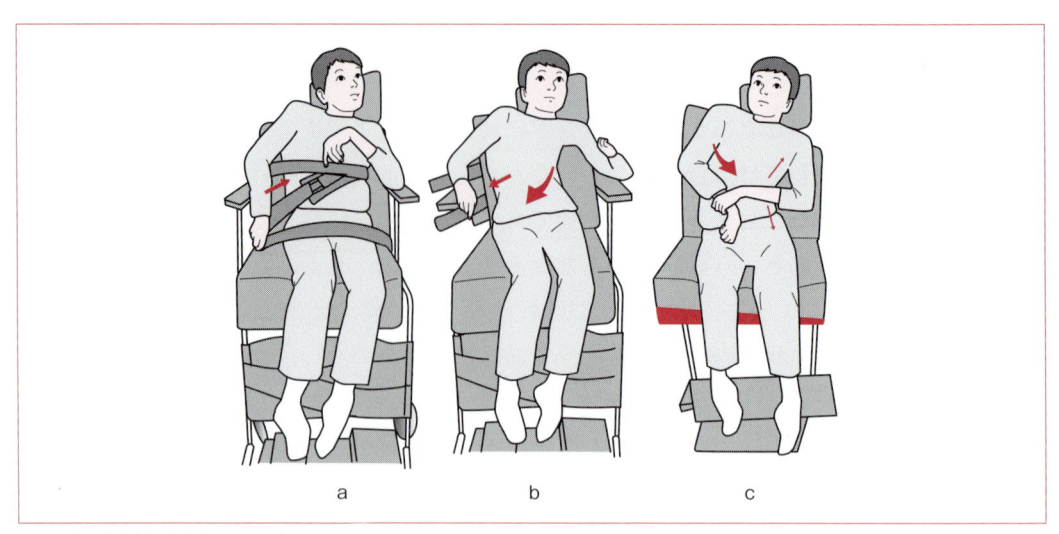

図3 問題のある車椅子事例

> **Advice**
> 車椅子を作製するときは，ご家族の要望を大切にしつつも，利用者の運動機能の後退を生じさせないように考えをまとめる．

■ポジショニングの重要性を認識し，関係者に伝達する

　重度の身体障害がある方にとってはポジショニングが重要であるにもかかわらず，その重要性を認識し，ていねいに実行できている関係者は少ない．それは本項で述べている理由が相互に絡み合い，極言すれば健康体である介護者自身の時間・空間の経過経験が，重症心身障害児者のそれとあまりにも異なっていることが理由だと考えている．このような状況では，医学教育の一端として身体障害を学んでも，それを一人称として自身の感覚の写し絵として目の前の状況を理解することは現実的には困難である．ここで私たちセラピストは，障害のある子どもたちのセラピーを通して学んできた経験と知識を，関係者に伝える責務を負っている．しかし，病棟で勤務することの少ない私たちは，ともすると同じ職種（PT，OT）で構成される研修会などで学んだ知識を病棟に持ち込もうとするが，それでは軋轢を生んでしまう．セラピストがポジショニングに対してしっかりと指導できるようにしよう．そのためには，知識技術を相手に合わせて変化させる思考をもつようにする．具体的には，相手に考えてもらい，その内容をいったん飲みこみ，大きく相違がなければ「譲れる部分と譲れない部分」を考えてみよう．そして一番大切なことは，考えたポジショニングを実際に病棟職員と一緒に行ってみることである．これにより，自身の身体で感じた経験が，利用者の立場を感じ取れる一人称的介護技術を発展させることになる．病棟職員は，利用者にとって有益と理解すれば継続的に行ってくれるものである．

　図4は実際によく見かけるポジショニング（浅い右下側臥位）の例である．何気なく背

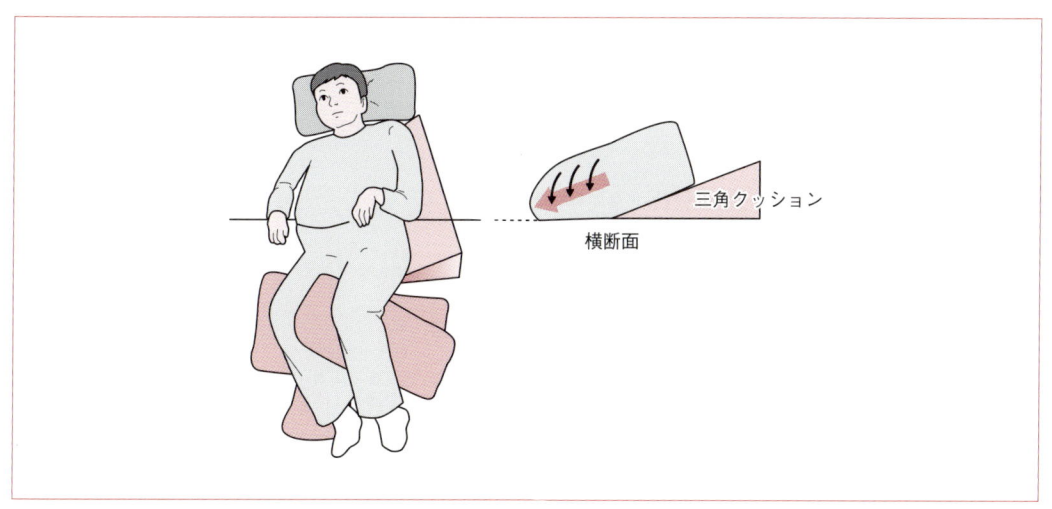

図4　日常的な側臥位

中にクッションを入れたりしている．このことに何の疑問も抱かなければ，もしかして目の前の利用者が苦しんでいることに気づかないセラピストなのかもしれない．私たち自身がこの状態を経験するときには，下方へずれていく感じを内観できなければいけない．この少しずつずれていく感じが数年後には大きな変形へと結びついていく端緒ともなる．重症心身障害児（者）の身体は，筋に問題があることにもよるが，内臓を支えきれない状況があるかのごとく上から下へと重力下方向へ流れていってしまう．自ら立ち直れる状況になければ，この「流れ」をせき止める必要が生じてくる．

　具体的には，簡便な方法としてタオルを巻いて流れを止めるように置くことである．この時に大事なことは，巻いたタオルが崩れないように端を少し残して身体の下に挿入し，利用者自らの体重でその端を動かないようにするように配慮することである（図5）．この細かな配慮がとても大切になってくる．細かな配慮についてはもう一つ大事なことがある．一つのポジショニングを終了すると新たな方向へ姿勢を変換するが，この時に，今まで使用していたクッション類を無造作に取り除いてしまうことがある．これは利用者にとってみれば，今まで頼りきっていた状態から急に支えをはずされたようなもので，非常に大きな感覚衝撃となってしまう．取り除くときには，声かけをしながら，今までのクッション類の代わりに手でゆっくりと身体を支えながら行うようにすることが大切である．

> **memo　感覚衝撃**
> 　音や光，接触刺激などが爆撃音のような衝撃として入力されてしまう状態を形容した言葉．たとえば，保育器に入っている状態を想像してみる．保育器の上に何気なく処置に使用する道具を置いたとする．きっと大きな衝撃音として聞こえるのではないだろうか．

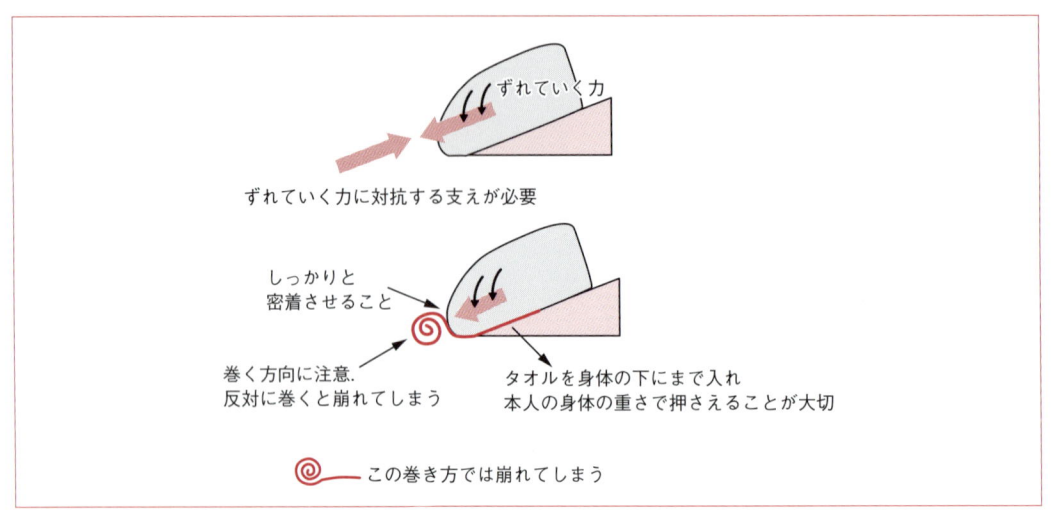

図5　タオルを巻いて流れを止めるときのポイント

> **Advice**
> 日常的に行っているケアが実は利用者の身体にとってマイナスに働いていることもある．利用者の声を感じ取る観察力を身につけるようにしてほしい．

■ 年少・年長を問わず，既製品の車椅子・座位保持装置を安易に提示しない

　最近は，既製品のバギー，座位保持装置，車椅子などを利用することも多くなった．個別の製作ではなく，個別の適合をアピールしている製品もある．形状や色彩が鮮やかで魅力的である．また，養育者同志での情報共有も頻繁に行われているので，横並び的に同じ施設利用者に同様の器具を提示することもある．養育者が可愛らしい製品を使用したい気持ちは十分にわかるが，身体の障害はもとより個別的であり，既製品に身体を合わせることには無理があることもある．このことを最も理解しているのはPTやOTである．278頁で述べたように，長期の時間経過のなかで身体の変形は進行をしていく．このことは，特に年少児を担当しているセラピストに注意してほしいことである．283頁で説明するように，学齢前に既製品を使用しはじめ，そのまま年月を経過していることもある．長期的予測を立てて身体に合った車椅子を作製指示するのが専門家である．

■ 職員数が少ないことや学齢期ということを理由に理学療法の機会を制限しない

　小児を専門とする施設は少ない．また，常勤のセラピストの数も限られているために，心身の障害を指摘された子どもたちが数少ない施設に集中することは予想される．限られた条件のなかで多くの子どもたちを診ていくときにはどうしても制限が出てくる．それ

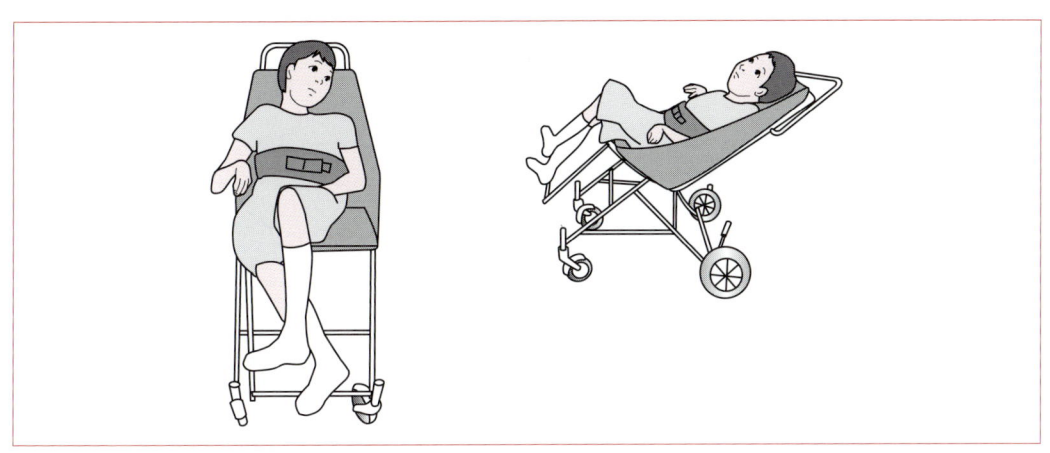

図6　バギーが身体に合わなくなっても使用し続けている事例

は，より低年齢の子どもを診ていくようにする，という「早期療育型」の思考であったり，学校教育の自立活動に内容を一任する，という傾向もある．しかし，この考え方には大きな問題がある．

　発達期には児の身体的成長と養育者の思考的成長という2点に注意を払う必要がある．

　身体的成長は児の骨や筋といった生物的な量の増加であるが，児の生活環境が整備されていないと変形や拘縮，呼吸などの問題点が表面化されずに学齢的年長を迎えてしまいやすい．もちろん，この時期にも学校を中心として身体的管理はされているが，家での生活は見逃されやすい．中等部進学を間近にしても，家庭環境は小児施設でのセラピーが終了した時点のままのことがある．たとえば，バギーを学齢以前につくられたままのものを使用していることがある．身体的成長に伴ってつくり替えられてはいないので，身体がはみ出してしまっていることがある．当然変形への対応がされていないので，変形は強くなり窮屈な状況のまま使用している（図6）．

　「つくり替え」の声をあげても，生活にとけこんでいるので緊急性を感じていない印象を受けることがある．「自宅の車に入れられない」「簡便なので使いやすい」「乗る時間は短いので大丈夫」，といった理由があげられることがある．たとえ小児期のように頻繁に通うことができなくても，フォローがされていれば養育者への指導・助言も適宜行えるので生活環境を整えることができる．車を買い換えることがすぐにはできなくても，セラピストの助言があれば心の準備ができる．何を優先して，何を後回しにするかを考えられるのである．

■安楽な車椅子をつくる

　安楽な車椅子をつくる，という当然の課題に真摯に向かい合うべきである．脊柱の変形に対して最大の注意を払うことが大切である．車椅子に座位保持装置を組み込んだものが主流であるが，何を主眼にして作製していくのかを考えることが求められる．若いころに

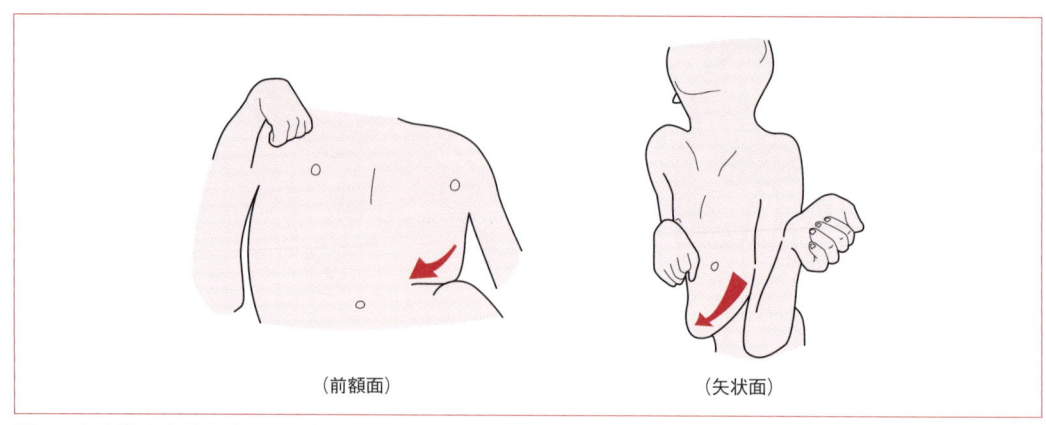

図7　右凸側弯と胸部変形の1例

　座位保持装置を作製する工房の人から,「担当しているセラピストがどういう考えをもって作製に臨んでいるのかが大切」と言われたことを今も忘れずにいる.
　側弯があるということは, そこには必ず脊椎の回旋が伴い, 胸郭の重篤な変形に結びついていく. この状態で車椅子に座ると, 座位保持装置があっても胸郭から腹部にかけてのずれが生じてくる. たとえば, 私たちが右凸側弯を模倣するならば, 顔面が右上方を向く方向への脊椎の回旋が出現しやすい (実際は例外あり). 前額面上の曲がりに加えて横断面での回旋が加わるので, 体幹は重力下方向右前下方へと動いていく (図7). また, 後頸部から後背部にかけての筋緊張を伴うことが多いので, この動きに拍車をかけるようにずれが生じていく.
　このことを考慮に入れたうえで次の事例を提示する. この車椅子は採型時には座面を平坦に作製したが, 上記の理由から体幹の右下方へのずれが大きく出現するので右座面を挙上することとした. これは, 定型的な緊張パターンが出現しても右前下方へ力が流れていかないようにするためである. 図8 (a) は採型時で, 体幹がずれていくのが顕著であった. そのため図8 (b) では仮合わせのときに右座面を20°挙上した, 図8 (c) は完成時で, 右座面の挙上は10°である. 適合は良好であった.

Advice

　車椅子をつくることによって脊柱の変形が助長されるかもしれない, ということを念頭に置いておこう. 座位保持装置を併用するときでも発作や筋緊張が増強したときのパターンを分析し, その動きが変形を助長するような動きならば, 出現したときに異常な動きが最小限になるように工夫をしていこう.

■養育者の努力に敬意を払い, その経験から学ぶ姿勢をもつ

　私が勤務している施設の入所者は高齢化してきている. この傾向は一般的になりつつあ

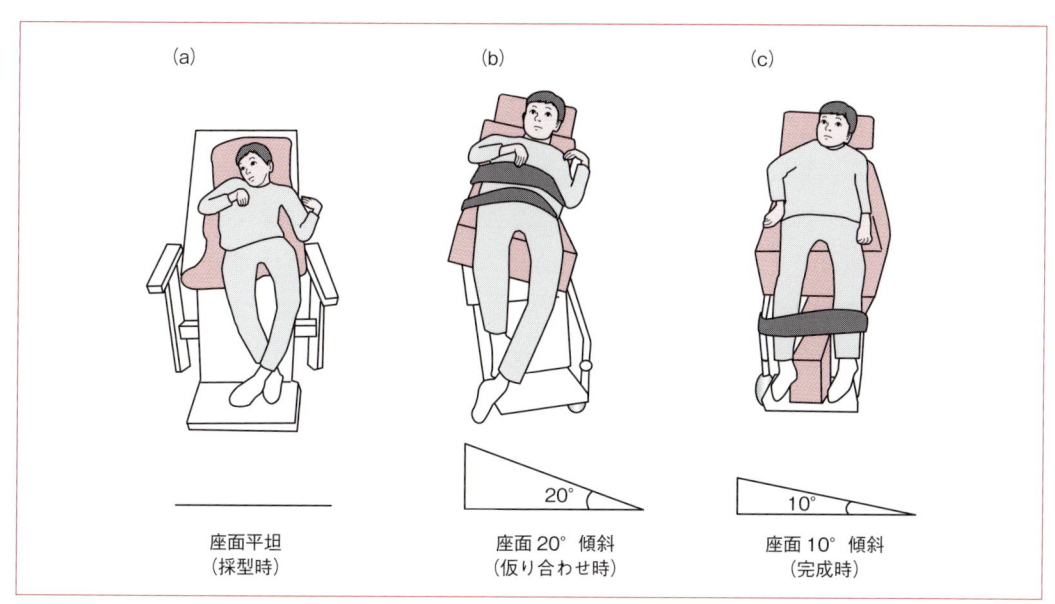

(a) 座面平坦（採型時）
(b) 座面20°傾斜（仮り合わせ時）
(c) 座面10°傾斜（完成時）

図8　車椅子作製時の座面の調整

るのではないだろうか．休日には白髪の年老いた親が大きな車椅子を押している姿を見ることがある．腰の曲がっている方もいらっしゃる．自分の子どもを乗せた車椅子を押しているその姿に出会うたびに，私は深く敬意を払い頭を下げる．人生の先輩として，人の親として敬意を払わないではいられない．若き日に胎内に命を宿し，その命を生命として育んできた母と，妻を支えてきた夫の姿から人として学ぶべきことは多い．したがって，その声には謙虚に耳を傾けよう．そして，大切な命にかかわっていることを常に念頭に置いておけば，ぞんざいな態度や言葉が施設からなくなっていくことであろう．

■セラピスト自身の哲学を構築する

　身体障害という第三者的状態は，自らが経験しないかぎり理解することが困難な状況である．だが，理解しようとする努力を傾けていけば寄り添うことはできる．しかし，この「寄り添う」ということが，自身の生活様態によって揺らぎやすいものであってはならない．揺らがない基本的な素因は，花を見てきれいと感じ，ほほえましい姿に笑顔が出る，そんなものである．だから誰にも備わっている．その素因のうえに医学的知識と福祉的知識その他を積み重ねていく．長いセラピスト人生のなかで，自身の考え方が医学的変化を求めるほうへ偏移したり，福祉的考え方に偏移したりすることがたびたびある．年単位で周期することもある．しかしそれでいいと思う．ある偏った方向に向いているときには，その分野のことを勉強する．このことさえ繰り返していけば，多様な文献に触れる機会を得られる．また，それをきっかけとして人と出会うことにもなる．そして自身の哲学が構築されていく．その哲学に答えはない．ただ，これだけは主張しておきたい．主観・客観という言葉があるが，この2つの平衡を保って重症心身障害児（者）にかかわっていって

ほしい．

■重症心身障害児者の治療効果とは何であろうか

　治療効果という言葉には若干抵抗感がある．短期的には，たとえば肺炎時の呼吸機能を考えた安楽な体位や排痰に関与する，といったことは当然に考えられる．この分野での症例報告や研究業績は多々ある．一方，医療的ケアを必要としつつも日常を平穏にすごしている方も多い．このような方々に対しての効果を考えることも重要である．

　さて，先にも書いたが身体に備わっている反射・反応機能が十分に働かず，意思表出も困難な方々が置かれている状況を感じ取れ，その対応に努力をしていれば，それが長期的な治療効果になるということを知ってほしい．実際に私がPTの学校に入った30年前に比べて，驚くような脊柱の変形や四肢の状態は少なくなってきたのではないか．また，寝た状態で食事を摂っている姿もきわめて減少してきている．これは「効果」なのではないか．特別な手技や考えを行っている施設もあるが，まったくそのような状況の見えない施設もなくなっている．障害のある利用者がかかわる施設や職員の知識・技能のベースラインが上がっている．これらは，重症心身障害児（者）にかかわる職員の努力が脈々とつながり，試行錯誤しながらも成果として現れてきたのである．

　治療効果，この言葉に私はどれだけ脅迫されてきたのだろうか．この言葉があるがゆえに，「自分以外のセラピストならばもっと良くなっているはずだ」という自責の念をもちつつ仕事を行わねばならなかった．しかし反面，この言葉があるがゆえに幾多の研修を受け，書物を片時も離さなかった時期がある．年齢も重ねた結果，今は落ち着いて利用者に向き合えるようになってきた．悩んでいる方がいたならば，真摯に，謙虚に利用者と向かい合っていればきっと治療効果が現れてくる，と断言する．

Summing-up

- 重症心身障害児者の身体問題は多様であり複雑であるが，安楽なポジショニングを提供することで，治療や介護的介入が行いやすくなる．
- 利用者に安楽なポジショニングを提示する前に，関係者が実際にその状態を経験することがよりよいかかわりを構築していく．
- 車椅子を作製するときは，側弯の発生防止に最大限の注意を払っていく．
- 長期的かかわりを通して，重症心身障害児者の身体問題の専門家となっていく．
- 養育者への尊敬の念を常にもち，利用者へのていねいな対応を心がける．
- 客観的にみることと主観的にみることの平衡を保って利用者とかかわっていく．

（成澤　修）

各論

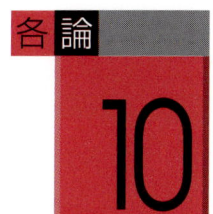

10 ダウン症候群の理学療法

◀ Basic Standard

- 常染色体21番トリソミーによる染色体異常の疾患であり，多彩な病態を示す
- 生後から筋の低緊張を主体として，発達に伴う抗重力姿勢の遅れが顕著であるが，その発達遅滞の程度に個体差が大きい
- いざりや独特の起き上がりをする児が多く，四つ這いを経験しないで歩行になる児も多い
- 知的発達も個体差はあるものの低下しており，知的発達の程度が運動発達にも影響する
- 合併症もさまざまだが，心疾患などの内臓疾患を合併している場合は運動のリスクに注意をする．環軸椎亜脱臼も重篤な脊髄症状を引き起こすので，頭頸部の動きにも注意しよう
- 合併症，筋緊張，知的発達の程度に合わせて，療育，理学療法介入を実施する．発達には後天的な要素も強いため，家庭環境なども含め支援していく

■ダウン症候群とはどのような疾患だろうか？

▶ダウン症候群の特徴をみてみよう[1]

　ダウン症候群はわが国での発症率が約0.1%とされる代表的な染色体異常である．人種間，男女間の差はない疾患であり，1866年にJ.L.H. Downによって，本症の顔貌が蒙古系人種の顔つきに似ていることから蒙古症と名づけられたが，この名称は人種的偏見を含むということでダウン症候群となった．心臓疾患を合併することもあり，以前は低い生存率であったが，現在の平均寿命は40～50歳となり，心疾患がなければ60歳以上ともいわれている．白血病，呼吸器疾患，先天性心疾患，消化管疾患などが死亡原因としてあげられる．特徴的な顔貌（扁平な顔つき，つり上がった瞼裂，小さな鼻など）や精神発達遅滞を呈する（表1）．最終身長は男性で145 cm，女性で141 cmとされ，学童期以降は肥満傾向を示すことが多い．

▶染色体異常というのは数の異常から

　ヒトの染色体は大きく分けて22対の常染色体と1対の性染色体があり，両方合わせて23対46本が細胞核に収納されている．ダウン症候群は常染色体の21番目の染色体が1本多い21番染色体トリソミー（trisomy 21）である．ダウン症候群のうち染色体数が47本の

表1 ダウン症候群の特徴・症状

〈発　育〉	〈四　肢〉
知的障害（個人によって程度は異なる）	関節弛緩性
成長障害（個人によって程度は異なる）	猿線（simian crease）
低筋緊張	太く短い指
〈特徴的な顔貌〉	小指内弯
丸く平坦な顔貌	第1, 2趾間の開大
眼瞼裂斜上	外反扁平足
内眼角贅皮	〈体　幹〉
Brushfield斑	短頚（乳幼児期には皮膚のたるみ）
小さく丸い耳，小さい鼻	骨盤低形成
巨　舌	外性器低形成

注　内眼角贅皮（ぜいひ）：上眼瞼の皮膚が内側まで伸びて，目頭をおおった状態のこと．
　　猿線：手掌が猿のように切れ切れで，線がはっきりしていない．　　　　　　　　　　（文献1）より一部改変）

標準型21トリソミー（standard trisomy 21）が大多数の95％を占める．また，21トリソミー細胞と正常細胞が1個体中に混在するモザイク型（trisomy 21 mosaicism）が約2％存在し，症状が軽度となることが多い．その他，転座型（translocation trisomy 21）が約3〜5％見られる．型の違いでも運動障害などの程度は異なるが，同様の型でも多彩な症状が見られる．

■なぜ，染色体数の異常が生じるのか？

ヒト体細胞の染色体数は46本であるが，減数分裂を経て配偶子を形成するときに，通常配偶子は半減するので23本となる．しかし，減数分裂時の不分離によって，染色体数23＋1または23－1の配偶子となり，正常な配偶子と受精すると，染色体46＋1，46－1の受精卵となる．染色体が1対ではなく，1本多いものをトリソミーといい，1本少ないものはモノソミーという．なお，21番目以外の染色体異常としては13番，18番も生存し発症するが，その他の変異の配偶子は生命力が弱く，流産などとなり成長することができない．

染色体の不分離が生じる原因は不明な点も多いが，母親の加齢，遅延受精，放射線などとの関係が指摘されている．転座型トリソミーは親が転座型配偶子を有している可能性が高い．母親の加齢により卵子形成過程に起こる染色体不分離というエラーが生じやすくなることが考えられる．21トリソミーは父親由来の場合もあるが，母親由来と父親由来の比は4：1程度である．

■ダウン症候群は合併症が皆異なる[1,2]

表2に示すように，ダウン症候群では多くの合併症例が報告されているが，必ずしも合併するわけではなく，個体差が大きいことを理解しておこう．ダウン症候群では心疾患を合併することが多く，心疾患を合併している場合は運動中にチアノーゼを起こす可能性があるので注意を必要とする．ただし，最近は早期に手術適応となり，経過が良好であれば，運動制限は特にない．

表2 ダウン症候群の合併症（必ずしも発症するわけではなく，一部の症例にみられる）

心奇形：心内膜床欠損，心室中隔欠損（全体の約40％）
呼吸器・消化器系：気管狭小化，気管食道瘻，十二指腸閉鎖，輪状膵，鎖肛
泌尿器系：停留睾丸，尿道下裂
眼症状：斜視，眼振，角膜混濁，白内障
脊柱：環軸椎脱臼，側弯
四肢：股関節脱臼，膝蓋骨脱臼，合趾
悪性腫瘍：白血病（約1％）
その他：甲状腺機能低下症（成人の約40％），痙攣

注）30歳以降，てんかん，難聴，白内障，アルツハイマー病などが多くなる．

（文献1）より改変）

表3 ダウン症候群の主な整形外科的な合併症の頻度

合併症	頻度（％）
環軸椎亜脱臼	9.5〜23.1
側弯症	0.5〜14.7
股関節脱臼・亜脱臼	1.2〜7.0
大腿骨頭すべり症	0.7〜3.3
膝蓋骨脱臼	5.1〜8.3
外反扁平足	19.9〜51.4

（文献2）より）

合併する心疾患は，①心室中隔欠損症，②心内膜床欠損症，③動脈管開存症，④ファロー四徴症（心室中隔欠損症，肺動脈狭窄，大動脈騎乗，右室肥大），⑤心房中隔欠損で，手術が適応となるケースが多い．内臓疾患の合併症が3〜8％に見られる．消化管狭窄などを有する可能性が高く，栄養状態などの把握も必要となる．特に内臓疾患の合併がある場合は，定期的な医学的管理が必要である．感染に対する抵抗力が弱く，感冒などの症状にも注意をしておこう．

筋緊張が低下していることから，四肢の関節不安定，環軸椎の不安定を合併する場合も多い（表3）．特に環軸椎の不安定は二次的に環軸椎脱臼や脊髄圧迫症状を引き起こす可能性があるので十分注意をしたい．その他，感覚器の障害，てんかん発作の程度にも注意を必要とする．

■ダウン症候群児では年齢別の母子指導で発達を促そう[3]

▶0〜2歳の母子指導

ダウン症候群児は早期に診断されることが多く，生後早い時期からの多職種による介入が必要である．0歳代に医療機関もしくは保健所より紹介され初診することが多く，2歳までにほとんどの児が療育センターに通っている．この時期の理学療法士は，運動発達の支援を中心に訓練を実施する．運動発達は低緊張により遅延するため，両親に対する発達支援と育児指導も実施する．たとえば，赤ちゃんが母乳を飲まないという相談が多い．この場合には，低緊張の子どもの抱き方が正しいか評価する必要がある．緊張が低い子を安定させるための抱き方の指導や，飲ませやすい頭頸部の位置を理学療法士が指導することで改善することがある．また，口腔機能の成長を確認し，言語聴覚士による授乳指導も必要であろう．

総合的な育児支援として，相談部門では保護者の障害認識や生活状況を把握しながら，福祉制度や社会資源の活用などについての相談も並行して社会福祉士などの支援員が行う．診断間もない親は，子どもの将来像が打ち消され，見えない将来に不安が強い時期でもあり，育児に前向きになれるよう評価・介入することが大切となる．相談を通じて，母

親に対して乳幼児期における子どもの生活や生理的機能，育児に関する知識の提供を実施する．早い時期からのグループ支援を行っているところもあるので，こうしたグループ支援も活用していこう．

リハビリテーションを円滑に進めるためには家族の理解も重要であり，家庭においても行えるリハビリテーションプログラムの立案が重要となる．簡単な抱き方のポイント，寝返りのポイントなど，生活に関わることを教えていこう．運動面の発達以外にも社会面の発達についても考える必要がある．良好な姿勢の獲得は言語発達や周囲の関心へもつながるため，社会性が身についてくる．

1歳になると，運動発達へのアプローチに加えて精神発達への働きかけも，保護者とともに考えていく必要があり，臨床心理士による発達検査と，遊びと育児への助言を行う．親としてはどんな関わり方がよいのか，どんな玩具を与えたらよいのかわからず悩む時期である．子どもの発達水準に合った課題を通して，操作や活動への参加の興味や動機を向上させる．他の児と比較して遅い場合は，特に療育者への指導や助言が大切である．2歳〜就学前にかけては言語療法や，咀嚼や嚥下など摂食機能の発達を目的としての援助を必要とすることがある．理学療法士は積極的に姿勢の面に関して，助言していこう．

▶3〜5歳における母子指導

幼児期後半では歩行可能となり，今までよりも活動範囲は広がり，家庭から外での活動や集団内での活動が多くなってくる．成長や周囲との関わりも増えてくるため，家庭内外での遊び方，大人や他児との関わりなど，生活全般の様子を保護者から聴取し評価する．周囲の子どもが幼稚園に入学する時期でもあり，総合保育園や通園療育などの選択が必要となる時期でもある．総合保育を選択した場合，保育園や幼稚園での対応や専門機関からの支援を必要とする．ダウン症候群の症状や成長が異なるため，子どもによって課題が分化する．4，5歳代はそれぞれの成長に合わせたグループによって提供されるサービスが異なるが，小学校への就学を念頭においたプログラムが準備される．教育関連機関への相談を行いながら，特別支援学校の見学会などにも参加して就学の選択ができるように支援していく．

グループによる支援を取り入れているところが多い．グループを取り入れた理由としては，①ダウン症候群児は注意の持続時間が短いので，注意の持続力形成に有効，②子ども同士の接し合いから成長を促せる，③幼稚園や保育園などの集団生活の基礎づくりと小学校生活の準備，④親がわが子以外の子どもの様子を見ることで，自分の子どもをより深くとらえられる，⑤親同士の情報交換や，親が1人で悩みなどを抱え込まないなどがあげられる．運動面に関しては理学療法士が，言語発達・社会的な関わりに関しては作業療法士・言語聴覚士が関わり，その他，保育士や臨床心理士と組んだグループアプローチも効果的である．

コミュニケーションは対人関係においても学習手段として非常に重要な課題である．単

純な方法でも確実なやりとりを増やしていく．一般に，ダウン症候群児は対人関係は比較的良好で，不適応行動も少なく，身辺自立の発達の遅れは比較的少ない．集団活動においてはなるべく小集団から始めていき，集団に慣れさせ，社会性を身につけさせていく．ダウン症候群児は基本的に大人との関わりを好む傾向がある．苦手な分野で特徴的なことは，頑固な面があり自己抑制力がやや弱く，集中持続時間も短いことであるが，早期より集団で関わっていくなかで改善傾向がみられる．

歩行獲得後の就学時（6〜12歳）における母子指導

このころになると運動機能としては歩行可能となり，ある程度生活では問題にならない程度まで成長していることが多い．そのために理学療法は終了していることが多いだろう．しかし，他の子どもと比較するとぎこちない動きであったり，運動能力に個人差が生じてくる．ダウン症候群は体力の低下や肥満が問題となるので，本人に合ったペースで運動を継続することで体力維持と体重制御も可能となる．特に外反扁平足に対する装具，運動による疼痛などで理学療法士に相談してくるケースが多い．本人と親に日頃の運動指導などを実施することで，変形の進行を予防し，疼痛や肥満などの症状に対応していこう．

就学に関しては知的障害により特別支援教育を受けることが多い．小学校は通常学級も多いが，中学・高校は特別支援学校または特別支援学級となる．さらに，青年期以降は，部屋に閉じこもったり寡黙になるなどの変化が急激に起きることもあり，社会的な変化や環境の変化に対応できないこともある．学校卒業後は作業所，授産施設で働く者が多い．大学へ進学する者，あるいは一般企業で働く者も増えている．肥満に注意して，積極的に社会とのつながり，快適な生活を維持していけるように支援を行っていく．

地域における支援の活用

地域全体でダウン症候群児の子育てを支援するためには，子どもが治療し，教育を受けて成長して成人となり，就業あるいは生き甲斐をもって生活し，生きるという時間的概念（時間軸）からの長期的目標をもつことが必要である．一般的にダウン症候群児の初期行動の発達の速さは環境因子に左右され，より早く家庭で積極的に刺激を受けて育てられたダウン症候群児は，刺激を受けない家庭で過ごした児よりも発達傾向が良い．理学療法介入も後天的な要因として含まれ，アプローチ方法や家庭での過ごし方をより効果的なものにすることで，ダウン症候群児の運動発達にも良い影響を与えると考えられる．できるだけ早期に地域での集団活動などに参加することで，地域におけるコミュニティーを有効に活用していこう．

■ダウン症候群の特徴に沿った発達援助によって抗重力姿勢を促そう

ダウン症候群の運動・姿勢の特徴を評価しよう[4]

ダウン症候群の乳幼児は筋緊張の低下のため，フロッピーインファントといわれる．ぐ

表4 低緊張児における各関節の弛緩性の特徴

上　肢	下　肢　　frog leg posture
肩関節……スカーフ現象	股関節……heel to ear, double folding
肘関節……過伸展	膝関節……反張膝
手関節……過剰な掌背屈（前腕につく）	足関節……背屈の過可動域，外反・内反の過可動域
指関節……母指が前腕につく	

にゃぐにゃして柔らかい子と想像してほしい．産まれてから重力下で発達していく過程で，正常な乳児は6ヵ月頃まで原始反射を主体として緊張性姿勢反射の亢進によって筋緊張が生理的に亢進する．しかし，ダウン症候群児の緊張は亢進せずに，姿勢保持筋以外も柔らかい筋のままで，重力に逆らった動きが難しい．また，筋緊張が低下しているので，関節可動域は参考可動域より拡大しており，**表4**のような特徴を示す．過可動域や筋緊張の程度が姿勢・動作にどのように影響しているのかを理解するためには，低筋緊張の程度をまずはしっかり評価していくことがポイントとなる．過剰な可動性による靱帯の伸張などによって，脱臼や変形などが成長時に問題となる．

　特に抗重力姿勢である座位や立位の姿勢保持が可能になったら，抗重力位の姿勢評価を行う．その他の特徴的な姿勢に関しては**表5**に示すが，頭部をやや前方に保持し，円背姿勢のような低緊張による重力に押された姿勢になることが多い．腹臥位からはon elbowsとon handsで徐々に腹部を挙上し，エアープレイン，四つ這い位となっていくのだが，その状態を維持できるほどの体幹筋の同時収縮がなく，四つ這い移動の獲得が遅れ，座位のまま前方へいざる移動方法を獲得してしまう場合も多い．その特徴的な例を示そう．

　ダウン症候群と診断された1歳児である．腹臥位より膝関節を伸展したまま，両股関節を大きく外転し，過度な脊柱の後弯（骨盤後傾）を伴った長座位となるパターンが多く観察されるが，これはダウン症候群児の特徴的な姿勢であり，股関節可動域拡大と抗重力伸展活動の不足を示している（**図1**）．このように継続的に座っていると，股関節の緩みを増長させてしまう．股関節の可動域だけではなく，姿勢観察や動作時の筋緊張の動態も把握しておくとよい．機能的な運動では開始，持続，終結には，筋活動の段階的なコントロールが欠如している．

memo　ダウン症候群の発達の特徴

　　　足関節は立位時には舟状骨が下方に落ち込み，内側縦アーチがなくなることで外反扁平足になり，膝関節は外反膝となる．
　　　心疾患の合併症のない児のほうが，運動発達の成長が早い傾向がある．
　　　特に乳幼児期では摂食と姿勢に関しても観察しておこう．ダウン症候群児では摂食に問題をもつ場合も多い．唇周囲の動きが乏しく，口唇を閉じず嚥下するといった摂食動作の未熟さが観察される．

表5　ダウン症候群児の姿勢の特徴

背臥位
・四肢の伸展外転位傾向
・上肢の正中位方向への運動が乏しい
・下肢の挙上保持時間が短い

腹臥位
・頭部の直立保持が困難
・頭部保持時間が短い

座位
・下肢の伸展外転位傾向
・過度な脊柱の後弯または前弯(骨盤後傾または前傾)

四つ這い
・四つ這い保持が困難
・ずり這い時間が長い

立位
・過度な腰椎前弯
・膝関節の反張膝
・扁平足(外反足)

(文献4)より一部改変)

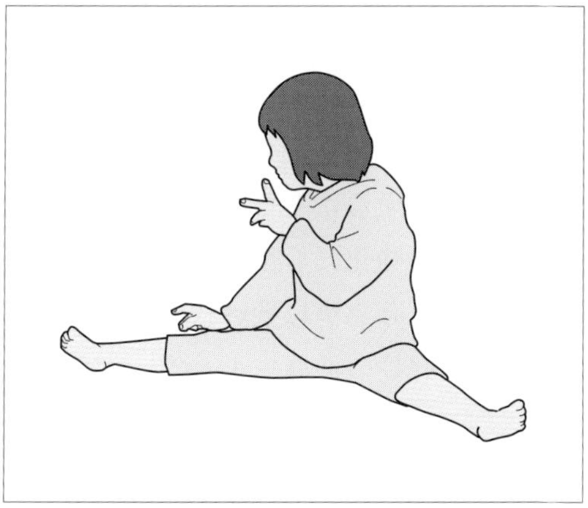

図1　下肢を伸展・外転して長坐位に座っているダウン症候群児

下肢の低筋緊張により大腿部が外旋し、骨盤は後傾になることで脊柱は後弯する。体幹の伸展する機構が働きにくく、低筋緊張を増長しやすい。支持面が増え、重心が低くなり安定感があるため、低筋緊張でも座位保持が可能である。下肢の緊張が整い、体幹筋が向上してくると、坐骨結節で体重を支持した座位になりやすい。

ダウン症候群の運動発達と知的発達の関係性[5]

　運動発達は正常発達よりも遅く、筋緊張が低下していることから、抗重力姿勢保持の発達の遅れや未熟さが問題となることが多い。発達の遅れる程度に個体差はあるものの、平均的な成長の過程は、定頸約6ヵ月、寝返り約7ヵ月、座位の獲得は約14ヵ月、独歩は2歳前後で獲得する例が多い。独歩が4、5歳まで遅れる場合や、6歳以降も定頸しない児もいる。いざり動作が特徴的で、四つ這いを経験せず正常発達の順序どおりにいかない児も見られる。

　運動発達と関連性の強い要因として、知的発達の程度も理解しておく必要がある。作業療法士、言語聴覚士、臨床心理士などに知的発達の程度や、物の使い方などを聞いておくと治療に反映しやすい。「知覚-運動」、「物の名称の理解と表出」は良好であるが、「短期記憶」や「数概念」、さらに複雑な言語能力を要する「物の概念的理解と表現」「文章の理解と類推」に困難を伴う傾向がある。知的発達遅滞の特徴は、IQ分布について大多数は中度(IQ

35〜50ないし40〜55）を超えないとされている．しかし，個人差が大きく，生育環境の影響も大きいと考えられる．

　子どもはおもちゃを提示されたりすると，触りたい，遊びたいと意欲が出る．しかしダウン症候群児では，行動意欲の欠如や，おもちゃに対する興味の不足などで動かない，動かないので発達が遅れる，療育者も動ける範囲に好きな物しか提示しない，などから興味や動きが固まってしまう傾向がある．また，社会適応の未熟さも見られ，ストレスに弱い特徴が見られる．自由に生活する場面では問題にならないが，行動を規制されると適応できない場合がある．同年齢の児に溶け込めなかったり，成長するにつれ知的発達の程度が正常発達児と大きくかけ離れてしまい，一緒に遊べないことから運動の発達も相乗的に遅れる可能性がある．

■治療は運動発達のラインに乗せようと焦らず，コツコツと

　座位・立位が可能になったからといって，焦って立位動作などを無理に行わせず，立位までに必要となる筋力や筋緊張を形成していかないと，筋による支持ができず骨性支持で重力に押された姿勢は改善しない．姿勢時筋緊張が不十分な姿勢は骨・関節に負担をかけ，過可動域に関しては脱臼を引き起こす．焦らず，関節周囲の同時収縮や，姿勢時筋緊張を高め，立位に備えていく．ロールを用いると足への荷重と，体幹の伸展への動きが促しやすい．ロールにまたがるだけではなく，前額面上に設定することで前方への荷重刺激や，後方への傾斜による立ち直り反応を引き出し，体幹筋の強化にも役立つ（図2, 3）．また，ロールの位置を高くすることで重心位置を高くして，より立位に近い状態で連続した膝関節周囲への収縮を促していく（図4）．足部への刺激と脊柱の伸展によって，荷重関節（脊椎，股関節，膝関節，足部）の不安定性を解消していくことで将来的な障害予防へとつながる．

　精神発達と運動発達の比較では，生後6ヵ月間を除いて歩行が可能になるまで，すべての月齢において精神発達が運動発達よりも上回っており，座位を獲得したときに探索活動が活発で前進の意欲が高まった結果として，bottom shuffling移動へ移行してしまう．座位のまま移動をするbottom shufflingは，正常な一人座りや四つ這いなどを阻害し，運動発達遅延を助長する．特に上下肢の支持性が低下している児が多く，これが起居移動動作や四つ這い移動や立位歩行など，抗重力位での動作獲得を遅らせる．さらに股関節周囲の安定性の欠如が問題となることが多い．さまざまな動作に結びつく上下肢の支持性獲得が運動療法のポイントの一つであり，この支持性獲得が安定した動作獲得につながっていく．

　伝い歩き可能な段階に達すれば，荷重時の下肢関節安定性を得て歩行獲得となる．歩行獲得には時間を要するので，あせらず四つ這い移動，伝い歩きに時間をかけ，十分に身体を保持できる筋の状態になってから歩行ができそうであれば，独歩を段階的にはじめる．発達の遅れに対しては焦らず，動作ができない要因を一つひとつ解決していこう．

各論 ——— 10. ダウン症候群の理学療法

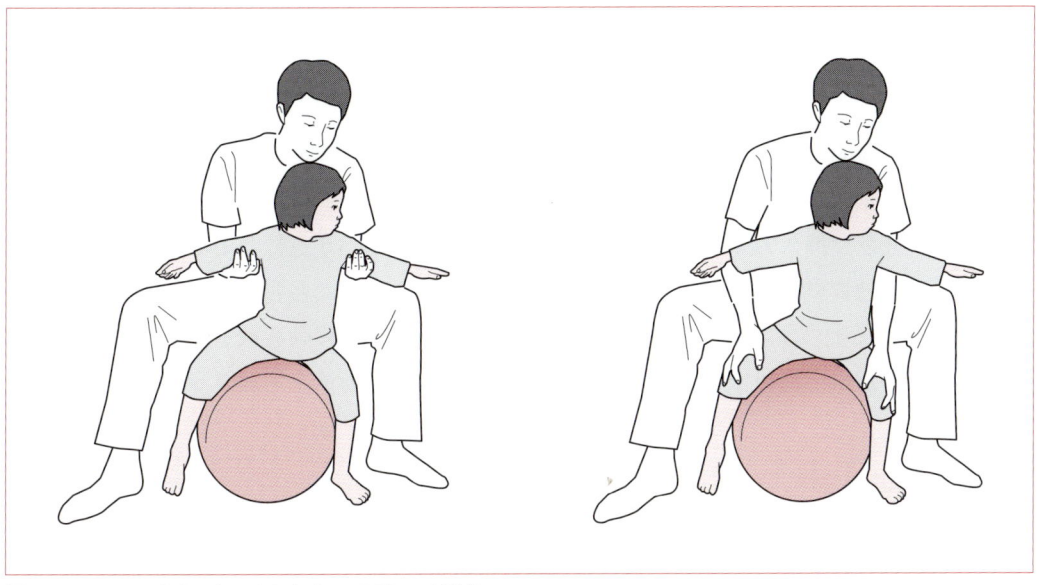

図2 ロールにまたがっての左右へのリーチ動作
ロールにまたがり，脳性麻痺では下肢の内転筋の抑制を行うが，ダウン症候群児では少し股内転方向に筋力を発揮させるようにすると，脊柱の伸展を促しやすい．足部の接地から下肢に荷重をかけるようにリーチ動作を促していく．この時に坐骨に荷重をかけるように骨盤を中間位にさせる．

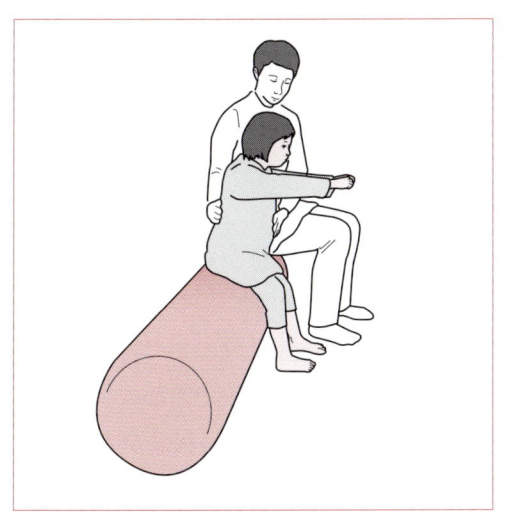

図3 ロールに座っての前方・後方へのバランス練習と下肢筋への促通方法
ロールの上に坐骨結節を接地させて，体重を負荷すると体幹の伸展への促通効果がある．後方へ傾斜させることで，前方への立ち直りにより腹筋群への強化へとつながる．

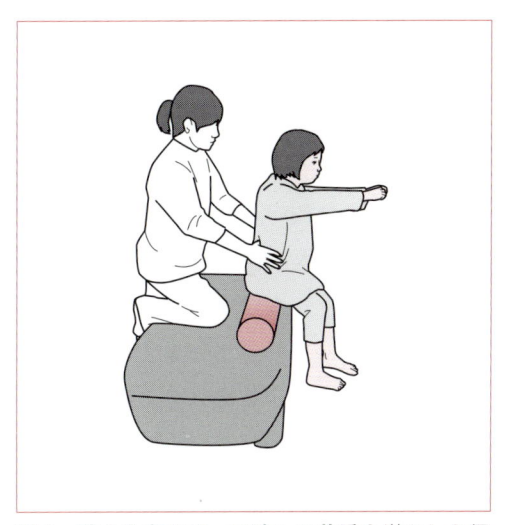

図4 重心を高めて，下肢への荷重を増やした促通方法
重心を高めることで，さらにバランス能力を要求することができ，不安定な環境で筋緊張を高めやすい．

Advice

低緊張で姿勢保持や動作において介助に頼りきる面もあるので，介助量を調整する必要がある．

▌運動の質的な問題と量的な問題を考えよう[6]

　低緊張ということで，姿勢の安定性や運動面の変化に目がいきがちである．運動の質だけ高めようというだけではいけない．動きやすくなるとどんどん社会との関わりが増えてくる．その社会的な関わりによって，すぐ疲れてしまっては社会的な関わりでの制限が必要となってしまう．体力の向上がさらなる社会とのコンタクトを増やしていく．このように，体力の低さ，持久力の弱さもダウン症候群では問題となり，社会生活において影響が強いので，運動量や時間も増やしていくことも心掛ける．工夫としては，模倣のなかでスキンシップを取り，コミュニケーション能力を高めることで移動意欲を高め，できるだけ早期より動く意欲を高めていく．意欲の向上は，自然と運動量を増加させる．

> **Advice**
>
> 　学齢期になったら運動する時間を設けるなど，運動の継続が運動能力向上，体力向上に効果がある．低頻度の運動を継続できるように工夫しよう．もちろん，肥満の予防のためにも重要である．

▶床上の動きからの促し

　関節の不安定さ，筋力の弱さなどから自発的な寝返り獲得が遅れる．寝返りが可能となっても，体幹筋が十分に発達していないことが多いので，寝返りや起き上がりから体幹筋の緊張を上げていきたい．注意点は頸部に負担をかけないように誘導することと，頸部に無理な動きをさせないように中枢部からの介助から始めていくことである．肩甲帯を保持して，寝返り側への体重移動を促しながら体幹の回旋を他動的に行うことで，寝返りを促す（図5）．寝返りから腹臥位とし，頸部と体幹伸展を促す．腹臥位からおもちゃなどへのリーチを促す．つながった動きにすることで，学習が進むことが多い．姿勢保持が重力で困難な場合は，効果が少なくなってしまう．このようなときは腹臥位にした児の胸の下に，巻いたタオルなどを入れ，両上肢を前に出し肘を床につかせた状態で頭部の挙上をさせていく．ダウン症候群児で注意することは，過度に伸展させる方向に玩具などでアプローチしないことである．腹部と背部に緊張を維持できるように誘導していき，中間域でのコントロール能力を身につけさせる．支持面から離れたところで能動的に身体をコントロールするように促す．

　また，起き上がり方や寝方にも注意しないと，股関節の脱臼になる．腹臥位からの起き上がりなどはワンパターンになりやすいので，背臥位から下肢への筋緊張を入れて，腹部の収縮を促すように起き上がる練習も行ってみよう．起き上がり，腹臥位から四つ這いによるアプローチを組み合わせて実施することで，さまざまなパターンを学習することが可能となる．

▶ダウン症候群に著明な外反扁平足に挑む

　足部の発達する7歳児頃を過ぎても足部のアーチが形成されにくく，外反扁平足となる

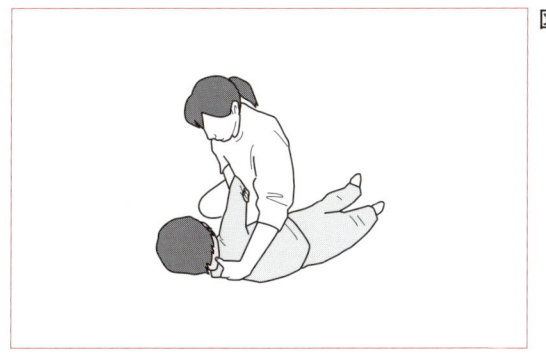

図5 頭頸部の重みを意識させた寝返り方法の誘導

原因は，確かに低緊張による足部アーチの形成不全である（**図6**）．このように外反扁平が目立つ足部であっても，足部だけに注目してはいけない．体幹の筋力，反張膝や股関節の弛緩性に関しても評価をしよう．股関節周囲の筋が荷重時に同時収縮できていないケースをよく見かけるだろう．外反扁平足は四つ這い移動を経験しない児ほど多く，この経験不足が膝伸筋群と屈筋群の協調運動不良，股関節周囲の安定性の欠如へとつながり，立位になっても安定しないため，足がベタ足（全接地）の状態になる．長腓骨筋腱が外果より脱臼していることがないかどうかも確認しておこう．

立位になる以前の成長段階で股関節安定性向上のために，座位から四つ這いや，腹臥位から四つ這いに誘導するなかで，股関節周囲の同時収縮を促していく（**図7**）．この段階でのアプローチが将来的な外反扁平足を減らしていくので，この立位になっていない時期や立位になったあとでも股関節周囲の安定性を向上させていく．もちろん四つ這いは体幹筋の向上や，膝周囲筋の協調運動の向上にもつながる．つかまり立ちが可能になったら，テーブルの上におもちゃなどを置いて遊ばせながら，反張膝に注意して下肢の支持性向上を目指す．

もちろん足部周囲の安定性も考えていかなくてはいけない．爪先立ちなどによる足部筋の強化や，不安定な材質の床での立位保持，ジャンプ動作などで足部周囲の安定性の向上を目指そう．進行する前に変形を抑止していくことで，X脚（外反膝）と外反扁平足の進行による将来的な膝蓋骨外側脱臼を防ぐ．**図6**の外反扁平足の場合は，足部へアーチサポートのため足底板の処方や，後足部が安定したハイカット靴などの装具の着用を必要とする児が多い（**図8**）．足部からの下肢・体幹へのアライメントの修正をすることで，反跳膝や股関節周囲からの崩れを改善する．

memo アーチの形成

通常のアーチ形成は3歳以降で顕著になり，足幅の狭小化を伴った思春期の頃に足部構造は完成する．

図6　ダウン症候群児の外反扁平足
小学校2年生，ダウン症候群．歩行可能で靴装着時は足底挿板とハイカット靴を使用．舟状骨が床面につき，内側縦アーチがなく，内側方向に荷重が働く．

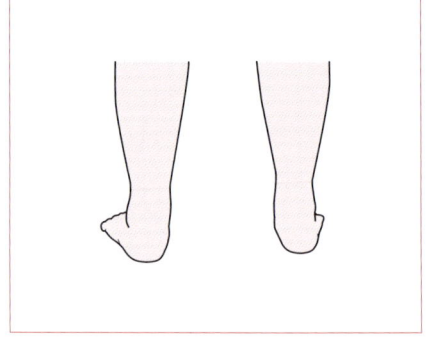

図7　四つ這いで骨盤を支持し，股関節周囲に収縮を促しながらの四つ這い遊び
骨盤，股関節から圧縮刺激を膝のほうに加えて支持性を確立させて四つ這いを促す．体幹背部筋と腹筋の共同収縮を促さないと，脊柱が過剰に前弯する傾向があるので，体幹のアライメントを意識してアプローチすると効果が高い．

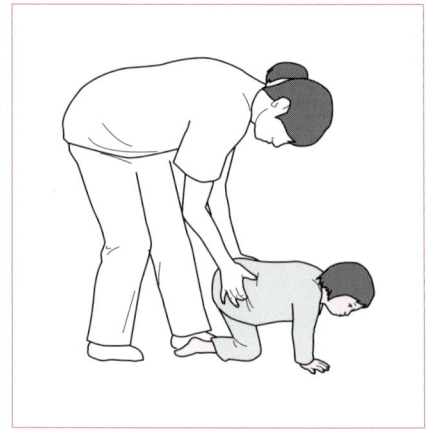

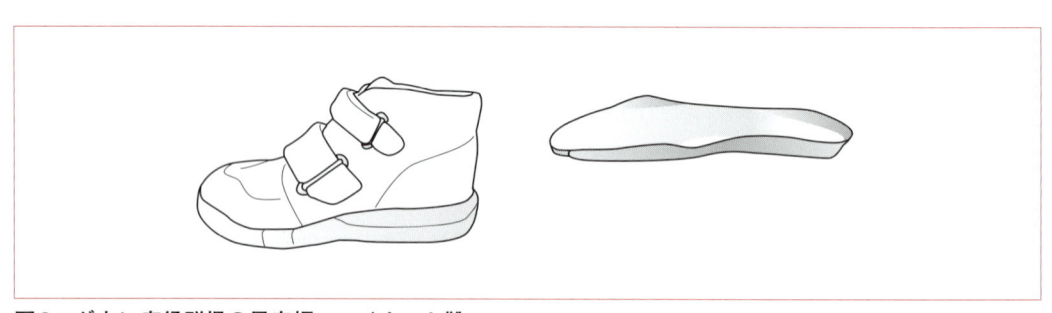

図8　ダウン症候群児の足底板，ハイカット靴
足底板で内側縦アーチをつくることで，踵と前足部への荷重を均等に分散させる．採型してオーダーメイドで作製するか，アーチパッドなどを有効に利用する．

Advice
下肢に圧縮刺激を長軸方向に加えると，下肢筋の収縮を促しやすくなる．動く方向への筋緊張が整っていないことで，動きが阻害されている場合も多い．

Advice
足部アライメントを整えると膝・股関節周囲の筋収縮が促しやすくなる．足部の適切なアーチと足底筋膜の緊張は，歩行時の立脚後期にかけて蹴り出しに重要なポイントとなる．反張膝現象の消失，股関節の伸展への動きなど，歩き方の変化に注目しておこう．

▶ ぎこちなさを改善していこう

　ダウン症候群の身体運動は，低筋緊張以外にも不器用さ（clumsy）が目立つ．不器用さの要素として，動作の緩慢さと，環境変化への急速反応の困難さがある．歩行だけではなく走行・ジャンプなどの協応動作がぎこちなく，学校で体育などの運動時に問題や，周囲の遊びについていけないなどの問題も生じる可能性が高い．ケンケン・パーや運動の切り替えを要する項目や，早期よりリズム運動を取り入れることなどで，全身的な運動の緩慢さを改善していく．

　上肢のぎこちなさが顕著な場合もあり，手掌部への荷重経験の少なさにより手根部の固定が不十分なことや，体幹部が不安定なことにより，洋服のボタン動作や箸操作なども不器用である．姿勢の安定性を提供することで改善がみられることも多く，作業療法士と協働してアプローチしていこう．

▶ 不安定なバランス状態の改善に対するアプローチ

　座位のときに骨盤を安定させるようにして背中に支持面をつくることで，抗重力方向へ下肢や体幹の支持性を高めることができる．足底面をつけて，坐骨に体重を乗せて体幹の伸展活動を促し，極力介助せずに自発的な姿勢保持を引き出すための設定調整を行っていく．体幹筋の安定によって座位バランスは改善する．

　単なる坐位をとらせるのではなく，手掌を床につかせ上肢の支持性を高めるようにする必要がある．なかなか上肢を床に接地したがらない児の場合は，後方から両手掌部を背屈位に保持し，児の肘を屈曲しないようにしながら手掌部から肩関節への圧をかけるようにすれば，肘伸展での上肢の支持性を高めることにつながる．肩甲帯から体幹部への同時収縮も促すことが可能になる．座位でのバランス運動の活動は体幹筋の活動を向上させる．立ち直り反応の減弱や，四つ這いなどの姿勢保持の経験が少ないために体幹筋の活動が極端に少ない傾向にあるので，積極的なバランス練習を行っていく．

▶ 機器を利用して効果を出していこう[6,7]

　トレッドミルによる歩行練習は，運動能力向上に有効であったという報告が海外で多い．本邦でも，幼児期から介助にて実施していくことで効果のある手法になるとされている．姿勢が安定したら，JOBA®やトランポリン，オーシャンスイングなどの揺れる道具が使い方によっては有効である（図9）．過度な揺れは関節に過剰なストレスとなり，適度な揺れは筋緊張を緩めてしまうので，姿勢保持筋の筋緊張を維持できるようにセラピストが誘導や触診をしておこう．揺れる刺激が好きな場合は飽きることが少なく，長い時間可能となる運動のため，姿勢に気をつければ抗重力筋の活動を高められる可能性がある．

■ダウン症候群児のリスク管理ってあるの？

　理学療法では運動療法を主体とした運動負荷をかけるため，身体的・精神的にも運動ストレスを課すことに留意すべきである．身体的には内臓疾患の有無によって運動負荷の程度が異なる．特に先天性心疾患がある場合は，過剰な運動負荷やストレスは避ける必要が

図9 JOBA®を利用した筋緊張を高める方法
左図は骨盤が後傾し体幹の屈曲が目立つ姿勢で，この姿勢では体幹筋の促通は起きにくい．右図のように座面の傾斜を骨盤の前傾方向に合わせることで，体幹の伸展方向への収縮を促しやすい．そのうえで少し早めの揺れで動かすことで，さらに体幹の伸展活動を促す．もし困難であれば，セラピストは後方に立ち介助をする．

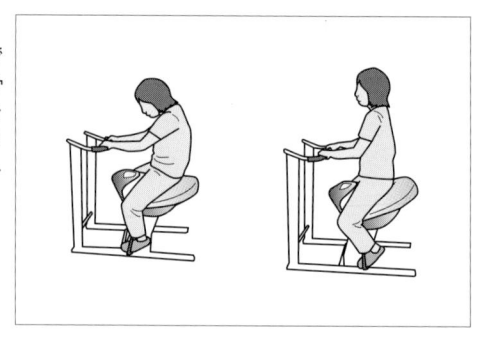

あり，徐々に運動の負荷量を増やせるように医師や看護師と協働して進めていく．心疾患の有無にかかわらず，全体的な筋量が少ないため基礎代謝が低く，運動量が少ないため肥満になりやすい．健康管理には十分に注意をして，運動不足にならないようにスポーツを取り入れることも効果的である．

　定頸しておらず，特に立ち直り反応やパラシュート反応を促す理学療法を実践する場合は，頭部，頸部の大きな動きを伴う場合があるため，筋緊張の低下による環軸椎の不安定性による脱臼や，脊髄への圧迫症状に注意を必要とする．無症状ではじまることが多く，一般には急激な歩行能力の低下，筋力の低下で気づくことが多い．

文献

1) 芳賀信彦：オーバービュー：ダウン症の現在．J Clin Rehabil 20(6)：516-520, 2011
2) 落合信靖 他：Down症候群における整形外科的疾患．日小整誌13：155-158, 2004
3) 高野貴子 他：ダウン症候群の保育，療育，就学，就労，退行，医療機関受診の実態．小児保健研究 54：54-59, 2010
4) 木原秀樹：低緊張児，精神発達遅滞児の理学療法評価と治療アプローチ．(黒川幸雄 他 編)，子どもと理学療法，三輪書店，pp80-92, 2008
5) 新田 收：小児の治療③ダウン症候群．(柳澤 健 編)，中枢神経系理学療法学，メジカルビュー，pp204-209, 2010
6) Lotan M：Quality physical intervention activity for persons with Down syndrome. ScientificWorldJournal 7：7-19, 2007
7) Looper J, et al：Effect of treadmill training and supramalleolar orthosis use on motor skill development in infants with Down syndrome：A randomized clinical trial. Phys Ther 90(3)：382-390, 2010

〈松田雅弘〉

各論

11 知的障害の作業療法

Basic Standard

- 知的障害の子どもは，知的機能だけでなく運動機能，感覚機能にも問題があることが多い
- 知的障害の子どもへの援助では，姿勢を安定・調整する能力（運動機能），感覚を適切に受容し使いこなしていく能力（感覚機能），感覚-運動経験を知覚し意味づけてとらえていく能力（知的機能）を伸ばしていくことが大切である
- 子どもの活動を成功体験に導くためには，取り組みを段階づけることや，興味や意欲を引き出す工夫が大切である

知的障害とは

知的障害の分類

国際分類DSM-Ⅳ-TRでの分類を紹介する[1]．
A．明らかに平均以下の知的機能：個別知能検査で，およそ70またはそれ以下のIQ
B．同時に，現在の適応機能の欠陥または不全が，以下のうち2つ以上の領域で存在．コミュニケーション，自己管理，家庭生活，社会的/対人的技能，地域社会資源の利用，自律性，発揮される学習能力，仕事，余暇，健康，安全．

　　＜知的機能障害の水準を反映する重症度分類＞
　　軽度精神遅滞　　：IQレベル50～55からおよそ70
　　中等度精神遅滞：IQレベル35～40から50～55
　　重度精神遅滞　　：IQレベル20～25から35～40
　　最重度精神遅滞：IQレベル20～25以下
　　精神遅滞，重症度特定不能：精神遅滞が強く疑われるが，その人の知能が標準検査で
　　　　　　　　　　　　　　　は測定不能の場合

知的障害児の特徴

知的機能の遅れから，特に同年齢の友達との活動がうまくいかない場合がある．全体的に筋緊張が低い子どもも多く，運動発達が遅れ，姿勢の保持や調整の未熟さ，不器用さがみられる場合がある．感覚刺激に対しての適応反応が難しいなど，感覚統合の問題も併せてもっていることも多い．

さまざまな発達の問題から，興味の範囲が狭くなりがちで，大人がかかわれば遊べる

が，一人では遊びが広がりにくい傾向がある．頑張ればできるが，本人にとっては大変なことなので，取り組みが持続しにくい傾向もみられる．

■知的障害児へのアプローチ

▶子どもの状態をとらえよう！発達臨床評価

知的障害をもつ子どもは，知的機能の遅れだけでなく，運動機能や感覚などさまざまな発達に遅れがみられることが多く，適応行動に困難を生じやすい．適応行動を阻害している原因について，多面的に分析しそれぞれの問題に対し段階づけたアプローチが必要となってくる．

まずは生活全体の様子から子どもの全体像をつかみ，発達段階の予測や苦手な傾向を絞ることが大切である．そして的を絞って評価を開始していく．

▶ ① 家庭での様子・保護者の主訴を聞こう

日常の様子を聞くことで，子どもの好きなこと，できること，苦手なこと，難しいことの傾向を知り，全体像をつかむことができる．日常のなかでの保護者の主訴を具体的に聞き，評価分析する行動を絞る．

保護者への質問事項と質問のポイントを表1に示す．

▶ ② 自由場面での行動分析をしよう

自由な場面では，子どもが自分から行う遊びや行動が観察される．その行動を分析・評価することで，さまざまな特徴をとらえることができる．

▶ ③ 保護者の主訴である行動について，分析・評価をしよう

「スプーンで自食しているがこぼしが多い」など具体的動作の主訴に対し，OT場面で実

表1　ADL質問事項とポイント（食事・着替え・遊びについて）

ADL	質問事項	質問のポイント
食事	食形態：普通食・やわらか食など	口腔機能の発達段階の確認（口腔機能に未熟さがないか．取り込み，押しつぶし，咀嚼，嚥下の動きはどうか）．次々に口に入れてしまうことはないか．丸呑みしていないか．
	口腔機能：口腔内での食べ物の処理の様子	
	回数・量：1日何食か．1食の量	
	好き嫌い：好きなもの嫌いなもの	どのような傾向があるのか．感覚的な偏り，口腔機能の未熟さから苦手なものがあるのか．
	意欲・自食：自分でどの程度食べるのか．手づかみ食べ，食具使用の様子．	自分で食べようという意欲があるか．座って食べられるのか．食具の操作理解があるのか，持ち方，こぼす程度，手に着く感覚が嫌などの感覚の受け入れの様子．
	食具の種類：スプーン，フォーク，箸	
着替え	上衣：かぶりシャツ，前開きシャツ	服を着る，脱ぐという理解があるのか．着脱の手順がわかっているのか．どのくらい自分でやろうとするのか，協力動作はあるのか．
	下衣：ズボン，パンツ	
	靴下・靴：短い，長い，種類	
	意欲：自分で着脱したい気持ちはあるか	
遊び	一人でよくやっていること（屋内・屋外）．大人と一緒なら楽しめること．大人にやってもらって楽しいこと．嫌いなこと．	おもちゃだけでなく，よく行う動きも聞く．同じ遊びばかりやっているのか．大人に催促する遊びがあるのか．

際にやってもらい，動作分析してみよう（例：食事動作，着替え，お絵かき，はさみ操作，運動遊びなど）．

発達段階のどこまでできて，どのように難しいのかを見極め，できるところとできないところの境目を詳細に分析し，なぜそうなっているのか原因を多面的に考えていく．

主な原因として一般的にみられる問題点について表2に示す．

▶ ④ 病態像を整理しよう

主な原因のなかにある，粗大運動，微細運動，感覚，知的機能についての病態像を整理していく．

A. 粗大運動の苦手さ

筋緊張の低さや，姿勢の保持，姿勢コントロールの未熟さなどから全体的な運動発達が遅れ，日常生活動作や遊びの難しさにつながっている．Ernaら（2001）は，ダウン症児にみられる筋緊張低下や過剰な関節可動域は，十分な身体中枢部の安定性の獲得や自動的な姿勢反応の発達に影響を及ぼし，また姿勢メカニズムの欠陥により，バランスの問題がみられるとしている[2]．

たとえば，ズボンや靴をはくためには，片足を床から上げなくてはならないが，座位や立位で片足を上げるためのバランスが取れないとはくことが難しくなってしまう．バランスをとることが苦手であると，ブランコやトランポリンなど姿勢が不安定になる遊びを嫌がることなどが考えられる．

B. 微細運動の苦手さ

筋緊張の低さや中枢部の不安定性さは微細運動発達にも影響する．母指と示指でのつまみ動作や細かな操作に必要な手指の分離運動など手指機能の未熟さや，握る力，指先の力など手指の筋力の低下につながっている．

また，押しつぶし・咀嚼・口唇閉鎖の難しさなど口腔機能の発達の遅れにも影響し，丸呑み傾向や口腔外流出などにつながる．

表2　評価項目と一般的にみられる問題点

評価項目	一般的にみられる問題点
A.粗大運動 筋緊張・筋力・ROM	筋緊張の低下，抗重力伸展の弱さ，姿勢コントロールの未熟さから全体的な運動発達の遅れ・筋力の弱さ・反張膝，外反扁平などのROMの過大性
B.微細運動発達 （上肢機能・手指機能・口腔機能・眼球運動）	手指機能，上肢機能の未熟さ（不器用さ） 口腔機能の未熟さ（咀嚼，口唇閉鎖の動きの弱さ） 斜視・遠視・近視・乱視・白内障などの眼球の問題 追視・注視・視点移動などの眼球運動の問題
C.感覚/感覚統合	前庭・固有・触・視覚・聴覚などの感覚の受容・処理の状態， 身体イメージの弱さ，行為の企画・目と手の協調・両手操作の苦手さ
D.知的機能	理解力の未熟さ（因果関係理解の難しさ），聴覚・視覚認知の未熟，注意転動性，記憶の苦手さ，新奇なものへの警戒心・無関心，興味の偏り
E.対人関係・コミュニケーション	言語理解・表出の遅れ 知らない人への警戒心，アイコンタクト・共感性の弱さ
F.覚醒水準	覚醒水準の低下，過覚醒

C. 感覚面の偏り

知的障害の子どもは感覚受容の偏り，感覚統合発達の未熟さを併せもつことが多い．Blancheらは(2001)，ダウン症候群における感覚処理過程の特徴は，前庭覚，固有受容覚，触覚，視覚，聴覚といった感覚系で感覚の登録や調整に欠陥があることによって，運動実行や行動がマイナスに影響を受けているとしている[2]．

たとえば，前庭覚の感受性が低いと，前庭覚を入力しようとぐるぐる回ったり走り回ったりと強い刺激を求める傾向がみられる．触覚刺激への感受性の低下，触覚識別の難しさがあると，ものを触って試すことが減り，操作スキルにも影響する．

また，筋緊張が低い子どもは，固有受容覚情報を感じ取りにくく，身体イメージの発達にも影響する．具体的には，着替えのときに衣服と身体の関係がつかめず，衣服に身体の部位がひっかかったときにどこがつかえているのか，どの方向に腕や足を動かしてよいのかわからない．食事動作でも，力加減ができずにおにぎりやバナナを握りつぶしてしまう，スプーンの先がどこにあたっているのかわからず，うまくすくえないことが考えられる．また，口腔内の触覚・固有受容感覚が鈍く，口の中いっぱいに食べ物を入れてしまうこともある．

協調的な動きは，手や足などの運動器官を動かすことで感覚入力が変化し，その変化を感じ取りながら動きを変化させていくという一連の過程のなかで発達していく．知的障害の子どもは感覚，運動発達に難しさがあることで，より不器用な状態になりやすい．

D. 知的機能の問題

知的機能は運動機能，感覚機能と密接に関係し，影響し合って発達していく．

私たちは，記憶を使って学習し知識を身に着けていくが，知的障害をもつ子どもは，『記憶する力』自体の弱さに加え，感覚，運動情報を知覚するところでの難しさももっている[3]．そのため外界の情報を的確にとらえることが難しく，因果関係理解・操作理解の難しさをもち，自分で新しい遊びを見つけていくことや，できなかったときに問題解決していくことが苦手である．

感覚機能との関係性では，視覚による注意転動から注意を持続することの難しさがみられる．運動機能との関連では，抗重力伸展活動の持続が不十分なことで，活動の持続性が乏しくなるということが考えられる．

一方で，ぐるぐる回る，身体を揺らす，高いところによじ登るなど自ら前庭・固有の刺激を入力して繰り返し遊ぶ姿をよく見かける．これは，視覚・聴覚で外界の情報を意味づけてとらえることに未熟さがあるためと考える．このような状態で他者が遊びに誘っても，子どもに気持ちを向けてもらうことは難しい．自己刺激行動は，楽しめることが見つからないときや，外界からの刺激が許容量を超えてしまったときに起きやすい．

▶子どもに合った目標を考えよう！

目標は保護者の主訴を軸にして考えていくが，「子どもの生活のなかで身近なものなの

か」,「その子にとって発達段階を超えた難しいものになっていないか」,子どもの立場に立って考えることが大切である．保護者が困ったと思っている行動も,その子にとっては意味のある行動であることが多いので,なぜそのような行動をとっているのか,行動の背景を読み取っていく必要がある．

また現在の状態から,どのような状態を目指すのか,発達段階として次に進めるところはどこなのかについては定型発達を参考にするとよい．しかし疾患の特徴により,定型発達のとおりに進まない場合も多いので,個別に考えていくことが必要である．遊びの幅を広げたいときには,外界に自分から働きかけていく力を伸ばしていくことが重要である．まずは自分の身体をしっかり感じる遊びからはじめ,ものを操作しての遊びにつなげていきたい．

▶援助について知ろう！

目標を達成するための援助として,粗大運動,微細運動,感覚,知的機能への援助のポイントを紹介する．

A. 粗大運動への援助

＜全体的な運動発達を促す＞

更衣動作や,上肢操作を行うためにも中枢部の安定性,バランス能力が必要である．高いところによじ登る,階段の昇り降り,ものをまたいでわたる,不安定な足元の上を歩く,細い道の上を歩く,トランポリンなど全身を使った遊びを子どもの機能レベルに合わせて行っていくことで,基礎的な運動能力を育てていくことが大切である．

＜微細運動の基礎をつくる＞

肩の安定性の改善は手と手指の運動コントロールを支える基盤を提供する．微細な分離運動の遂行を改善していくためには,手内筋を使用し手指をより精密に使用する練習のほかに,空中ブランコにぶら下がって身体をスウィングする活動や,全指把握に対する抵抗運動が含まれる活動を通して子どもの手関節や上肢を強化し,手の姿勢としての安定性を改善する必要がある[4]．

肩の安定性を高めるためのアクティビティとして,手押し車(図1),棒ぶら下がり(図2),よじ登り,引っ張りっこなどが考えられる．またこれらの活動を通し,握る力や手指の力の向上も期待できる．活動を行うときには,子どもの状態に合わせて難易度を設定し,介助の仕方も適切に行う．たとえば,手押し車で骨盤の介助だけでは難しい子どもの場合,腹部までサポートしてあげるとよい．

B. 微細運動への援助

手内筋を使用し手指の分離運動を促していくためには,触覚・固有受容覚の入力が必要である[2]．遊びとしては,豆やパイプビーズを握ってぱらぱらと落としたり,手ですくってみたり,なかに隠れているものを探してみたりなどの遊びや,コインをつまんで手のなかに入れたり,逆に手のなかのコインを指先に移動してつまんだりする操作遊びなどが考

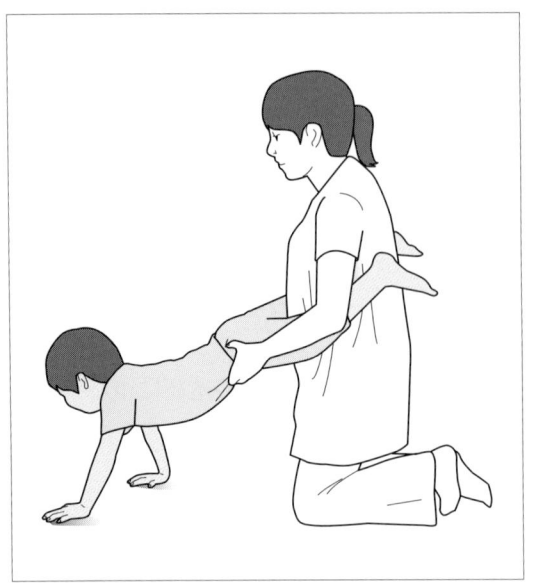

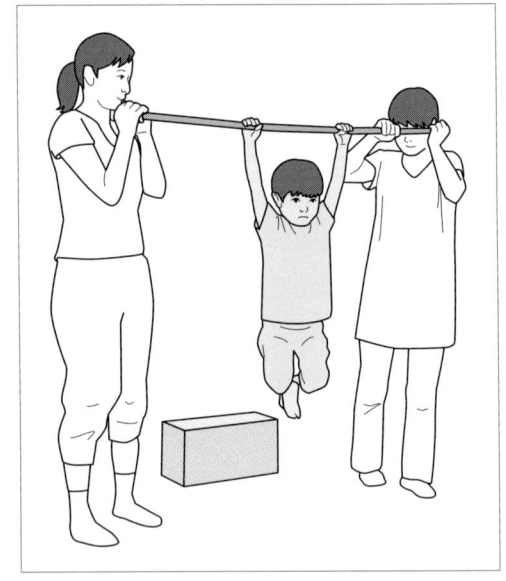

図1 手押し車

図2 棒ぶら下がり

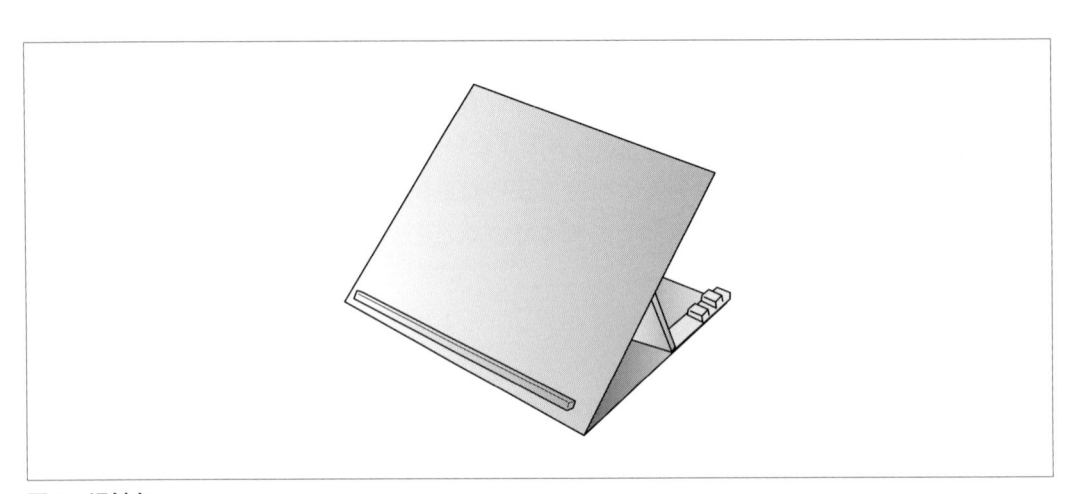

図3 傾斜台

えられる．また傾斜台（図3）を使い，手指操作を行う面を水平ではなく，垂直に変えることで，ごく普通の活動（お絵かきやぬり絵やスタンプ遊びなど）が微細運動スキル発達のための強力なツールになる[4]．

　目標とする活動を達成するために必要な手指操作の分析を行い，子どもの操作機能の発達段階を見極め，手指操作の段階づけを行う必要がある．また，段階づけた取り組みを日常生活で行っていくために，道具の工夫も検討していく．たとえば，手指の力が不十分でスプーンの握りが不安定な場合，スプーンの柄を太くする．3指持ちに移行してきているが定着しない場合には，ピストル型の持ち手をつくるなどの食具の工夫をする．また，すくうための前腕の回外方向の動きが難しい子どもには，皿のふちが立っているすくいやす

図4　すくいやすい皿①　　　　　図5　すくいやすい皿②

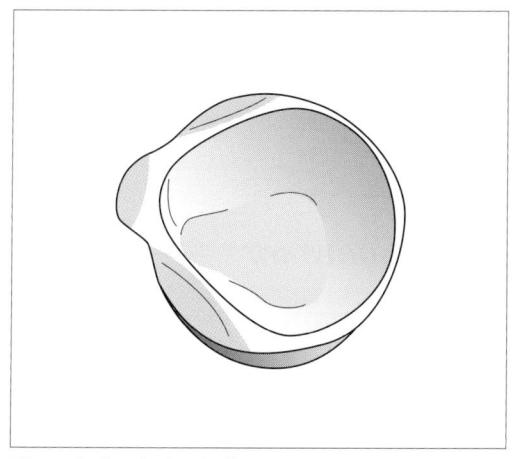

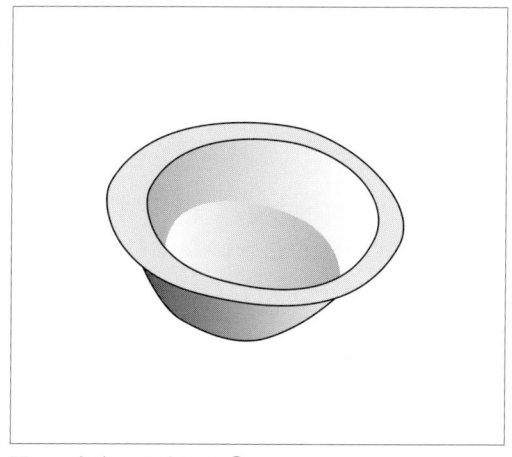

い皿（図4，5）を使用するなどの工夫が考えられる．

C. 感覚面への援助

子どもが欲している感覚刺激は何か，受容の難しい感覚は何か，その種類や刺激の強さの程度を日常の様子や遊びの様子から分析していく．たとえば，前庭・固有受容覚の感受性の低さから刺激を求めて自己刺激的遊びが多い子どもには，シーツブランコやトランポリンを一緒に大きく跳ぶなど強めの前庭・固有受容覚を入力して，共感性や大人と遊ぶ意識を高めていくとよい．また，アクティビティの結果を，型や瓶などにはまった，入ったなどの手ごたえや，振動などを利用して固有覚が入りやすい操作遊びにすることで，自己刺激遊びからものを操作しての遊びに向けやすくなる．

感覚受容の問題があり身体イメージが未熟な子どもは，後頭部，肘，踵，腰・お尻など見えない部位への意識がもちにくい場合が多い．たとえば，Tシャツを着るときに，頭を通そうとするが前のみ引っ張って後頭部が通せない．そのようなときには，実際の着衣場面で養育者が手を添えて頭頂部から後頭部へ頭をなぞるような動きを誘導していくとよい．また，かぶれるくらいの大きさのフープや伸びにくい素材のヘアバンドなど頭に通しやすいものでかぶる練習をし，頭の後ろもものが通る感覚を経験してもらう．手足や身体に大人もしくは子どもと一緒に触圧刺激を入れるふれあい遊びや，肘や踵にシールを貼って探すような遊びも考えられる．

D. 知的機能への援助

知的障害のある子どもは，一度に多くのことを，長い時間覚えていることが難しい．そのため，伝えたい情報は実際の取り組みのときに，短い文章でわかりやすく伝える必要がある．また，言葉のみでは難しい場合，実際にやって見せる，手を添えて動きを教える，手順を絵にして提示するなどの工夫を行う．

目標とする操作の理解ができているのか評価し，子どもの操作理解の段階に合わせて取り組んでいくことが大切である．たとえば，ボタン操作の場合，「穴にものを入れる」理解，

「穴の向きに合わせる」理解，「通した後に持ち替えて引き抜く」理解があるのかなど，ボタン操作に必要な操作理解を分析して評価し，つまずいている操作を遊びのなかで行い，理解を促していく．実際のボタンでの取り組みを練習するときには，着ている状態では見えにくく，上肢の空間保持も難しいので，見えやすく扱いやすい机上からはじめていく．

■ 援助に大切なこと～いかにして活動を成功体験に結びつけるか

▶ ① 段階づけをしよう

　運動発達や手指操作の未熟さ，操作理解の難しさから，うまくできなかった経験が多いため，挑戦する気持ちや，自分に対する期待が弱くなり，「難しそう」だと思うと見ただけでやろうしないことが多い．子どものやる気や自信を育てていくためには，アクティビティを細かく段階づけ，少し頑張ってできることからはじめ，「できた！」という成功体験を確実にもたせてあげることが大切である．また，アクティビティを成功させて終わるために，どのくらいまで介助するのか見極めることも大切である．
　できないことをただ繰り返し練習してもできるようになるわけではない．

▶ ② 子どもが興味をもてるようにしよう

　アクティビティは，本人が気づけるもの，好きなもの，できるものからはじめ，そこに目標とするアクティビティをプラスしていく．たとえば，ボタン操作の練習のなかで，厚紙の穴にボタンの形に切った厚紙を入れる遊びを，子どもの好きなキャラクターでつくってみるとより意欲的に取り組むことができる．また，視覚刺激が好きな子どもに入れる操作を促したいときに，ボールを入れるとくるくる回る，ぴかぴか光るなど視覚刺激で結果が得られるアクティビティを導入すると意欲が増す．
　また，セラピストの反応もアクティビティの結果の一つとして活用していくことが大切である．たとえば，提示したアクティビティに子どもがあまり興味をもてないときに，大人が楽しくやって見せると，子どもの注意を引きつけ，アクティビティへの気づき，興味につながる．結果に気づきにくく，なんとなく取り組んでいるアクティビティでも，大人の反応の仕方で結果に気づきやすく，大人がほめることでモチベーションが上がってくることもある．しかし，一方で子どもが取り組もうとしているときに，声かけが多すぎると注意がそれてしまうので，セラピストの声かけ，かかわり方には注意が必要である．

▶ ③ 子どもの反応をくみ取ろう

　セラピストからのかかわりを子どもがどのように受け止めているのか観察し，子どもの気持ちを受け止めることが大切である．子どもにとって新しい経験はドキドキするものなので，嫌がったり，泣いたりすることもある．また，次々にアクティビティを提示することで，情報過多になりより不安になってしまうこともある．逆に，アクティビティを提示したときにあまり反応を示さない子どももいる．あまり反応がないからといっても気づいていないわけではない．動きを止める，ちらっと見るなど，子どもの小さな反応の変化にセラピストが気づくことが大切である．

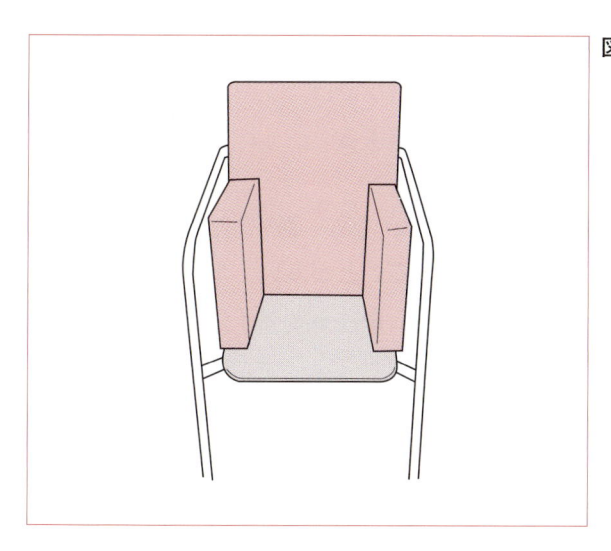

図6 椅子の脇に隙間をなくすように設けた枠

▶ ④ 姿勢の安定を確認しよう

　操作を行うときに，姿勢が安定していないと，手指機能や視覚機能が効率よく使えない．座位が不安定な子どもには，座面の工夫や体幹の安定を助ける工夫が必要である．たとえば，足底を床に接地させる，骨盤が後傾し前方に滑っていかないように座面に滑り止めシートを敷く，骨盤・体幹を安定させるために，椅子と骨盤・体幹の隙間をなくすように枠（図6）をつくって埋めたりする工夫が考えられる．

▶ ⑤ 環境調整をしよう

　感覚情報の整理が難しい子どもは，色々な視覚刺激や聴覚刺激が入ってくると注意が散漫になりやすい．セラピストの用意したアクティビティに注意を向けてもらうには，ものを整理した刺激の少ない個室で取り組む，パーテーションなどで視覚刺激を遮断する，などの環境の整備も必要である．環境調整する道具がない場合でも，部屋の隅で壁に向かって座るなどの工夫が大切である．

評価と治療・援助の実際

▶ 子どもへの作業療法（その1）：壁をどんどん叩いてしまうaちゃん

　（遊びへのアプローチについてポイントを絞って紹介する）

　広汎性発達障害と診断された4歳4ヵ月のaちゃん．保護者の主訴は，「食事を手づかみで食べ，スプーンを使えない」「好きな遊びが見つけにくく，おもちゃで遊ばない．夜も壁をどんどんと叩くので近所から苦情がきてしまう」というものであった．

＜生活の様子（母より）＞

食事　普通食を食べている．丸呑みしている様子はなく，咀嚼の動きは見られている．酸っぱいものや，生野菜などは食べたがらない．手づかみ食べが多いが，スプーンにすくってあげると持って食べることもある．いろいろな食材が混ざっているメニューだと，手で食材を選り分けて好きなものを食べる．

遊び　壁や机をげんこつでガンガンと叩いていることが多い．部屋のなかを歩き回り，机の上によじ登っては降りることを繰り返す．大人との遊びでは，シーツブランコやおんぶしてもらうことが好きで，慣れた大人には自分から要求する．

　＜自由場面＞
　初めての部屋，知らない人がいても緊張した様子はない．「あーあー」と声を出しながら部屋のなかを歩いて回り，壁や机をげんこつで叩いていることが多い．歩いてない場合，母にもたれて座るか，ゴロンと床に寝そべっている．話しかけるとアイコンタクトはあるがすぐにそれてしまう．

　＜設定場面＞
　まず，一番保護者が困っているのは壁を叩く遊びであると考え，遊びについて評価することとした．
A．椅子に座っているときには円背が見られる．取り組み時に身体が倒れてしまうことはないが，少しすると母にもたれる．
B．玩具のスイッチの入れ方を伝えると，自分でも第2指でスイッチを押そうという動きが見られる．指先で押す動きは可能だが，スライドさせる動きは見られない．コインをつまむ，ボールを握ることは可能．
C．バイブレーターを手につけてあげるとすぐに気がついて，机を叩くのをやめバイブレーターを触る．セラピストが身体や手足にギュッギュッと圧の刺激を入れてあげると，動きを止めて感じている様子が見られる．積み木を提示すると，手で持って目の前でくるくると回して見ている．ボールがくるくる回るのは見ている．
D．スイッチ→振動の因果関係理解は可能．しかしスイッチの方向の操作理解は難しい．積み木は促しても積むことは見られない．ボールを入れるおもちゃで入れる操作は行わない．
E．スイッチを切ると，「うーうー」と言ってスイッチをつけるように催促する．

　＜評価＞
　抗重力姿勢の持続が難しく，全体的に筋緊張は低めで固有受容覚の感受性が低い．手指機能や理解に難しさがあり，操作遊びにつながりにくい．そのため，壁を叩くなど強めの固有受容覚刺激を入力して遊んでいる状態であると考えた．

　＜目標＞
　保護者が生活上困らない，叩く以外の固有受容覚刺激の遊びを見つけることとした．

　＜援助＞
　家庭でもバイブレーターを購入してもらい，壁を叩こうとしたときに提示していく．バイブレーターは，スライドスイッチではなく，押すとオンするものにした．このようなかかわりを家庭で行ってもらったところ，バイブレーターで遊ぶことで，壁を叩くことを減らすことができた．並行してボールを落とす・缶に入れる，鉄琴をバチで叩く，などの操作遊びへの促しも行っていった．

▶ 子どもへの作業療法（その2）：ボタンがうまくはめられないbちゃん

（ボタンへのアプローチについてポイントを絞って紹介する）

　ダウン症候群の3歳1ヵ月のbちゃん．保護者の主訴は，「かぶりのシャツ，ズボン，パンツの着脱はできるが，ボタンができない」というものであった．

＜生活の様子（母より）＞

ボタンのつけはずしの現状　衣服の着脱について，自分で着替える意欲があり，かぶりのシャツや，ゴムのズボンは自分で着脱が可能．前開きの上衣を自分で羽織って着ることは難しく，ボタンのつけはずしもやろうという意欲はみられるものの，ボタンを穴に近づけるのみではめることは難しい．

＜自由場面＞

　独歩はワイドベース．床での投げ出し座りは円背．保護者との話の間，ブロックや人形を出してあげても触ろうとせず，母の後ろに隠れてジーっとしている．セラピストの様子をちらちらと気にしているが，目が合うとすぐに隠れてしまう．

＜設定場面＞

A．椅子に座ることは嫌がり，円背した床座位が多い．

B．『コイン入れ①』（図7）では穴の向きに合わせて調整し入れることが可能．また容器を反対の手で持って入れるときに両手操作が可能．コインの側腹つまみが可能．容器を母指対立位で握ることも可能だが，容器が重い，直径が太いものだと持てずに落としてしまう様子が見られた．

C．固有受容覚のフィードバックが得られやすい硬い素材を使用したアクティビティは取り組めるが，布素材になると扱いが難しそうな様子が見られた．

D．穴の向きを合わせて入れる理解が可能．棒通し（図8）では，入れて手を持ち替えて通す理解が可能．

E．母の後ろに隠れることが多く，セラピストや初めてのアクティビティへの警戒心が強い．提示するアクティビティを実際のボタンから『コイン入れ②』（図9）に難易度を下げ，まずは母とセラピストが遊ぶ様子を見せた．何回か母とセラピストがやりとりしながら取り組むことを続けると，bちゃんも取り組むようになった．

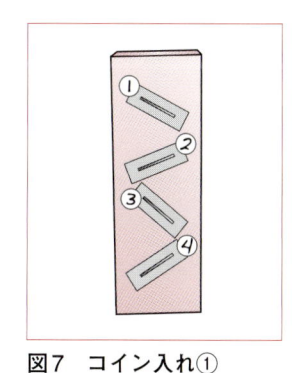

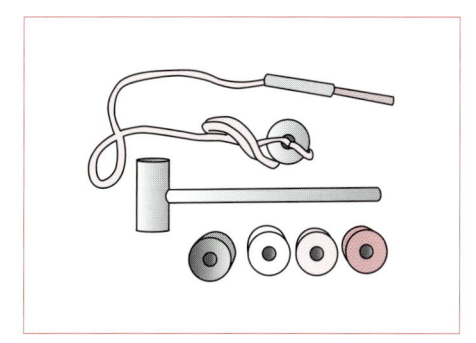

図7　コイン入れ①

図8　棒通し

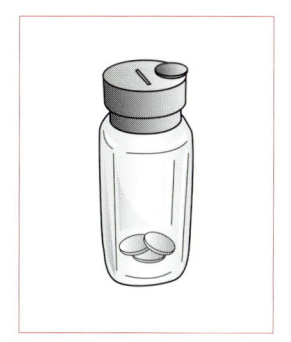

図9　コイン入れ②

<評価>

　bちゃんのボタン操作が難しい理由は，筋緊張の低さ，固有受容覚識別の未熟さから手指の巧緻性の発達の未熟さ，手指の力の不十分さ，操作理解の未熟さであると考えた．ボタン操作としては，ボタンホールにボタンを入れる理解はあるが，布素材をうまく扱えず操作自体が難しい状況になり，ボタンをつけることが難しい状態であった．また，これらの難しさがあるため，新しい操作への警戒心が強いのではないかと思われた．

<援助>

　好奇心よりも，どうやって取り組んだらいいかわからない，できないかもしれないという不安が強いbちゃんなので，初めてのことはまず母が取り組む様子を見てもらい，母と順番に行うことで受け入れがよくなっていった．操作としても実際のボタンよりも簡単なコイン入れからスタートして自信をもってもらうことができた．これ以後も，同じように初めて提示するものには少しずつ慣れていくように取り組んだ．

　ボタン操作に向けて，『棒通し』(図8)から，『厚紙通し』(図10)に順にステップアップしていった．側腹ピンチで引き抜くときにはピンチすることに努力を必要とした．嫌がったときにはもう一度コイン入れに戻すと，表情が明るくなり取り組みへの自信につながった．順次，『厚紙通し』から，『練習用ボタン通し①』(図11)，『練習用ボタン通し②』(図12)に進めていった．並行して，よじ登り，棒ぶら下がりなど，体幹・肩甲帯の安定，握る力，手指の力を向上させるための援助を行った．日常の着替えのなかでも，前開き上衣(園服)を羽織る動きを誘導しながら練習していくとともに，ボタンをつけるときにホール側の布を養育者が持っていてあげるなど，必要な介助を行いつつ自分で行える動きに取り組んでもらった．現在では園服を羽織って，ボタンをつけはずしすることが可能となった．

Advice

- 子どもが環境や人に慣れにくく，実際の動作を作業療法場面で行うことが難しい場合，評価が思うようにできないこともある．まずは子どもの好きなことを見つけ，子どもとセラピストが一緒に楽しく遊ぶことで信頼関係を築いていこう．
- 用意したアクティビティを子どもがやらないのは，子どものせいではなくアクティビティが発達レベルに合っていない，子どもが興味をもてないということが考えられる．もう一度子どもの状態をよく知ることが大切である．

各論 ------ 11．知的障害の作業療法

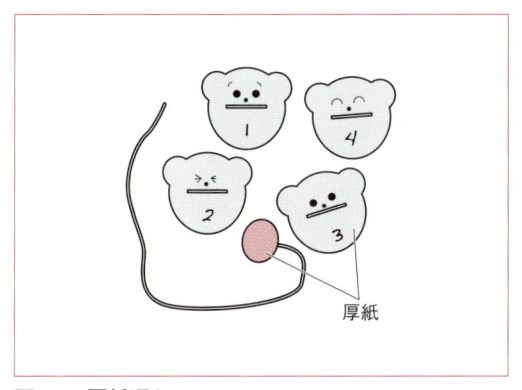

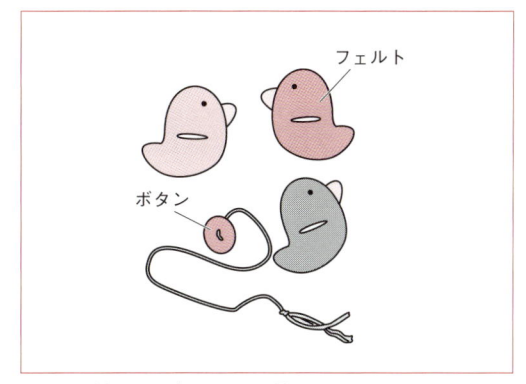

図10　厚紙通し

図11　練習用ボタン通し①

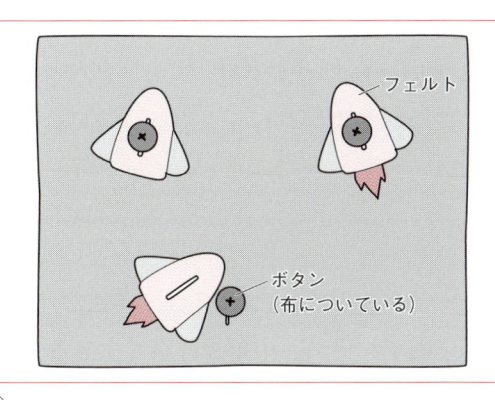

図12　練習用ボタン通し②

Summing-up

・主訴となる行動がなぜ難しいのか，問題を多面的にとらえることが重要である．
・できているところ，難しいところの境目をとらえ，子どもが少し頑張ってできるところを目標にし，達成感が感じられるようにする．できることが増えると自信が芽生え，やる気が育っていく．
・アクティビティを子どもの興味に合わせることで，自発的な取り組みを促せる．

文献

1) American Psychiatric Association（高橋三郎，大野　裕，染矢俊幸 訳）：DSM-Ⅳ-TR精神疾患の分類と診断の手引き，医学書院，2002
2) Blanche E, Botticelli TM, Hallway MK 著（高橋智宏 監訳）：神経発達学的治療と感覚統合理論，協同医書出版社，2001
3) 有馬正高 監修：知的障害のことがよくわかる本，講談社，2007
4) Smith JC, Pehoski C 編著（奈良進弘，仙石泰仁 監訳）：ハンドスキル，協同医書出版社，1997

（松原敦子）

各論

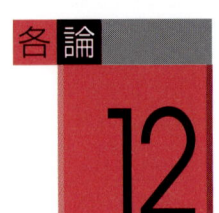

12 発達障害の作業療法

Basic Standard

- 感覚統合療法
- TEACCHプログラム
- 認知行動療法
- SST

この章では臨床で発達障害児に対してよく用いられる感覚統合療法，TEACCHプログラム，認知行動療法，SSTについて説明を行う．

■ 感覚統合療法

▪ 感覚統合とは

「自己の身体および環境からの感覚刺激を組織化し，環境のなかで身体を効率よく使用することを可能にする神経学的プロセス，中枢神経系で生じる受容から環境との適応的な相互関係として示される一連の現象」(Fisher & Murray, 1991)．

最近ではさらに広い概念として感覚処理という言い方を行っている．感覚処理とは，「触覚，前庭覚，固有受容覚，視覚，聴覚，嗅覚，味覚といった感覚システムから入ってくる感覚情報をうまく取り扱うこと」(Mulligun, 2002)．

▪ 感覚統合の問題とは

感覚統合の障害すなわち感覚処理障害とは，中枢神経系の何らかの機能異常によって感覚入力をうまく扱えなかったり，感覚情報の統合をできなかったことにより，運動，行動，さらに情動に問題が起こっている状態と説明される．

この感覚処理障害にはさまざまな分類の仕方があるが，感覚統合の問題では感覚調整障害と行為機能の障害の2つの側面としてとらえられている．

(a) 感覚調整障害 (表1)

掃除機の音や自動車のクラクションなどを聞いてパニックを起こす子どもなどにおける聴覚系の過敏のように，各刺激に対する反応性の問題，感覚刺激の識別がある．感覚識別とは接触，動き，身体の位置，視覚情報，聴覚情報などの空間的・時間的な処理過程であり，スキルの発達に重要であるとされている．

(b) 行為機能の障害 (disorder of praxis)

行為機能とは観念化，計画，実行に分けられる．行為機能の障害とは運動や行動を行う

表1 感覚調整障害の例

	過反応	低反応	感覚探求
聴覚	掃除機の音が苦手 大きな声を嫌う 騒がしい場所が苦手	呼んでも反応が鈍い	ドアをドンドンと叩く 音楽を大きな音で聴く
触覚	他人に触られることを嫌う 手をつなぎたがらない 靴下などを嫌う	触られても気がつかない	水遊びをやめない 人にベタベタする
表在覚	暑さに弱い	痛みに鈍い 暑さ寒さに鈍感	自分を叩く，噛む
固有受容覚			トランポリンで跳び続ける
深部感覚		手足を圧迫しても反応しない	自分を叩く 床や机に頭を打ちつける
前庭覚	ブランコが苦手 逆さまになるのを嫌がる	目が回りにくい 乗り物酔いしない	クルクル回るのを好む 高いところに登りたがる
視覚	蛍光灯を嫌う たくさんの人がいる場所が苦手		手をヒラヒラさせるのを見るのが好き
嗅覚	特定の場所のにおいを嫌がる		人のにおいを嗅ぐ
味覚	偏食がある		極端に甘いもの，酸っぱいもの，辛いものを好む

過反応：感覚刺激に対する閾値が低い．感覚過敏，感覚の防衛反応など．
感覚探求：感覚刺激を過度に取り込もうとしている状態．
（文献2）より引用）

実行機能の問題のみではなく，目的行動を行おうとするときに必要とされる概念化や計画するという脳機能の障害とされる．

（例）何を行ったらよいのかわからず，遊べない．
　　　同じ遊びばかり行い，発展性が少ない．
　　　行おうとするが，不器用でうまくできない．
　　　身体模倣がうまくできない．
　　　キャッチボールや縄跳びなどの協調運動が苦手．
　　　手指の巧緻運動の低下が見られる．
　　　姿勢維持の困難さ．
　　　眼球運動の問題．

▶感覚統合療法の実際

(a) アセスメント

感覚処理障害に対する評価方法としては一定の手続きに従い観察を行う臨床観察とともに，南カリフォルニア感覚統合検査（SCSIT），南カリフォルニア回転後眼振検査（SCPNT），日本版ミラー幼児発達スクリーニング検査（JMAP）などの検査を用いることもある．さらに，新しく日本で感覚処理-行為機能検査である日本版感覚統合検査（JPAN）も開発された．このほか，運動や行動の様子の観察や本人や家族などからの聞き取り，日本感覚イベ

表2 感覚入力の例

	遊びや遊具
触　覚	小麦粉粘土 フィンガーペインティング ボールプール
固有受容覚	ウォールクライミング 綱引き，ボール投げ，トランポリン
深部感覚	オシュレーター
前庭覚	スイング，スクーターボード トランポリン
視　覚	ボール投げ

ントリー（JSI-R）などを用いてアセスメントを行う．

(b) 訓練室での感覚統合療法

アセスメントより明らかになった感覚の入力，処理過程の問題に対して，感覚統合療法ではさまざまな感覚入力を遊具を用いて行う（**表2**）．

感覚の入力は遊びを通して行うものであり，必ずこうしなければならないというものはない．重要なことは感覚刺激を入力することではなく，子どもの興味や意欲を引き出し，運動や遊びの楽しさ，能動性，達成感，安全性を考慮してセラピーを組み立てることである．

(c) 環境調整

感覚調整障害のある子どもにとっては，訓練室で感覚の入力のコントロールを学ぶのみでは家庭や学校ではなかなかうまくいかない．物理的な環境の調整や他者からの刺激の配慮，他者からの理解などの環境調整が必要となる．

（例）　学校でのカームダウンエリアの設置．
　　　　パーティションの利用．
　　　　チャイムやスピーカーの音を小さくする．
　　　　教室での座席の配慮．
　　　　イヤーマフやサングラスの利用．
　　　　衣服や食べ物の選択．

■ TEACCHプログラム

▶ TEACCHプログラムとは

TEACCH（Treatment and Education of Autistic and related Communication and handicapped Children）プログラムは，1960年代半ばに米国ノースカロライナ大学のE. ショプラー博士らによって研究・開発された，自閉症をもった人たちとその家族のための支援プログラムのことをいう．このプログラムを理解するためには，まず第一に自閉症をもった人たちの特性を理解することが必要である．

▶ 自閉症とは

　もともと自閉症と呼ばれる疾患は，1943年に米国の児童精神科医のカナーが報告したもので，専門家の間でも「子どもの統合失調症ではないのか」とか，「環境やしつけによって起こる後天的な心の病ではないのか」など，さまざまなことがいわれてきた．自閉症という言葉から連想されるような「自ら心を閉ざしている病気」や「自分の殻に閉じこもっている子ども」ではなく，また引きこもりとも違う．細かな診断基準はICD-10やDSM-Ⅳによって異なり，自閉症は発達障害(WHOの分類では広汎性発達障害〈PDD：Pervasive Developmental Disorder〉)に属している．

　広汎性発達障害(ICD-10では)
　　　自閉症
　　　非定型自閉症
　　　レット症候群
　　　ほかの小児崩壊性障害
　　　精神遅滞および常同行動に関連した過動性障害
　　　アスペルガー症候群
　　　その他の広汎性発達障害
　　　特定不能の広汎性発達障害
　広汎性発達障害(DSM-Ⅳでは)(**図1**)
　　　自閉性障害
　　　レット症候群
　　　小児崩壊性障害
　　　アスペルガー症候群
　　　特定不能の広汎性発達障害(PDD-NOS)，非定型自閉症を含む

　このように診断学の発達により現在では細かく分類されている．また，自閉症の特徴として次の3つ組がある．

＜3つ組＞

1. 社会的相互関係の障害
　　　他人への関心が乏しい
　　　視線が合わない(アイコンタクトができない)
　　　相手とのやりとりが一方的
2. コミュニケーション能力の障害
　　　指差し，ジェスチャー，喃語などの発達の遅れ
　　　話し言葉の発達の障害(2語文につながらない)
　　　エコラリア(オウム返し)期間が長い
3. イマジネーションの障害(興味・関心の限定やこだわり)
　　　執着的行動をとる(においを嗅ぐ，感触を楽しむ，回転運動を好む，特定のもの

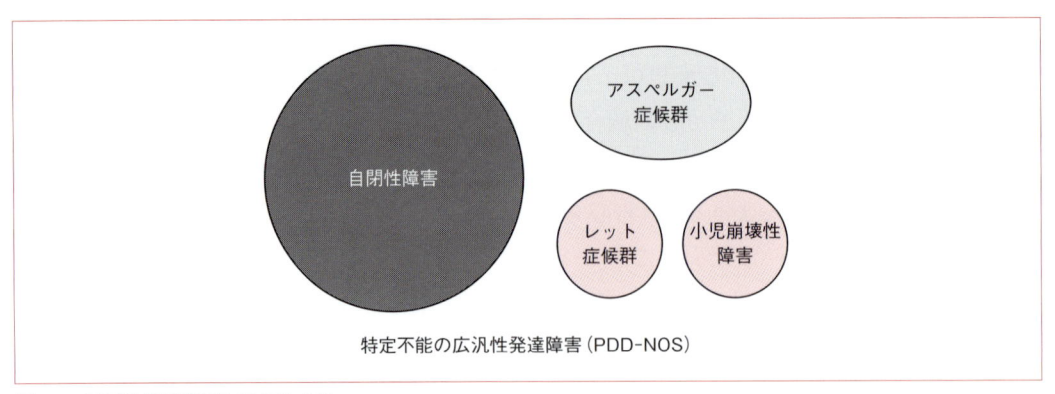

図1 広汎性発達障害（DSM-Ⅳ）

を持つことに執着する）

　　　習慣などの些細な変化に対しての抵抗，発展性の乏しい遊びの反復

　　　（横目を使って見る，手をヒラヒラさせる，グルグル回る）

　さらに，カナーが報告した自閉症は精神発達遅滞を伴ったものだったが，現在では精神発達遅滞の程度・有無によって，高機能自閉症という分類もある．このように分類が細分化されているが，イギリスの児童精神科医ウイングによって自閉症スペクトラムという概念が提唱された（**図2**）．ウイングによるとスペクトラムとは連続体を表し，それぞれの診断分類の境界ははっきりしないものであると述べている（定型発達と広汎性発達障害もスペクトラムであると考えている）．

　それぞれの特性の種類や大きさなどによってさまざまな障害像を呈するが，それぞれは明確に分類できるものではない．

　TEACCHプログラムはもともと自閉症をもった人たちに対するプログラムとして考えられてきたが，プログラムの特徴と対象となる障害の特性を考慮し，発達障害すべてに対して適応できるものであると考えてよいだろう．

▶ TEACCHプログラムの特徴

　「障害をもつ人たちの生活すべて，教育・余暇活動・就労などができるだけ自立して行えるように支援しながら，その他一般の人と共生していくことを目指すもの」とされる．そのため単なる治療や指導のプログラムを意味するものではなく，医療，福祉，教育の現場だけではなく，行政や地域社会を含むさまざまな専門家や機関の協力と共同を必要とした包括的なサービスを提供するプログラムと説明される．TEACCHプログラムではこの「自立」は，ある一定の力をつけるまで達成できない「自立」ではなく，「自分自身の力で行うこと」＝「一人で活動できること」をたくさん増やしていくことを意味する．「一人で活動できること」という目標を達成するために，「構造化」といわれる考え方を用い実践的な方法を行っている．

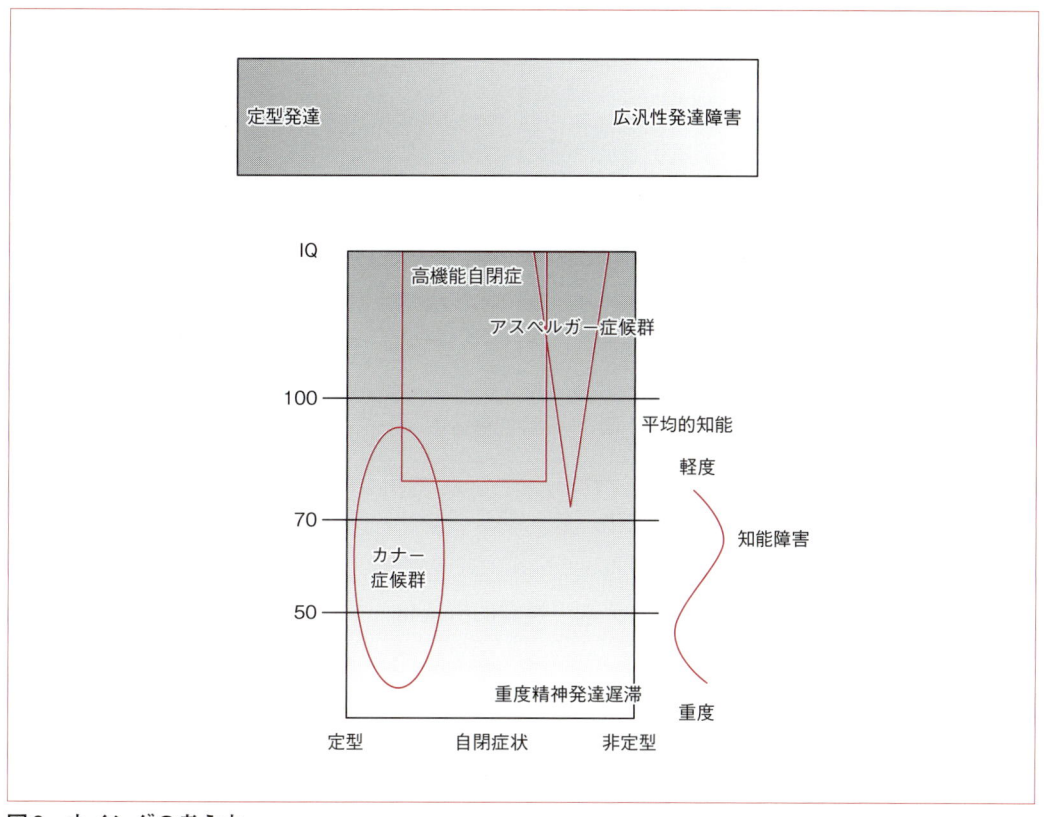

図2 ウイングの考え方

「TEACCHを行っています」とか「TEACCHを導入しています」ということがよく聞かれるが，これは「TEACCHプログラムに沿った構造化というものを取り入れている」ということだと思われる．

▶構造化

発達障害の人たちが一人で活動できるとは，次のようなことがあげられる．
- 障害をもった人たちが理解しやすい．不必要な混乱をしなくてもすむ．
- 障害をもった人たちが安心して自信をもって生活できる．
- 障害をもった人たちが効率的に学習することを助ける．つまり，必要な情報に注意を集中しやすくなる．
- 将来，地域でできるだけ自立して生活するためである．
- 自分の行動をマネジメントするためである．

「構造化」とは「周囲の状況を自分の力で理解し，自分に必要な情報を収集し，適切な行動を行う」ということを，行いやすくさせるための環境調整のことである．つまり，発達障害の人たちの特性に合わせ，時間や空間の順序や量などの目に見えない概念のものを目に見える形にすることである．これは6つの情報に分類される．

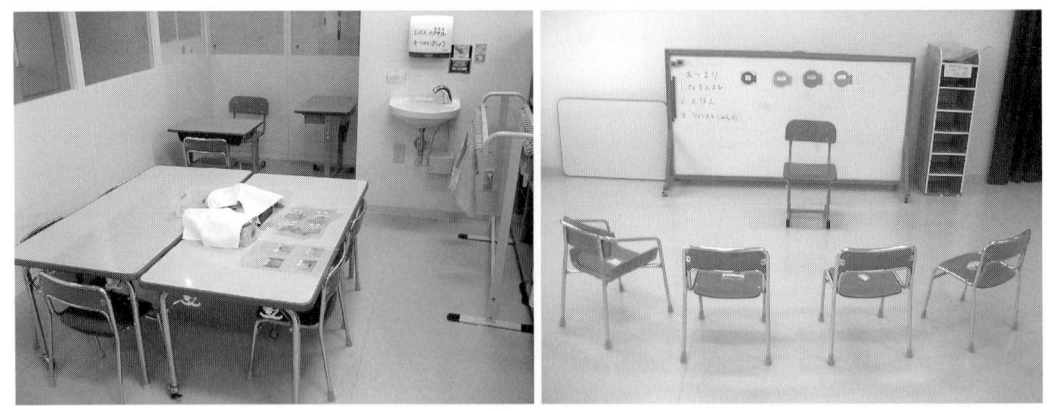

図3 物理的構造化

どこで	→	物理的構造化，スケジュール
いつ	→	スケジュール
何を	→	ワークシステム，視覚的構造化
いつまで		
どのくらい	→	ワークシステム，視覚的構造化
どんな方法	→	ワークシステム，視覚的構造化
終わったら次は	→	ワークシステム

(a) 物理的構造化 ＝ 場所と活動の意味を一致させる

　家の中で，洗面，歯磨き，食事，テレビ，寝る，トイレ，更衣，勉強するなどの活動とそれを行う場所をできるだけ1対1で対応させ，その場所に行ったら何をすればよいのか見ただけでわかるようにする．

　教室であれば，集団活動の場所，遊びの場所，学習の場所，スケジュールの場所などが固定できるとよいだろう．一人ひとりに合わせて構造化することが必要となる（図3）．

(b) スケジュール（時間の構造化） ＝ いつ，どこへ行けばよいのかを提示

　子どもの能力によって理解のしかたは異なる．そのためスケジュールの種類は，実物，絵カード，写真カード，文字のカード，絵と文字の組み合わせ，文字のリストなどさまざまな方法を使用する（図4）．

(c) ワークシステム（作業の構造化） ＝ 何をするのかをわからせる

　このなかでさらにどれだけの量を行うのか，何を行うのか，いつ終わるのか，どこまで行うのか，次に何をするのか，などの情報がわかるようにしなければならない．

　ワークシステムでは，左から右，マッチング（色・形・文字・数字），文字で書かれたリスト，フィニッシュボックス，などを設定させる．

(d) ルーチン：決まった手順や習慣 ＝ どうやって行うのかわからせる

　手順には，「上から下」「左から右」が一般的に多く使用されている．

　習慣は，毎日の繰り返される行動のことである．

各論 ── 12. 発達障害の作業療法

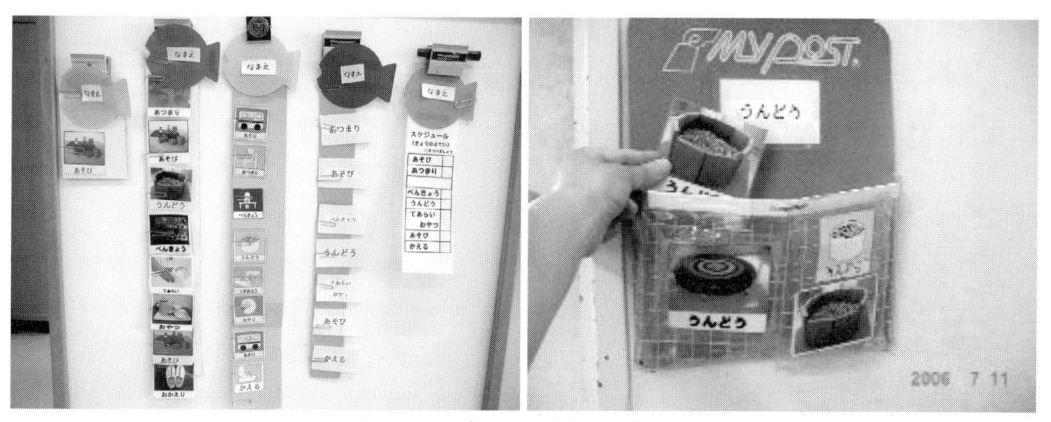

図4 スケジュール（時間の構造化）

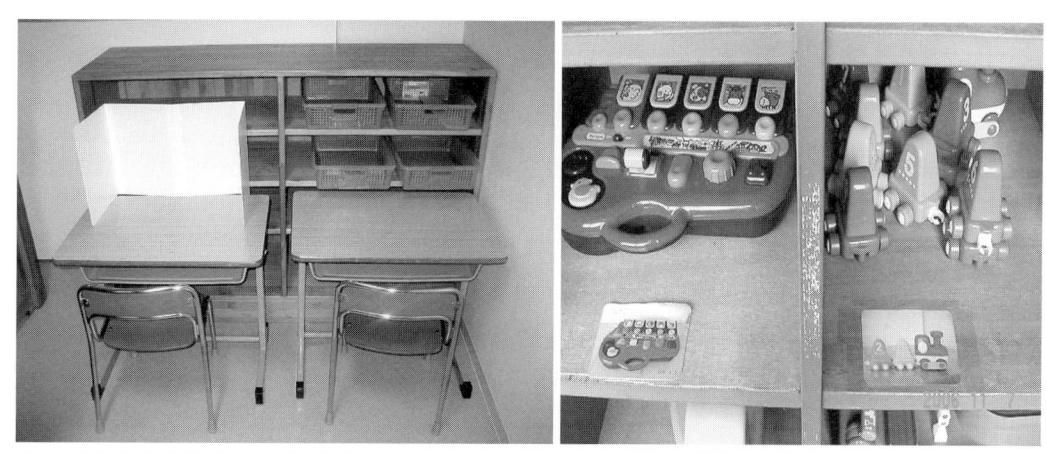

図5 視覚的構造化（ワークシステム）　　図6 視覚的構造化（ジグ）

（例）　まず初めに～する．
　　　　手を洗ってから食べる．靴を脱いでから入る．
　　　　スケジュールを自分で見る．ワークシステムの指示に従う．

(e) 視覚的構造化　＝　見ただけでわかるようにする
　　視覚的に配置する：カゴやコンテナを使用する．領域を仕切る（図5）．
　　視覚的に明確にする：ラベルを貼る．コントラストをつける．色の決まりをつける．
　　視覚的な指示書，やり方の説明書（ジグjigという）：絵・写真や文字で，完成品を提示（図6）．

　発達障害をもった人たちが活動を行ったり，社会適応ができるようになったりするためには構造化は必須のものである．たとえば，身体障害をもち移動を伴う活動のために福祉用具が必要な人たちにとって，車椅子，杖や手すりといったものは活動になくてはならないものと認識されるように，発達障害をもった人たちにとって活動を行ううえで必要不可欠なものであると理解することが重要である．もちろん障害の程度によって構造化の範囲，量は変わっていく．

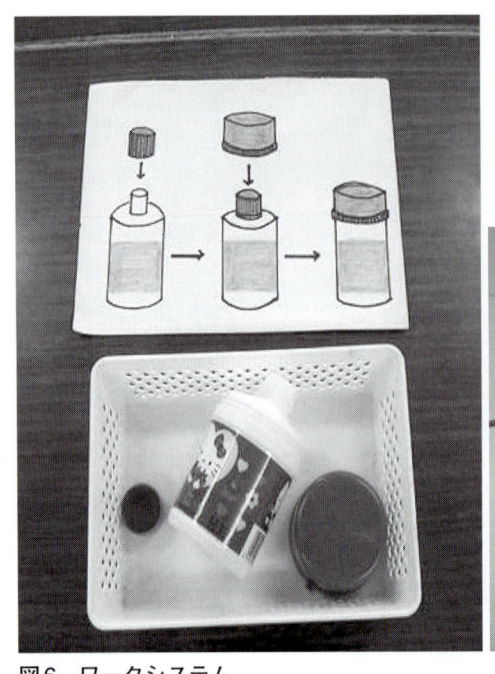

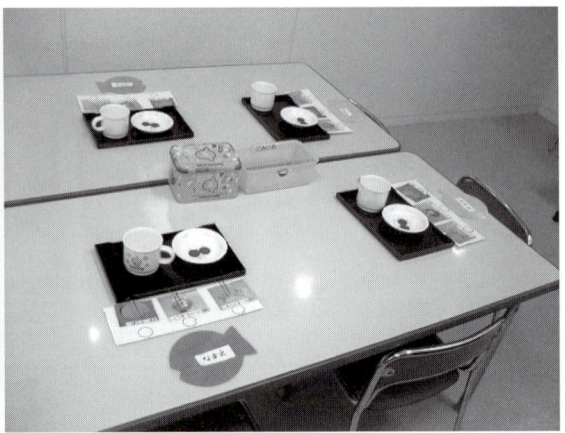

図6　ワークシステム

■ 認知行動療法

　認知行動療法とは行動療法をもとに発展した体系とされている．行動療法では刺激-行動モデルといった行動を刺激と反応の結びつきによって説明がなされるが，認知行動療法では思考，信念，価値観，予測といった内的な活動が外的な刺激とともに行動に影響を及ぼしていると考えている．昔から精神発達遅滞児などの治療法として行動療法は使われてきた．精神発達の遅れが重度の児では行動の発生がある刺激によって引き起こされ，行動変容を行うためには刺激の整理や減少などの環境調整が有効であるので行っている．近年の発達障害では知的低下を伴わない児の場合，旧来の刺激-行動モデルでは説明がつかず，行動問題の原因が外界の刺激のみではなく内的な要因によるという場合が多くなっており，内的要因も対象とする行動療法として認知行動療法が使われるようになっている．

　また，認知行動療法では取り扱う認知的対象をわかりやすく図示・数値化などの視覚化を行うが，発達障害児では本人がわかりにくい抽象的な概念を視覚化し，どのようにしていけばよいのか明示するために認知行動療法は導入しやすい治療法の一つと考えられる（表3）．

■ SST（Social Skill Training：社会生活技能訓練）

　ソーシャルスキル（Social Skills）とは，「日常生活のなかで出遭うさまざまな問題・課題に対し，自分で創造的でしかも効果のある対処ができる能力」とWHOでは定義している．

表3 認知行動療法におけるさまざまな認知的変数

変数名	主たる提唱者	認知的変数の機能
不合理な信念	Ellis	環境と行動内容に関する不合理な信念を合理的なものへと変容することによって不適応が改善される.
論理的誤謬	Beck	独善的推論,選択的抽象化,過度の一般化,不正確なラベリングといった論理的な誤りが感情障害を導く.
スキーマ	Beck	論理的誤謬を引き起こす個人の思考固定的判断基準を修正することで感情障害は消去される.
期待	Rotter	行動は目標に対して個人がもっている価値と期待の関数である.
象徴的コーディング	Bandura	言語もしくはイメージによって学習された内容が保持され遂行に影響を及ぼす.
誤った概念化	Raimy	心理的問題に関連する患者の概念化が正確で現実的なものになれば不適応は消去できる.
対処可能性	Seligman	高い対処可能性がストレス反応を予防し,絶望感,抑うつ感を予防.
自動思考	Beck	あるできごとに出遭ったときに「自動的」に生じる判断や予期が,症状を維持している.
自己効能感	Bandura	このような行動がここまでできるという自己遂行感が,行動変容と情動反応の変化を予測し,その操作によって治療介入の効果を予測する.
原因帰属	Abrarmson	成功を外的・可変的な要因に帰属し,失敗を内的・安定的な要因に帰属するなどの原因帰属の型を変容することによって脱却する.
認知的評価	Lazanus	ストレス場面に対する認知的評価がストレス反応を予測する.

（文献8）より引用）

これには，①意思決定，②問題解決能力，③創造力豊かな思考，④クリティカルに考えていく力，⑤効果的なコミュニケーション，⑥対人関係スキル，⑦自己意識，⑧共感性，⑨情動への対処，⑩ストレスへの対処，などの能力が含まれている．

代表的なSSTの方法として，基本訓練モデル（Liberman）では次のような構成で行うと説明している．

① モデリング（手本をまねる）
② 行動リハーサル（自分でやってみる）
③ 正のフィードバック（うまくできたことをほめる）
④ 再リハーサル（さらにやってみる）
⑤ 般化のための練習，宿題（普段の生活のなかでできるようにする）

発達障害児へのSSTの適応においては本人の発達的問題，認知的問題を考慮し，ソーシャルスキルは生活のなかで自然に身についていくものではなく，意識的にトレーニングを行い身につけていくものと考えることが必要である．

文献

1) Bundy AC, 他（編），土田玲子，小西紀一（監訳）：感覚統合とその実践，第2版，協同医書出版社，2006
2) 岩永竜一郎：自閉症スペクトラムの子どもへの感覚・運動アプローチ，東京書籍，2010

3) ニキ・リンコ,藤家寛子：自閉っ子,こういう風にできてます！,花風社,2005
4) 朝日新聞厚生文化事業団(編)：自閉症の人たちを支援するということ,2001
5) 藤村 出,他：自閉症の人たちへの援助システム,朝日新聞厚生文化事業団,1999
6) 内山登紀夫：本当のTEACCH,学習研究社,2006
7) 佐々木正美：自閉症児のためのTEACCH,学習研究社,2008
8) 坂野雄二：認知行動療法,日本評論社,1995
9) Liberman RP(安西信雄,他 訳)：生活技能訓練基礎マニュアル,創造出版,2005

（池上　洋）

13 発達障害と姿勢の安定（発達障害の理学療法）

各論

◆Basic Standard

- 発達障害には自閉症，Asperger症候群とその他の広汎性発達障害，学習障害，注意欠陥・多動性障害が含まれる
- 発達障害児は協調運動障害の特徴を有している
- 姿勢運動のコントロールにはフィードバック制御，フィードフォワード制御が存在する
- 介入は協調性のある動きを獲得することを目標にする

■理学療法士はどのように発達障害をとらえるか

「発達障害」という言葉は最近，一般マスコミに取り上げられることも多い．日本では，平成17年に施行された「発達障害者支援法」がきっかけとなり広く認識されるようになった．同法では「発達障害」の定義として以下のように示している．

▶発達障害の定義

「自閉症，Asperger症候群とその他の広汎性発達障害，学習障害，注意欠陥・多動性障害，その他これに類する脳機能障害であって，その症状が通常低年齢において発現するもの」
―発達障害者支援法（平成17年4月1日より施行）―

「アスペルガー，学習障害（learning disorder：LD），注意欠陥・多動性障害（attention deficit/hyperactivity disorder：ADHD）」は，コミュニケーション，学習にかかわる能力の障害として認知されることが多い．しかし，器質的な脳機能障害が要因と考えられており，必ずしもコミュニケーション，学習に限定した能力低下とすることはできない．学齢前期においては，発達は知的機能と運動機能を厳密に分けてとらえることが困難な時期といえ，運動も慎重に評価する必要がある．運動に関してアスペルガー，LD，ADHDは不器用さやぎこちなさが指摘されている．症状としては，運動は発達の過程で歩行や走行を獲得し，順調に経過しているように見える児において，その後問題が少しずつ明らかとなる．学齢期前あるいは学齢期において，ものを扱うときの不器用さ，転びやすさなどが目立つようになる．

こうした運動面の問題について，特に発達性協調運動障害（developmental coordination disorder：DCD）という概念で認知されることが多い．

DCDの診断基準のポイントは以下のとおりである[1].
① 運動協調の障害であり，このため日常活動に支障がある．
② 障害の判定は暦年齢・知的水準から期待されるレベルを十分下回る．
③ 症状としては運動発達の遅れ，不器用，スポーツが不得手，書字がきたない．
④ こうした症状が学業成績や日常生活を阻害している．
⑤ 脳性麻痺，筋疾患などの身体的疾患，および広汎性発達障害（PDD）は除外する．
症状は粗大運動から巧緻運動に及ぶ．

■DCDの基本的運動機能評価方法

1) 開口手伸展現象
　① 検者は被検児の両手を伸展位の状態で保持し，リラックスさせる
　② 口を大きく開けるよう指示する
　③ しっかり閉眼させる
　④ 舌を出すよう指示する
評価：幼児では手指，手首が伸展する．8歳を過ぎてこの現象が観察される場合は未熟さのサインとなる．

2) 前腕回内・回外運動
　① 肘関節を体幹から少し離した姿勢を取らせる
　② 片側ずつ前腕回内・回外運動を指示する
評価：8歳を過ぎて，前腕回内・回外運動に肩関節・肘関節の運動が伴ったり，反対側に回内・回外運動など鏡像運動が観察される場合は，DCDが疑われる．

3) 指鼻試験
　① 示指を被検児の鼻と検者の指の間を行き来させる
評価：通常5歳以上であれば正確に行える．閉眼で可能となる．6歳以降，開眼で行えない場合はDCDが疑われる．

4) 示指試験
　① 被検児の示指で近くに置いた検者の示指を触れさせる
　② 6歳以降では閉眼で行わせる
評価：振戦の有無を観察する．

5) 指対立試験
　① 6歳以上で行う
　② 示指と拇指が触れた状態から，拇指と小指へ順次指を替える
　③ 小指から示指へ折り返す
評価：対立運動の円滑さ，指移行の円滑さ，反対側指の鏡像運動の有無を観察する．指の移行は，何度も A. 同じ指を触れて進まない，B. 同じ指を何度か繰り返してから進む，C. 折り返し時に同じ指に触れる，D. スムーズに移行する，の4段階で評価する．

6) 立位バランス
　①閉眼にて10〜15秒，立位保持させる

評価：正常発達でも6歳以下では足のわずかな動きを認める．7歳以降は安定する．

　②足を5cmほど離して開眼立位とし，肩を少し押してバランスを崩す

評価：正常発達6歳以下では足の踏み出し，上肢外転が観察される．7歳以上では体幹の動きのみで迅速に元の姿勢へ戻る．

　①②に対してDCD児では不安定で，側方へ倒れそうになる．

7) 片足立ち，片足跳び
　①得意な脚一側で立位保持させる

評価：正常発達では5歳で10〜12秒，6歳で13〜16秒保持可能．

　②その場で20回けんけんする

評価：正常発達では4歳で5〜8回，5歳で9〜10回，6歳で13〜16回，7歳以上では20回以上可能．DCD児では安定して姿勢保持ができず，けんけんも連続できない．

8) 直線歩行
　①6歳までは普通に20歩歩行させ，7歳以上では継ぎ足歩行で20歩歩行させる

評価：9歳までは1〜3回程度それても正常とするが，DCD児では不安定なためにそれ以上の回数歩行が直線からそれる．

■協調運動障害とはどのような障害なのか

　四肢体幹の運動は，①運動の欲求・動機形成，②運動の方略・プログラム形成，③運動の実行の段階から成り立っている．それぞれ運動の欲求・動機形成は大脳辺縁系，運動の方略は大脳連合野系，プログラム形成は運動領野・大脳基底核・小脳，運動の実行は脊髄・末梢神経・筋系がかかわっている．さらに，実行された運動は感覚系を通しフィードバックされ，運動は修飾される．フィードバックは図1に示すとおり，小脳が大きな役割を果たしている[2]．

　小脳への前庭系・脊髄・橋核よりの入力線維は小脳皮質と小脳核へ至る．小脳の領域は入力によって前庭小脳・脊髄小脳・橋小脳に分けられる．小脳よりの出力ニューロンは，プルキンエ細胞であり，入力された情報は同側の小脳核へ送られ，前庭小脳は平衡機能・姿勢調節・眼球運動調節にかかわる．脊髄小脳は脳幹網様体・前庭神経核に出力し，姿勢・歩行・注視にかかわる．橋小脳は大脳皮質からの入力を受け四肢の随意運動調整にかかわる．この機能を背景に協調運動障害の多くは小脳に起因するとされている[3]．

　ところで姿勢運動への小脳のかかわりには，フィードバック（クローズドループ）制御とフィードフォワード（オープンループ）制御という2つの制御機構が存在する．末梢の感覚器から姿勢に関する情報を中枢神経へ伝達する部分がフィードバックであり，この情報経路が末梢，中枢，末梢で連携を保っている場合クローズドループと呼ぶ．姿勢反射は基本的にこのフィードバック制御理論に基づいている．姿勢反射は静的な姿勢の保持，あ

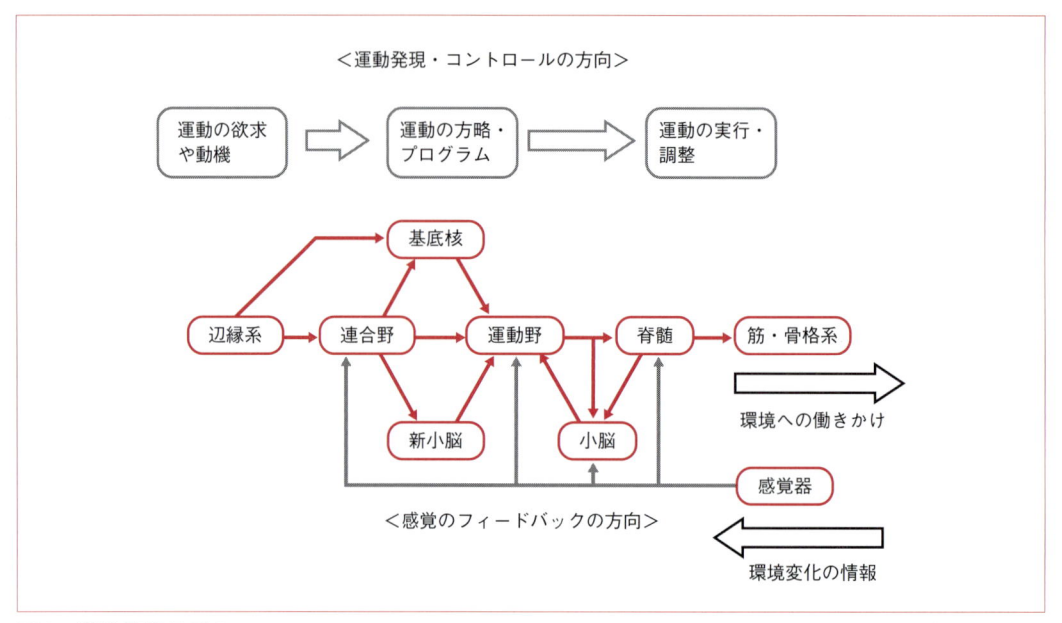

図1 運動発現モデル (文献2)より）

るいはゆっくりとした動きに応じた姿勢の制御方法である．フィードバック制御が姿勢保持に重要な役割を果たすことは明らかであるが，フィードバック制御には最低限わずかな処理時間を必要とする．このため，速い動きに伴う姿勢保持には異なる制御機構が働いていると考えられる．乳児が初めて立ち上がるとき，あるいは子どもが新たなスポーツ技術を習得しようとする場合などは，フィードバック制御が全面的にかかわっている．ところが動作に習熟するに従い，末梢からのフィードバックなしに運動器が反応するようになる．この反応は動作に従い次の瞬間，姿勢に何が起きるのか予測し，運動器が活動していると考えられる．この反応を予測制御という意味合いでフィードフォワード，あるいはフィードバックループが形成されていないという意味からオープンループ制御と呼ぶ(図2)．

memo　フィードフォワード(オープンループ)制御

フィードフォワード制御は，あらかじめ必要な運動プログラムが中枢神経に用意されており，一連の運動は感覚のフィードバックなしに行われる．ここで行われる一連の運動プログラムは意識されることなく遂行される．ただし，これらの運動プログラムははじめから用意されているものではなく，運動経験やトレーニングによって形成される．運動プログラムの蓄積には小脳が関与していると考えられている．幼児が初めて何らかの動作を行うとき，ゆっくりとした動作でなければ行えない．こうした動作では動きに合わせて全身の筋が協調して活動する必要がある．各動作でバランスを保ち転倒を防ぐため，感覚フィードバックにより体幹および四肢の筋活動を調節する．ただしフィードバックに頼ると一定以上の速さでは運動することができない．同じ動作を繰り返し経験すると，一連の姿勢変化に伴う筋活動が

各論 ——— 13．発達障害と姿勢の安定（発達障害の理学療法）

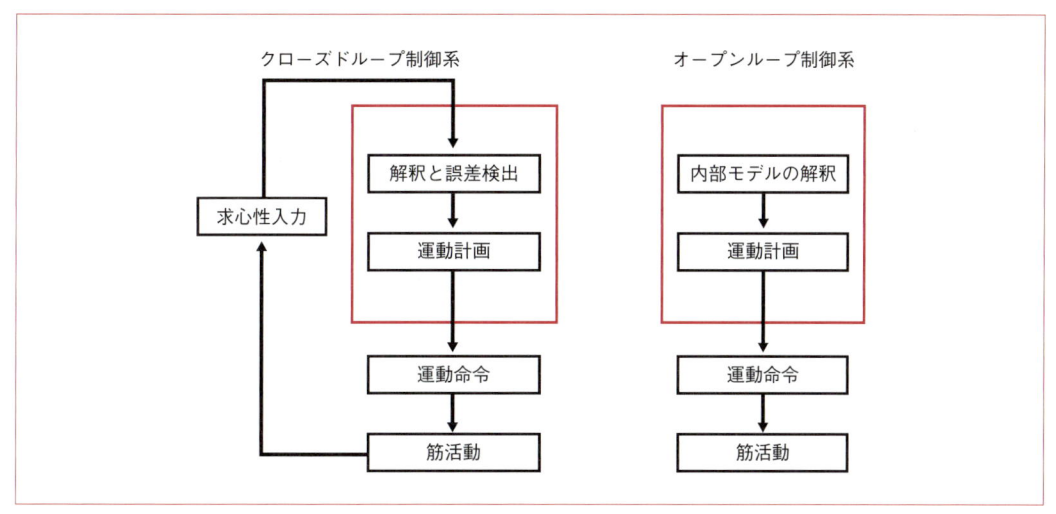

図2　クローズドループ制御とオープンループ制御　　　　　　　　　　　　　　　（文献6)より）

運動プログラムとして小脳に形成される．運動プログラムが形成されると，感覚フィードバックを遮断した状態でも動作が遂行可能となる．さらに，フィードバックを必要としなくなる当該動作はよりスムーズに敏速に遂行可能となる．このようにしてフィードフォワード制御が形成されると考えられている[5]．

■症例紹介

6歳男児，今年4月に小学校へ入学．基本的な運動機能に関しても言語理解についても，入学時，特に問題とされることはなかった．しかし，その後集団生活が始まり，授業が進むにつれてさまざまな問題が指摘された．

① 授業中，静かに座席に座っていることができず，常に体を動かしている．
② 座位・立位姿勢を保つことが苦手で，円背で机にもたれたり，床にしゃがみ込んだりすることが多い．
③ 窓の外の物音などに敏感に反応し，授業に集中できない．
④ 体育が非常に苦手で，教師をまねて四肢を操作することができない．
⑤ 突発的に教室外へ走り出すことがある．
⑥ 休み時間など，校庭で見つけた昆虫に夢中になり，休み時間が終了してもまったく気がつかない．

医師によりADHDとの診断を受ける．同医師の紹介により母親とともに地域の家庭支援センターへ相談に訪れ，理学療法士が対応．以下が評価結果であった．

・関節可動域・筋力：正常
・立位平衡反応：陽性（正常範囲）
・指対立試験：同じ指を何度かくり返してから進む．

- 立位バランス（閉眼にて10～15秒立位保持）：足の踏み出し，上肢外転が観察される．
- 片足立ち，片足跳び：連続できない．
- 直線歩行：不安定

> **memo　軽度発達障害児の立位バランス能力**
>
> 　軽度発達障害児の立位バランス能力を，重心動揺計にて定量的に評価した．対象は軽度発達障害児群17名（平均5.4歳），健常児群17名（平均5.4歳）の児童であった．
> 　両群を比較した結果，開眼・閉眼時とも軽度発達障害児群において健常児群よりも，単位面積軌跡長，矩形面積，外周面積，実効値，実効値面積，X方向動揺速度の平均値に有意差を認めた．開眼時ではX軸上での重心動揺変化・動揺速度が大きく，閉眼ではY軸上での重心動揺変化・動揺速度が大きかった．特に，軽度発達障害児群において閉眼時で各因子の数値が開眼時より増大しており，健常児群でも同様の傾向にあるが，軽度発達障害児群において変化が顕著であり，開眼よりも有意差があった項目が増加した．その項目のなかの総軌跡長や単位軌跡長などの項目で，閉眼時において有意に健常児群よりも重心動揺の増大を認めた．
> 　以上，幼児の静止立位の重心動揺の評価を行ったが，健常児群と比較して軽度発達障害児群で動揺が大きく，姿勢制御能力の未熟さのあることが考えられた[4]．

■評価の解釈

　本症例は，小学校入学以前では特に問題は指摘されなかったが，就学に伴い問題が顕在化した事例である．日常生活のなかで「姿勢が安定しない」「落ち着きがない」「こだわりがある」「四肢操作が苦手」などの特徴が指摘された．運動機能において明らかな関節可動域障害，筋力低下，バランス機能障害は観察されなかった．しかし，協調性について詳細に評価すると，「四肢，指先操作」「バランス機能」「粗大運動」に未熟さが観察された．静的な姿勢保持の不安定さに加え，四肢を操作し動作模倣することができなかった．

　診断名はADHDであるが，運動機能の特徴はDCDと一致する．運動の動機形成は大脳辺縁系，運動の方略は大脳連合野系で行われる．円滑な運動プログラムは運動領野・大脳基底核・小脳系で形成される．さらに，運動の実行は脊髄・末梢神経・筋系がかかわる．実行された運動は感覚系によって中枢へフィードバックされる．この一連のシステムのいずれかが機能不全に陥ることで協調運動障害は生じる[2]．

　静的な姿勢の保持，あるいはゆっくりとした動きではフィードバック制御が重要な役割を果たしている．これに対してフィードフォワード制御は，一連の運動が感覚のフィードバックなしに行われる．これらの運動プログラムははじめから用意されているものではなく，運動経験やトレーニングによって形成される．運動プログラムの蓄積には小脳が関与していると考えられている．動作は繰り返し経験することで，一連の姿勢変化に伴う筋活動が運動プログラムとして小脳に形成され，スムーズかつ敏速に遂行可能となる[7]．

各論 —— 13. 発達障害と姿勢の安定（発達障害の理学療法）

症例はDCDの特徴を示し，中枢と末梢の一連のシステムに機能不全があり，フィードバック機能低下と運動プログラム形成の遅れが観察される．そこで理学療法介入は，姿勢制御に関するフィードバック機能を高め，運動プログラム形成を促すことに焦点があてられた．このことで静的および動的姿勢制御向上を目標とする．

■介入の考え方[8]

姿勢制御のためには，体幹筋全体が常に協調し，その瞬間の状態に適応して活動する必要がある．静的な姿勢保持であっても体重心が一点に静止することはなく，体幹筋は常に微調整を繰り返して姿勢を保持している．筋活動を調整し常に適切な筋活動バランスを保っているのは中枢神経コントロールシステムの働きによるものであり，中枢神経コントロールシステムが健全に働いている必要がある．同時に，運動の姿勢制御にも中枢神経コントロールが重要な役割を果たしている．素早い動作ではフィードフォワード制御が必要となる．介入は機能的動作中に求められる体幹と四肢の協調性を改善させる．運動の正確性，筋の適切な収縮力と活動するタイミングを向上させることで，協調性のある動きを獲得することを目標にする．

Advice

どのように介入を進めるか

DCD児はボディーイメージの低さが指摘されている．この点は末梢からのフィードバック機能，およびその処理過程の障害が予想される．また不器用さ，姿勢の不安定さはフィードバック機能に加え，フィードフォワード制御の障害が考えられる．介入としては姿勢制御練習を行うが，対象児が自らの姿勢，四肢の位置，関節の状態を理解できるよう工夫する必要がある．具体的には，①目的とする姿勢を見せる，②四肢体幹を操作し他動的に姿勢をつくり，そのうえで言語的に説明する，③各関節の状態を個々に経験させ，そのうえで姿勢を構築する，といった手順をとる．目的姿勢が独力で取れるようになったら，少しずつ動きを加え，動的姿勢制御へ進む．

■基本的な介入方法

静的な姿勢制御をstep 1とし，安定したら動的姿勢制御step 2へ進む．

1) 座位バランス（ペルビス・ラテラル・ティルト）（図3, 4）
   step 1：ベッドサイドに足を浮かせて座る．両上肢をベッドと平行に横へ伸ばし保持する．
   step 2：一側方へ重心を移動，このとき両手上肢とベッドの平行を保つ．

2) 側方ブリッジ（サイドブリッジ）（図5, 6）
   step 1：肘で支えた側臥位となり下肢を伸ばす．
   step 2：足部を支点にして骨盤を挙上し，体幹を一直線に保つ．

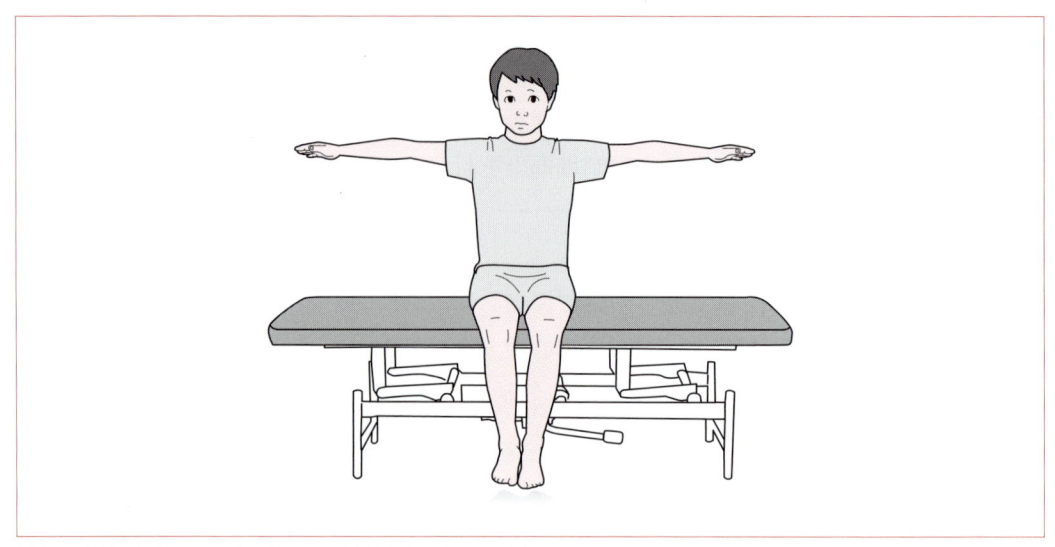

図3　座位バランス（ペルビス・ラテラル・ティルト）step 1

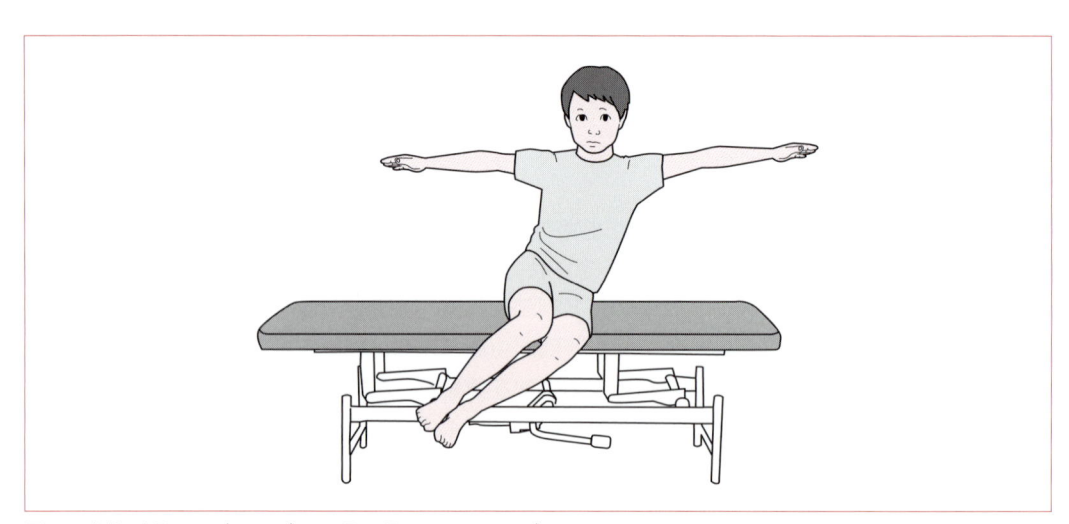

図4　座位バランス（ペルビス・ラテラル・ティルト）step 2

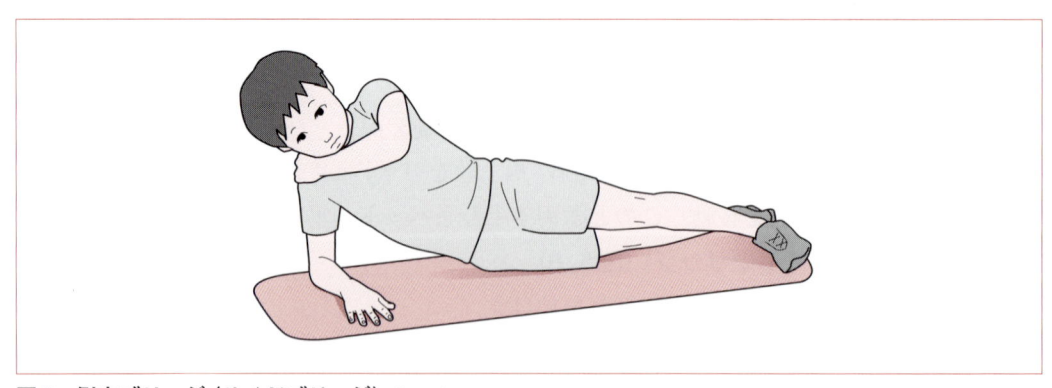

図5　側方ブリッジ（サイドブリッジ）step 1

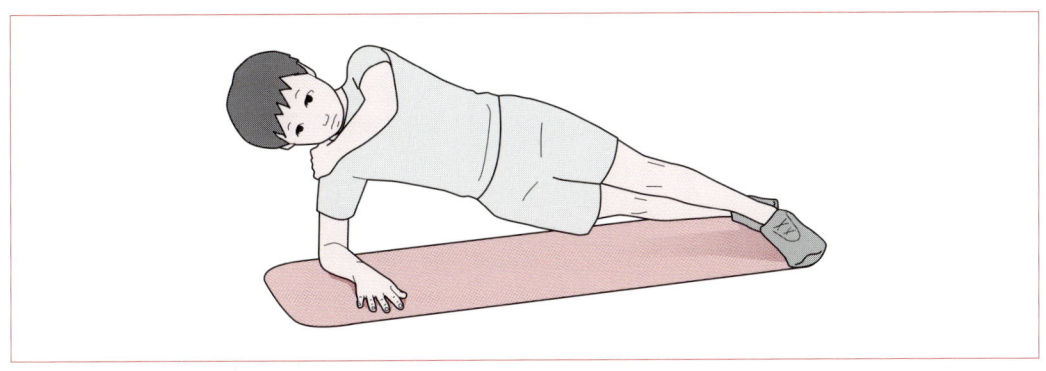

図6　側方ブリッジ（サイドブリッジ）step 2

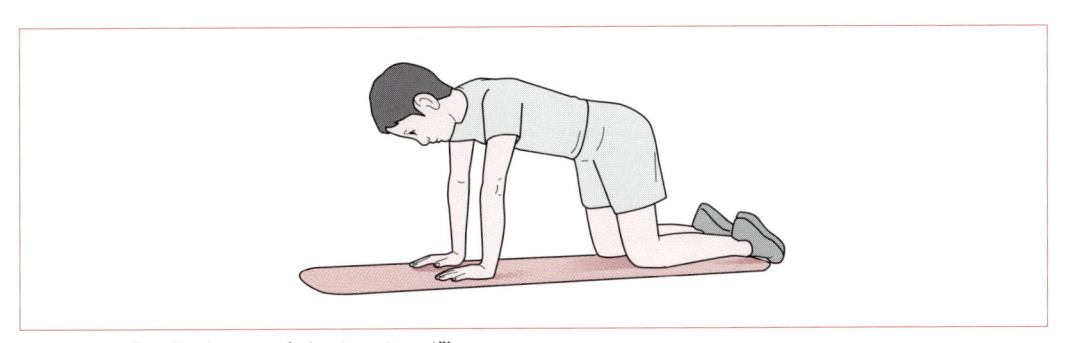

図7　四つ這い位バランス（バード・ドッグ）step 1

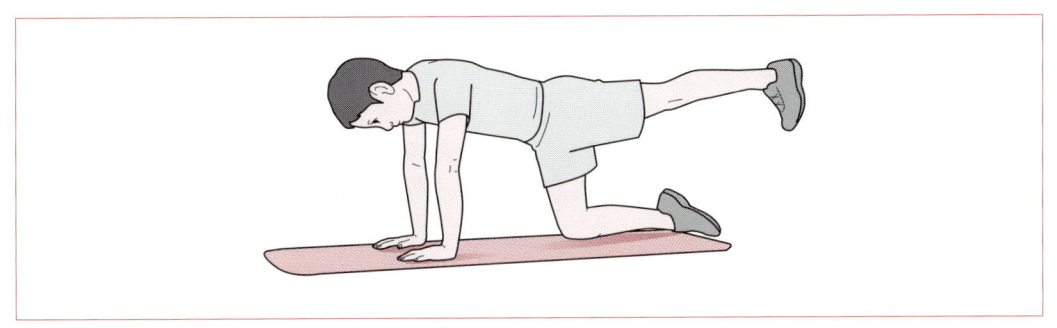

図8　四つ這い位バランス（バード・ドッグ）step 2-1

3) 四つ這い位バランス（バード・ドッグ）（図7〜9）
　step 1：四つ這い位姿勢を保持する．
　step 2：一側下肢を挙上し保持する．いったん戻し，一側上肢を挙上する．
　安定してできれば，一側下肢を挙上し保持して，そのまま反対側上肢を挙上する．

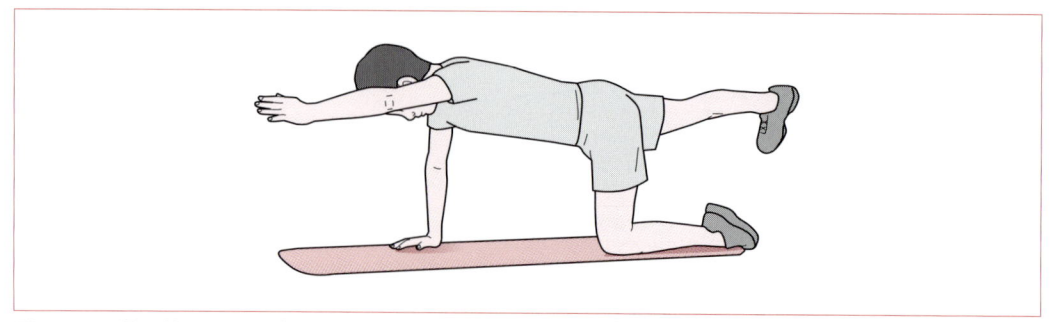

図9 四つ這い位バランス（バード・ドッグ）step 2-2

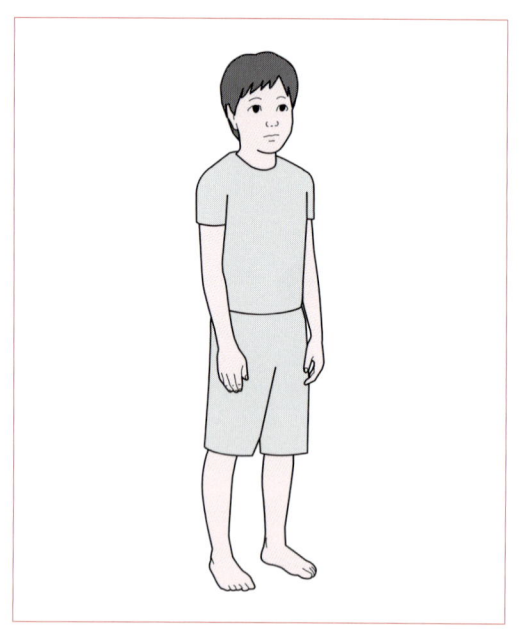

図10 立位バランス（タンデム・スタンス） step 1

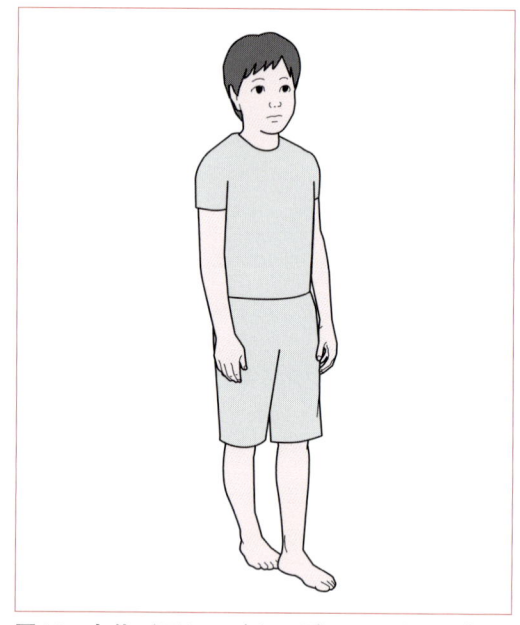

図11 立位バランス（タンデム・スタンス） step 2

4) 立位バランス（タンデム・スタンス）（図10, 11）
　step 1：足を肩幅に開き立位を保持する．
　step 2：一側の踵を反対側のつま先につけ，立位を保持する．

5) ライイング　トランク　カール　ウィズ　レッグ　リフト（図12, 13）
　step 1：手を腹部におき，肘でボールを押さえる．
　step 2：一側の膝をゆっくり伸ばし，10秒保持．反対側も同様．

6) シングル　レッグ　スタンド　オン　ロッカーボード（図14, 15）
　step 1：不安定板上に起立．
　step 2：片足を挙上．反対側も同様．続いて閉眼．

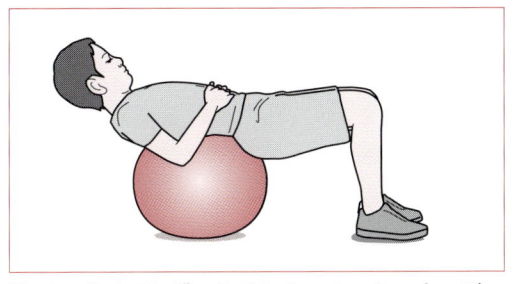

図12 ライイング　トランク　カール　ウィズ　レッグ　リフト step 1

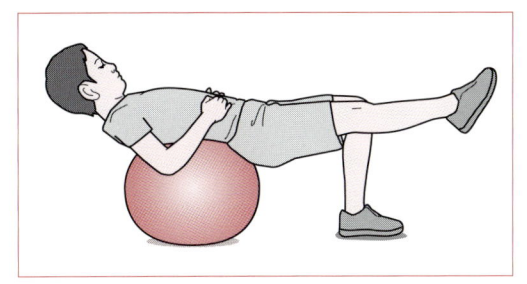

図13 ライイング　トランク　カール　ウィズ　レッグ　リフト step 2

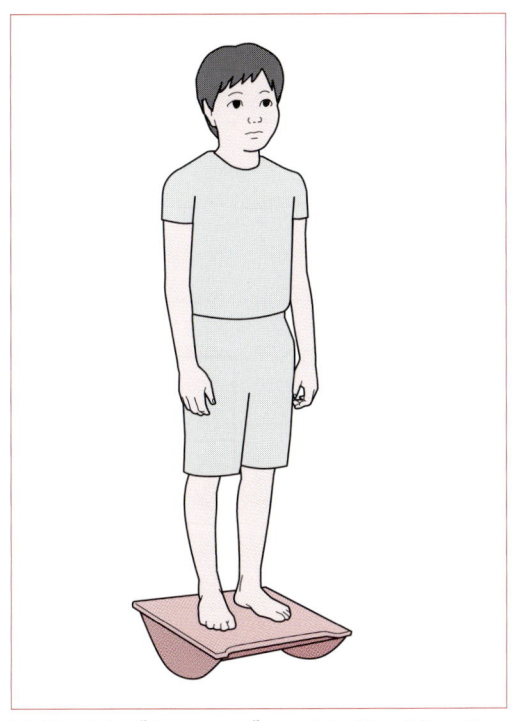

図14 シングル　レッグ　スタンド　オン　ロッカーボード step 1

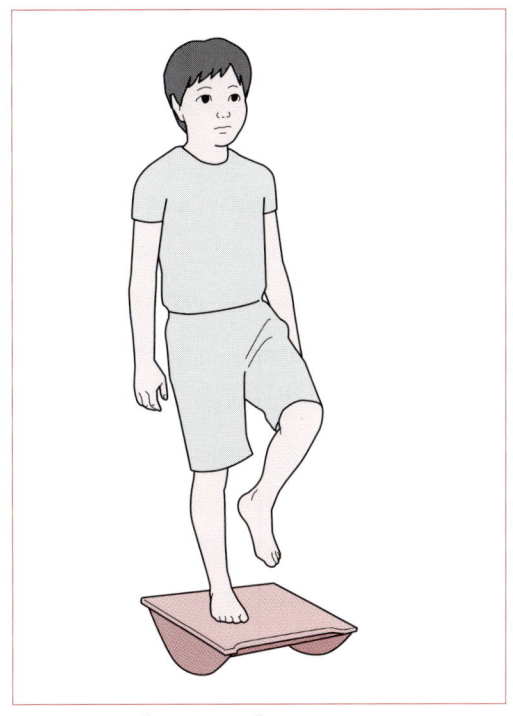

図15 シングル　レッグ　スタンド　オン　ロッカーボード step 2

■比較的速い動きを伴った介入方法

ラダートレーニング（図16）

　縄・紐などでつくった梯子（ラダー）を床に置き，それぞれのマスを一つひとつステップしていく．規定された枠を意識し，正確に動作する．正確な動作が可能となったら，徐々に動作を速め，滑らかな動きを目指す．図17に動作のバリエーションを示す．

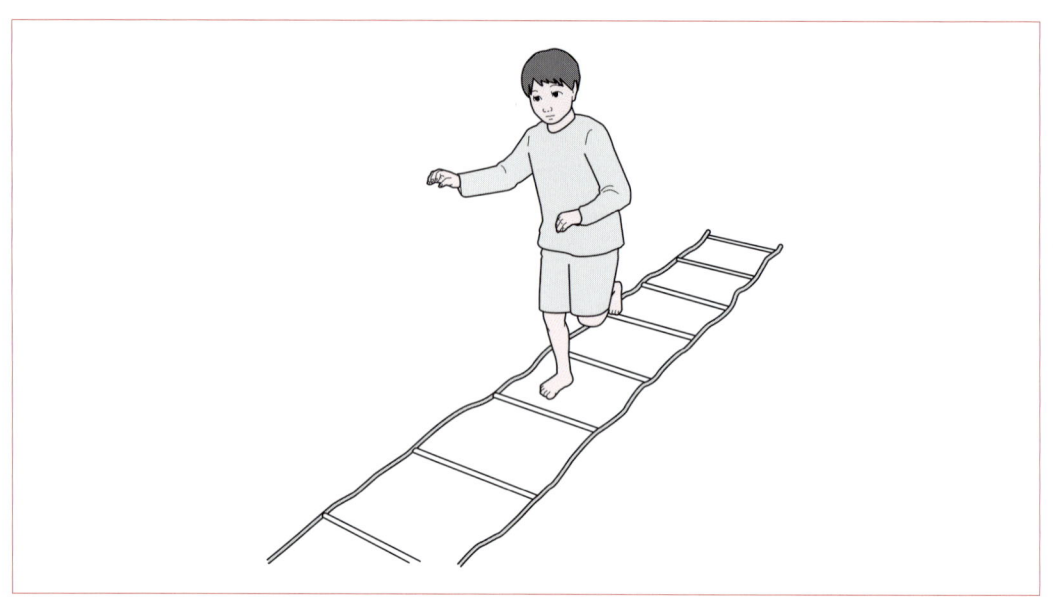

図16 ラダートレーニング

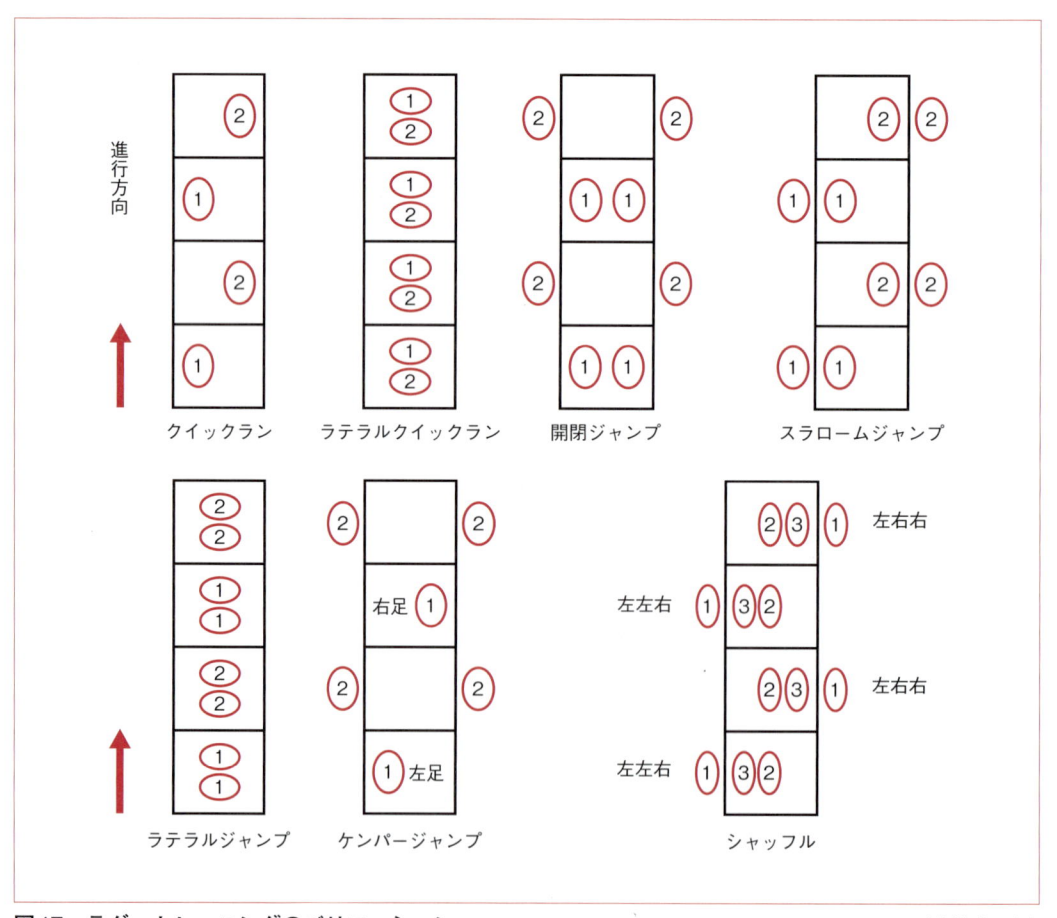

図17 ラダートレーニングのバリエーション

(文献9)より)

Summing-up

- 一見問題がなく思える発達障害に潜む未熟さを見いだそう．
- 協調運動を支える機構を理解しよう．
- 運動制御の問題としてとらえよう．
- 一歩ずつ，静的な練習から，動的な運動練習へ展開しよう．
- 時間をかけ，本人に自分の身体のイメージを把握させよう．

文献

1) 岡　明：発達性協調運動障害．小児科臨床 61(12)：2552-2556，2008
2) 望月　久：協調運動障害に対する理学療法．理学療法京都 39：17-22，2010
3) 魚住武則，他：協調運動障害―診断と治療―．リハビリテーション医学 42(11)：758-761，2005
4) 松田雅弘，他：軽度発達障害児と健常児の立位平衡機能の比較について．理学療法科学 24(2)：129-133，2012
5) 新田　收，他：腰痛予防のためのエクササイズとセルフケア，ナップ，2001
6) Kolt GS，他　編（守屋秀繁　監訳）：スポーツリハビリテーション―最新の理論と実践―，西村書店，2006
7) 蔵田　潔，他：運動制御と運動学習，協同医書出版社，1997
8) 新田　收，他：腰痛予防のためのエクササイズとセルフケア，ナップ，2009
9) 楠　孝文，他：最近の学習障害児・注意欠陥多動性障害児の理学療法．理学療法 28(10)：1254-1259，2011

（新田　收）

各論

14-1 視覚障害児の作業療法

Basic Standard

- 視覚障害の概念，実態をおさえよう
- 視覚機能（「視力」と「視野」）とその評価方法についておさえよう
- 視覚障害児が生活，学習している場を知ろう
- 視覚障害児に対する具体的な支援の例を知ろう

　小児・発達障害の分野に携わる理学療法士（以下PT），作業療法士（以下OT）が，視覚のみの障害を有する子どもたちとかかわりをもつ場面はそれほど多くはない．しかし現在，障害の重度化，重複化もいわれている．たとえば，極小未熟児，超未熟児が未熟児網膜症を合併するケース，発達障害児が視覚機能に何かしらの問題を抱えるケースなど（今回はこのケースについては取り上げない），多少ならずとも子どもとのかかわりのなかで「視覚」の切り口が必要になることもある．そこで本項では，「視覚障害」の基本について考えたい．

■視覚障害の概念をおさえよう

　視覚障害とは「視力および視野に障害を有しているもの」である．視覚障害の定義は医学，教育，福祉など，分野により異なっている．今回は，小児・発達障害の分野のPT，OTが関係の深い教育，福祉の分野での概念について述べる．

▶教育分野における視覚障害の概念

　教育分野では，学校教育において視覚障害の就学基準として**表1**のように記されている．
　教育分野では，大きくいうと教育活動を行う際の学習手段（拡大鏡の使用，使用する文字，図形などの教材）を考慮し，視覚障害教育の対象としている．

▶福祉分野における視覚障害の概念

　福祉分野では，視覚障害の定義は，身体障害者福祉法に規定されている．そのなかで視覚障害は，視力障害と視野障害の視覚機能で定義をされている．視力といえば，ランドルト環を視標とし，小数値で示されていることは有名である．加えて視野とは眼を静止した状態で同時に見ることができる範囲のことをいう．網膜や視野経路の異常を発見する際には重要な評価であるが，一般的な検査ではあまり行われることがない．この2つの視覚機能から視覚障害は定義されている．

表1　学校教育施行令における視覚障害者

学校教育施行令　第2章　視覚障害者の障害の程度（第22条の3）
両眼の視力がおおむね0.3未満のもの又は視力以外の視機能障害が高度のもののうち，拡大鏡等の使用によっても通常の文字，図形等の視覚による認識が不可能又は著しく困難な程度のもの

表2　身体障害者福祉法に規定されている視覚障害の範囲（身体障害者福祉法第4条 別表）

次に掲げる視覚障害で，永続するもの
1. 両眼の視力（万国式試視力表によって測ったものをいい，屈折異常がある者については，矯正視力について測ったものをいう．以下同じ．）がそれぞれ0.1以下のもの
2. 一眼の視力が0.02以下，他眼の視力が0.6以下のもの
3. 両眼の視野がそれぞれ10度以内のもの
4. 両眼による視野の2分の1以上が欠けているもの

表3　身体障害者障害程度等級表（視覚障害のみ記載）（身体障害者福祉法施行規則　第1条　別表第5号）

級	内容
1級	両眼の視力（万国式試視力表によって測ったものをいい，屈折異常のある者については，きょう正視力について測ったものをいう．以下同じ．）の和が0.01以下のもの
2級	1　両眼の視力の和が0.02以上0.04以下のもの 2　両眼の視野がそれぞれ10度以内でかつ両眼による視野について視能率による損失率が95％以上のもの
3級	1　両眼の視力の和が0.05以上0.08以下のもの 2　両眼の視野がそれぞれ10度以内でかつ両眼による視野について視能率による損失率が90％以上のもの
4級	1　両眼の視力の和が0.09以上0.12以下のもの 2　両眼の視野がそれぞれ10度以内のもの
5級	1　両眼の視力の和が0.13以上0.2以下のもの 2　両眼による視野の2分の1以上が欠けているもの
6級	一眼の視力0.02以下，他眼の視力が0.6以下のもので，両眼の視力の和が0.2をこえるもの

　さらに身体障害者福祉法施行規則には，身体障害者手帳を交付する際，障害等級を認定することになっている．

▣視覚障害児の実態

　それでは視覚障害児は全国にどのくらいいるのであろうか．「平成18年身体障害児・者実態調査結果」（厚生労働省）より，身体障害児の結果は以下のとおりである．

▶視覚障害児の人数は？

　平成18年7月1日現在，全国の18歳未満の身体障害児数（在宅）は93,100人と推測され，視覚障害が4,900人である．全身体障害児のなかに占める視覚障害児の割合は5.3パーセントとなる．

▶ほかの障害（身体障害）と組み合わせの割合は？

　言語・聴覚障害，肢体不自由を併せ有する視覚障害児は17.8％となる．また，「3種類以上の重複障害」のなかにも視覚障害児は入ることを考えると，それ以上の割合となることがわかる．

私たちがセラピーの場で出会う子どもたちは，視覚障害の単一障害というよりは，ほかの障害を併せ有する子どもが多く，主訴としては視覚障害以外のことである場合がほとんどである．しかし，「視覚を上手に活用できない」という面においては配慮が必要といえる．

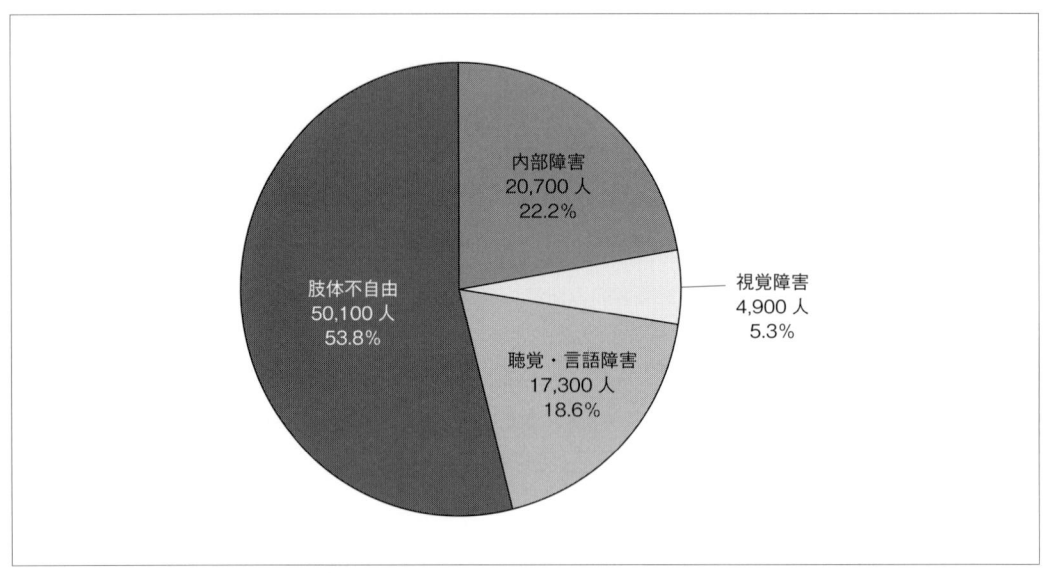

図1　障害の種類別にみた身体障害児数

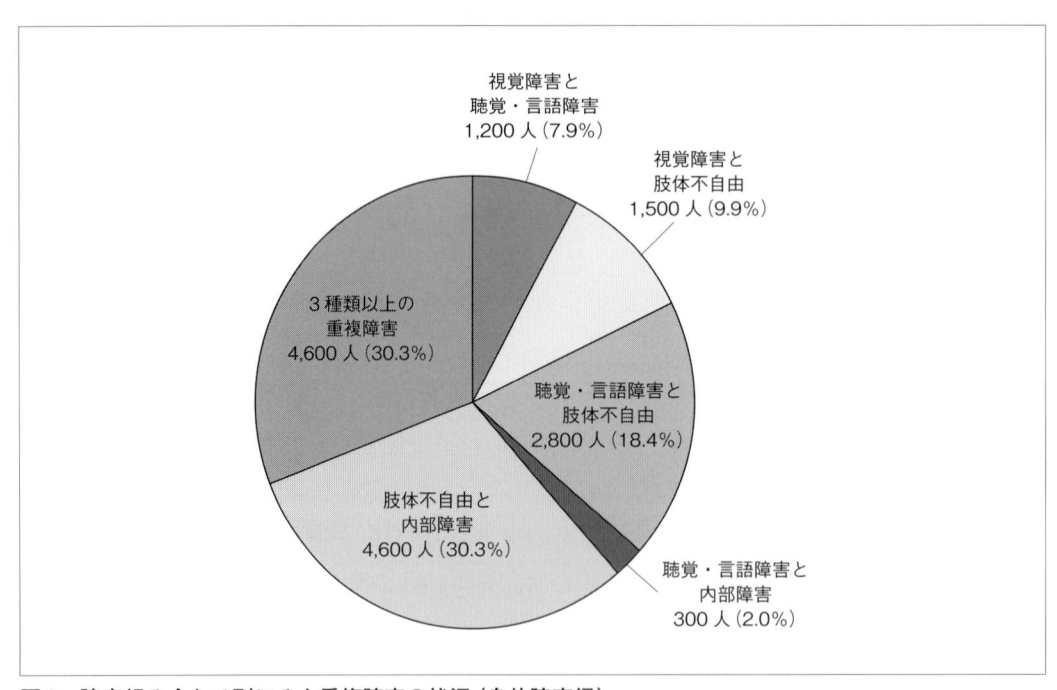

図2　障害組み合わせ別にみた重複障害の状況（身体障害児）

各論 ------ 14-1. 視覚障害児の作業療法

> **memo** 知的障害との合併
> 今回の身体障害児・者の実態調査結果には記載されていないが，実際には知的障害と視覚障害を併せ有する子どもたちも多く，その子どもたちとセラピーを通して出会う場面も多い．

▶視覚障害には「盲」と「弱視」がある

一般的に視覚障害は，「盲」と「弱視」に分類される．「盲」とは，視覚を用いて日常生活を行うことが困難なものを指し，「弱視」は，視覚による日常生活は可能であるが，著しく不自由なものを指す．対象児が全盲児であるか弱視児であるかによって，アプローチの仕方が異なり，支援の方法も異なるところがある．子どもの情報の取り入れ方を確実に把握することが大切である．

■視覚機能（「視力」と「視野」）とその評価方法についておさえよう

視覚機能の検査（評価）をPTやOTが行うことはない．しかし視覚障害児がどのような検査（評価）を受けているかを知り，その結果出ている数値を読みとり，それをふまえたうえで実際の支援を行うと，よりよい支援となることはまちがいない．

▶視力とその評価

視力とは物の形や存在を認識する能力をいう．視力の測定には，通常ランドルト環が用いられる（図3〜5）．一般的に行われる視力検査は，環の切れ目の幅が1.5 mmのランドルト環視標を5 m離れた距離から見た際，その切れ目がわかった場合にその視力を1.0としている．通常は0.1のランドルト環が最も大きな視標なので，それがわからなかった場合（それよりも低い視力を測定する場合）には距離を縮めて測定する方法がとられる．0.1の視標を2 mの距離で正解すれば$0.1 \times 2/5 = 0.04$ということになる．ランドルト環では測定（評価）が難しい場合には，出された指の数を数える．これに正解した場合には，その視力を指数弁とする．また目の前で指の数に答えられない場合には，手を動かし，その動きがわかればその視力を手動弁とする．さらに視力が低くなり，明暗がわかる程度であれば，その視力を光覚とする．明暗も弁別できない状態を視力0，つまり全盲としている．

▶ランドルト環以外の視力検査（評価）

ランドルト環による視力評価は，「言語による指示の理解」や「切れ目の方向（左右上下）を理解する」などの言語，認知能力が必要とされる．そのため，一般に定型発達の年少者には実施が難しい場合もある．また同じランドルト環による視力評価でも見る距離（視距離）などにより，黒板を見るときの視力と手元の教科書を見る力とは結果が異なる場合もある．そこで，さまざまな視力測定（評価）の方法を紹介する（図6，7）．

ランドルト環の方向を示すことが難しい場合には，身近な生き物（鳥，犬，魚，蝶）の

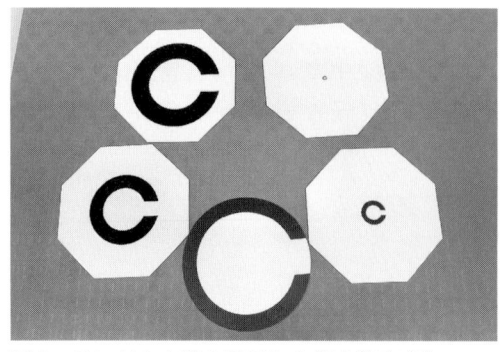

図3　ランドルト環を活用した視力検査(1)
一般の視力測定では，左右上下の字と字の間隔が詰まっていることで見えにくさを生じることがある．その場合には，1字ずつの視標を活用する．

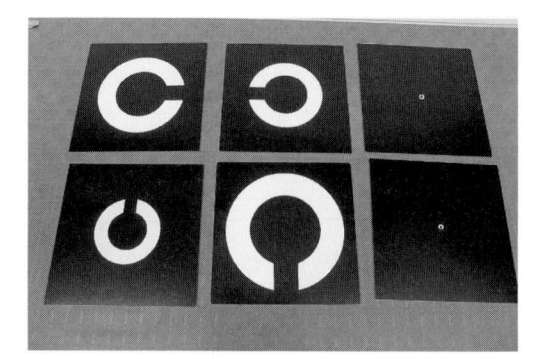

図4　ランドルト環を活用した視力評価(2)
図3の白と黒を反転させたもの．

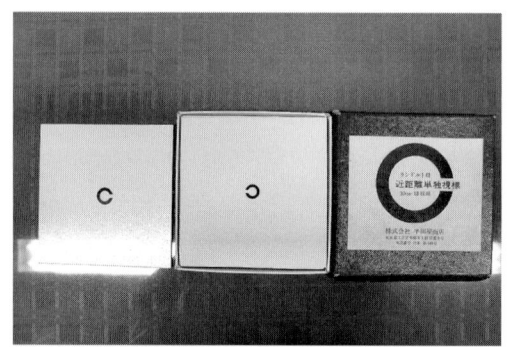

図5　ランドルト環を活用した視力評価(3)
近見視力用のもの．

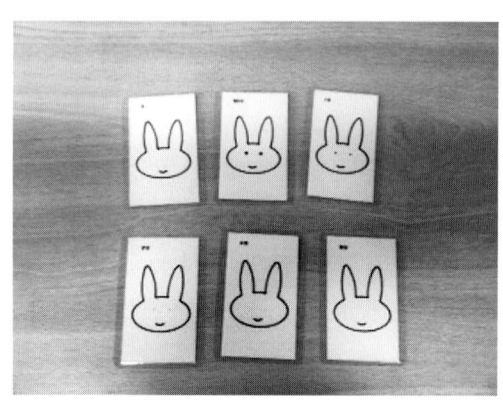

図6　森実式ドットカード
動物（クマ，ウサギ）の大きさの異なる目の有無で，大まかな視力測定を行うことができる．

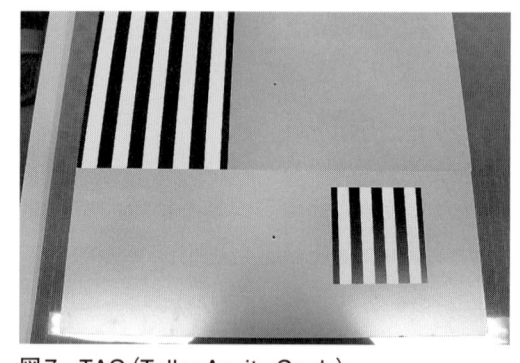

図7　TAC (Teller Acuity Cards)
乳児用の視力測定にも活用される．縞の方向に視線を向けられるかどうかで大まかな視力測定を行うことができる．異なる幅の縞があり，その縞に気づくかどうかで視力を算定する．

図（幼児用視標）を使って視力測定を行う．

memo 視覚障害児視力測定における専門用語

次の用語は，一般的な視力検査ではあまり使われない場合も多いが，視覚障害児の視力を測定する場合には頻繁に使用されている．少しおさえておくと便利であろう．

・遠方視力と近方視力

遠方視力は検査距離5mで測定した視力で，近方視力が検査距離30cmで測定した視力である．遠方視力は一斉指導で黒板を見たりする場合に必要であるが，対面して行う個別指導の場合には，近くでどのくらいの大きさのものが判別できるかを調べられる近方視力を参考にするとよいと思われる．

・片眼視力と両眼視力

一般的な視力検査は片眼ずつを遮蔽して測定するが，学習や日常生活のなかで実用的な視力は，両眼視力である．片眼を遮断することが難しい年少児や知的障害児の場合などでは，片眼視力ではなく両眼視力で測定する場合もある．左右の視力に極端な差がある場合には奥行きがとらえにくいといわれている．たとえば体幹の安定性があるにもかかわらず段差を極端に怖がる，手先の巧緻性には問題がないのにビー玉を穴に入れられないなどがある場合には，片眼ずつの視力を調べてみるとよい場合もある．

・裸眼視力と矯正視力

裸眼視力とは，屈折異常を矯正しない視力をいう．矯正視力は眼鏡やコンタクトレンズによって屈折異常を矯正して測定した視力のことである．

▶ その他のわかりにくい「見えにくさ」と対応するための工夫

1．屈折異常による見えにくさ

網膜に像が鮮明に結ばれない状態である．ピンボケの状態では文字や風景画をよく見ることができない．一般的には眼鏡やコンタクトレンズで矯正して改善できるが，弱視児の場合は，改善されずピンボケの状態のままである．このような場合，拡大の方法をとることで読めない文字が読めたり，風景画が鮮明になったりする．

視覚障害児に対応する際には，拡大読書器(CCTV)(図8)や拡大レンズ(図9, 10)，単眼鏡（遠くを見る際に活用する）(図11)などが使用されている．

2．視野狭窄による見えにくさ

視野が非常に狭く，周囲を探索するのに困難を伴う弱視児もいる．この場合，穴のなかから覗いたような見え方をする．周囲の広い情報を一度に入力することが難しいため，歩行などに不自由を感じる場合が多い．足元が見えないため下方にばかり注意が払われ，上方が危険な状態になったりもする．また，室内等の空間で，「テレビのリモコンを持って来てください」等の課題に困難が生じる．この場合は屈折異常の場合と異なり，見る対象物を拡大するとかえって見えにくくなるため，縮小することで全体像としての把握をしやすくする．

3．中心暗点による見えにくさ

視力の最もよい中心視が機能せず，活字を読む，写真等を見る際に，見たいところにも

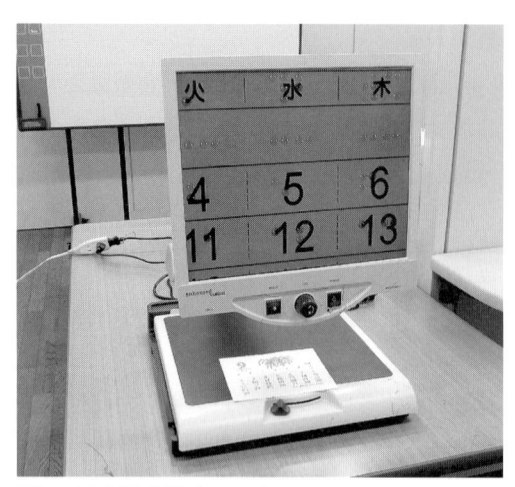

図8　拡大読書器（CCTV）

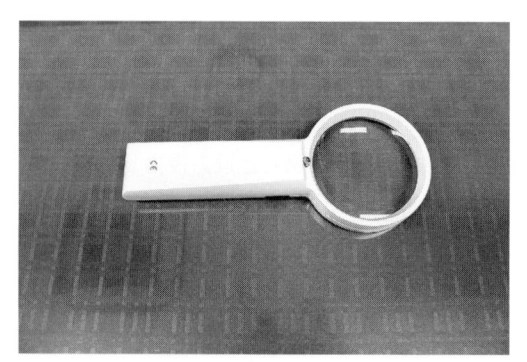

図9　拡大レンズ（持ち手あり）

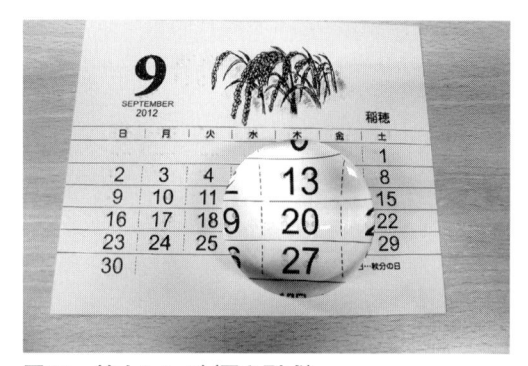

図10　拡大レンズ（置き型式）

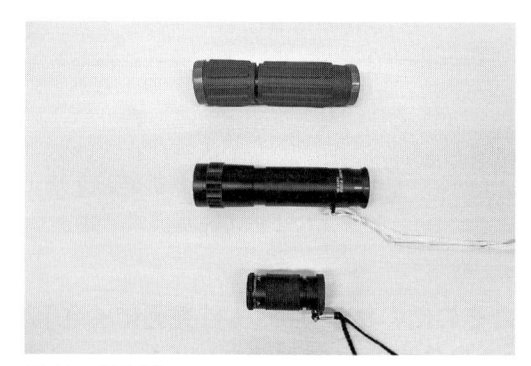

図11　単眼鏡

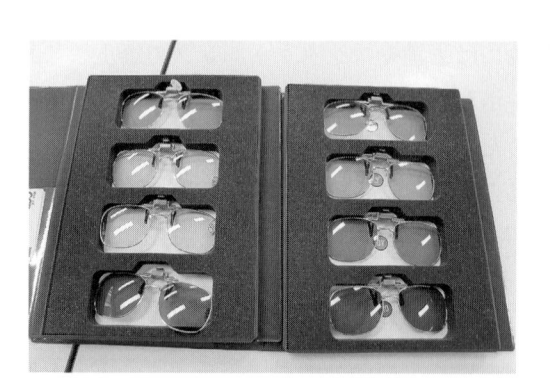

図12　遮光レンズ

やがかかったように見え，不自由を生じる．この場合，文字を拡大することで暗転の影響を受ける部分が少なくなり，判別しやすくなることもある．

4．まぶしさによる見えにくさ

まぶしさを訴える弱視児は多い．その場合，遮光レンズ（**図12**）を使用することで対応することが多い．晴れた日の屋外歩行，校庭での活動（体育など），教室内でも座席によっ

ては黒板の字が見えにくい等の不便さがある．パソコン画面も白地ではまぶしさを感じるので，黒地の白い文字（白黒反転）にすることで少し見やすくなることもある．自分からまぶしさを訴えることが困難な場合（年少児や知的障害児）で，室内から屋外に出たときに動きが止まったり，屋外に出ると極端に目を細めたりするような様子が観察されたりする場合にはまぶしさを疑い，遮光レンズの活用を試行する場合がある．

> **memo 見えにくさは様々**
> このように，「弱視児の見え方」には数値で測ることができるもの（視力等）だけではなく，さまざまな見え方があることを理解しておくことが大切である．「見えにくいから」といって対象物を拡大するだけでは，かえって逆効果ということもある．

■視覚障害児が生活，学習している場を知ろう

▶就学前，どのような場所で生活していたのか？

視覚障害児が通う就学前施設として，次のような場所があげられる．

1．特別支援学校（視覚障害）幼稚部

ここでは3〜5歳児の視覚障害幼児が生活をしている．内容は基本的に幼稚園指導要領に沿っている．

また，感覚障害である視覚障害は，知的障害や発達障害等ほかの障害に比べて，比較的早期の段階で発見しやすい障害ということもあり，幼稚部のある特別支援学校（視覚障害）には，0歳児からの早期教育相談が設けられている．ここでは，実際の生活や遊びを行うことで視覚障害乳幼児本人への支援をするとともに，保護者や本人に近い療育者（ほかの就学前施設を併用している視覚障害乳幼児はほかの連携機関の指導者等）を対象とした「視覚障害を有する乳幼児とは，どのような配慮をしながら接していくことが望ましいのか？」という内容の講義を行う．これは，対象児が家庭や主たる活動場（地域の幼稚園や保育園，療育施設等）で，より豊かな生活を送るための支援を行うことが大きなねらいである．また，0〜2歳児までの早期教育相談だけでなく，3〜5歳児の視覚障害児が地域の保育園，幼稚園で生活する場合には，周囲の環境を整えること等を目的とし，特別支援学校（視覚障害）の教員が園を訪問するなどして連携していることも多い．

2．地域の幼稚園，保育園

「地域で生活をする」「インクルーシブ教育」等の流れもあり，地域の幼稚園，保育園で，視覚障害児が生活する機会も多い．「見えないこと」「見えにくいこと」への支援を受けつつ，同年代の友だちや指導者（幼稚園教諭や保育士）とのかかわりを通じて社会性を身につけ，そのなかで学ぶ乳幼児もいる．その場合には，先程述べた特別支援学校（視覚障害）の教員等の専門家と連携をとることが望ましい．

3. 障害児通園施設

知的障害児通園施設，肢体不自由児通園施設，重症心身障害児通園（所）施設等に通園しているケースも多い．その際には主たる障害（運動機能障害，知的障害など）を対象とした療育を行ううえで，見えにくさに配慮した療育を行うためにはどのような支援をしたらよいのかを考えていくことが大切であろう．

▶ どのような学校で，どのようなことを学習しているのか？

就学に関しては，先程述べた視覚障害の就学基準に沿うかたちで就学相談が行われる（就学相談の詳細，進路決定についてはここでは述べないが）．次のような就学先があげられる．

1. 特別支援学校（視覚障害）

特別支援学校（視覚障害）では，視覚障害の程度が比較的重度，もしくはほかの障害を併せ有しており，より小集団でのかかわりが必要な児童生徒が学ぶことが多い（その他，個々の実態や地域によっても異なる）．特別支援学校（視覚障害）には，地域の小学校，中学校，高等学校にあたる小学部，中学部，高等部（普通科，職業学科）がある．また，より視覚障害の専門的な教育（職業教育）を受けるために，専攻科がある．

特別支援学校（視覚障害）の小学部，中学部の教育課程（教育内容）は，小学校，中学校の教育課程と基本的に同じものであるが，加えて「自立活動」という特有の指導領域がある．PTやOTがかかわる場合には，自立活動の指導内容と重なるところが多いので，自立活動についてはおさえておく必要がある．

なお，障害の状況により学習が困難な場合や重複障害の児童生徒等については，いくつかの特例が設けられており，弾力的な教育課程の編成ができるようになっている．

2. 弱視特別支援学級

弱視特別支援学級は，視覚障害の程度が，特別支援学校（視覚障害）と比較して軽度の児童生徒を対象として，小学校や中学校において特別に編制された学級である．

3. 通級による指導（弱視学級）

通級による指導（弱視）の対象者は，「拡大鏡等の使用によっても通常の文字，図形等の視覚による認識が困難な程度の者で，通常の学級での学習に概ね参加でき，一部特別な指導を必要とするもの」と規定されており，当該の児童生徒は各教科等の大半の指導を通常の学級で受けている．

4. 地域の小学校，中学校

地域の小学校，中学校で学ぶ児童生徒もいる．その場合には一斉指導のなかで生活，学習する力が育っていることが大切と思われる．また，一斉指導のなかでは，黒板に記載された情報を即時的に収集したり，教員の手本を見ながら同じように表現することを通して学んだりする活動が非常に多い．見えにくさに対応する教材は多数あるので，それらを活用しながら学習しているケースもある．

> **memo** 自立活動とは？
> 　自立活動とは，障害のある児童生徒が障害に基づく種々の困難を改善・克服し，自立して社会参加できることをねらいとしている．視覚障害児の場合には，たとえば触覚や聴覚など視覚以外の感覚を上手に活用する方法，視覚を活用した上手なものの見方，弱視レンズなどの視覚補助具の活用，白杖などを使って一人で移動する方法，日常生活に必要な技能，保有する視覚の維持と管理の方法，コンピュータなどの情報機器活用の指導等があげられる．PTやOTは，このようなことを視覚障害児が学ぶための基礎的な力としてどのようなものがあるのかを考えていくことが必要である．

■ 視覚障害児に対する具体的な支援の例を知ろう

　ここでは，まず視覚障害児とかかわるうえで私たちが大切にしたいと思うことを述べていく．そしてそのうえで，実際に行った支援について紹介をしたい．

▶視覚障害児とかかわるうえで大切にしたいこと

1. 対象児の視覚的な情報のとらえ方について評価する

　対象児の眼疾患や視覚障害について，視覚に関する専門的立場にある人（眼科医師や視能訓練士，学校の教員）や保護者から情報を得ておくことが大切である．眼疾患による支援時の禁忌事項（たとえば緑内障がある場合，眼球周囲への打撲などは絶対に避けなければならず，くれぐれも注意が必要等）は必ずおさえておく必要がある．

　次に，その本児にとってどのような情報が，環境を認知するうえで得やすい情報，条件なのかをおさえることが大切である．弱視児の場合には，これまでに記載してきたような見え方の検査結果を支援者全体で共有しておくことが大切である．また，見え方の特徴によってとらえやすい色や大きさなどもあるので，それらもふまえておく必要がある．そのことによって支援時，目の前に呈示する際の教具の大きさや色などの素材，また呈示する場所は対象児にとってどのあたりがよいのかなどの工夫が明らかになってくる．

　視覚情報が得られない盲児の場合でも，光を感じられる（光角）のであれば，それを有効に活用して指導，治療方法，計画を組み立てることができる．対象児が（わずかでも）自ら感じることができる光の方向に向かって移動（歩行）する力を獲得することで，今後一人で歩く際には，「明るい方向に歩いて行けば校庭の方向に行く」などを確認しながら，一人で移動することができるようになり，自立に向けた大切な力になっていく．

2. 視覚を補う感覚としてどのようなものがあるのかを理解する

　私たちが得る情報のうち，視覚に頼る割合は全情報の8割ともいわれている．その情報が入りにくい視覚障害児にとって，ほかの感覚を有効に活用して，学習や生活に必要な情報を得ていくことは重要なことである．代替する感覚には，どのようなものがあるか．想像してみてほしい．

▶ 聴覚

まず，最初に思い浮かぶ感覚は聴覚ではないだろうか．音は視覚障害児にとって，非常に有効な情報である．私たちが支援を行ううえでも，音の出る玩具を活用することが多い．ただ，ここで覚えておいてほしいことは，対象児にとってわかりやすい量，質の聴覚情報があるということである．たとえば，視覚障害児は音の出る玩具を好むとはいえ，あまりにも大きな音，予告なく突然鳴り出すような音は苦手なこともある．また，体育館のように音が反響する場所ではどこから音がするのか（音源）がわかりにくく，音を手がかりにすることが難しいということがある．このようなことも想定し，対象児の見え方，感じ方に近づいてみることで，対象児の理解が深まることもある．

▶ 触覚

次にあげられるのは触覚である．触覚は視覚障害児にとって，最も確実な情報である．目や耳から入る情報は無意識のうちに入る情報（受動的な情報）だが，触覚は確かめたいものが身体の前に存在していれば，自分の意思で，自分の触りたいときに確認することができ（能動的な情報），記憶にも残りやすいという特徴がある．しかし反面，「見えないもの」「見えにくいもの」に手を伸ばし触れることは，恐怖心を伴うことでもある．このような恐怖心を和らげていくような感覚へのアプローチは，OTの大切な支援の一つといえる．しかし特に視覚障害児の場合は，物に触れた経験が極端に少ないため，頑なに物に触れなくなる場合がある．見えないことによる経験不足による拒否もあるので，ていねいに言葉で説明すること（予測できるような言葉かけ），信頼できる大人と一緒に触れることからはじめたり，また大好きな聴覚刺激（歌やフレーズに合わせる）を励みにしたりすることで，少しずつ触ることへの抵抗感が減り，安心して触ることができるようになる場合も多い．

経験を増やしていくことで「触ることはわかること」を実感すると，知的好奇心が増し，自分から触れたい，知りたいと感じるようになる．これこそ，視覚障害児の世界を広げることにつながっていくと信じている．

また，触れて確かめるのは，盲児だけではない．盲児の場合には，活用する文字が触れることで理解する点字だけということから，触れることの大切さは想像しやすい．しかし，弱視児（特に年少児や発達の初期段階にある児）にとっても見ることだけでなく，触れて確かめることはとても重要なことである．見えにくい情報については，可能な限り触れて確かめることで見えている事物が確実なものになる．

▶ 固有受容覚

さらに，運動をする際には固有感覚も大切な感覚の一つである．体育の授業などを想像してほしい．教員が離れたところで見本をして，それを見て真似て身体表現をする学習形式が数多い．一斉指導のなかでは，離れたところが見えにくい，視野が狭く全体をとらえることが難しい視覚障害児にとって，瞬時に細かい部分まで模倣をすることはとても苦手な課題である．そのような場合，言葉かけとともに支援者が直接ガイドをしながら身体を動かすこともある．視覚障害児は，「おおよそこのくらい右手を動かして，足はこのよう

な角度で動かして…」というように，固有感覚を最大限活用していると想像ができる．

> **memo　視覚障害の模擬体験**
> 　私たち見え方に不自由を感じていない者が弱視児の見え方や全盲児の感じ方を体験する方法として（まったく同じようにはならないが），シミュレーションレンズやアイマスクを活用するものがある．機会があったら是非体感してみてほしい．見えにくさを抱える視覚障害児の周囲の環境のとらえ方を少し体感することができる．全国にある特別支援学校（視覚障害）には備えている場合が多いので，相談をしてみるとよい．

3．発達段階についてとらえる

　乳幼児の発達の程度をふまえ，支援の内容を考えていくことが大切であることは言うまでもない．しかし，視覚障害児（特に全盲児）において，標準化された発達検査や知能検査を使用した場合，動作性検査の項目の結果が発達面での未熟さに起因しているのか，視覚面の見えにくさに起因しているのかわからない場合が多い．そのようなことから，視覚障害児に可能な評価方法としては，「広D-K式視覚障害用発達診断検査」と「観察による評価」を活用することが多い．

▶視覚障害児に対する支援の例

　実際に筆者がかかわった支援について述べる．

1．食べることが好き．しかし触ることに恐怖心があったA君への支援

＜実態＞

　全盲男子（視覚障害特別支援学校幼稚部，3歳児），身辺自立，ほぼ全介助（オムツ使用），知的発達の遅れあり．

　運動機能面は，独歩可．支援者がいれば活動するが，一人でいる際には自分から動く場面は少なく，立位で頭を振るような常同行動が見られる．認知・言語面では，要求の幅は狭く，単語レベルで要求言語あり．大人の言葉を繰り返すような話し方（オウム返し様）が目立つ．物に触れることが苦手で，特に感触がベタベタするもの，形状のわかりにくい物は嫌がる．

＜必要と思われたかかわり＞

　全盲児であり，自分から情報を得ようとする積極性に欠けることから，興味の幅を広げることの難しい児であった．その結果，頭や身体を振る等の常同行動が頻繁に出現しており，ますますA君の興味が広がることを難しくしているのではないかと推測をした．そこで，情報を収集する手段として触覚の有効的な活用の方法を身につけることで，興味・関心の幅を広げ，生活の楽しみを見つけ出してほしいと考えた．

＜支援の実際＞

　A君の好きな活動として食事があった．そこで，モチベーションの高い食事に関連する

動作を通して，物に触れる経験を広げ，触れて確かめることを習慣化していけないかと考えた．毎日の給食に出る食材を1品ずつ手にとって，触れた物を言語化し，「皮をむく」など実際の動作を行うことで，食材への興味・関心を広げるよう試みた．

＜A君の様子＞

「1品紹介」と称した活動は，最初はA君にとって不安の強い活動であった．しかし，触れた物を食べるという動機づけや，食材の名称，食材に触れたときにする音（バリッなど）や感触（ヌルヌルなど）を言語化することで，触れる面白さがわかり，少しずつ自分から食材に手を伸ばすようになってきた．回を重ねるうちに食材の形状を確かめるような手の動かし方になり，「触察」（全盲児にとっては目で見て行う「観察」の代わりに「触察」を使用する）ができるようになってきた．

＜A君支援のまとめ＞

最初は，全盲児のA君にとり，触ることは恐怖であった．しかし，関心の高い「食材に触れる」ことを毎日繰り返し行ううちに，恐怖心が薄れ，「触る→確かめる」ことにつながっていった．また自分の行動を言語化することで，自分で触れている実感を得ることができたように思う．このように，食材が毎日の給食の献立の一部として形や味を変えて出されることも，興味・関心を広げるきっかけとなった．この事例より，全盲児や年少の視覚障害児にとって「身近な経験から」「毎日繰り返すこと」「言語化して支援者との間で触れた感覚を共有すること」の大切さを教わった．

2. 座席の位置など見やすい環境を整えたことで活動に集中しやすくなったB君

＜実態＞

知的障害特別支援学校（知的障害）小1男子，ダウン症，白内障により水晶体を摘出．視力は0.1程度（両眼/眼鏡使用），日常生活動作はほぼ全介助．歩行は独歩可能．走行は不可．

言語発達面では，理解言語は実物（椅子）があれば「座って」などの簡単な言語指示を理解することは可能だが，その幅は非常に狭い．発語は機嫌のよいときに喃語レベル．要求はクレーンにて伝える．

＜必要と思われたかかわり＞

特別支援学校（知的障害）小学部1年生の事例である．1クラス6名の学級（教員は2名）で授業が行われていた．担任より，児童6名での視覚教材を活用して見たり聞いたりする活動を行う際，対象物を見なくなることが多いので，見やすくなるよう（教室）環境を整えるための支援の方法についてアドバイスがほしい，という依頼があった．

＜実際の支援＞

B君の通う特別支援学校（知的障害）を訪問し，支援を行った．3点の工夫を提案した．

1つ目は，見てほしいもの（パネルシアターが使用されていた）の後ろの壁にさまざまな掲示物があり，刺激が入ってきてしまう状況であったので，見る活動を行う際には，後ろの壁を布でおおい余計な刺激をなくせば，対象物（この場合パネルシアター）に注目しやすくなるのではないか，との提案を行った．

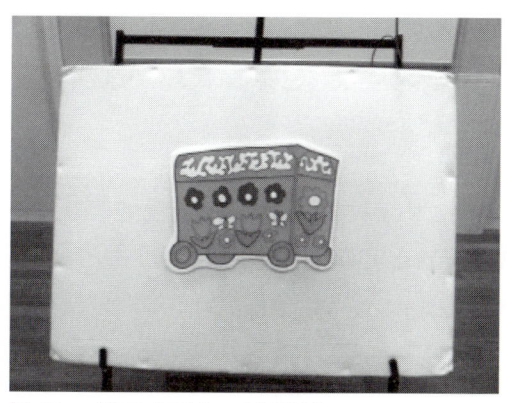

図13　パネルシアター（台紙白）

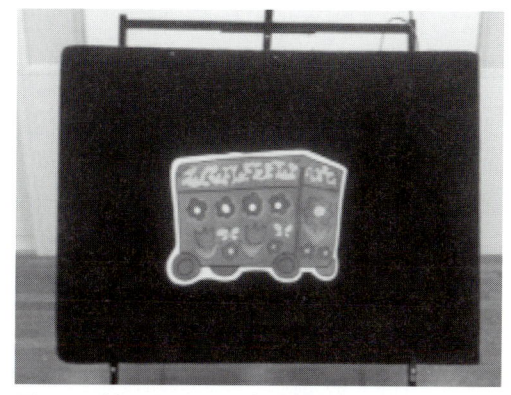

図14　パネルシアター（台紙黒）

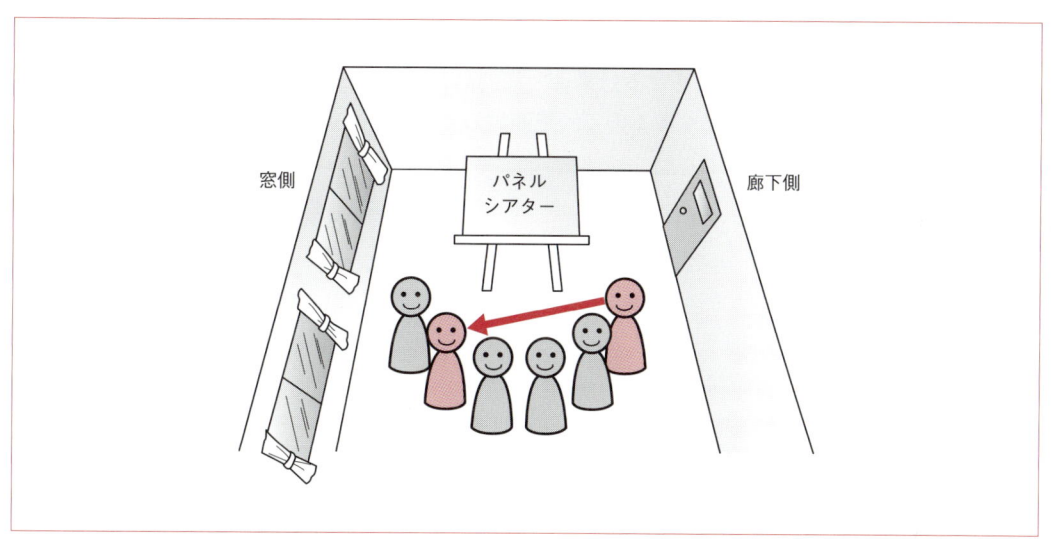

図15　B君の席を→のように変更

　2つ目は，図の色である．このとき，パネルシアターの台紙には白色が使用されていた．しかしB君の場合，両眼に白内障があり，若干のまぶしさを感じているかもしれないという情報があったため，台紙を黒色に変えることを提案した（**図13**から**図14**へ変更することを提案した）．

　3つ目は，B君の席の場所を変えることである．先にも述べたが，B君の場合まぶしさを感じやすい眼疾患がある．しかも着席していた場所は，窓に向かっている場所であった．担任はB君のもつ見えにくさにより，明るいほうが見えやすいと判断し，席の位置についての配慮をしていた．しかし，実際にはB君にとっては，窓を背にしたほうがまぶしさを感じることなく，対象物がとらえやすかったのである．そこで，B君の見え方を理解してもらうために，シミュレーションレンズを持参し，担任にもB君の見え方に近い状況を実際に体験してもらうことで，B君への理解を深めてもらうことができた．その際に行った席の変更は図のとおりである（**図15**）．

この結果，まぶしさを感じにくくなったようで，もともと興味・関心の高かった活動である音楽に合わせて動く対象物の動きもよく目で追えるようになり，顔を上げて嬉しそうに参加する姿が多くなった，と後日担任より報告をもらった．

＜B君支援のまとめ＞

　B君の生活のなかで自宅に次いで多くの時間を過ごす学校で，積極的に活動できるように支援を行った．担任にもB君の見え方（に近い状況）を実際に体験してもらうことで，B君のとらえている世界を共有してもらうことができた．そして，集団学習の場面のみならず，教材を活用する際には机に黒い台紙を置き，教材を見えやすくするなどの支援にも広がった事例である．

memo　白地と黒地の反転

　白地と黒地を反転させる対策は，知的障害があり，視覚が上手に活用できていない児にも有効なことがあるので，是非試してもらいたい．

Advice

　（視覚障害に限らないが）感覚刺激の受け取り方は各々異なるものであり，実際には本人しか理解することはできない．しかし私たちは，対象児の感覚に少しでも近づくことで，感じられることがあると思う．対象児の様子をよく観察し，さまざまな仮説をもって支援にあたっていくことが大切なのではないだろうか．

Summing-up

・対象児の出現している運動（運動出力）だけでなく，どのように感覚が入力されているかを考えてみる．
・さまざまな分野の専門家と連携して，支援を行っていくことが大切である．
・対象児の生活している場所，環境について可能な限り情報収集し，自分の行うべき支援が何であるか考えていくことが大切である．

文献

1) 厚生労働省社会・援護局障害保健福祉部企画課：平成18年身体障害児・者実態調査結果
2) 独立行政法人国立特別支援教育総合研究所ホームページ：障害のある子どもの教育の広場　1．視覚障害教育　[2]視覚障害児に応じた教育課程編成
3) （社）日本作業療法士協会：特別支援教育の作業療法士．Ⅲ-5．視覚障害　特別支援学校 幼稚部

（小野寺泰子）

各論

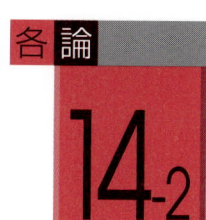

14-2 視覚・聴覚障害

◆Basic Standard

- 耳のしくみを知ろう
- 難聴（聴覚障がい）とは
- 聞こえにくさを補うために
- 心がけたいこと

■耳のしくみを簡単解説！！

　私たちが日常聞いているいろいろな音や声は，**図1**の矢印のように伝わり，聴神経から脳に送られ，「聞こえた！」と感じる．

　耳は，大きく，外耳・中耳・内耳の3つに分けられる．

　外耳は音を集め，その方向をとらえる働きをする．中耳は，鼓膜からの振動を伝わりやすくする．また，突然入ってくる大きな音をやわらげる働きもする．内耳は，振動を電気信号に変える働きをする．

■難聴（聴覚障がい）とは

　耳のしくみのいずれかに問題が起きた場合，聞こえが悪くなる．つまり難聴になる．問題が起きた箇所によって，**図1**のように大きく分けて3つのタイプに分かれる．

　伝音性難聴の場合，耳科治療によってよくなることもある．そうでない場合でも，補聴器を装用して音を適切に増幅すれば効果が上がることが多い．

　しかし，感音性難聴は原因を特定できないことも多く，そのため，治療が難しい場合も多い．また，補聴器を装用しても，音を単に増幅するだけでは聞き取りの向上に貢献しない場合が多く，聞き取りが改善されにくいことが多い．

■私たちの聴力は，オージオグラムで表される

　聴力は，聴力検査で調べることができる．それぞれの音の高さごとに，聞くことのできた最小の音の大きさ（最小可聴閾値）をオージオグラムに表して，聴力の状態を確かめる（右耳○──○，左耳×……×）．縦軸は音の大きさ（聴力レベル：dBHL），横軸は音の高さ（周波数：Hz）を表している．

　図2のように，たいこはおよそ250 Hz，体育で使用されるふえはおよそ2,000 Hzの周波数に位置する．人の声はとても複雑で，発音の違いにより，125〜8,000 Hzにわたって

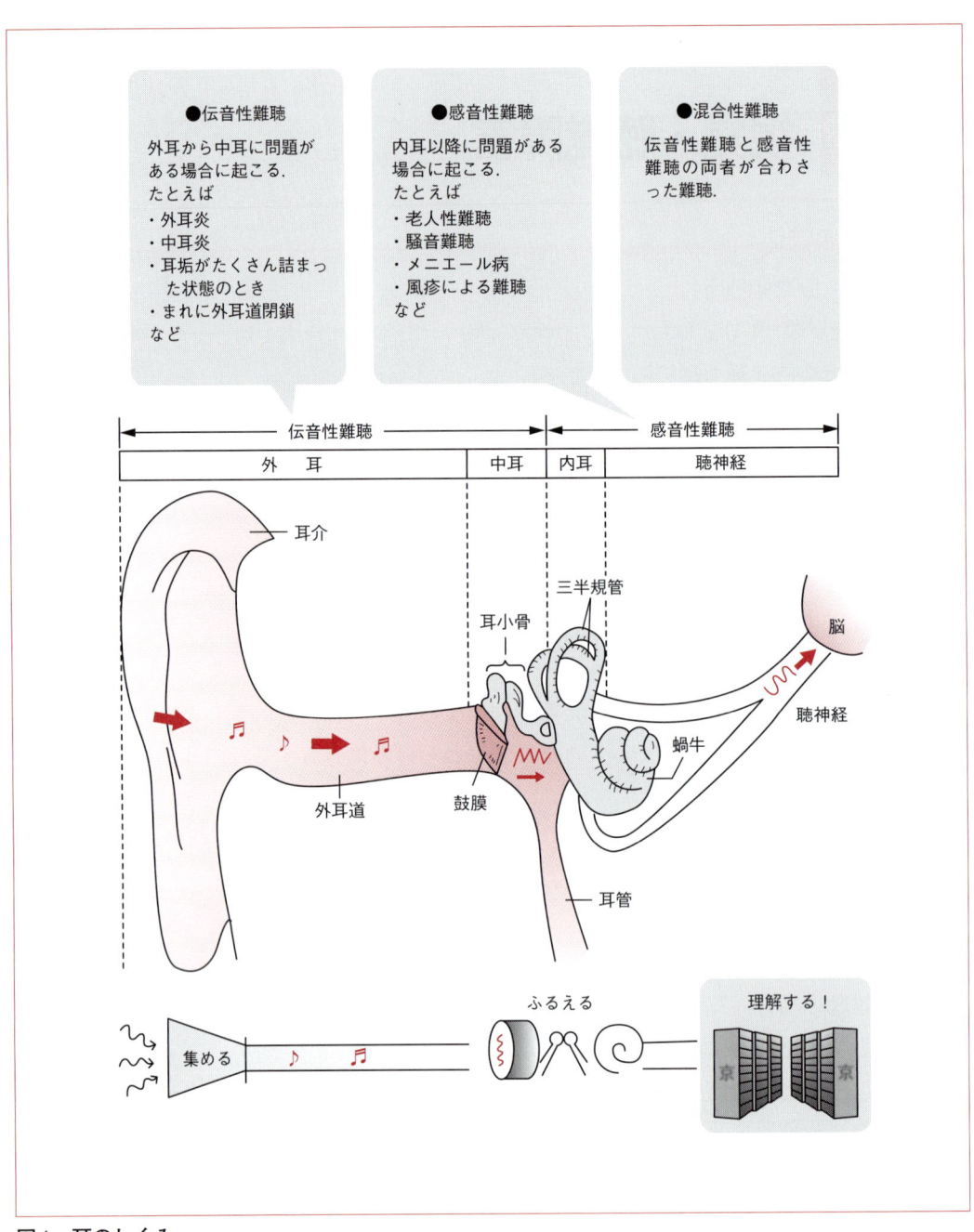

●伝音性難聴
外耳から中耳に問題がある場合に起こる．
たとえば
・外耳炎
・中耳炎
・耳垢がたくさん詰まった状態のとき
・まれに外耳道閉鎖
など

●感音性難聴
内耳以降に問題がある場合に起こる．
たとえば
・老人性難聴
・騒音難聴
・メニエール病
・風疹による難聴
など

●混合性難聴
伝音性難聴と感音性難聴の両者が合わさった難聴．

図1　耳のしくみ

分布している．日本の基準では概ね30 dB以下が正常な聴力といわれている．聴力レベルは，健聴者の最小可聴閾値の平均を0 dBHLとしており，マイナスの音圧でも聞き取れることもある．

　子どもの場合は，このような聴力検査の結果だけから聞こえの実際の様子を把握することは難しい．それぞれの子どもの聞こえ方をさまざまな場面で観察したり，両親などから

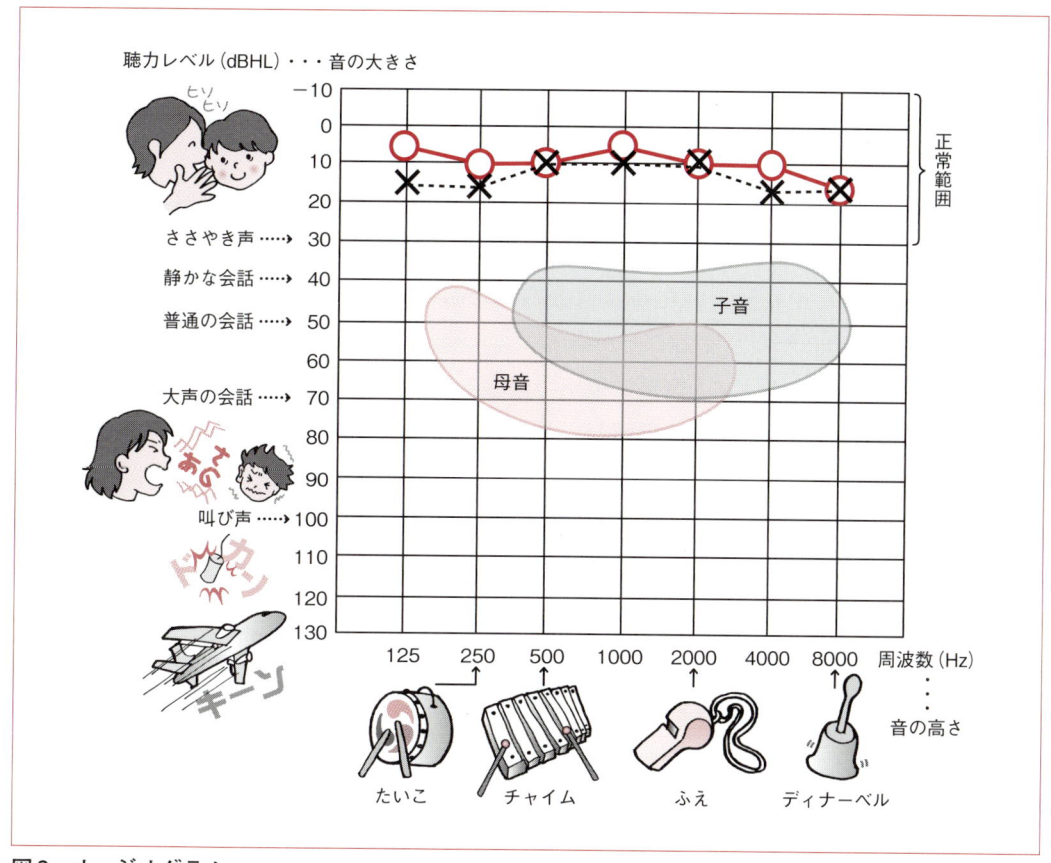

図2　オージオグラム

日常の聞こえの情報を聴取したりして，より正確に聞こえ方を把握するよう心がける必要がある．

■聴覚障がいのある子どものオージオグラムの例とその様子

　一般的には，聞こえにくさの程度が軽ければ大したことはなく，重ければきびしいと思われがちである．しかし，「難聴」に限っては，必ずしもそうではないケースがしばしばみられる．難聴は，聞き取りだけでなく幼児期の言葉の発達と密接にかかわっているため，3歳までの保護者とのコミュニケーションの充実の程度がその後の言語発達に重篤な影響を及ぼすことがある．早期に発見され，適切な対応がなされる場合が多い高度～重度の聴覚障がいのある子どもに比べ，軽度～中等度の場合には，発見が遅れ，問題を抱えたまま成長しているケースが多くみられる．

　※分類は，WHO聴覚障害等級表より（数値は，平均聴力レベルを表す）

▶軽度難聴（26〜40 dB : mild）

　図3のような聴力レベルの子どもは，目立った発音の誤りがなく，病院で「心配ない」と言われるケースもあり，そのままになってしまう場合がある．しかし，次のような問題を抱えている場合がしばしばみられる．

- 話し合い活動中など，教室の騒音が大きい場面では，会話の聞き逃しが多い．
- 聞き取れていない場面も多いが，本人も家族もその自覚が薄いことがある．
- 授業中に，ぼんやりしていたり，「自分の都合のよいことしか聞いていない」「注意が散漫」ととがめられたりすることがある．
- 聞き逃しが多いため，対人関係に敏感で緊張しやすいことがある．

　自分の聞こえ方の特徴を正しく理解し，必要に応じて聞き取りや読話の練習，補聴器の装用の検討が必要である．

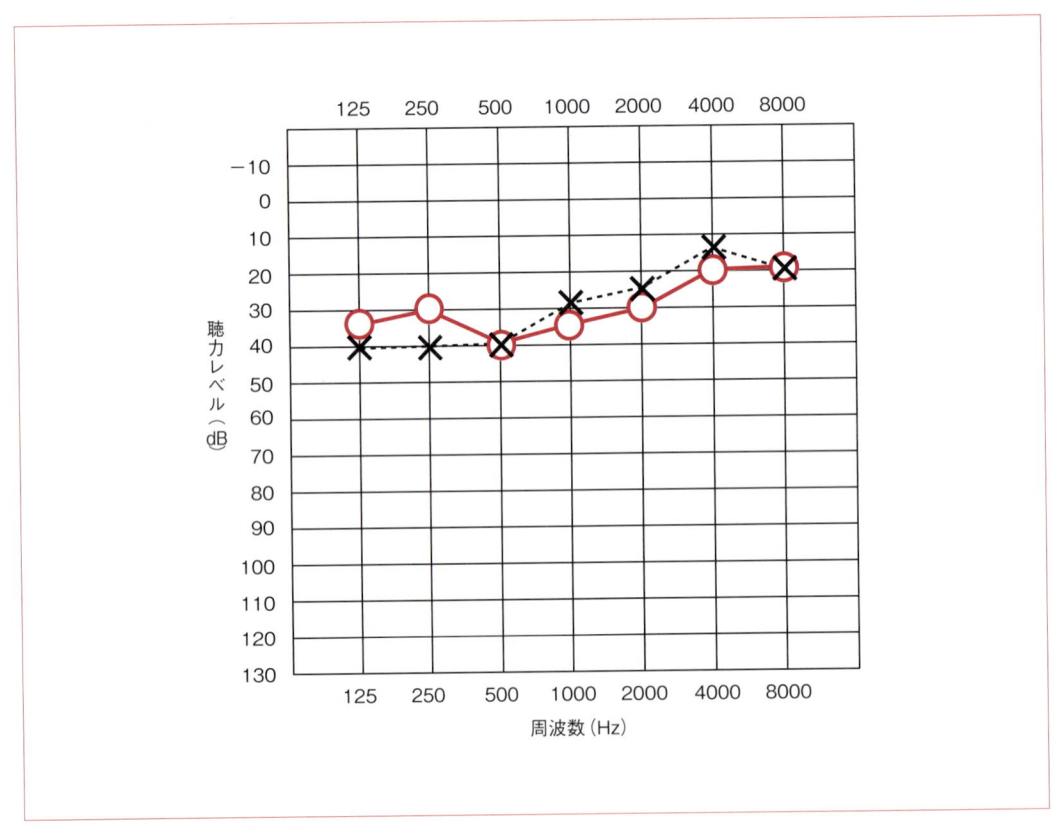

図3　軽度難聴のオージオグラム

▶中等度難聴（41〜60 dB：moderate）

図4のような聴力レベルの子どもは，1m程度離れての会話なら特に困難なく理解できている場合も多い．しかし，学校では，小声や遠くの声や顔が見えない状態での言葉かけなどに，聞き誤り，聞き逃しが多くなる．発音に誤りがみられるケースもある．

補聴器をつけると聞き取りが改善されることの多い聴力レベルである．しかし，家庭内でのコミュニケーションが比較的スムーズにできてしまうため，自己や周囲の「障がいへの受容」という心理的な適応や環境面の理解や改善がすすみにくい．また，補聴器をつければ万事解決ではなく，細かな補聴器の調整，場に応じた活用方法の学習，身近な人々の理解をていねいに行うために継続的な専門機関の支援が必要である．

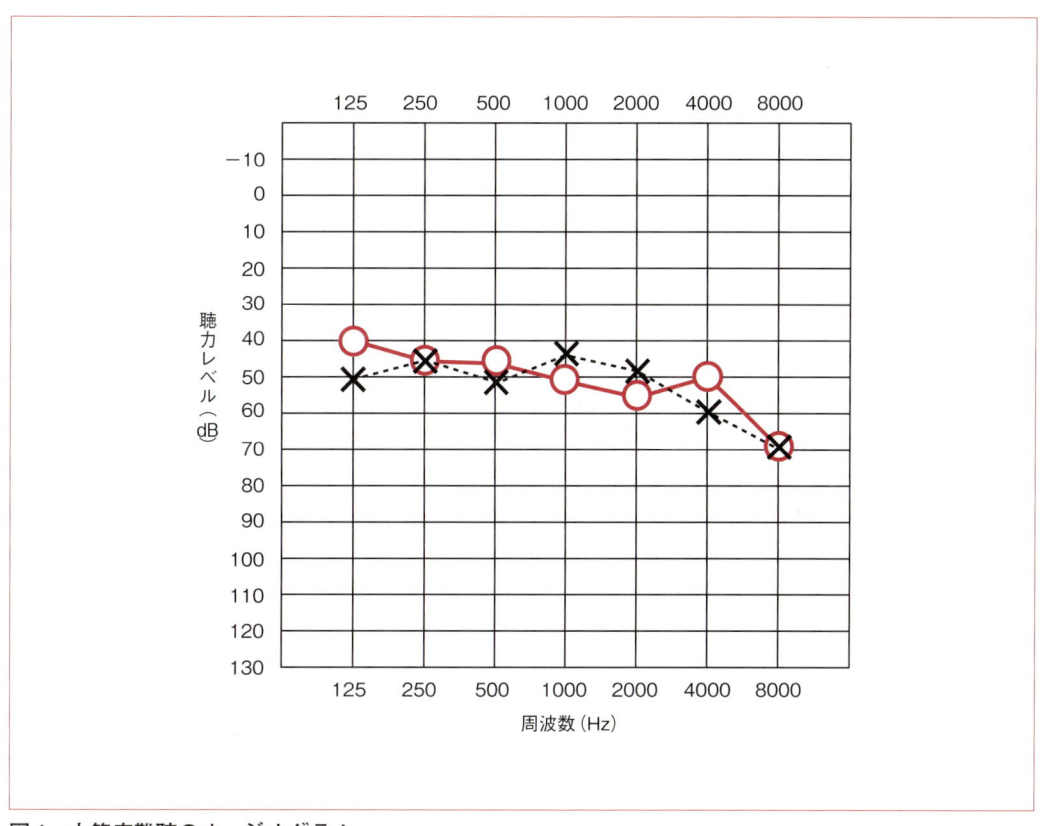

図4 中等度難聴のオージオグラム

■高度難聴（61〜80 dB：severe）

　図5のような聴力レベルの子どもは，特に大きな声の会話なら理解できるが，集団での話し合い活動などでは相当の困難が予想される．言葉の力にも未熟さがみられたり，不自然な発声や発音の誤りが目立ったりすることもある．

　また，言葉についての学習を特別に行う必要がある．補聴器を装用し，聴覚学習を積むことで，母音と子音の一部は聞き分けることができるようになり，イントネーションや韻律情報を手がかりに聞き取りの力を改善することができる．しかし，読話に頼ることが多くなる．聴覚学習や言語学習を行いながら，聴覚言語コミュニケーションが中心の難聴学級での指導がよいのか，手話を活用し，視覚情報の受容に十分配慮した特別支援学校（聴覚障がい）がよいのかを慎重に検討していく必要がある．

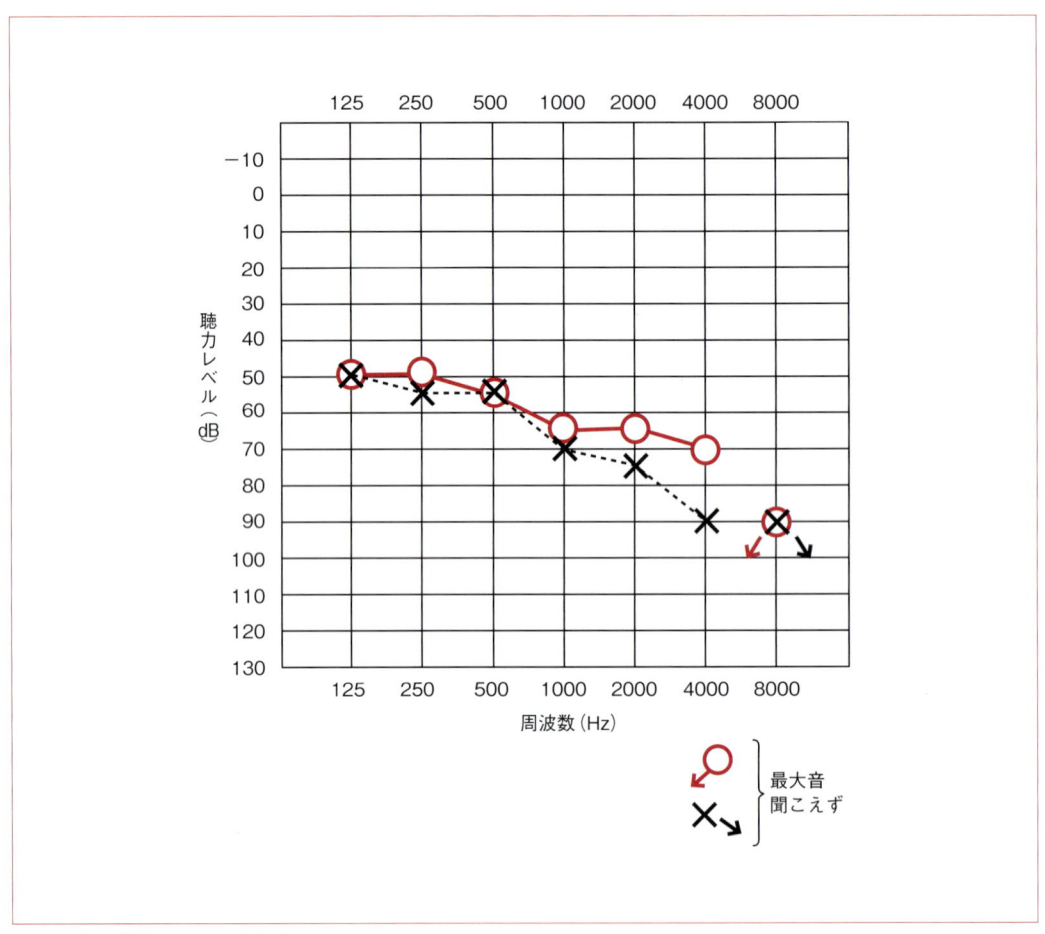

図5　高度難聴のオージオグラム

各論 14-2. 視覚・聴覚障害

> **memo 韻律情報**
> 韻律とは，音声において，文字に表され一音一音を表す「音韻」に対して，複数の単音にまたがるもので「プロソディー」とも表現される．抑揚やリズム，テンポなど，文字には表されないが日本語を日本語らしく特徴づけているものでもある．話し手のアクセントや話題の焦点の所在を伝達したり，個性や感情など非言語的な情報をも伝達したりする．

▪重度難聴（81 dB～：profound）（聾を含む）

図7は，重度難聴のオージオグラムである．早期に発見されることが多い．保護者援助を早い段階から開始し，専門の教育機関で聴覚補償を検討しながら，視覚情報を中心とした言語指導を重点的に行うことが必要である．補聴器だけに頼ることは困難だが，音声の強弱長短，リズムなどの韻律情報の一部は知覚できることもある．それと併行して読話や文字，手話などさまざまなコミュニケーション手段をフルに発揮できる力を育てることが大切である．

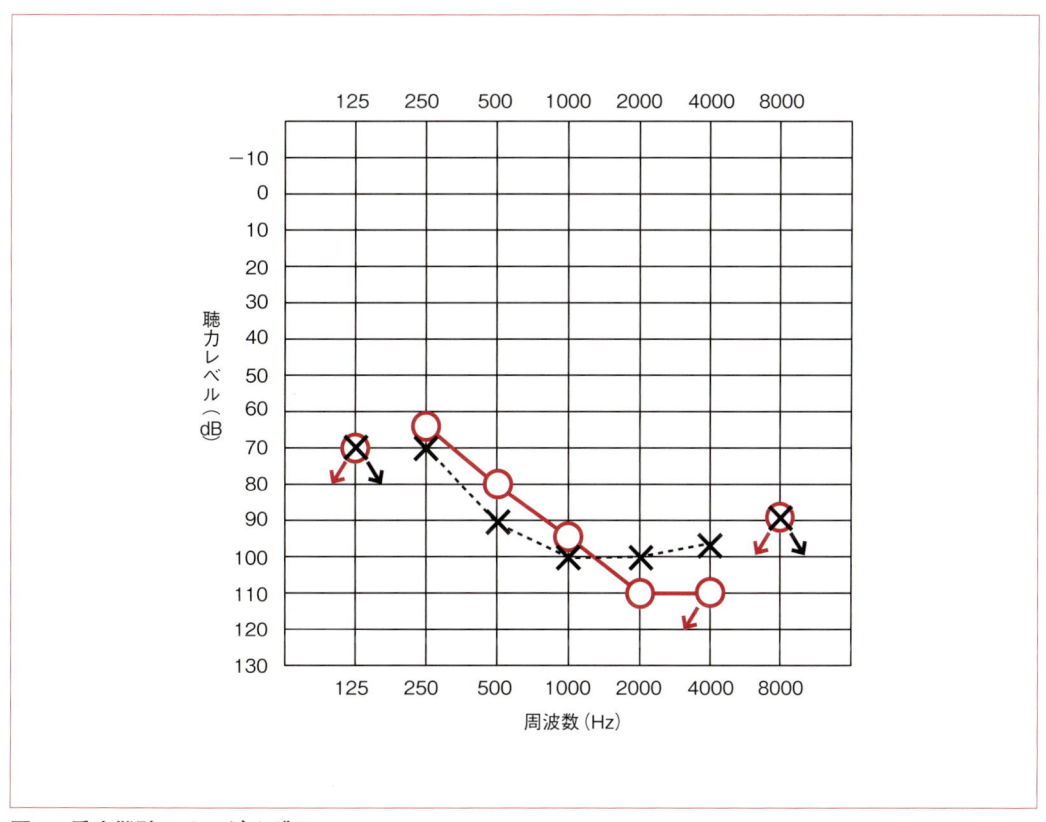

図7 重度難聴のオージオグラム

その他の難聴

高音急墜型の難聴

図8は，低音域は正常範囲内だが，高音域になると急に聴力の低下がみられる．そのため，子音の|s|や|k|などが聞きとりにくくサ行音やカ行音などが歪んで聞こえる．言葉を誤って覚えていたり，発音の一部が不明瞭だったりすることがある（図2参照）．

低音域が聞こえているため，日本語5母音は聞き取りやすい．軽度難聴と同様，乳幼児期の家庭内でのコミュニケーションはスムーズなことが多く，家族も本人も気づくのが遅れることがある．特に日本語では，欧米の言語（例：英語のsw<u>ee</u>ts，dr<u>i</u>nk）と違い，ほとんどの単語が子音＋母音で単音節となり，その組み合わせでできている（例：<u>o</u>k<u>a</u>s<u>i</u> おかし，<u>no</u>m<u>i</u>m<u>o</u>n<u>o</u> のみもの）ため，高音域が聞き取りにくくても，子音と母音間の渡りや母音を手がかりにそれなりに聞き取れてしまうこともあり，発見が遅れがちになってしまうのである．

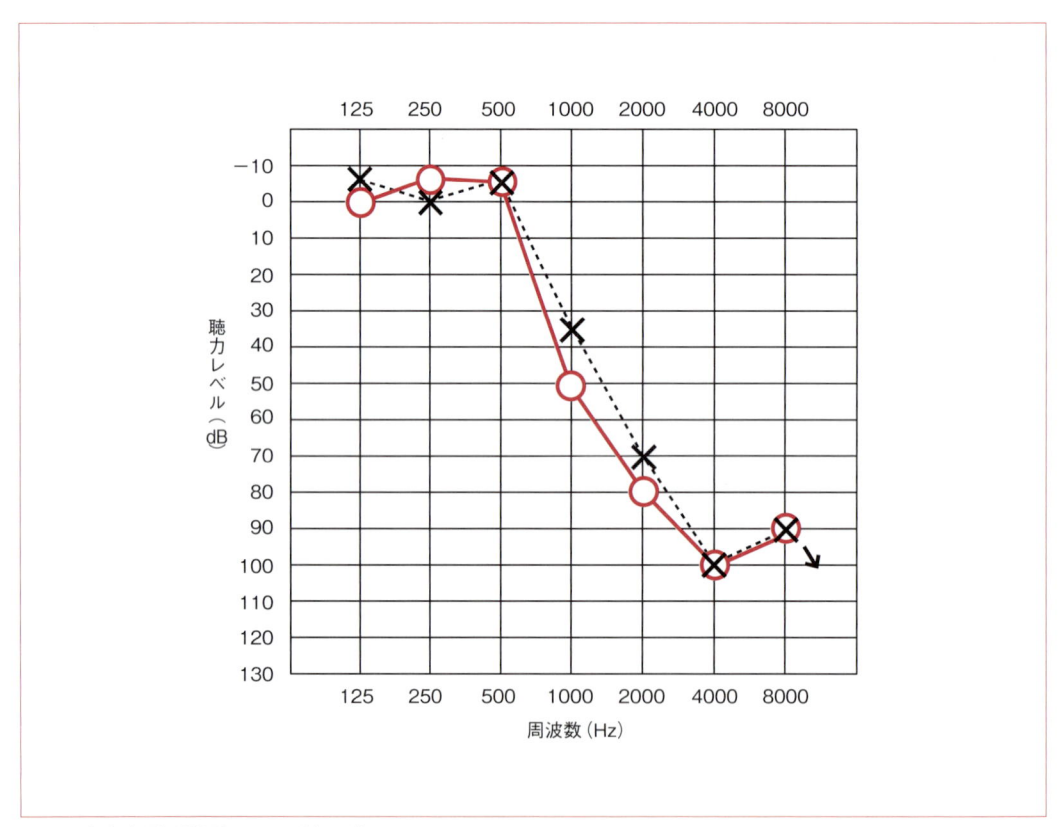

図8　高音急墜型難聴のオージオグラム

▶ 一側性難聴

図9のように片側だけが聞こえにくいというタイプの難聴がある．原因はさまざまだが，感音性難聴の場合が多い．片側の聞こえは正常範囲内の場合が多く，発見が遅れることがある．次のような様子がみられる場合がある．

- 音の方向がわかりにくい．
- ザワザワした騒音下で，聞き取りにくい．
- 学級会や話し合い活動など，多くの人が口々に話す場面で，聞き分けにくくなり，とても疲れる．
- 聞こえにくい側から話しかけられると，聞き取れず誤解が多くなる．
- 左右の聞こえ方の違いからか，体のバランスを取るのが苦手なケースもある．
- 「その日の体調によって聞こえに違いがある．」と訴えるケースもある．
- 思春期のころになると自分の聞こえ方について悩むこともある．成長の過程で，専門機関の支援を受け，自分の聞こえの特徴を理解し，聞こえを補う手立てを考えると効果的である．

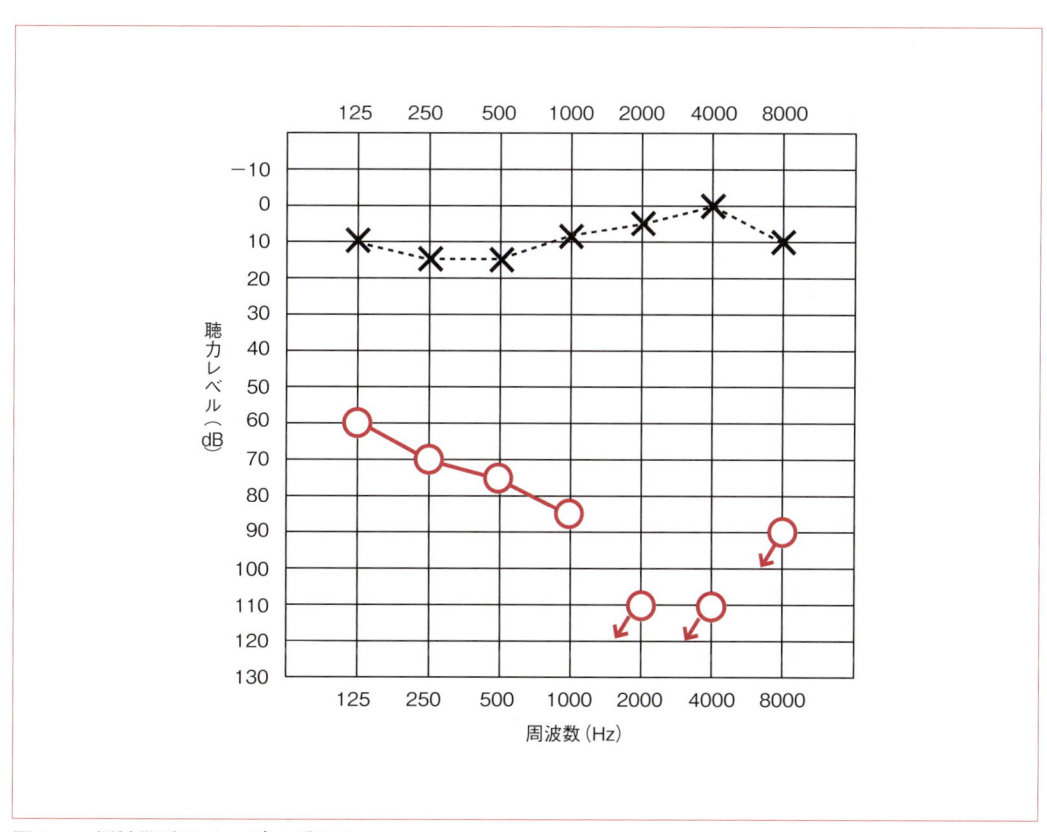

図9 一側性難聴のオージオグラム

■聞こえにくさを補うために

　聴覚障がいのある子どもたちは，聞こえにくさを補うために，補聴器（および人工内耳）を活用したり，手話によるコミュニケーションを行ったりしている．同じ聴力でも，聞こえにくさの様子や得意な情報処理の能力はそれぞれに異なるため，メインとして活用するコミュニケーションの手段も異なることが多い．

■補聴器について
▶ 補聴器ってどんなもの？

　図10のように「補聴器」という小型の機器を耳に装用して聞こえを補う場合がある．これは，静かな場所で1m以内の距離での対話を想定してつくられた機器である．このような特徴がある．

　○聴力型に合わせて器種を選び，調整することができる．
　○話し手との距離が近いほど効果的である．
　○話し手の声が大きくなるが，周囲の雑音も大きくなってしまうことがある．

▶ 人工内耳って聞いたことあるけど…

　人工内耳とは，手術によって，内耳の蝸牛に細い電極を埋め込み，聴神経を電気的に刺激して脳に伝え，聞こえを補助する器具である．最近では，小児でも手術によって人工内耳を装用するケースが増えている．多くの小児の場合，片耳に人工内耳，反対耳には，聴覚の保持のため従来の補聴器を装用している．

　日本耳鼻咽喉科学会では，次の条件に当てはまるケースについて，本人や保護者の同意のもとで，人工内耳の手術を行っている．

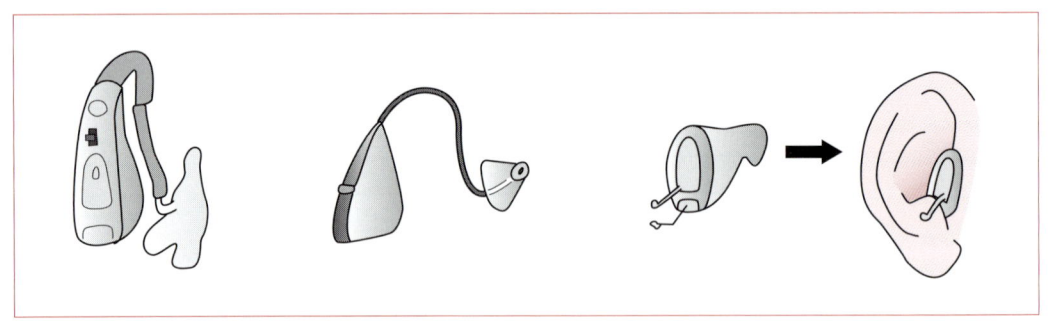

図10　補聴器のタイプ（耳掛け形　挿耳形）

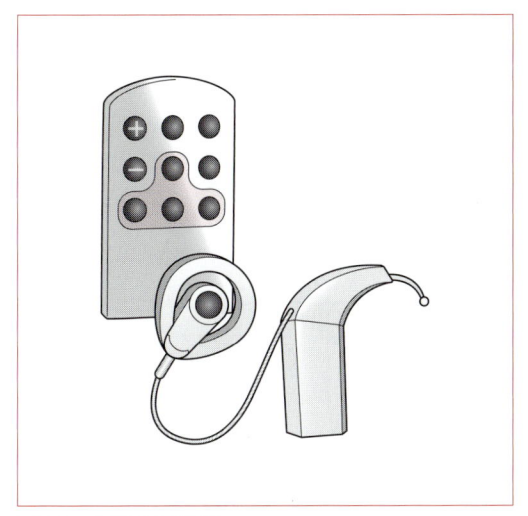

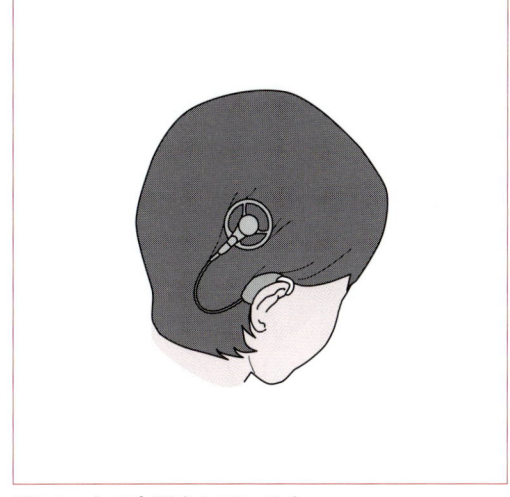

図11　人工内耳の例

図12　人工内耳をしている人

＜小児の場合＞
- 原則として，年齢が1歳6ヵ月以上である．
- さまざまな聴力検査で両側の聴力が90 dB以上である．
- 最適な補聴器の装用下での療育を少なくとも6ヵ月以上行っても，補聴器の装用のみでは言葉の獲得が不十分と予想される．

▶ **補聴器（人工内耳）をすれば，すべて解決？**

従来の補聴器でも，人工内耳でも，装用すると次のように聞こえるようになる．
- 今まで聞こえなかった音に気づくようになる．
- 自分の発音が人に伝わりやすいように，気をつけるようになる．

しかし，以下のようなものは，とても苦手である．
- ひそひそ声　・虫の鳴き声　・電子レンジの電子音
- スピーカーからの大きな音
- ガラス，金属などがぶつかる音　・喫茶店などザワザワした中での話し手の声（図13）

また，次のような特徴がある．
- メガネと異なり，つければすぐに健聴の人と同じように聞こえるわけではない．ていねいに調整を重ねながら，聞き取りの学習を積み重ねて初めて言葉が聞き分けられるようになる．
- 聞き分けられるようになっても，歪んで聞こえることもあり，「7時」「1時」など，似ている言葉は聞き間違えることがある．
- 人工内耳は，片耳だけに装用していることが多いため，前述の一側性難聴のような聞こえ方をしている．
- 補聴器や人工内耳をしていても，その場の雰囲気や話し手の口形など，視覚的な情報は欠かすことのできない手がかりとなる．

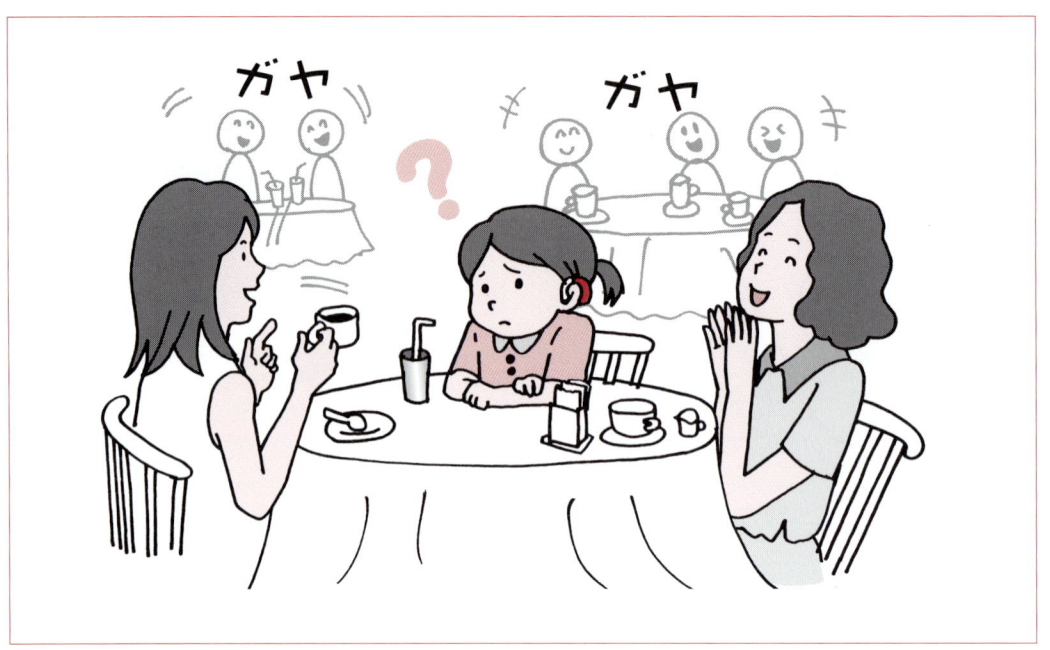

図13　補聴器が苦手なもの

▶手話について
　聴覚に障がいのある方のなかには，補聴器による聴覚活用を中心に言語活動を行っている方だけでなく，手話を中心に言語活動を行っている方も数多くいる．以前は，地方ごと，ろう学校ごとに，言葉の表現の仕方に違いがみられたが，近年は互いに交流を積み重ね，共通の手話を育てており，語数も数万語に充実してきている．

　わが国には，古くから聴覚障害のある方の間で使われてきた「日本手話」（語順が日本語と異なる）と，教育の場を中心に日本語の文法に対応して使用される「日本語対応手話」がある．聴覚に障害のある方と聞こえる人とのコミュニケーションには，これらの手話の中間的なものが使われることが多い．

　聴覚に障害のある方は，手話やその文化を大切にしている．使用している言葉は，言葉としては聞こえる人が使っている日本語に翻訳できるものが多いが，バックグラウンドとなる語感やニュアンスは，微妙に異なることがある．聞こえにくい成人の方とコミュニケーションを取るときには，互いの背景にある文化を理解し，言葉のもつニュアンスをわかり合うことが必要である．

■心がけたいこと

▶子どものコミュニケーション手段の尊重
　私たち，聞こえる人にもそれぞれの国や地域の文化があるように，聴覚に障害のある方にも，文化がある．そして，子どもたちはそれを背景として，自分を取り巻く家族や自分の聞こえ方，教育のされ方などによりさまざまなコミュニケーション手段をもっている．

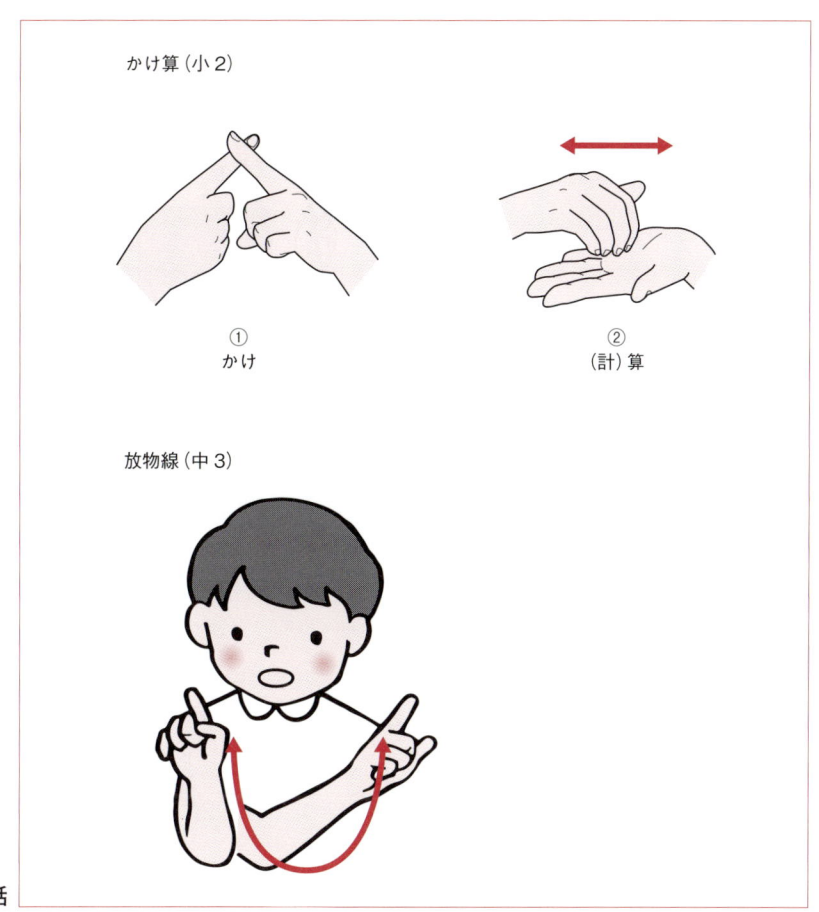

図14 学習用語の手話

かけ算（小2）
① かけ
② (計)算

放物線（中3）

　聴覚障がいのある子どもと接するときには，保護者や本人の背景にある文化や考え方にじっくり耳を傾け，そのコミュニケーション手段に最大限の尊敬の念をもって接することが大切である．そのことが，その子どもの人格そのものを大切にすることにつながり，よりよい信頼関係を築くことの基礎となる．自分の言ったことが正しく伝わったかどうか不安なとき，また子どもが一生懸命伝えようとしてくれたがよくわからなかったときに，相手に気を遣ってあいまいに受け答えすることは，最も不信を買うことになる．率直に，自分の理解度を伝え，互いに伝わったこと，わからなかったことを確認し合うことがその後のコミュニケーションや信頼関係をスムーズにする．

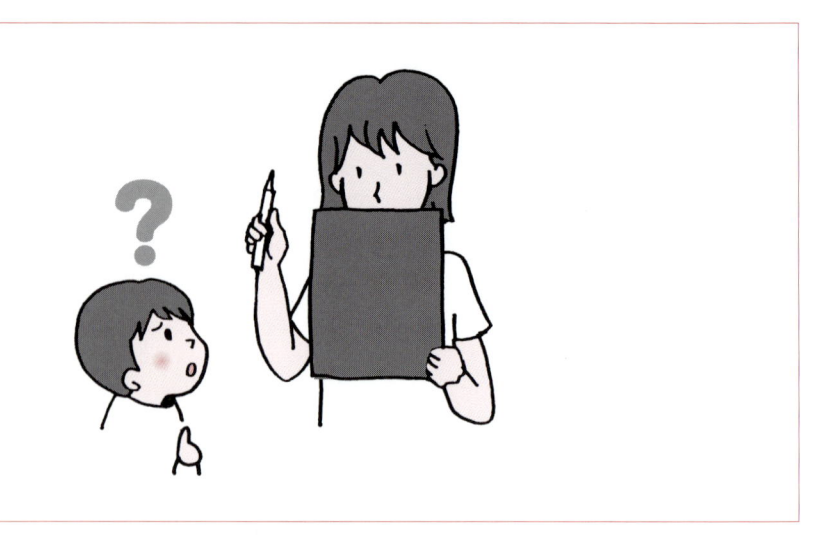

図15　口形を見せる

Advice

聴覚に障害のある保護者と接するときに…

　前述のように，聴覚障害のある方がバックグラウンドとする文化には，聞こえる私たちとは異なる考え方や概念も含まれている．そのため，言葉や筆談でのやり取りで，そのときは正確に伝わったと思っても，実は微妙な内容やニュアンスは誤って伝わっていることが少なくない．

　子どもの保護者に，重要な内容や微妙な内容を伝えたいときには，このことが後々，大きなトラブルになる例もあるので，必ず互いに複数で話し合い，紙に書いて視覚的に内容を確認するようにしたり，面倒でも，聞こえにくい人たちの考え方や文化に精通した専門の手話通訳士などに依頼したりして，ニュアンスも含めて正確にやり取りすることが大切である．

■子どもとやり取りするときには

聴覚障がいのある子どもと直接やり取りをするときには，音声や文字の言葉以外に，できるだけたくさんの視覚的な情報提示を工夫し，次の点に気をつけるとよい．

① **口形を見せる**

すべての子どもができるわけではないが，口形に注目しながら，話を聞いているケースがある．「日本語は，顎でつくる」といわれているように，顎の動きは口形を読むうえで大切な手がかりになる．

図15のように話し手は，顔が陰にならないように気をつけて，顎も子どもからハッキリ見えるような服装や角度で話しかけると効果的である．

② **実物を示す**

図16のように，音声のみで働きかけるのではなく，実際にそのものを操作しながら話

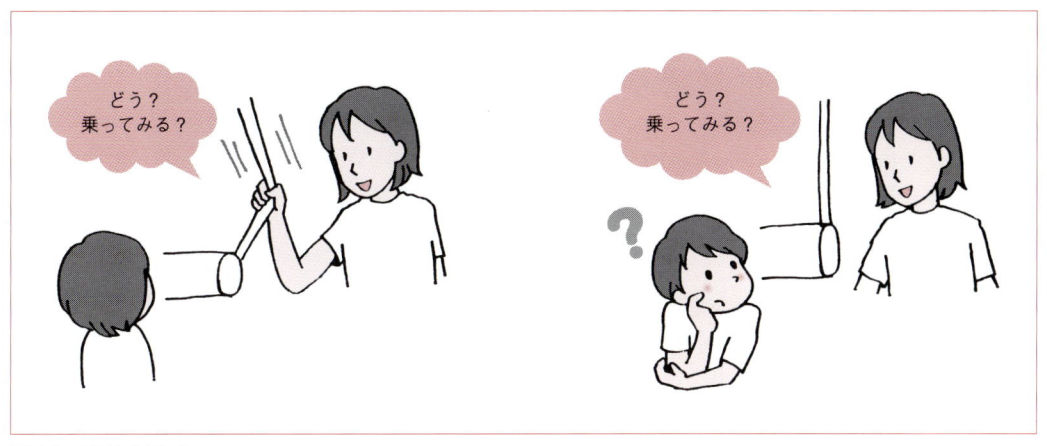

図16 実物を示す

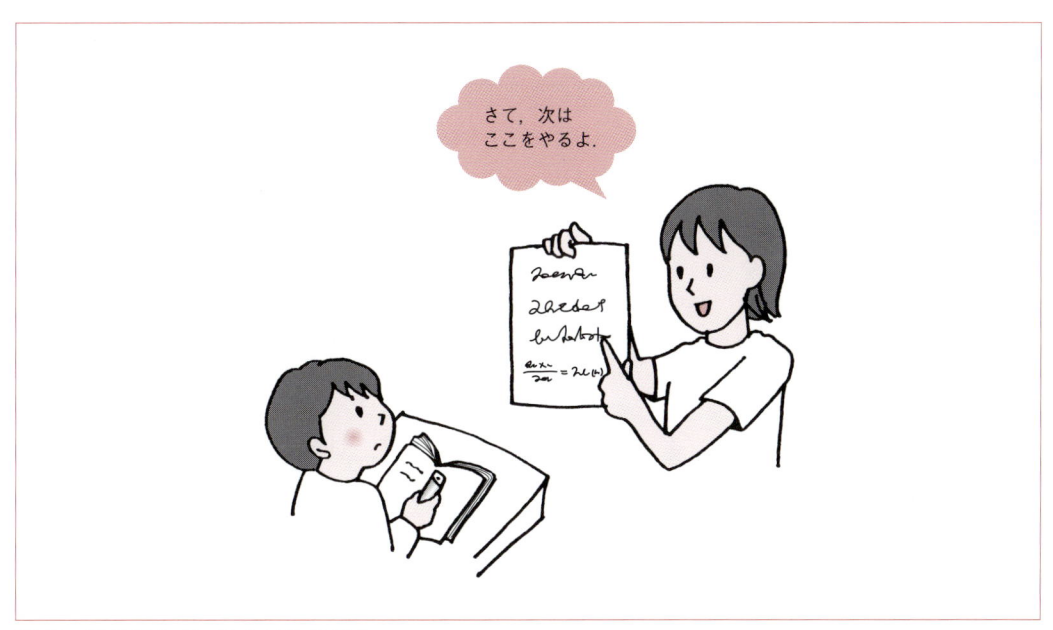

図17 取り組んでいるところを示す

しかけると,子どもの理解は格段によくなる.

③ **今,取り組んでいるところを示す（図17）**

私たちは,話題などの切り替わりに「さて」「では」などと無意識に言っていることがある.しかし,聴覚障がいのある子どもはこの言葉に気づかないことが多い.

話や作業の転換時には,今取り組んでいるところを黒板やプリントに掲示しておき,時々示して確認するとよい.

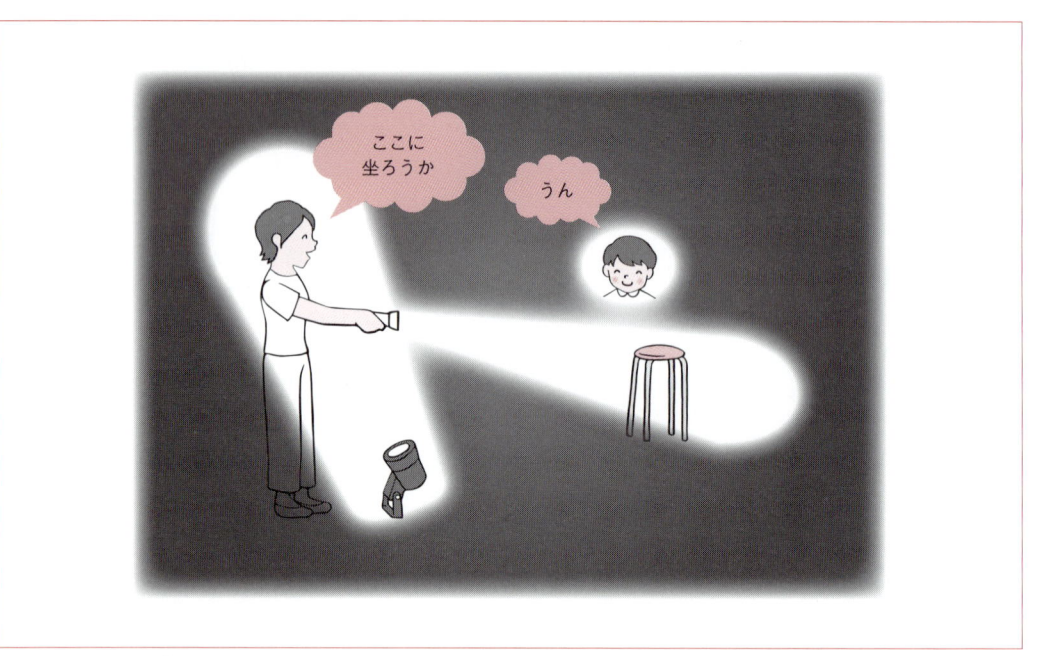

図18　明かりを当てるときは

▶平衡感覚への配慮
　耳の中では，音を感じる器官である蝸牛でバランスを感じる三半規管がつながって存在する．そのためもあってか，聴覚障がいのある子どものなかには，バランスを取るのがとても苦手なケースがある．この場合には，少し不安定な足場でも極端に怖がったり，転んでしまったりすることがある．また，ついうっかりものにぶつかったり，ほかの子どもにぶつかったりすることもある．まっすぐに走れなかったり，目を閉じさせるとひどくバランスを崩してしまったりすることもあるので，怪我をさせないよう配慮が必要である．特に，鉄棒や平均台などでは，目を閉じての動きには注意が必要である．
　また，聴覚障がいのある子どもは，多くの情報を視覚に頼っている．暗闇や夜間など薄暗い環境下では，視覚情報が入りにくいうえ，前述のようなバランスの取りにくさがあるため，本人が強い不安感を感じたり，大変危険だったりすることがある．学習活動や検査・指導場面で急に暗転することは避け，前もって予告をしてから暗くする．不安を感じたらすぐに訴えるよう伝えて，図18のように暗い中で説明や指示を出すときには，本人に明かりを当てるのではなく話し手やモデルに当て，注目しやすいようにして，常に安心感を与えるようにしておくことが必要である．

▶触覚の敏感さへの配慮
　これは筆者の個人的な感覚であり，すべての子どもがそうであるわけではないが，聴覚障がいのある子どもは，聞こえにくさを補うために，視覚だけでなく，触覚や嗅覚など聴覚以外の感覚を研ぎ澄まして生活を送っていることがある．そのためか，触覚がきわめて

敏感な傾向がある．触覚の弁別力が特に鋭いわけではないが，触覚のon-offにとても敏感な子どもが多いので，体に触れるときには配慮が必要である．体に触れるときには，前もって本人の視野の中で合図を送り，触れることを予告したうえで行うようにすると，子どもは安心するように感じられる．

Summing-up

- 難聴には，問題が起きた箇所によって，大きく分けて3つのタイプがある．
- 聴力は，オージオグラムによって表される．オージオグラムの型によって，聞こえ方や不便さ，配慮事項，教育の方向性に違いがある．
- 聞こえにくさは，ほかの障がいと異なり，軽ければ大したことがないとは言えない．発見が遅れたり，自己や周囲の者の聞こえについての正確な理解が難しかったりするため，問題を抱えたまま成長する場合がある．
- 聴覚障がいのある子どもとかかわるときには，子どもや保護者のコミュニケーション手段やその背景となっている文化を尊重しながら，ていねいにコミュニケーションを取ることが大切である．
- 平衡感覚，触覚などにおける特徴を個々にていねいに観察して把握し，配慮することが大切である．

参考文献

1) 東京都北区教育委員会：きこえの話．北区立赤羽小学校・王子小学校　言葉ときこえの教室，1992
2) 小川　仁 他 編：聴覚障害の診断と指導．講座言語障害児の診断と指導 第4巻，学苑社，1991
3) 子どもの補聴器．母と子の教室，小林理学研究所，1984
4) 学校の手話シリーズ．ろう教育の明日を考える連絡協議会，2004
5) 人工内耳の正しい理解　上手な使用法．人工内耳ガイドブック，日本コクレア，1995
6) 「いくおーる」聴覚障害に関する情報ブログ

（高橋克子）

各論

15 子どもの虐待の作業療法

Basic Standard

- 子どもの虐待をひとごとと思わない
- 虐待を受けた子どもとかかわるには，正確で深い理解が必須である
- 子どもの虐待の予防，早期発見，通告，治療，親支援，家族再統合の各段階に適切な評価とアプローチを行う

■ 子どもの虐待とはなにか

　児童虐待防止法では，「保護者」（親権を行う者，未成年後見人，その他の者で，児童を現に監護するもの）が「18歳未満」の子どもの心身を傷つけ，健やかな成長・発達を損なう行為を児童虐待といい，禁止している．虐待としつけの区別は常に悩むところであるが，あくまでも子どもの視点で，子ども自身が苦痛を感じているかどうかで判断する．たとえ親にとってはしつけでも，子どもが苦痛を感じていれば虐待である．

　子どもの虐待を英語では child abuse and neglect と表記し，abuse と neglect（養育の放棄）を分けている．日本子ども虐待防止学会でも学術誌名は「子どもの虐待とネグレクト」としている．

　ところで児童虐待防止法や，以下の関連する法律がいつ成立したか知っているだろうか．[児童虐待防止法，高齢者虐待防止法，障害者虐待防止法，DV防止法，動物愛護管理法]

　正解は，1973年・動物愛護管理法，2000年・児童虐待防止法，2001年・DV防止法，2005年・高齢者虐待防止法，2011年・障害者虐待防止法の順である．児童虐待防止法が諸法の先駆けとなったこと，障害者虐待防止法は最近成立したことがわかる．

memo 児童虐待防止法の歴史

　昭和初期に一度「児童虐待防止法」が成立している（1933年）．年少労働を禁止し，就学率を高めようというものであったが，戦後成立した児童福祉法（1943年）に吸収されて廃止された．現在の児童虐待防止法（2000年）は，国連子どもの権利条約（1989年），子どもの虐待防止センター設立（1991年）など民間団体の活動による関心の高まりを受けて成立した．

■ 虐待の分類をあげよう

　子どもの虐待の分類を表1に示す．4つの分類は単独で起きることはむしろ少ない．知っ

表1　子どもの虐待の分類

身体的虐待
首を絞める，殴る，蹴る，放り投げる，投げ落とす，熱湯をかける，熱湯につける，熱いものを押しつける，溺れさせる，逆さ吊りにする，縛りつける，布団蒸しにする，罰として食事を抜く，異物を飲ませる，戸外に放置する，子どもにとって危険な作業をさせる，など
ネグレクト
子どもに必要な…栄養を与えない，衣類を整えない，衛生状態を整えない，情緒的言動をしない，健康の維持に留意しない，医療を受けさせない，監督を怠る，教育を受けさせない，環境を整えない，など　遺棄する
性的虐待
近親姦，ペドフィリア，性的嫌がらせ，あらゆる形の性交，レイプ，性的サディズム，露出症，子どものポルノ写真・ビデオなどの撮影，子どもに無理やりポルノ写真・ビデオを見せる，子どもの売春に関与する，他人の性行為を見せる，など
心理的虐待
無視，差別，言葉の暴力，反社会的行為の強要，親の理想を過度に強要する，DVの目撃，拒否，孤立，恐怖を与える，見世物にする，など

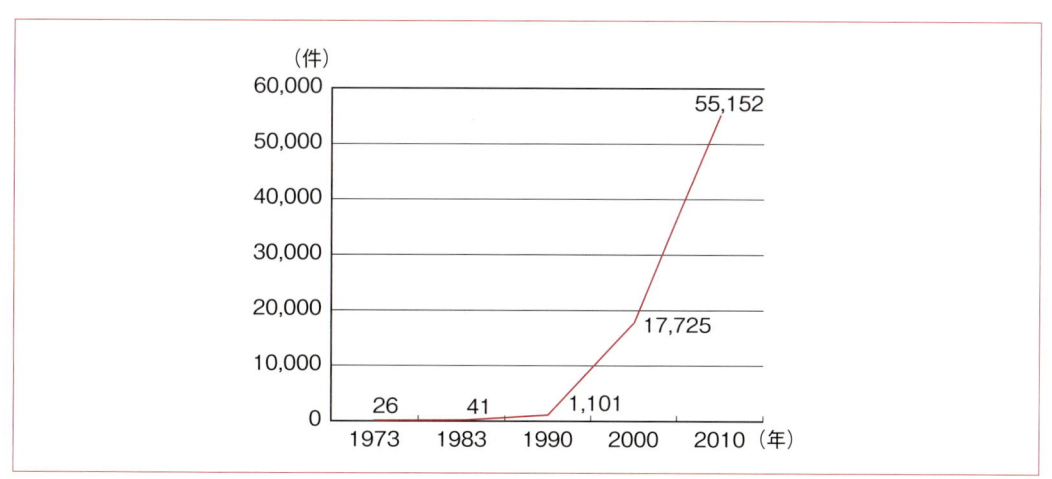

図1　子どもの虐待年間相談件数の推移（全国児童相談所）

ておいてほしいのは，性的虐待が最も発見されにくく潜在化しやすいため，長期にわたり被害を受け，重篤な後遺症につながりやすいということだ．筆者が講義で学生にどの分類を知っているか尋ねると，毎回最も出にくいのが，性的虐待であった．性的なことはタブー視され，否認されがちであることが端的に表れている．

ちなみに高齢者虐待防止・DV防止・障害者虐待防止の各法では，これら4分類に「経済的虐待」が加わる．

■虐待の相談件数を知ろう

子どもの虐待相談件数は，図1のとおり，増加の一途をたどっている．子どもの虐待に関心が集まりはじめた1990年頃から増加し，さらに2000年に児童虐待防止法が施行され

て急増している．潜在的な虐待が通告されやすくなったことと，虐待自体が増えていることが相まっているのだろう．今後の推移にも注意していきたい．

> **memo　アメリカの子ども虐待相談件数**
> 日本が年間約5万件であるのに対して，人口約2倍のアメリカは約300万件である．虐待自体が多いのに加え，医師などの専門職種は通告を怠ると罰金刑や懲役刑が科せられており，一般市民も州によっては刑罰がある．日本では児童虐待防止法で通告義務は定められているが，一般市民はもちろん，専門職種にも罰則規定はない．

■虐待はひとごとではない

虐待は誰にでも起こりうる．暴力の問題に関係のない人など一人もいない．もちろん，虐待者には家庭背景，経済状態，精神疾患などが，また子どもの側にも育てにくいといった要因がある．しかし，ひとごとだとは決して思わず，むしろ理学療法士・作業療法士も自分自身の暴力的態度やネグレクト傾向について自覚的であってほしい．

■虐待の世代間連鎖とは

子ども時代に自分がされたことを大人になって人にする．誰にでも経験があることだろう．同じように虐待も世代間で連鎖する．実際，子どもを虐待した人の90％は自身も子ども時代に虐待された体験がある．その一方で，虐待された人が全員虐待をするわけではなく，虐待をするのは3分の1という．残りの3分の2には，虐待以外の問題を抱えている人もいるだろうが，少なくとも虐待しないで子育てしている人たちがいる．この連鎖を断ち切るヒントと勇気を与えてくれる事実だ．

■評価項目から虐待が子どもに及ぼす影響の大きさを知ろう

子どもの虐待に関する評価項目と評価時のポイントを表2に示す．虐待が，粗大運動，巧緻動作，感覚，認知，心理，コミュニケーション，対人関係，セルフケア，遊びなど，あらゆる発達領域にさまざまな影響を与えていることがわかる．

> **memo　身体への影響**
> 低身長・低体重はネグレクトによる栄養不良で起こるが，栄養は十分摂っているにもかかわらず心理的虐待によって成長ホルモンが分泌せず，身体が成長しないという子どももいる．また，身体的虐待では消化性潰瘍の発症率が1.5倍，性的虐待では心疾患が1.5倍，ネグレクトでは糖尿病2.2倍，自己免疫疾患4.4倍というデータもある．

表2 子どもの虐待の評価項目と評価時のポイント

子ども（作業療法士が評価）	
覚醒	過覚醒，睡眠障害
粗大運動	全体的な発達の遅れ，運動量（多動，寡動），運動の質（不器用）
巧緻動作	対象物を触ろうとしない，不器用 未経験の動作の有無を詳細にチェックする 集中して取り組む経験自体の少なさが影響している場合も多い
感覚/感覚統合	感覚調整障害（感覚過敏，感覚鈍麻），行為機能障害（不器用） 特に触覚，視覚，聴覚は，虐待から身を守るために常に敏感であった影響が大きい
認知	短期記憶の苦手さ，注意の転動性，学習障害 自己中心的思考段階の子どもは虐待されたのは自分のせいだと認知する
心理	感情鈍麻，攻撃性，衝動性へのコントロールの弱さ，孤立，自信のなさ，PTSD
コミュニケーション・対人関係	言語面で特に表出の発達指数が低いことが多い 分離不安がみられない，初めての大人にべたべた甘える（無差別的アタッチメント） ささいなことで築かれた信頼関係が容易に崩れる（ディタッチメント） わざとのように大人の怒りを引き起こす言動をする（リミットテスティング）
セルフケア	未経験のセルフケアを詳細にチェックする．衛生面など 特に排泄は自立が遅れ，また不安によって自立が退行しやすい 入浴を怖がる，など虐待された内容が推測されることもある
遊び	探索，試行錯誤，想像，創造遊びの難しさ ひとり遊び，単純な遊びを繰り返し，発展しにくい チャレンジして成功する体験の少なさによる
子どもを取り巻く環境（他職種・機関との情報共有による）	
子ども	社会的場面での様子：保育園・学校での暴力・暴言，急激な言動の変化
虐待者	コミュニケーション，対人関係，社会生活技能の状況 発達障害，知的障害，精神疾患など疾患・障害の有無と程度，受診の状況 虐待者自身が虐待された体験の有無など原家族の状況
ほかの家族	虐待者が母の場合，父との関係，父の家族内役割，仕事の有無，経済状態 きょうだいが虐待されている/いた事実の有無
社会資源	祖父母・近隣の人など人的資源，家屋・居住地域など物理的資源 虐待状況の把握のされ方，関係している人・機関（民生委員，保育園・学校，子ども家庭支援センター，福祉事務所，児童相談所，保健所，医療機関），など キーパーソン

■虐待を受けた子どもと家族への支援の流れ

予防，早期発見，通告，早期介入，治療，親への支援，家族再統合という各段階で，子どもと家族への支援が行われている．

▶予 防

日々の臨床での作業療法実践はもちろん，乳幼児健診，保育園巡回相談，学校での専門家支援，親や保育士・教員への研修など，すべてが虐待の予防につながっている．理学療法士・作業療法士自身がそれを自覚することが大切である．

▶早期発見と通告

児童虐待防止法で,「児童の福祉に職務上関係のある者」つまり理学療法士・作業療法士は,虐待を発見しやすい立場にあることを自覚し,早期発見に努めること,と定められている.そして「虐待を受けたと思われる」つまり確証がなくても可能性がある段階で通告すること.さらに,守秘義務は「通告義務の遵守を妨げるもの」と解釈してはならない.

▶子どもの治療

虐待を受けた子どもを対象に行われた研究では,約7割の子どもに何らかの感覚統合障害があった.またPTSDと触覚,聴覚,視覚の感覚受容の偏りの問題に強い関連性があった.虐待の予防と早期発見・介入を行う子ども家庭支援センターや,保護された子どもが暮らす児童養護施設でも,感覚統合アプローチへのニーズは非常に高くなっている.

▶親への支援

虐待を受けた子どもの治療かそれ以上に,虐待した親への支援も難しい.施設で子どもに直接かかわるスタッフが親にもかかわると,どうしても加害者として見てしまい,親もそれを敏感に感じ取る.子どもにかかわるスタッフ(施設)と,親にかかわるスタッフ(施設)をはっきり分けることで,親は自身の問題に向き合える.虐待を受けた体験のある人なら治療的グループなどでの育ち直し,親子グループでの育児の成功体験などが有効である.

▶家族の再統合

虐待を受けて分離・保護された子どもと虐待者である親が,もう一度一緒に暮らす家族の再統合を,最終的に目指す.上記のアプローチをしないままの安易な再統合は,虐待の再発を防げず,起こしてはならない悲劇を招く危険性が高い.

■虐待を受けた子どもとかかわるための基礎知識

虐待を受けた子どもについての正確な理解がないと,意味ある評価と治療ができない.それどころか,子どもの状態を悪化させ,自身の意欲をも低下させてしまう危険性がある.

- 虐待を受けた子どもが,初めて会った大人にべたべたと愛着を示すことがある(無差別的愛着/アタッチメント).かわいい子だな,などと思いながらかかわっていると,ひょんなことで今までの関係がなかったかのように大人から急に離れたり敵意を向けたりする(ディタッチメント).
- 攻撃性が高く,怒りの感情が溢れ出てコントロールできない.
- 大人を怒らせるような言動を繰り返し,大人の忍耐の限度を試す(リミットテスティング).
- 自己概念の障害があり,自己評価が低い.

かかわる大人はこのような子どもに嫌悪感をもち,結果的に子どもと虐待関係を繰り返

してしまうかもしれない．また，子どもに嫌われてしまった，と無力感を感じ，自分にこの仕事はできない，と燃え尽きてしまうこともありうる．

人は生まれてすぐ特定の大人と愛着の土台をしっかり形成すると，ほかの人びとには人見知りをしながら，徐々に対人関係の世界を広げていき，多少の困難があっても自分の存在は揺らがないのだという自信をもって生きていく力を育む．虐待の影響とは，この愛着形成が十分できていないことにほかならない．危険で不安な世界を，自分の存在が揺らぎ続けているまま生き抜くには，身につけざるをえなかったサバイバル技能ともいえる．

虐待を受けた子どもとつきあうには，リミットをテストされていることを自覚しながら，一人で抱え込んで燃え尽きてしまわないよう，そのつらさをスタッフ同士お互い語り合って支え合うチームが絶対必要になる．

- PTSDの子どもは，トラウマを遊びの中で繰り返し表現する（ポストトラウマティックプレイ）．虐待を受けた子どももPTSDの状態にあり，性的虐待を受けた子どもが，人形同士セックスをさせたりすることがある．子どもが自分ではどうしようもなかった被虐待体験を，遊びの中で体験を自らコントロールしようとしているといわれている．ポストトラウマティックプレイと思われる遊びが見られたら，ただやめさせるのではなく見守る．そして精神科医や臨床心理士と情報を共有していく．

> **memo　脳の形態や機能の特徴**
>
> 近年進んでいる脳研究では，虐待を受けた子どもについても脳画像上の所見が明らかになっている．たとえば海馬（短期記憶にかかわる中枢）の体積減少・賦活低下がみられる．海馬はPTSD，うつ，心理的ストレスで萎縮することがわかっている．また，前頭前野の所見は，多動や空間的・時間的な見通しの障害，衝動コントロールの難しさ，といった発達障害や気分障害，不安障害，摂食障害，物質関連障害などにつながる多大な影響を裏づけるものだ．

■評価と治療・援助の実際

虐待を受けた子どもと家族への支援の流れに沿って事例を提示しながら，評価から治療・援助の手順を示す．

なお虐待により頭部外傷や骨折など脳神経系や筋骨格系に損傷を生じて，身体障害をもつ事例が臨床では多い．また，発達障害と虐待の関連性が高い実態もわかってきている．重症心身障害，発達障害などの各項も参照されたい．

■早期発見と通告　虐待が疑われる子どもに出遭ったら

複数個所の上腕骨骨折で病院外来を受診したA君，3歳．発達全般の遅れもみられるため作業療法士が担当することになった．母親はケースワーカーと面談のため，子どもと一対一である．

観察：A君は表情が乏しく，身体を強張らせており，触られるのを極端に嫌がる．発達検査を行える状況ではないと判断し，玩具のある部屋の隅で一緒に過ごしながら，作業療法士とのコミュニケーションの取り方や新しい場面での探索のしかたから大まかな認知機能，対人関係，心理的側面をみていく．ぼーっとしている様子だが，作業療法士が少し動くたびにびくっと体を震わせる．玩具に手を伸ばすこともなく時間が過ぎる．作業療法士が「腕，痛いね」と話しかけると目を合わせてごく小さくうなずく．顔面に複数の擦過傷が見られ，衣服の汚れが目立つ．

評価結果とアプローチ：作業療法士の話を理解しており，発達に大きな遅れはない．反応の過敏さや衣服の汚れから身体的虐待によるPTSDが疑われると評価し，作業療法終了後，医師，ケースワーカーなどと情報交換し，児童相談所に通告すべきと意見を述べる．また記録のためA君の写真およびビデオを撮っておく．

■子どもへの作業療法（その1）　歩けない？　歩かない？

保護の継続のため乳児院から児童入所施設に入所したばかりのBちゃん，4歳．軽度痙直型両麻痺．入所前の情報では，自宅に外泊中に擦過傷ができ，つかまり歩行できていたのが全く動かなくなった，という．

観察：入園して間もなくより，スタッフの励ましやほかの子どもの動きにつられつかまり歩行ができるようになる．反張膝，ワイドベースで慎重に歩く．介助を外して独歩を促そうとすると，大声で「いや！」と泣く．ほかのセラピストがバランスボードの上に座らせて自分で動かざるをえない状況を作り，自発的な動きを待つが，大声で泣き続けている．作業療法士がBちゃんを抱き上げるとしがみついてくる．泣きやむのをゆっくり待って，ボードの上に置いておいたことを謝る．数日後，作業療法士が手をつなぐと歩くが，少しでも手を放そうとすると大声でいやがる，という状態は変わらない．

検査：田中ビネー知能検査（心理士が実施）IQ 47．特に言語課題に解答しようとしない．

評価結果とアプローチ：歩かないのは身体機能もあるが心理的な要因も大きいと評価し，独歩を決して強要しないことをスタッフ間で統一する．作業療法では歩くことを意識せず，つかまり歩きで物を人のために運ぶ，といった役割意識を活かした遊びをする．

半年後のある日，いつもの遊びの中でBちゃん自身が気づかないうちに独歩をする．したと気づいた瞬間全身に喜びをあふれさせて，作業療法室から居室まで数十メートルを一気にハイガード・ワイドベースで歩き，大勢のスタッフから喝采を浴びる．その日から独歩での移動となる．

■子どもへの作業療法（その2）　2年間の経過から

家庭から保護のため児童入所施設に入所して2年あまりのCちゃん，7歳．軽度知的障害．

▶ 5歳（入所時）

観察：Cちゃんは無表情でほとんど声を出さず，横目で人を窺っている．移動は四つ這

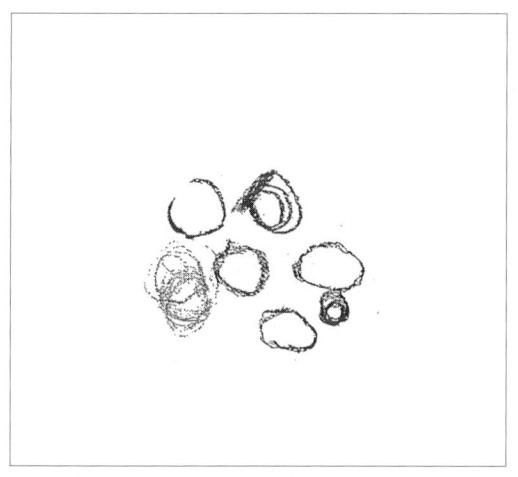

図2　事例Cちゃん　5歳　「目，耳，顔…」

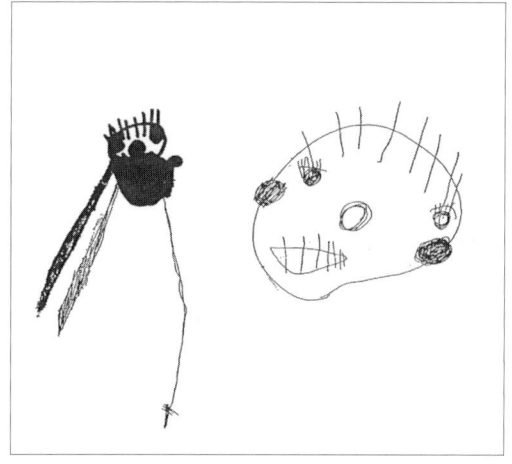

図3　事例Cちゃん　6歳　「○○さん（担当作業療法士）の顔」

いで，姿勢運動に異常パターンは見られないが，バルーンに乗せられると非常に怖がる．

　検査：新版K式発達検査の発達指数は姿勢・運動22，認知・適応42，言語・社会22，全領域33．非言語性知能検査であるグッドイナフ人物画検査はIQ 54（図2）である．

　評価結果とアプローチ：未経験による感覚統合体験の不足と，一人で取り組める検査の指数がよいことから，対人緊張により実力が発揮しにくい，と評価する．

　作業療法士がゆったりした雰囲気を作るようにしながら，四つ這いでのトンネルくぐり，三輪車を押しながらの膝歩き，玩具に向かってのつかまり歩きをする．2ヵ月後には独歩を開始する．操作遊びも，始めてから1〜数回でできるようになる．

▶ 6歳

　観察：Cちゃんは特別支援学校に入学して語彙が急激に増え，2，3語文の会話をする．作業療法の中で公園のすべり台にチャレンジするが，怖がっており，回数を重ねるたびに公園への足取りが重くなる．

　検査：新版K式発達検査で姿勢・運動38，認知・適応47，言語・社会53，全領域49．グッドイナフ人物画検査IQ 64（図3）．田中ビネー知能検査IQ 54（心理士実施）．

　評価結果とアプローチ：活動範囲が広がるとともに言語・社会面が特にキャッチアップしている．作業療法士の顔が笑顔で描かれ，基本的信頼関係が育っている．一方，感覚統合面では無理にチャレンジを促してはいけないことを再確認する．そこで，Cちゃんの好む机上の操作遊びと，怖がらないでできる階段昇降やボール蹴りを行う．

▶ 7歳

　観察：Cちゃんは自己主張をはっきりするようになり，ほかの子どもを容赦なく叩くことが目立ってくる．親しい大人と手をつないだり，手や顔にキスしたり，と濃厚な身体的接触を求めるようになる．

　検査：グッドイナフ人物画検査IQ 67（図4）．

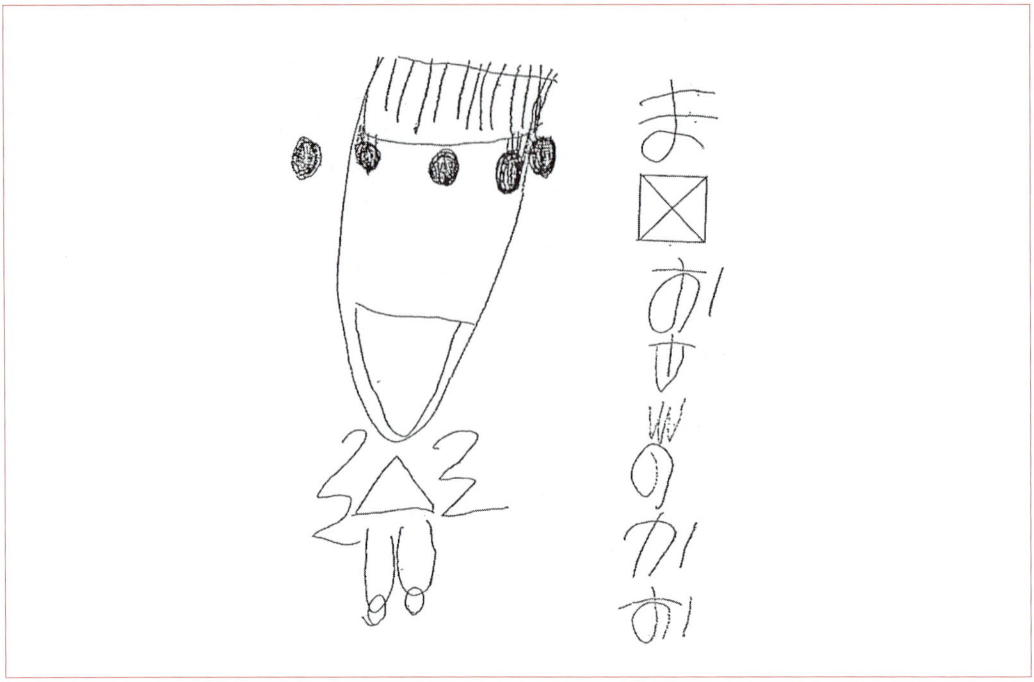

図4　事例Cちゃん　7歳「●●さん（大好きな看護師）の顔」

　評価結果とアプローチ：自己主張は自信の表れであり，ほかの子どもへの強い攻撃性はされてきた暴力と関係が深い．親しい大人には未体験の愛着行動を求めている．いずれも自ら働きかける力が強くなってきているといえ，まずはCちゃんの愛着の欲求を充足させるため，多くの触覚刺激を伴った感覚統合遊びを行うことにする．それまで怖がっていたハンモックに作業療法士に背負われて乗ると，大喜びして繰り返したがり，空中飛行機なども集中して行ううちに，ひとりでハンモックに乗って揺らして輪投げをするようになる．大きな揺れそのものを楽しむようにもなる．攻撃性に対しては，硬い粘土や重いものの持ち上げは苦手なため，固有受容覚を使った発散とは異なったアプローチを考える必要がある．

▶親への支援～親自身の快体験，成功体験を

　母からの虐待により保護目的で児童入所施設に入所しているDちゃん，4歳．

　他職種からの情報：母はスタッフの勧めにより施設の行事やグループ作業療法の見学を約束するが，当日になって「体調が悪いから」と断ることが続く．父は母の代わりに面会や見学にときどき訪れている．

　観察：ある日，父一人でグループ作業療法の見学に訪れる．父子ともに緊張してお互い近づかない．

　評価結果とアプローチ：父は母の代わりという受動的な行為ながら，見学に来ており，Dちゃんへの関心はある．グループでの身体を使った遊びは，モデルがいる安全な環境

で，触覚や前庭固有系の快刺激を父子ともに得ることができ，リラックスしやすい．そこで急きょ見学だけでなく，参加してもらうことにする．

父にDちゃんを膝の上に乗せて，手遊びを一緒にするよう促す．一緒に身体を動かし声を出すうちにお互い緊張がほぐれ，終了時にはDちゃんは父に抱かれて大声で笑い，父も満足そうな表情を見せる．その後も父は一人で面会に来ており，Dちゃんも父についてスタッフに楽しそうに話すようになる．

Advice

- 虐待か（？）と思ったとき，虐待を否認したい気持ちとのせめぎ合いになる．ほかのスタッフと相談しながら，焦らずしかも躊躇せず，子どもの視点で評価し，通告する．
- 評価は観察が主になるが，人物画は知的機能をはじめ，心理的状態を推測することに役立つ．検査では，子どもが理解しているはずなのに答えない，など実施中の様子も数値以上に重要な情報になる．
- 親も作業療法の対象者，ととらえる．親の評価も親中心になると，アプローチの方向性が定まってくる．

Summing-up

- 子どもの変化には，歩行やセルフケアのように短期間に大きく進むことと，対人関係，自信など，長期にわたることがある．子どもとの関係がなかなかできなくても，またいったんできた関係が崩れても，それこそが子どもの虐待へのチャレンジである．自責的になりすぎず，根気強く関係を作ろう．
- 疲れたときは，スタッフ同士の支え合いで乗り切る．チームなくして子どもの虐待には取り組めない．
- 作業療法が得意とする快体験，成功体験が子どもを，親を育てる（そして作業療法士自身をも！）．

文献

1) メアリー・エドナ・ヘルファ，ルース S・ケンプ，リチャード D・クルーグマン 編著（坂井聖二 監訳）：虐待された子ども 第5版，明石書房，2003
2) 杉山登志郎：子ども虐待という第四の発達障害，学習研究社，2007
3) エリアナ・ギル（西澤 哲 訳）：虐待を受けた子どものプレイセラピー，誠信書房，1997
4) 星野崇啓：被虐待児の愛着・トラウマと感覚統合障害との関連性に関する研究．児童虐待等の子どもの被害，及び子どもの問題行動の予防・介入・ケアに関する研究 分担研究報告書，2007
5) 三浦香織：被虐待児と家族への援助――症例を通して―．東京都立医療技術短期大学紀要 5：201-208，1992
6) 三浦香織，君塚直美：被虐待児の評価と援助過程．作業療法事例集，日本作業療法士協会，pp230-235，1996

（三浦香織）

各論

16 小児整形外科疾患の理学療法

Basic Standard

- 子どもの骨・関節の発達を知ろう
- 子どもと大人の評価や関わりの違いを比べよう
- 成長と発達のなかで気をつけることは何か
- 進行する時期や配慮の必要な時期を確認しよう
- 病気による障害が日常生活にどのように影響してくるかを考えよう
- 身体だけではなく，生活も見据えた治療方針を立てよう
- 育児や生活のなかでのワンポイントを確認しよう

■ 小児整形外科疾患を評価・治療するうえで必要なこと

▶ 子どもの骨・関節の発達

　骨は成長とともに大きさや形状が変化し，関節の形状も変わっていく．また，成長に加えて運動発達が骨や関節の発達に影響を及ぼしている．赤ちゃんは骨や筋肉を生まれもって誕生するが，その形状や仮骨は発達段階である．乳幼児期に，寝返りや座位，手-膝這い，立位，歩行と運動を獲得していくなかで，骨に荷重を受けて筋活動を繰り返すことで徐々に大人の骨や関節へと発達していく．

▶ 脊柱

　脊柱は，新生児では全体的に丸い．乳幼児期に運動発達を獲得して抗重力位をとるなかで，徐々に頸椎や腰椎の前弯がみられてくる．また，大人の姿勢の脊柱になるのは，成人期ごろとされている（**図1**）．

▶ 肩関節

　新生児の肩甲骨は，挙上・外転・上方回旋をとり，肩をすくめて頸が見えない姿勢となっている．新生児期は，胎児期の無重力下から重力下へと環境が変化したばかりで，筋肉は身体を支えられずに肩甲骨は翼状肩甲している．1ヵ月ごろより，重力下で手足を伸ばせるようになると，肩甲骨は内転・下方回旋へと少し変化してくる．また，3ヵ月ごろより腹臥位にて両肘支持が可能となり，さらに肩甲骨は下制・内転・下方回旋する．さらに，肘支持から手支持へと身体を起こした姿勢に変化するなかで，肩甲骨や肩関節は再び挙上をとり支持性が高まるとまた下制をとり，姿勢の発達段階の変化のなかで挙上と下制を繰り返していく．

　しかし，本来3ヵ月で下制する肩甲骨が高位に残った場合を，肩甲骨高位症（Sprengel

各論 ------ 16．小児整形外科疾患の理学療法

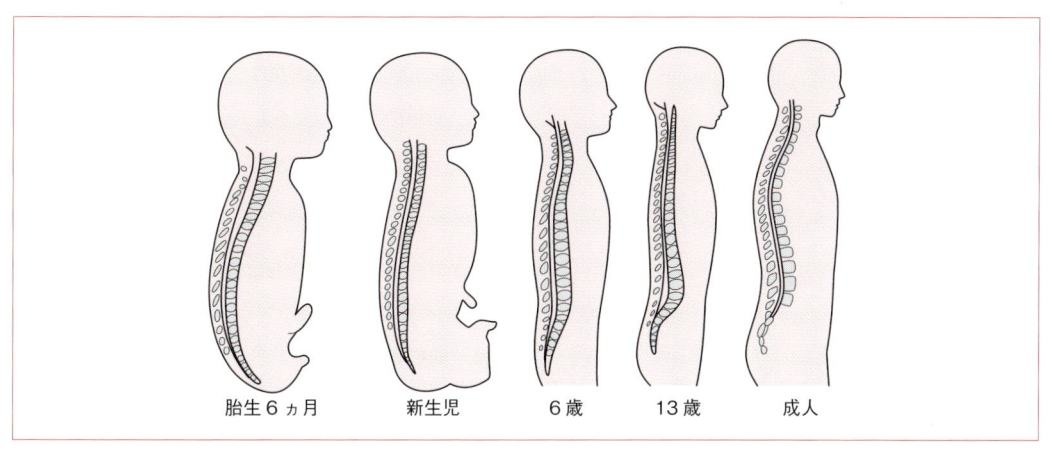

図1　脊椎の発達による変化

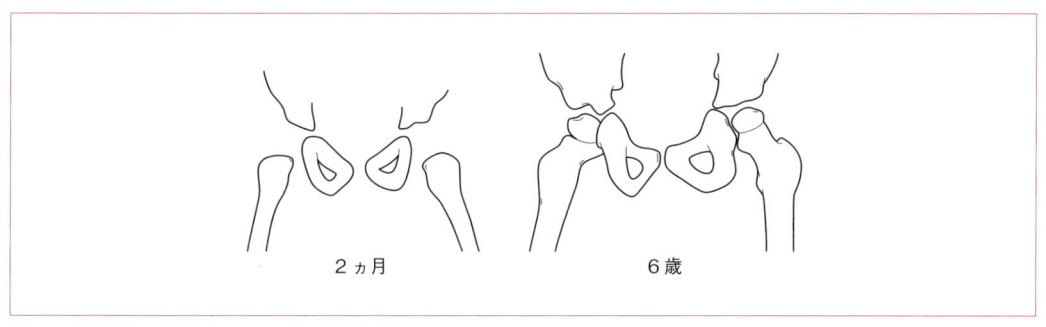

胎生6ヵ月　新生児　6歳　13歳　成人

図2　股関節の発達（レントゲン画像上）

2ヵ月　6歳

変形）といい，肩関節外転が制限される．

▶ 股関節

　股関節は臼蓋と大腿骨頭よりなる関節である．股関節は，臼蓋が大腿骨頭の2/3程度しか覆っていないため，不安定な関節である．そこを強靱な靱帯や筋肉で支えることで関節の安定性を高め，上半身の体重を受けながら姿勢保持や運動を行っている．

　新生児期から乳児期は，臼蓋が浅く（図2），大腿骨の頸体角（図3）・前捻角（図4）ともに角度が大きく浅く立っている外反股（図5）である．そこから，乳児期に運動発達を獲得していくなかで，股関節が荷重を受けると臼蓋に深みが出てくる．また，股関節筋群が収縮を繰り返して徐々に頸体角や前捻角の角度が増していくことで，臼蓋と大腿骨頭の適合性も増していく．

memo　評価の視点

肩関節，脊柱，股関節と関節を局所的に評価するのではなく，運動連鎖を考えて全身でみていこう．問題となっている関節は，ほかの関節からも影響を受けていることもある．

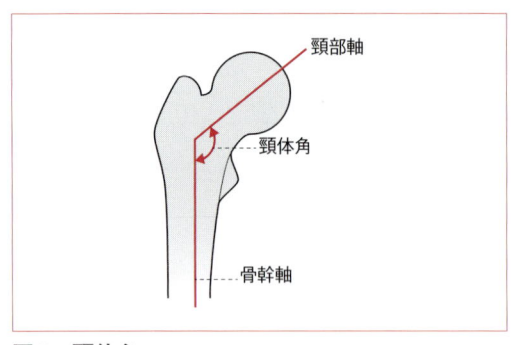

図3 頸体角
大腿骨骨幹軸と大腿骨頸部軸のなす角度. 生下時は約140〜150°, 正常は125°. 新生児では外反股だが, 成長とともに頸体角は減少し正常値に近づく.

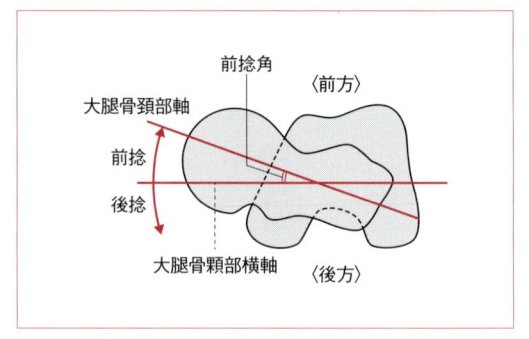

図4 前捻角
大腿骨頸部軸と大腿骨顆部横軸とのなす角. 正常10〜15°. 新生児では前捻角の値は大きいが, 成長とともに減少し正常値に近づく.

内反股
（頸体角＜正常頸体角）

正常

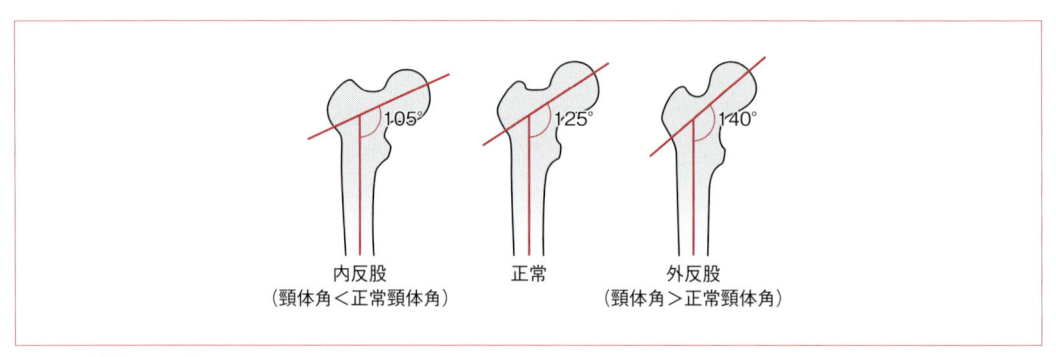

外反股
（頸体角＞正常頸体角）

図5 頸体角の異常

■異常発達より起こりうること

脳性麻痺など中枢性障害より起こる麻痺や染色体異常によくみられる低緊張が, 異常な運動発達につながることがある.

▶側弯

身体全体の麻痺による非対称な筋緊張や原始反射の残存などで, 顔や身体を常に左右どちらかに向けている非対称姿勢を日常的に繰り返すと側弯につながりやすい. 一方で, 低緊張な場合は重力に対して身体を支えきれないため, 背筋が伸ばしきれず背中を丸める円背になることや, 身体が側方に倒れて側弯につながることがある.

▶股関節脱臼

脱臼には種類があり, 外傷により脱臼する外傷性脱臼（図6）や先天的に股関節の適合が不十分な先天性脱臼（図7）, 痙性麻痺による痙性脱臼（図8）などがある.
小児理学療法の適応となる脳性麻痺では合併症として後天的に痙性脱臼を伴いやすい. 痙性麻痺が強いと下肢が交差しやすく脱臼肢位を取りやすい. また, 麻痺があることで手-膝這いや立位, 歩行の獲得が難しくなり, 股関節への荷重経験が少なくなることで, 臼蓋

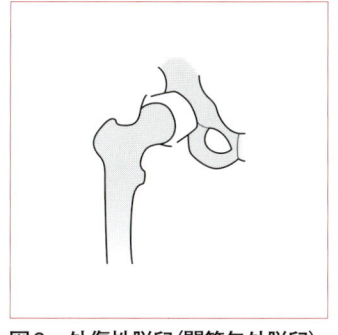

図6 外傷性脱臼（関節包外脱臼） 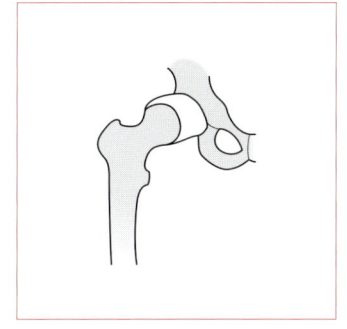　　図7 先天性脱臼（関節包内脱臼） 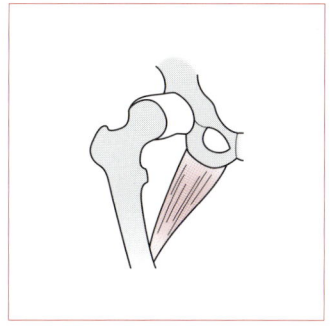　　図8 痙性脱臼（股内転筋過緊張）

や大腿骨が発達しきれずに形態的に脱臼しやすい状況となる．

▶脱臼肢位

股関節脱臼には，後方脱臼と前方脱臼があり，脱臼しやすい姿勢がある．後方脱臼では，股関節伸展・内転・内旋または股関節屈曲・内転・内旋で起こりやすく，痙性脱臼が多い．前方脱臼では，低緊張などで股関節筋群がやわらかい場合に，腰椎前弯や股関節過伸展位となり，大腿骨が前方へ脱臼することがある．

memo　運動発達と骨・関節の発達

粗大運動発達と同様に，骨・関節も月齢により発達している．正常発達か否かで，骨・関節の形状も変化する可能性を念頭に置いておこう．股関節も同様であり，病気や障害で正常発達の獲得が難しい場合に，脱臼肢位を取りやすいことがある．また，安全を配慮しながら手-膝這いや立位姿勢などで股関節の求心位をとり，臼蓋や大腿骨頭の発達を促していこう．

▶レントゲン読影のポイント

レントゲンは評価のうえで重要な手がかりとなる．読影でのチェックポイントをおさえて，画像から子どもの特徴をつかんでいこう．また，子どもの動き方とレントゲン上の姿勢は共通しているのかを確認しておこう．読影にあたっては，骨の発生，成長過程，骨年齢を理解しておこう．四肢長管骨では問題となる部位が骨幹部なのか骨端部なのか，脊椎では変形や変異の程度と種類をみていくと，有効な情報が得られやすい．

▶脊柱

Cobb角（図9）：傾きがはじまる椎体上面（上位の終椎）と傾きが終わる椎体下面（下位の終椎）の接線が交わる角度．カーブが1つのC字形の側弯（図10）とカーブが2つのS字形の側弯（図11）がある．S字形の側弯では第1カーブと第2カーブの2つのCobb角を測定する．

Cobb角に加えて，椎弓の位置から椎体の回旋を確認しよう．また，椎体が回旋すると

図9 Cobb角

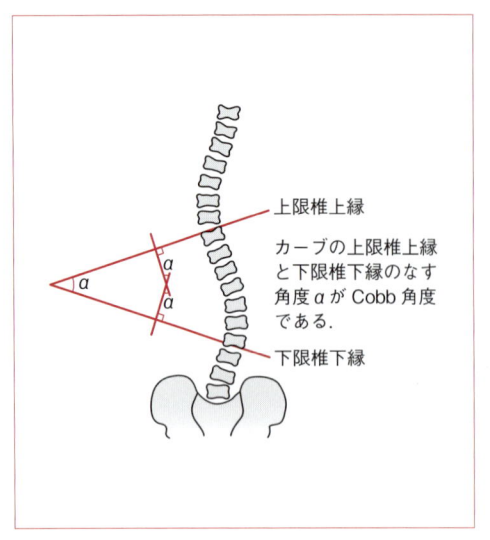

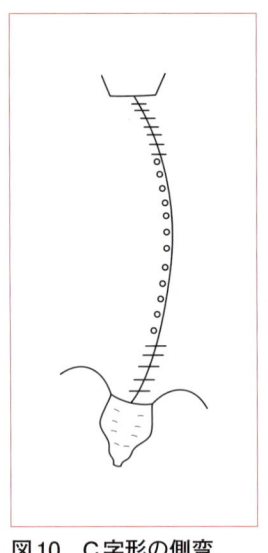

図10 C字形の側弯

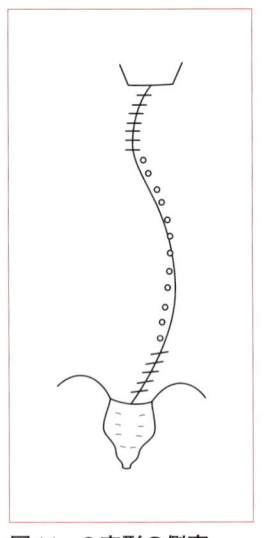

図11 S字形の側弯

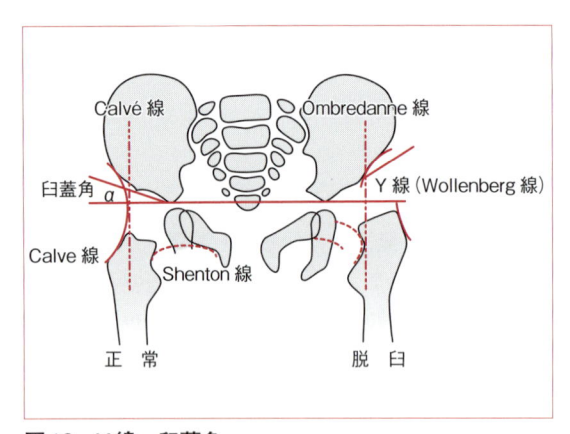

図12 Y線・臼蓋角

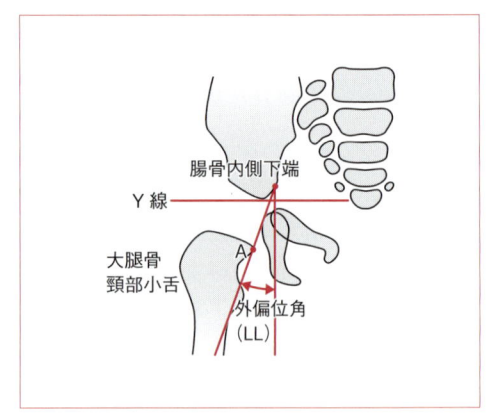

図13 外偏位角（LL）

肋骨の変形も伴うため，脊柱と肋骨を一緒に評価しよう．

▶ **肩関節**

　肩関節は複合関節であるため，肩甲上腕関節だけでなく，鎖骨や肩甲骨，脊柱や胸郭との位置関係を確認していこう．また，乳幼児期は運動発達によって肩甲骨の位置が変化してくるので，合わせて確認していこう．

▶ **股関節**

　学齢期（10歳前後）までのチェックポイントを以下にあげる．

　Y線（Wollenberg線）：両股関節のY軟骨部を結ぶ直線で基線となる（**図12**）．

　臼蓋角：腸骨下端がY線と接する点と臼蓋嘴を結んだ直線のなす角（**図12**）．

　外偏位角：腸骨内側からY線への垂線と腸骨内側下端と大腿骨頸部小舌を結んだ直線のなす角度（生下時に35°以上，生後45日以後に40°以上で脱臼を疑う）（**図13**）．

各論 ＿＿＿ 16．小児整形外科疾患の理学療法

▶乳児期のチェックポイント

Ombredanne線：臼蓋嘴を通る垂線で，正常の大腿骨頭の大部分はOmbredanne線より内側にある（図12）．

Calve線：適合性の指標であり，正常では腸骨外縁の延長線が近位大腿骨外側縁に一致するが，脱臼すると大腿骨が外側に移動し，Calve線が破綻する（図12）．

Shenton線：大腿骨頸部内側縁をなぞる曲線の延長が，恥骨上枝の下線を形成する線と連続する．大腿骨が外・上方に変位するとShenton線が破綻する（図12）．

▶学齢期のチェックポイント

乳幼児期に基線となっていたY線に代わり，学齢期では涙痕下端を結ぶ線を基線とする．

Sharp角：涙痕下端を基線とし，涙痕下端と臼蓋嘴を結ぶ直線のなす角．10歳を超えるとY線が見えにくくなり，早ければ11歳でY軟骨が閉鎖する．正常は42°以下．

> **memo　子どものレントゲン画像の注意点**
>
> レントゲン撮影は，子どもによっては一人で落ち着いて撮影できない場合がある．そのため，動いているなかでの撮影になることもあり，目的の撮影が必ずしもできるわけではない．撮影時の子どもの状況も確認しておこう！

■成長期の変化を見過ごさない

成長期は身体の変化が著しい時期である．特に，骨と筋肉では成長のスピードが異なり骨が先に成長する．そのため，筋肉の成長が追いつく前は筋肉の張りが強くなりやすい時期がある．また，左右差がある場合は，よりアンバランスになりやすく左右差はさらに進みやすい．この時期は，身体の使い方やストレッチなどの日頃行えるセルフケアがより重要となってくる．

■子どもにかかわるうえで必要なこと

まずは，子どものことを知ろう．人懐っこい，気難しい，泣き虫など，子どもによってもさまざまである．好きなこと，嫌いなこと，何がしたいのか，どんなことをがまんしているのか…，子どものことを細かくみていこう．治療を進めるうえで，子どもが"つらい"，"イタイ"などの思いを経験しやすく，また日常的にいろいろなことをがまんしていることも少なくない．子どものリハビリテーションは，大人のリハビリテーションと異なり，モチベーションを保ちにくい場合も多い．

"病は気から"という言葉があるとおり，セラピストが少しだけ子どもが喜ぶ何かを工夫することで，笑顔や楽しい気持ちになれたら，結果的に治療も進めやすくなるかもしれない．

また，小児整形外科疾患の対象は，精神面は障害のない場合もあるが，子どもによっては知的障害や自閉症スペクトラム障害など，精神面の障害が加わっている場合は，障害に合わせた対応も必要とされる．

■保護者への配慮

　治療を行ううえで，子どもの身体にだけ着目しすぎず，保護者にも配慮が必要である．保護者は子どもの病気や障害が治るのか，大きな不安を抱えている．健康に産んであげられなくて…と自分を責める保護者も少なくない．治療を進めていくなかで，保護者の不安や傷ついた気持ちに寄り添い，言葉遣いや説明の仕方などにも十分に配慮して一緒に歩んでいくことも忘れてはならない．

■代表的な小児整形外科疾患

▶先天性多発性関節拘縮症

概　要

　多関節に拘縮が起こる先天性の疾患で，奇形症候群の一つである．原因は胎生期において，関節の分化や四肢の運動が障害されるためとされている．また，筋量も少ない．知覚障害などはなく，知的障害もない場合が多い．拘縮の出やすい部位を以下に示す．

　　上肢：肩内転，肘伸展，前腕回内，手関節屈曲，指関節屈曲または伸展，母指掌側内転
　　下肢：股関節脱臼，膝関節伸展または屈曲拘縮，内反足，外反足

理学療法評価

　各関節のROMや筋力を評価し，自発運動がどの程度可能かを確認していく．また，脚長差や周径から左右差を確認し，どのような代償姿勢や運動が起きているかも評価していく．日々の身体の使い方で拘縮が進行する場合もあり，代償姿勢や運動を繰り返すことで痛みが出る場合もある．そのため，痛みの有無や場所の確認も必要である．姿勢・運動の評価ができたら，ADLとどう影響しているかも考えていこう．

治　療

　まずは，各関節のROMを維持していく．筋においても柔軟性を維持し，筋力の維持または向上も併せて行う．また，筋力のバランスを調整し，重心の位置を変化させることで姿勢をとりやすくしていく．関節の可動性と支持性を維持し，移動やADL動作など基本動作を子どもに合わせて獲得していく．

　整形外科手術後には，術後管理を行いながらROM維持や筋力維持なども行う．また，保存療法として短下肢装具（SLB）などを用いた各関節の装具療法もある．

　環境設定として，移動や座位姿勢のサポートが必要な場合は，座位保持装置や車椅子などの補装具により生活環境を整備していく．

▶ペルテス病

概　要

　小児期にみられる原因不明の血行障害で，大腿骨骨頭骨端核の阻血性壊死疾患である．一次的に骨端部が血液からの栄養路を断たれて阻血性壊死に陥り，その後，血行が再開さ

れ修復される．修復した骨端部は骨頭の扁平巨大化や頸部の短縮などの変形を生じ，一部の症例は変形性股関節症へと移行する．早期症状としては，痛みや痛みの回避のため跛行がみられる．

発症は3～10歳の男子に多い．低年齢では骨頭が修復されやすいが，年齢が上がるほど修復に時間がかかり変形の矯正もしにくいため予後は悪い．

病期分類

骨膜炎期（潜伏期）：骨萎縮がみられるのみで骨変化はない．

硬化期：骨端部に硬化・扁平・不整化が認められる．骨幹端部に時々骨萎縮像がみられる．

分裂期：骨端部の圧潰とともに分裂像がみられる．また骨端部にも囊腫様変形がみられる．壊死骨が結合組織に吸収される時期である．

修復期：分裂期にみられた結合組織より再生骨が出現し，レントゲン上では分裂してみえた骨が少しずつ高さを回復し融合してくる．

遺残期：骨頭の回復が終了した時期．扁平股が遺残する．

治　療

整形外科治療では保存療法と観血的治療法がある．

保存療法ではベッド上安静，装具療法による荷重免荷，下肢の牽引，ギプス療法などがある．装具療法などで股関節外転位に維持することが多いため，大腿筋膜張筋・大腿直筋・腓腹筋などが短縮しやすく，股関節伸展・回旋・外転方向に制限が起こりやすい．

理学療法では，これらの可動性を維持し，関節拘縮を予防していくとともに，下肢の筋力維持や筋萎縮を予防していく．また，車椅子で過ごす時間が多い場合，股関節や膝関節の屈曲拘縮につながりやすいため，併せて可動性を維持していく．

また，病期においてのポイントもおさえておこう．硬化期では荷重免荷が必要であるため，プールなどで浮力を利用した運動や歩行練習や筋力強化を行い，加えて，温熱効果を利用して関節可動域運動を行う．

修復期ごろまでは骨頭への免荷を軽減するため，自動運動を中心として筋力強化や抵抗運動は控える．歩行練習は修復期ごろより開始し，屋内から屋外へと徐々に行う．修復期中ごろから抵抗運動による筋力強化を開始し，装具がはずれるころにストレッチなどを行う．

観血的治療では，大腿骨内反骨切り術や骨盤骨切り術などが行われ，術後の理学療法では，ROMエクササイズ，筋力強化，歩行練習（松葉杖での免荷，荷重練習），プールエクササイズなどを行う．

▸特発性側弯症

側弯とは，脊柱が側方に弯曲した状態で，非構築性（機能的）側弯と構築性側弯に分けられる．非構築性側弯は姿勢や疼痛などから起こる可逆性の側弯であり，矯正が可能である．構築性側弯は椎骨や椎間板，肋骨などが器質的に変形した側弯で，矯正が難しい．

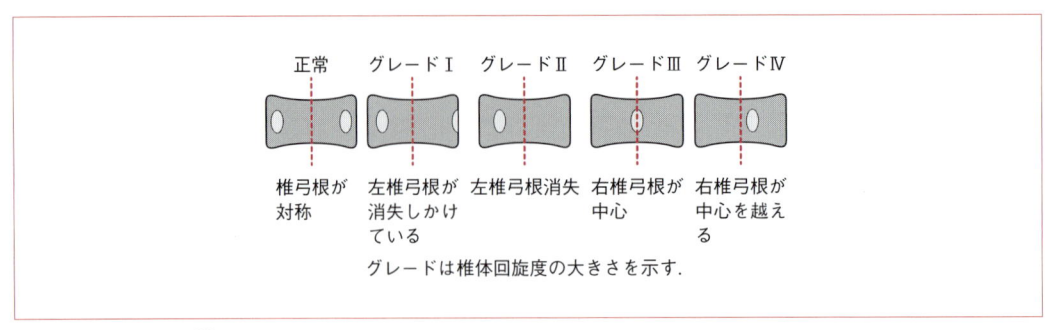

図14　Nash-Moe法

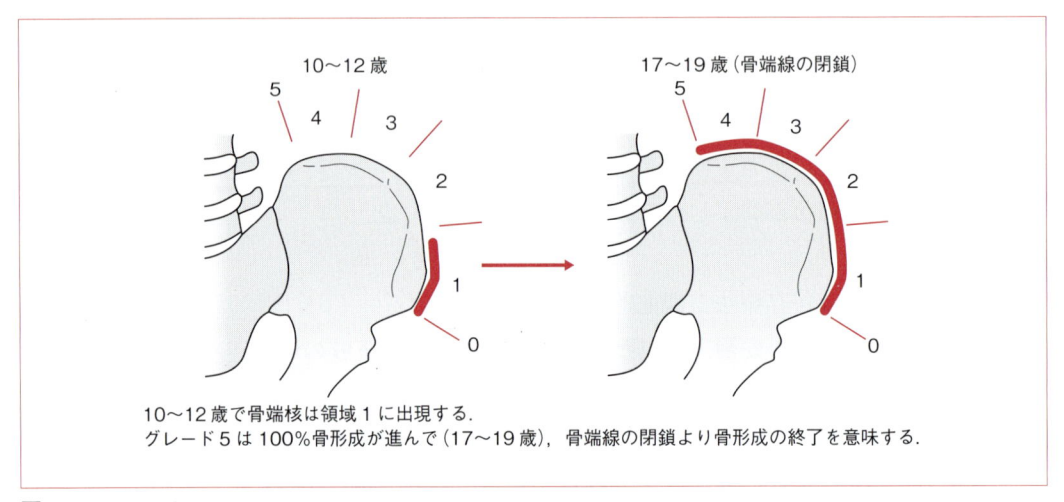

図15　Risser sign

　構築性側弯の一つとして特発性側弯症があり，原因は不明だが，脊柱の成長と深い関係をもっている側弯である．側方への弯曲に加えて回旋も伴い，三次元の変形がみられる．

特発性側弯症の分類
乳幼児期側弯症：0〜3歳の男児に多く，左凸胸椎側弯が特徴．
学童期側弯症：3〜10歳で男女差はない．右胸椎側弯が特徴．
思春期側弯症：女子に多く発症し，右凸胸椎側弯が多い．

評　価
・レントゲンによる評価
　Cobb法：前項記載．
　Nash-Moe法：椎弓根像の位置により評価．特発性側弯症では棘突起と椎弓根像は凹側へ偏位（回旋）している（図14）．
　Risser sign：骨の成熟度により進行の予測を行う．腸骨の骨形成の進行方向は腸骨翼外側から内側へと向かう（図15）．

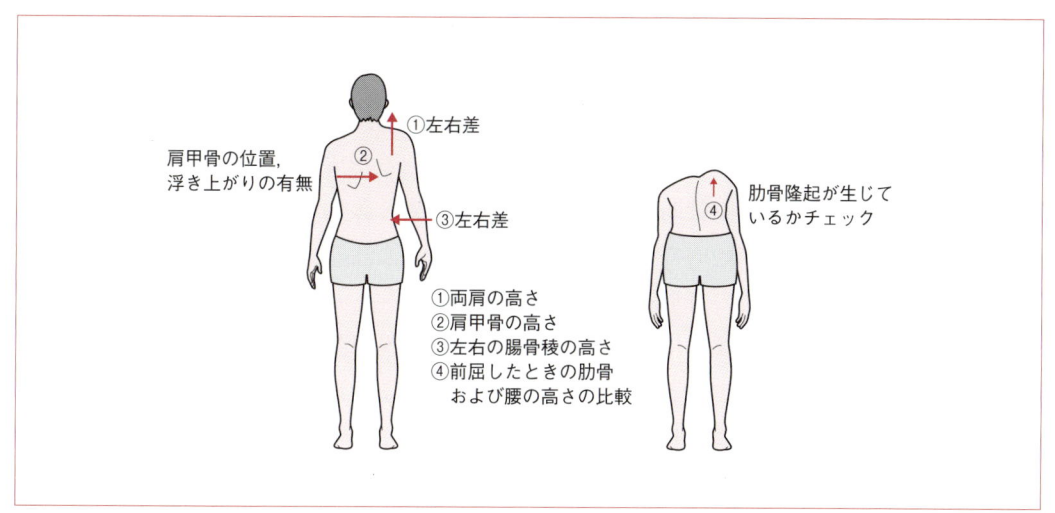

図16 体幹前屈法

▪ 姿勢による評価

両肩の高さ（肩峰・肩甲骨下角）や肩甲骨の左右差（脊柱からの偏位や翼状肩甲の有無），左右の腸骨稜を結ぶ高さ，前屈位での肋骨・腰の高さ（肋骨・腰部の隆起）・大転子の突出・骨盤の傾斜と水平面内での回旋・仙骨底の傾斜などから，左右非対称性や回旋状況などを確認していく．

- 体幹前屈法：体幹を前屈させて左右肋骨の高位差，肋骨隆起，骨盤傾斜を評価（図16）．
- 指床間距離（肋骨隆起，骨盤傾斜も確認）
- 筋の短縮（特に，ハムストリングスと股関節内転筋群の短縮を確認）
- MMT（体幹筋群と四肢筋群の関係性を考慮）
- 肺機能検査
- 立位重心動揺検査
- 神経学的テスト

問題点

側弯は，胸腰椎の突出部や股関節などの痛みを伴うことがあり，胸椎では弯曲が65°以上の場合，心肺機能の低下や脊柱管狭窄による神経学的症状につながってくる．

治療

成長期や年齢と弯曲の角度により治療を検討していく．

側弯20〜50°では体幹装具と運動療法が中心となる．代表的な体幹装具には，ミルウォーキー・ブレース（側弯20〜50°），ボストンブレース（側弯20〜40°，頂椎がTh10以下）などがある．

50°を超える側弯は手術が適応となり，術後理学療法の処方となることが一般的．

先天性股関節脱臼

概　要

出生前後に大腿骨頭が関節包内で脱臼している状態（関節包内脱臼）をいう．病的状態から股関節脱臼は，完全脱臼（図17），亜脱臼（図18），臼蓋形成不全（図19）に分類される．これには，新生児の不安定な股関節などの脱臼準備状態も含まれる．また，女児の初産に多いとされている．特に，胎内ですでに脱臼している先天性の場合を奇形性脱臼といい，脱臼の程度が強く，その他の奇形を伴うことも多い．

脱臼は後方脱臼が主で，まれに前方脱臼もみられる．脱臼股の臼蓋は浅く，脱臼股のまま歩行獲得して体重を荷重すると，骨頭は臼蓋の後上方に移動しやすい．後に，偽寛骨臼や新臼蓋を形成しやすく，頸体角や前捻角も増強しやすい．

また，股関節脱臼が持続すると，関節包は骨頭の外上方移動に伴い伸展し，前方の腸腰筋と交差する部位で狭窄し，砂時計様となる．骨頭靱帯は伸展・肥厚しやすく，関節唇は寛骨臼側に折れ曲がる．これらは整復を妨げる因子となり，障害因子が多いほど脱臼の自然整復は困難となり，手術が適応となる場合もある．

原因には，主に遺伝的要因や関節弛緩の関与，力学的要因などが考えられる．関節弛緩とは，出産直前に関節靱帯弛緩ホルモンが母体より分泌され過ぎて一過性の関節弛緩を伴う．また，力学的要因では，出生前後に以下のような下肢が矯正される姿勢により起こる．

胎　内：胎児の異常姿勢（股関節屈曲内転位や膝過伸展位の矯正）

出産時：下肢を急激に伸展させるよう足部を引く（足首より逆さにする，骨盤位の胎児を下肢から引っぱる）

出生後：育児における問題（新生児や乳児期に下肢伸展位に矯正する姿勢，オムツ，抱っこの仕方）

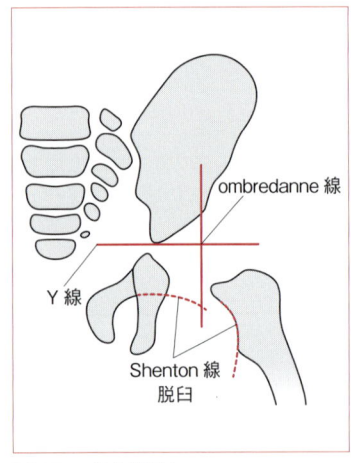

図17　完全脱臼 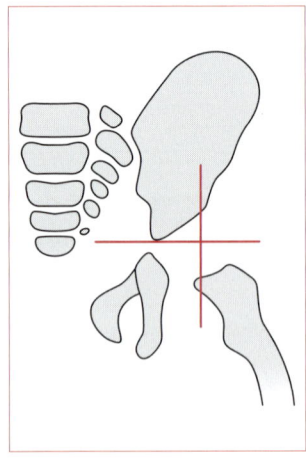　　　図18　亜脱臼 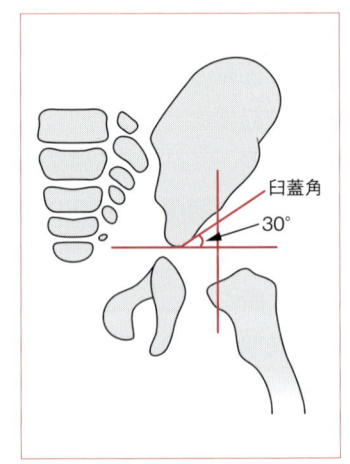　　　図19　臼蓋形成不全

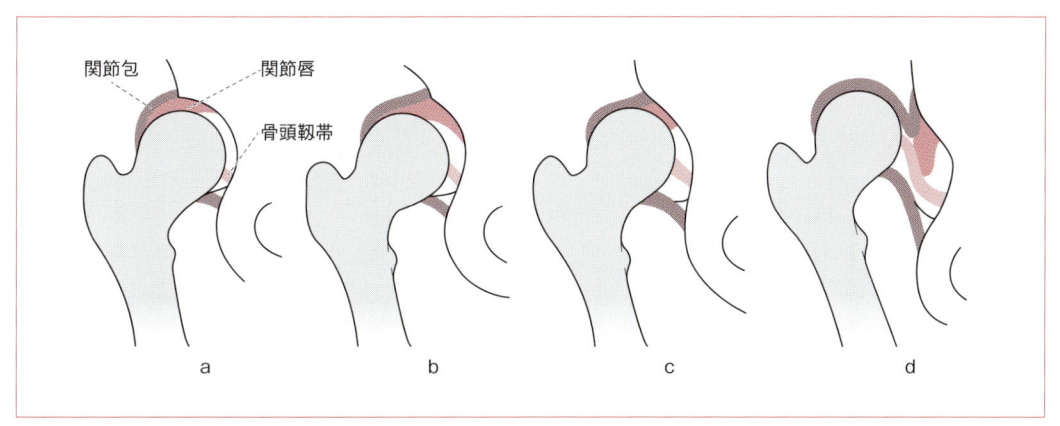

図20　先天股脱の解剖学的分類

解剖学的分類（Dunn PM：Proc R Soc Med 62：1035-1037, 1969より）
正常：
grade 1：新生児期の関節包弛緩による．骨頭はほぼ球形で，ごく軽度外方化を示す．関節唇は外反し変形はほとんどない．軽度の臼蓋形成不全を有する．クリック徴候（click sign）（−）のことが多い．軽度の開排制限を有する．
grade 2：骨頭は変形し，外方化する（臼蓋縁に接する）．関節唇は変形，萎縮する．関節包は外上方へ引き延ばされる．click sign（+）で，開排制限著明である．
grade 3：骨頭変形著明となり，後外方へ偏位し臼蓋の外に位置し，腸骨との間に新臼蓋を形成する．関節唇の内反著明となる．その他の整復障害因子がそろう．

予　防

出生時・乳児期（出生〜6ヵ月）ともに基本的に股関節・膝関節を強制的に伸展位としない．開排位（股屈曲・外転位）を保持し，下肢の自発運動を阻害しない．オムツの巻き方や抱っこの仕方にも注意する．
※先天性股関節脱臼は乳児期のかかわりが原因で発症する場合があり，適切なかかわりを工夫して予防へつなげる．

症　状

股関節脱臼でみられる症状を時期により，以下に示す．
・新生児期
　異常肢位：自然な背臥位で股関節が軽度屈曲・外転・外旋位にならない．脱臼側は内転拘縮しやすく，片側脱臼では左右非対称となる．
　開排制限：正常では開排位で抵抗なく大腿骨外側がベッドにつくのが，途中で抵抗を感じたら開排制限となる．抵抗があるまま無理に開排すると，骨頭軟骨を損傷するリスクもあり．
　クリック徴候：股関節を開く際に整復感と骨頭前面を押すことで脱臼を誘発させる現象

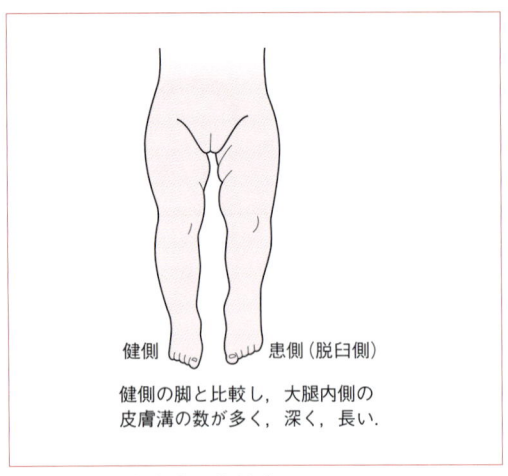

図21　大腿皮膚溝の非対称
健側　患側（脱臼側）
健側の脚と比較し，大腿内側の皮膚溝の数が多く，深く，長い．

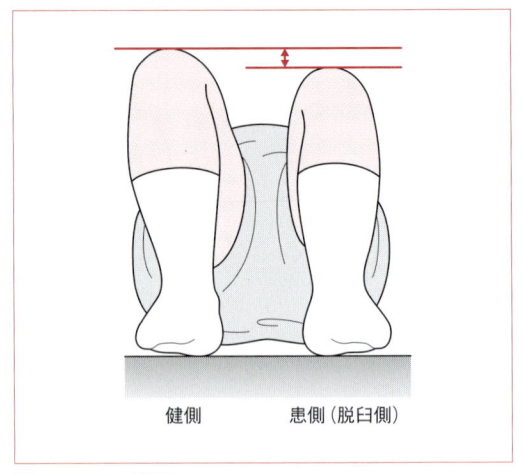

図22　Allis徴候
健側　患側（脱臼側）

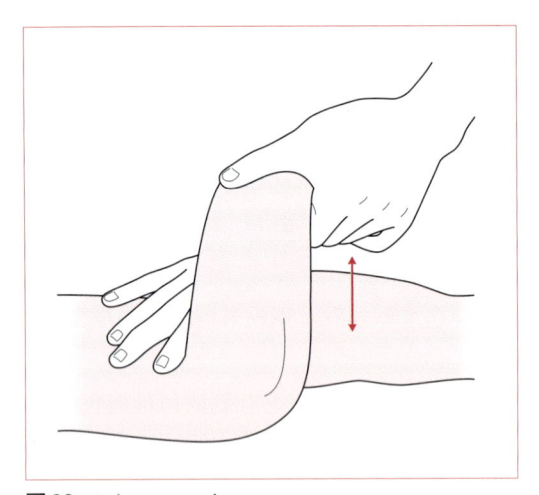

図23　telescope sign

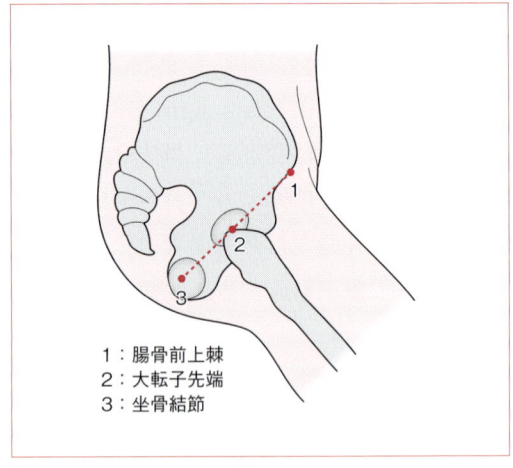

図24　Roser-Nelaton線
1：腸骨前上棘
2：大転子先端
3：坐骨結節

・乳幼児期

　異常肢位：脱臼側の股関節に開排制限が認められる．80°程度の開排が可能でも左右差が認められる場合は異常を疑い，エコー検査やレントゲン撮影を行う．

　大腿皮膚溝の非対称：正常側よりも脱臼側の皮膚溝の数が多く，深く，長い．大腿内側後方まで伸びる．正常股では皮膚溝があっても1～2本程度であり，左右の非対称は正常股関節にもみられることなので，皮膚溝の程度と大腿骨頭の頭側への偏位とを確認して判断する（図21）．

　下肢の短縮：背臥位で両膝を屈曲させ，両下腿をそろえると，脱臼側での膝の位置が低くなる（Allis徴候，図22）．両側脱臼や下肢の短縮が存在する場合は意味がない．

　寛骨臼の空虚：正常のスカルパ三角部は骨頭の骨性抵抗を触れるが，脱臼側は触れない．

　telescope sign：背臥位で股関節を90°屈曲させ，脱臼側の大腿を上げ下げすると，大

腿上端部の異常な上昇・下降を感じる(図23).

大転子高位・突出：完全脱臼では，脱臼側の大転子の位置が高くなる．正常では大転子の中枢端はRoser-Nelaton線(図24)より中枢側に位置するが，脱臼側は大転子が外方に突出してみえる．また，開排位では正常では大転子と坐骨結節が同一線上に位置するが，脱臼側は大転子と坐骨結節の間が線上に位置せず，距離も離れる．

歩　行

片側脱臼：大転子が頭側に偏位するために中殿筋の機能不全が生じ，Trendelenburg sign(+)を示す．また，下肢の短縮により軟性墜下跛行を示す．

両側脱臼：腰椎前弯が著明で，ヨチヨチ歩き，アヒル様歩きを示す．片側脱臼に比べて活動性はかなり低い．

治　療

脱臼が生後2ヵ月までに確認された場合はオムツで開排位をとり，3～7ヵ月であればRiemenbügel装具を2週間程度，外来で使用する．7ヵ月以降は牽引療法を入院にて実施する．Riemenbügel装具にて整復困難な場合や1歳半まで脱臼が未治療の場合は，手術適応となることがある．

Summing-up

- 小児整形外科疾患を治療するうえで，子どもの骨・関節の発達を知ることが重要である．そのために，粗大運動と骨・関節の発達がどのように関係しているかを理解する必要がある．また，乳幼児期など低年齢であるほど，月齢による発達の変化も大きいため，正常運動発達の理解は欠かせない．
- レントゲンの読影や臨床上での評価ポイントは整理して，確認しよう．
- 対象となる子どもの治療とともに，保護者への配慮も一緒に行っていこう．
- 治療方針は，子どもの身体にだけ注目するのではなく，病気や障害が子どもや家族にどのような影響を与えているのかを見据えて方針を立てていこう．
- 治療は一人で抱えこまずに先輩の意見を聞きながらやろう．特に，子育て経験のある先輩は，保護者目線のアドバイスを沢山もっているはず．

> **Advice**
>
> **小児の側弯症における治療手技選択のためのクリニカルリーズニング**
>
> 　小児の側弯症における治療手技選択を検討した場合のクリニカルリーズニングのポイントは，手技療法の適応になるのか装具療法・手術療法の適応になるのかを鑑別することが大切となる．つまり，手技療法が選択可能な側弯症（機能的側弯症と一部の構築性側弯症）なのか，その他の療法が必要な側弯症（構築性側弯症）なのかを見極めることが重要である．また，普段は成人を担当する機会が多く，時々小児を担当するという場合は，成人と同じように疾患をとらえないことがポイントとなる．たとえば，乳幼児期の，寝返りや座位，手-膝這いの時期などは，肩甲帯の筋の使い方などは成人と異なり，肘を固定点とした肩甲帯の使い方となる．したがって，脊柱からの肩甲骨の位置も成人とは異なる．また，脊柱も全体的に丸く，発達段階に合わせて生理的弯曲が形成されてくる．常に，発達段階を意識した骨格構造と運動連鎖・反射反応によるボディーイメージの構築が大切といえる．

memo　側弯症の分類
Ⅰ：機能的側弯症は，不良姿勢（頸部由来・腰部由来・胸腰部由来など），脚長差，坐骨神経痛や内臓痛などに伴う疼痛回避姿勢など．
Ⅱ：構築性側弯症は，先天性側弯症・神経筋性側弯症・外傷性側弯症・特発性側弯症など．

【小児の側弯症におけるクリニカルリーズニングの流れ】

- クリニカルリーズニングの流れ
  主観的評価⇒客観的評価⇒試験治療⇒再評価⇒治療選択決定が大まかな流れとなる
- 主観的評価（病歴聴取）
- 客観的評価（理学検査）
- 試験治療
- 再評価（統合と解釈）
- 治療選択決定（方針決定と予後予測）

主観的評価（病歴聴取）の構成要素

- ボディーチャートを作成し，症状の分布を明確にする
- 症状を増悪させる要因と軽減させる要因を把握する
- 現病歴（治療歴）と既往歴を把握する
- 特別な質問項目を聴取する

　ボディーチャートを作成し，症状の分布を把握する過程から関連要因を検討する．頸椎・胸椎・腰椎・骨盤帯・下肢・肩甲帯・上肢との関連を視覚的に確認し，理学検査の立案において根拠となる情報を整理する．

　現病歴や既往歴の病歴聴取において，発症時期（いつ，どのように）・経過（症状や治療

の進行状況）・治療効果（どんな治療とその効果判定）・ほかの症状の発症時期や各発症間の状態について病前病後を把握する．

　特別な質問項目として，頸椎・腰椎・股関節などのほかの関節の状態を聴取する．また，画像診断の情報があれば聴取し検討する．とりわけ，心臓や肺への合併症を示す関連徴候の有無を詳細に聴取する．もし，内科的疾患の合併徴候がある場合には，手技療法よりは装具療法や手術療法の検討が優先されることが多く，医師の判断が重要となる．一般に，20°未満の軽度の側弯なら経過観察と手技療法の対象となる場合もあるが，20°以上の中等度の側弯なら装具療法が対象となることが多い．10°以下の側弯は機能的側弯の可能性が高く，姿勢や脚長差などの問題を念頭に置き，腰椎・骨盤・股関節の精査を検討する．もし，介入可能な側弯症と判断したら，積極的にアプローチを行い，機能障害を取り除く．

▶主観的評価（病歴聴取）の目的

- 試験治療に伴う注意事項を認識する
- 疼痛回避肢位を示していないか検討する（腰痛・骨盤痛・下肢痛・坐骨神経痛など）
- 再評価項目を検討する
- 理学検査（客観的評価）の項目を検討する
- 治療手技選択のための情報を整理する
- 疾患の短期的および長期的な予後を予測する
- 病歴聴取内容の正確性を評価する

▶主観的評価（病歴聴取）からの客観的評価プランニング

主観的評価終了時までの情報収集から以下の内容を検討する．

- 症状の原因となる解剖学的構造は何か？
  　症状を引き起こす可能性のある解剖学的構造を検討する
  　局所解剖として神経・筋・関節および関連箇所の神経・筋・関節を検討する
- 姿勢分析や運動機能障害症候群による運動学的考察に基づく反応についての推論は？
  　筋・椎間板・関節（椎間関節・仙腸関節・股関節・膝関節・足関節など）・神経など
- 局所に関連する影響は？
  　介入後の再発を引き起こす可能性や潜在的な問題について検討する

> **memo 側弯症にみられるカーブの検討**
> - 頸椎由来（ダブル型）…環椎後頭下関節の偏位によりS字カーブの側弯が形成される（図25）
> - 胸椎由来…胸椎の偏位（捻転）により側弯が形成される（図26）
> - 腰椎由来…腰仙部の偏位により側弯が形成される（図27）
> - 胸腰椎由来…仙腸関節や下肢（脚長差など）関節の問題により側弯が形成される（図28）

図25　頸椎由来　　　図26　胸椎由来　　　図27　腰椎由来　　　図28　胸腰椎由来

図29　仙骨底傾斜　　　　　　　　　　図30　仙骨底水平

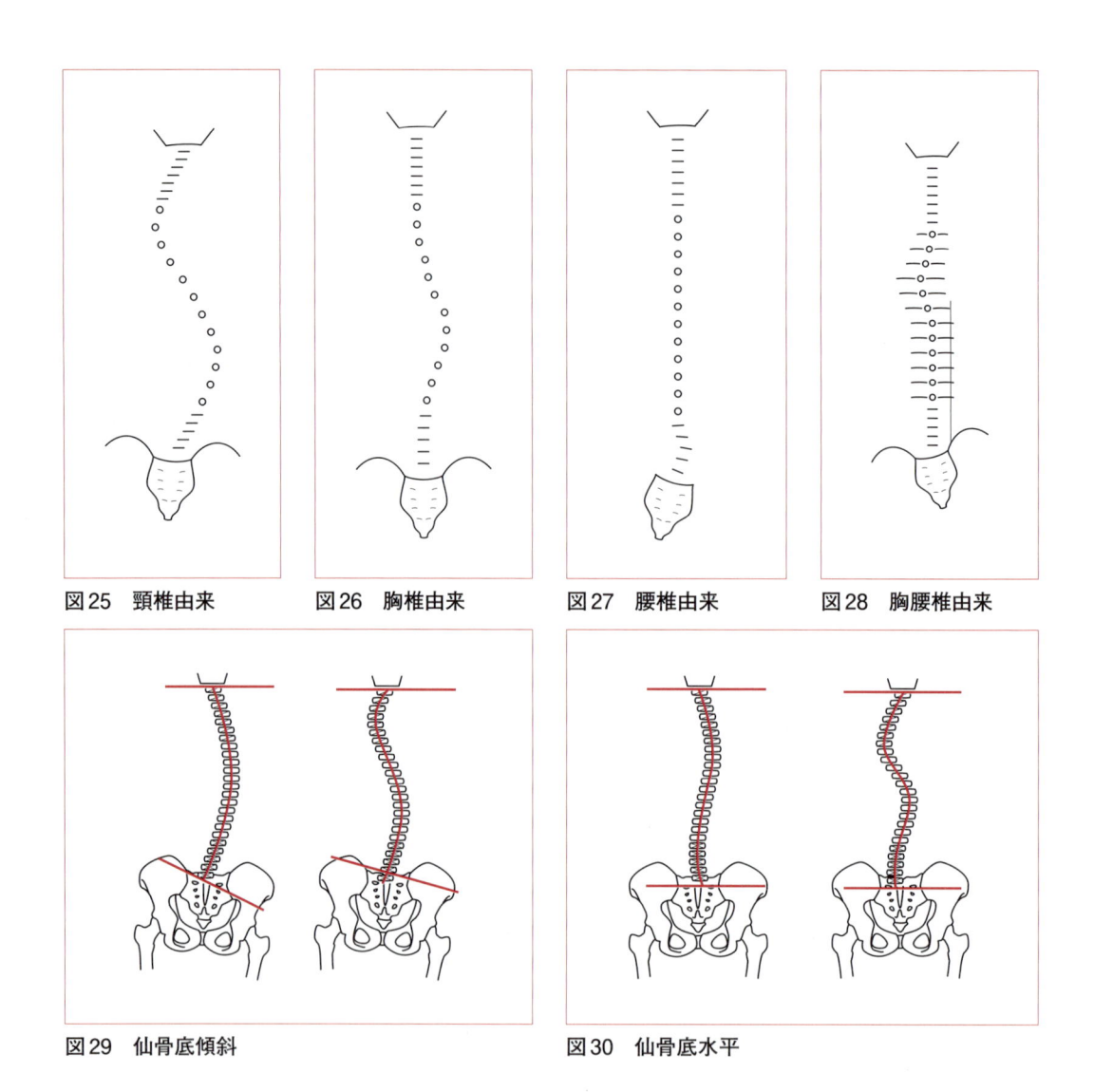

仙骨底の位置にみられるカーブの検討
・仙骨底傾斜…腰椎・骨盤・股関節（脚長差や足部回内）の問題の可能性（**図29**）
・仙骨底水平…環椎後頭下関節の問題の可能性（**図30**）

　脊柱の変形に対し，視線を水平に保とうとすると，脊柱のカーブとは反対方向に頭部を傾斜させてバランスをとるために，環椎後頭下関節にはストレスがかかり，その結果Ｓ字カーブを形成する．また，仙骨底に着目すると，仙骨底は水平位かつ腰椎が垂直位であることが多く観察される．この場合における環椎後頭下関節では，環椎の回旋が生じており，軸椎を含め周囲の軟部組織にストレスをかけ適合性短縮を呈している．結果，下位頸椎で上位頸椎とは反対方向の回旋を，胸椎で頸椎とは反対方向の側屈を伴いＳ字カーブを形成する．一方，仙骨底に傾斜が認められる場合は，脚長差・足部回内・股関節機能不全・仙腸関節機能不全などが原因となって側弯が形成されるということが多く観察される．こ

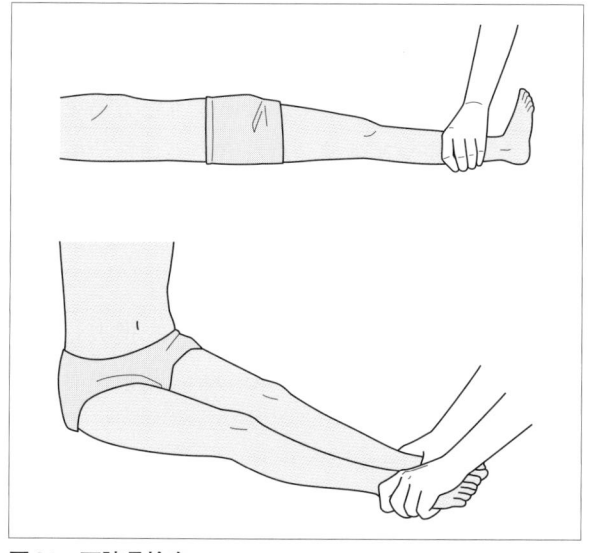

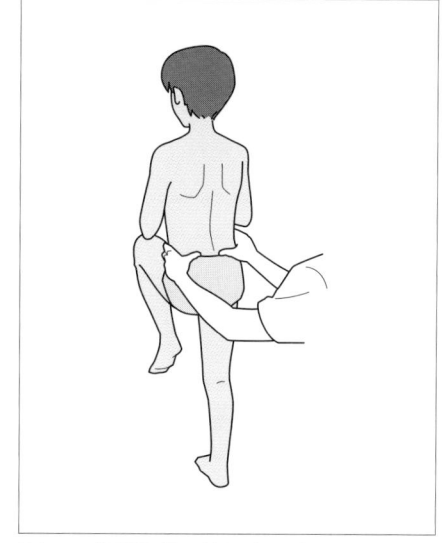

図31　下肢長検査

図32　仙腸関節の機能検査（一例）

の場合における環椎後頭下関節の傾斜は，腰仙部の傾斜により生じたカーブを，頭部が水平位を維持するために，頸椎を側屈させて対応している．

▶客観的評価（理学検査）の構成要素
- 姿勢観察（脊柱・頭部位置・仙骨位置・腸骨位置・肩甲骨位置・肋骨隆起・足部回内）
- 筋・筋膜と骨関節スクリーニングテスト（下肢長検査（図31），仙腸関節の機能検査（図32），腰痛や神経痛による疼痛回避肢位との鑑別）
- 運動検査（自動・他動・組み合わせの各運動を用いた症状と徴候の確認と原因の考察）
- 神経検査（反射・反応・運動誘発）と画像所見
- 必要に応じて呼吸器系や循環器系の検査
- 触診（皮膚，筋・筋膜，骨・関節）

▶客観的評価（理学検査）の目的
症状を引き起こしている解剖学的要因と運動学的要因を考察し，病因の仮説を立てる．

▶試験治療
仮説に基づき治療を施行し検証する（1つから2つ程度の治療に絞り効果をみる）．

▶再評価（統合と解釈）
試験治療の結果より，評価内容を以下の観点に留意しながら検討する．
- 症状あるいは機能不全の原因は何か？（局所解剖学的考察・機能解剖学的考察）
- 寄与している因子は何か？（生活環境・身体構造・生体力学・行動科学）

- 介入可能な側弯かどうか？ また，介入可能な側弯ならば治療上の注意点は何か？
- 介入可能と判断したら，原因を取り除くために必要な治療手技選択と評価治療へ
- 姿勢矯正が困難と判断したら，少しでも呼吸や身体運動が楽になるような方略を検討
- 姿勢や運動の維持・向上をはかるための筋・筋膜や運動誘発点などの評価と治療へ移行する

▶治療選択決定（方針決定と予後予測）

再評価をもとに，どんな治療法（徒手療法・ボイタ法・ボバース法など）を選択し進行させるのか，また，どのくらいの期間でどのような結果が予測されるのか，治療における予後予測を検討する．

> **memo　治療選択時に心がけること**
>
> - 筋力の維持と強化は必要か？
>   成長期の年齢と側弯の特徴を考慮してプログラム立案する．腹筋と背筋のバランスのとれた筋力を検討する．相対的に凸側の筋力が弱いので強化することを基本とする．
> - 筋の短縮予防やリラクゼーションは必要か？
>   ストレッチ・筋膜リリース・モビリゼーション・固有受容体神経筋促通法（PNF）・ボイタ法・ボバース法など，可動性を改善させるのに適しているのはどの治療手技かを，それぞれの療法の特性を考慮して選択する．可動性改善と筋力強化により，平衡機能と呼吸機能の改善もはかる．

▶小児のクリニカルリーズニングにおける留意点

小児のクリニカルリーズニングでは，主観的評価と客観的評価により問題点を推測していく．しかし，小児医療においては，子どもの年齢や知的水準により，痛みの場所や程度，種類などを正確に伝えることは難しい場合が少なくない．特に，幼児期などでは，たとえば"痛い"という言葉ひとつにしても，痛みを表す"痛い"，触られることなどの介入拒否を表す"痛い"，保護者の"足痛かったよね？"というような投げかけの言葉に，そのときは痛くなくても"痛い"というなど，さまざまである．また，"どこが痛かったの？"と問いかけても，子どものなかで体の各部位とその名前が一致していないと，痛みがあるのは"膝"なのに，"肘"と言ってしまうこともある．このように，小児にクリニカルリーズニングを行う際には，主観的評価にどの程度，信頼性があるかを評価する必要がある．

次に，言葉でのコミュニケーションが難しい場合には，保護者からの聞き取りが重要になってくる．日常生活のなかで，どのような場面や時間帯に痛がっているように見えるか，泣いているかなどを確認してもらう．1日の痛みのリズム表などをつけて，痛みを把握していくことも一つの手段である．また，言葉を出すことは難しいが理解できる場合は，痛みのある部分を指してもらい把握していくのも有効である．

これらより，クリニカルリーズニングを小児に行う場合には，子どもがどの程度，体の状況を伝えられるかの評価が必要であり，また，子どもだけでは原因の追及が難しい場合には保護者からの聞き取りが重要となってくる．一方で，クリニカルリーズニングの評価をもとに原因を追究していく思考過程は，痛み以外にも活用することができる．たとえば，保護者にとっては原因不明の泣きであっても，何か原因があり泣いているのであるから，保護者の聞き取りなどから何が訴えの原因であるかの推測につながっていく．たとえ，基本どおりのクリニカルリーズニングを行えなくとも，その思考過程が臨床におけるさまざまな問題解決につながっていると考える．

Summing-up

リーズニング中に心がけること
- 多くの側弯症は原因不明であり，安易に体生構造に原因を求め介入しない．不必要な介入は，むしろ症状を悪化させることにもなる．
- 先入観や固定観念に振り回されないように，常に確認し得た情報より病態をとらえる．一般的に介入が困難と判断されるものでも，積極的な介入ができることもある．
- 経過観察中に（骨や筋の成長過程における一時的な発達不良かもしれないので）改善されることもある（特に乳幼児期側弯症）．手技療法を過信することなく，あくまでも成長と発達の手助けとしての介入法を心がけることが大切である．
- 成長期の年齢と弯曲角度を考慮して治療プログラム立案を心がけることが大切である．

参考文献

1) 中村隆一，他：基礎運動学 第5版，医歯薬出版株式会社，2002
2) 柳澤 健（編）：理学療法学ゴールド・マスター・テキスト4，整形外科系理学療法学，メジカルビュー社，2009
3) 石井清一，他（監）：標準整形外科学 第8版，医学書院，2002
4) 佐藤友紀：パリス・アプローチ：評価と適応 腰，骨盤編，文光堂，2009
5) 佐藤友紀：パリス・アプローチ：実践編，文光堂，2012
6) Lee D（石井美和子 監訳）：骨盤帯 原著第4版，医歯薬出版，2013
7) 藤縄 理：徒手的理学療法，三輪書店，2009

引用文献

1) Dunn PM：Congenital dislocation of the hip（CDH）：necropsy studies at birth. Proc R Soc Med 62（10）：1035-1037, 1969

（樋口善英）

各論

17 小児スポーツ外傷・障害

◆Basic Standard

- 最近の日本での小児・成長期におけるスポーツ活動は，運動実施頻度の高い群と低い群の二極化減少がみられる
- 小児・成長期のスポーツ外傷・障害を考えるときには，小児・成長期という特性をふまえることが大切である
- その特性としては内的要因，外的要因があり，内的要因には成長，個人差，性別，身体機能があり，外的要因には指導者，環境・用具などがある
- 小児・成長期のスポーツ外傷・障害の予防，再発予防には柔軟性の獲得，正しい姿勢を獲得することが大切である
- 柔軟性を獲得するためのストレッチ，正しい姿勢を獲得するための体幹エクササイズの具体的な方法を身につけたい
- 代表的な小児・成長期のスポーツ障害（オズグッド・シュラッター病，リトルリーグショルダー，離断性骨軟骨炎，腰椎すべり症）の具体的な症状や治療，予防法についても熟知しておきたい

■二極化する小児・成長期スポーツ

　小児・成長期におけるスポーツ活動をみると，特に最近の日本では二極化現象がみられる．つまり，スポーツ活動を実施する運動実施頻度の高い群と，逆に運動機会が少ない運動実施頻度の低い群である．

　運動実施頻度の高い群では，より早期からスポーツ活動を実施している．時として過度で過量な練習や試合が強制的に義務づけられるため，スポーツ外傷・障害が発生しやすい．一方，運動実施頻度の低い群では，体力や運動能力の低下がみられる．こうした子どもでは学校体育や，進学に伴う部活動の開始による運動量の増加に身体が反応できず，そのためスポーツ外傷・障害につながることがある．

■小児・成長期という特性をふまえる

　小児・成長期のスポーツ外傷・障害はその時点でのスポーツ活動が困難になるだけではない．その後のスポーツ活動が継続できなくなり，加齢に伴う退行性変化がより進行する可能性もある．したがって，正しい知識をもって対応する必要がある．

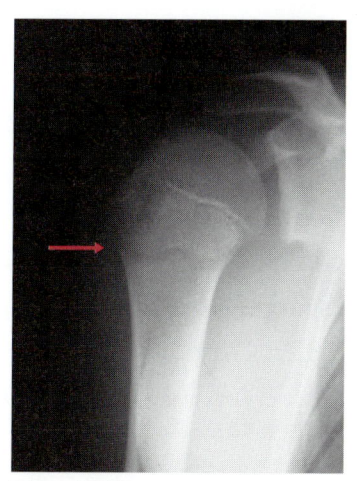

図1　骨端線

■スポーツ外傷とスポーツ障害の違い

ところでスポーツ外傷とは，たとえば足関節の捻挫や肩の脱臼など，いわゆる「けが」と考えるとわかりやすい．一方スポーツ障害は，たとえばボールの投げすぎでリトルリーグショルダーを発症する，走りすぎて疲労骨折を起こしてしまうなどという，いわゆる「使いすぎ症候群」と考えるとわかりやすい．

■骨端線とは

骨端線は，骨の端にある軟骨が骨に変わっていく境目の部分のことをいう（図1）．骨幹部の骨組織に比べて細胞成分が多いわりに細胞間基質が少なく，骨全体の中でも力学的に最も脆弱な部分で，特にgrowth spurt期にはその脆弱性が増す．長軸方向への牽引力に対してはある程度の強度があるが，剪断力に対してはきわめて弱い．

小児・成長期のスポーツ障害は，この骨端線の影響が大きい．

■復帰の際に考慮すべき小児・成長期スポーツ外傷・障害の要因

スポーツ外傷・障害の要因は，内的要因，外的要因に分類される．さらに，内的要因は不可変であるものと可変であるものに分けられる．内的要因の不可変なものとは，成長（柔軟性低下，パワー・スピードの増加，個人差）や性別，可変なものとは身体機能（柔軟性，筋力，姿勢，協調性など）である．外的要因としては指導者，環境，用具などがあげられる．

こうした要因を考慮したうえで，スポーツ障害・外傷に対応していくことが大切である．特に可変な内的要因については十分な対応の後に復帰させることが望ましい．

■内的要因：成長

　小児・成長期スポーツ外傷・障害において，成長については最も考慮しなければならない要因である．四肢長が長くなり，重心位置が高くなる．骨の成長に伴い筋腱の柔軟性が低下し，骨端軟骨の強度低下が起こる．そのため，スポーツ外傷・障害のリスクが大きくなる時期である．特に筋の柔軟性低下は大腿直筋や腓腹筋などの二関節筋に多く起こる．

　成長期，特に男子のgrowth spurt期（10〜15歳）は骨が急速に成長する時期であり，身体各部位で解剖学的にさまざまな弱点やアンバランスが生じる．growth spurtの時期は骨の急速な成長に比べて筋・腱などの軟部組織の成長速度が遅く，この成長率の差が顕著に現れるのが下肢・体幹である．

　この時期の子どもは下肢・体幹の柔軟性が低下し，下肢・体幹のエネルギーが十分使えない状況に陥る．これがたとえば投球の運動連鎖を乱し，上肢に頼った投球となって障害にかかわる．成長のスピードには個人差があり，急激に身長が伸びた選手では，そうした下肢・体幹の柔軟性低下が顕著となることに加え，身体が大きくなった分，パフォーマンスが高まるため，より大きな負荷がかかりやすくなってしまう．

　筋力強化に関しては骨の成長，特に成長軟骨が成熟するまでは，局所的にかかる負荷は関節構造の破綻を招くこともあるため十分な注意が必要である．

　原則としては，自分自身の身体の重さを用いたサーキットトレーニングを基本として，自分の身体を自ら操りながら強化につなげる運動が適切である．

■成長と個人差

　成長は個人差が大きく，同じ暦年齢であっても体格，筋力などが大きく異なる場合が多々存在する．特にコンタクトを伴うサッカー，バスケットボールなどの競技では体格の劣る子のほうがよりリスクが大きい．

　さらに成長期は個人の能力差が大きいため，画一的に運動負荷量を設定して実施させることは危険である．負荷基準はあくまでも基準として，与える負荷量が適切かどうかは，プレー中のフォーム変化から判断することが望ましい．したがって，プレー中のフォームを注意深く観察することが必要となる．

■内的要因：性別

　外傷・障害の部位によってはその発生に性別が影響している場合がある．膝関節外傷はその代表例であり，中学生・高校生女子においては前十字靱帯損傷などの膝関節外傷が男子に比較すると多く発生する．特に，バスケットボールやサッカーといった，着地や切り返しを繰り返す競技にこうした傾向が強い．

■内的要因：身体機能

スポーツ外傷・障害発生に関係する身体機能としては，体力，柔軟性，筋力，バランス能力，技術があげられる．これらの要素が十分に回復，改善したあとにスポーツ復帰させることが大切である．

柔軟性

柔軟性は成長期において低下しやすく，スポーツ外傷・障害の要因となる．したがって，ストレッチを積極的に行い十分な柔軟性の獲得を目指す．復帰後もウォーミングアップやクーリングダウンのなかで十分なストレッチを行うことが必要である．

姿　勢

姿勢（バランス）の悪さがスポーツ外傷・障害につながることは多い．たとえば片脚でぶれずにしっかり立てない，着地のときに膝が内側に入ってしまう場合などである．けがが治ったとしても，姿勢が悪ければまた同じ箇所を傷めてしまう可能性が高い．そこで，バランスをよくするようなトレーニングを行うことも必要である．

技　術

技術の不良例としては，肘下がりの投球フォームがあげられる．肘下がりの投球フォームは内側型野球肘，さらには外側型野球肘が発症するリスクにつながる．こうした投球フォームの不良は，筋力や柔軟性が不十分であることが原因のことが多い．また，姿勢（バランス）が悪い場合も多い．

さらに，着地のときに膝が内側に入ってしまうような姿勢も技術の不良例である．これは，体幹に着目した補強エクササイズでかなり改善はできると考えている．

■外的要因

指導者

指導者は小児・成長期の選手にとって影響が大きく，スポーツ外傷・障害発症の有無も指導者によることが多い．

overuseも問題である．たとえば野球の場合，小・中学生では練習や試合が土曜日・日曜日といった週末に集中する．1日で2試合を行うこともまれではなく，投手の人数も限られているため，トーナメントの大会では勝ち上がるために一部のパフォーマンスの高い投手が連投することとなる．

このように，ジュニア時代からの勝利至上主義に偏った過度の練習，試合は，スポーツ外傷・障害を引き起こす大きな要因である．

指導者にも小児・成長期の身体的特徴を理解してもらうことがきわめて大切である．た

とえば，幼児期に動きを指導する場合には，子どもと同方向に対して動作を行うことが重要である．また，技術の習得は真似ることから始まり，特に小児期の場合は，意識しなくても知らないうちにまわりを手本として動くことが多い．直接指導していなくても，その姿が目に入るだけで運動に影響を与えていることを忘れずに，指導者は自らの動作に意識する必要がある．

運動の習熟には，本人が抱く運動イメージが深くかかわる．したがって，好きな選手のプレーや感動するような素晴らしいプレーを見ることは，技術力向上に非常に有効である．自分自身がプレーをすることもよいが，素晴らしいプレーを見るということも大切な事柄であることを認識し，積極的に観戦の機会をつくることも大切である．

環境，用具

環境については，校庭のサーフェスが土ではなく，近年では下肢に負担の大きいアスファルトや人工芝の場合もある．スポーツ外傷・障害からの復帰の際には負担の小さいサーフェスから復帰することが望ましい．また，都市部では十分な広さを確保できず，回転半径の小さいトラックである場合も多い．こうしたカーブのきついトラックで練習することで左右の非対称性が増強され，スポーツ外傷・障害が発症することもあるので注意する必要がある．

用具については，急激に成長するなかで体格に適合しない，大きすぎる，もしくは小さすぎる靴やプロテクターなどを用いていることがある．この点については保護者に理解を求め，その時点での体格に適合した用具を選択するように指導していく必要がある．

小児・成長期スポーツ外傷・障害の予防，再発予防

予防

小児・成長期におけるスポーツ外傷・障害予防のためにはメディカルチェックが必要である．メディカルチェックを行うことにより，スポーツ外傷・障害のリスクの高い子どもをあらかじめ抽出して，予防策を立てることができる．また外傷・障害を早期発見することにより，早期復帰や重症化の防止につながる．

メディカルチェックの内容としては，問診，疼痛の有無，既往歴調査，関節可動域，整形外科的検査などに加え，身長の伸び具合を経時的に調査することなどがあげられる．身長の伸び具合を測定することで成長段階を把握することもできる．こうしたメディカルチェックに加えて，筋力，持久力，瞬発力などのフィジカル能力チェックの実施も重要である．これが不十分な子どもに対しては，本格的な技術練習の前に補強トレーニングを行い，身体機能を高めたうえで技術練習に取り組むことが望ましい．

再発予防

小児・成長期におけるスポーツ外傷・障害の再発予防は，その後のスポーツ活動を安全

に行うためにも大切である.

関節可動域の制限があると,同部位の再発リスクが高くなるだけでなく,筋萎縮や代償動作により対側や他部位の受傷にもつながる.また,復帰前には投球フォームや着地姿勢などにおいて身体の負荷の少ない技術を習得して,その後復帰させることが望ましい.

一方で,小児・成長期のスポーツ障害は,運動量を減らす,練習方法を工夫するなどして対処できることも多い.大事な試合が近いからといって,痛みを我慢して運動を続けると,治療期間が非常に長引き,手術が必要になることがある.痛みがあることを素直に報告できる環境を整えることも重要である.

小児・成長期の下肢のスポーツ障害は,柔軟性の問題と姿勢(バランス)の問題を解決することで治癒する場合が多い.もちろん技術の程度が低く,障害に直結する場合にはフォーム指導も必要であるが,この時期の子どもの場合は適切な柔軟性と姿勢の要因を押さえておくことが大切である.

■ストレッチングと体幹エクササイズ

ストレッチングは,柔軟性を獲得するために特に小児期・成長期のスポーツ障害の予防に大切である.また,正しい姿勢を保つためには体幹エクササイズも重要である.

以下,ストレッチングと簡単な体幹エクササイズの方法について述べる.

■ストレッチング

ストレッチングは各姿勢15〜30秒ぐらい保って,筋肉が伸びる感覚を実感しながら行うとよい.また,最近では動的ストレッチング(図2)も効果的であるといわれている.動

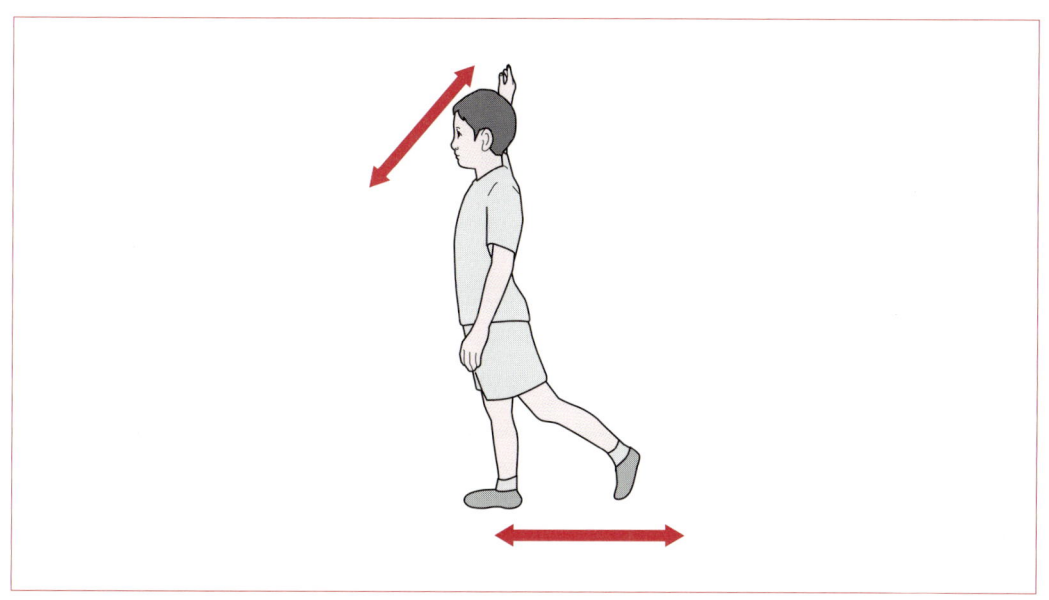

図2　動的ストレッチング

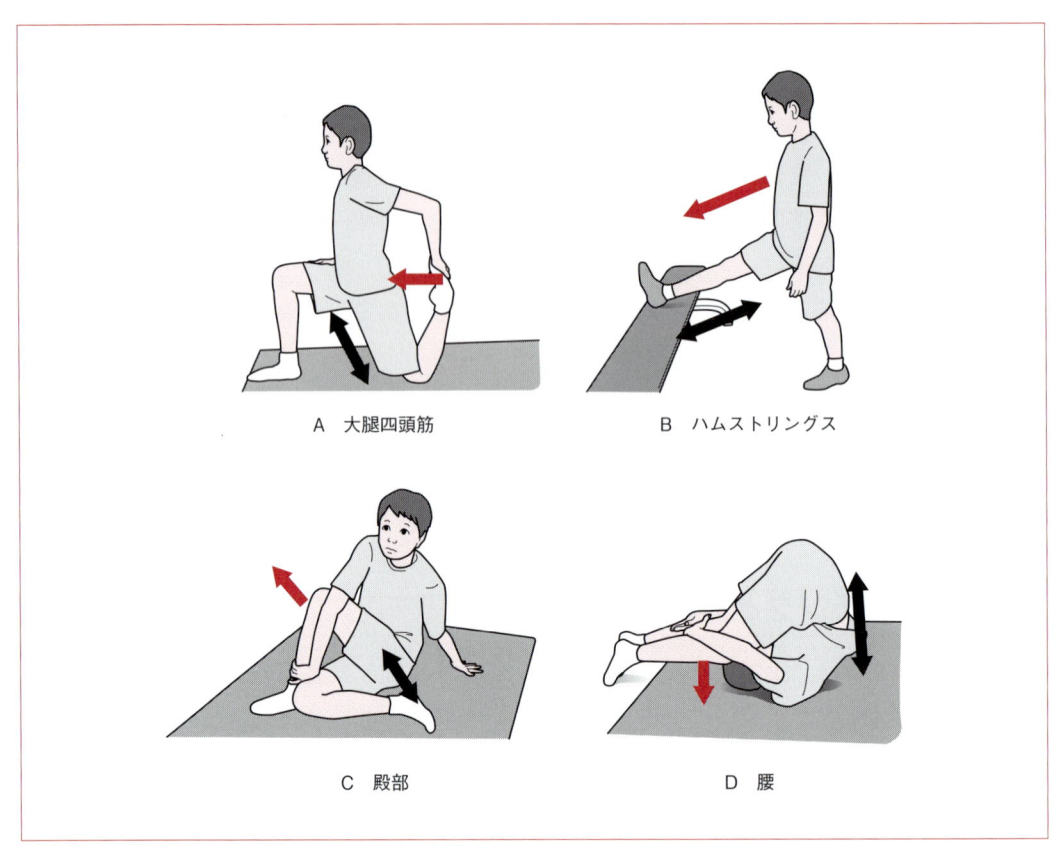

図3　下半身のストレッチング

的ストレッチングに関しては，関節可動域の最終域付近で実施すれば伸張反射の増加はなく，筋の伸張性の増加に効果があるという報告もある[3]．

大腿四頭筋，ハムストリングス，殿部，腰など，特に下半身のストレッチングを念入りに行うとよい（図3）．また，肩甲骨周囲の動きをよくするためのストレッチング（図4），肘・肩の障害を予防するために上腕二頭筋，上腕三頭筋，前腕のストレッチングも重要である（図5）．

■体幹エクササイズ

■正しい姿勢とは

姿勢は意思の表れであり，姿勢保持が一定時間できない子どもたちに社会的な問題行動が多いといわれている．姿勢の崩れは集中力の途切れとしてもみなされ，あらゆる競技において問題となる．近年，一定時間同じ姿勢を保持できない子どもたちが増えてきており，単なる体力向上だけでなく，きちんとした姿勢を保つという基本動作をしっかり行わせることも必要である．

正しい姿勢に導くためには，問題となる部分に軽く触れてあげて本人が気づくよう促す

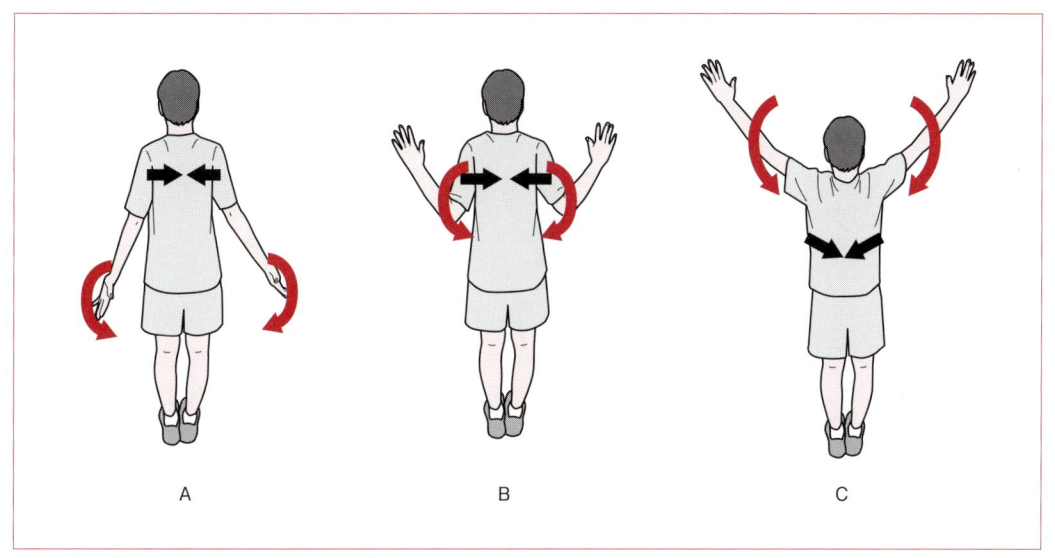

図4 肩甲骨を動かすストレッチング

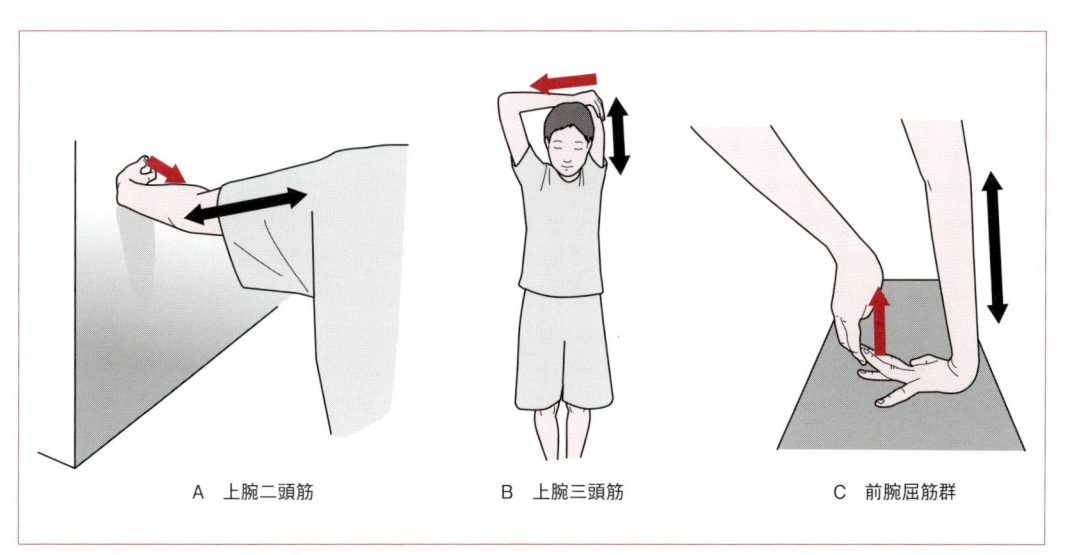

A　　　　B　　　　C

図5 上肢のストレッチング

A 上腕二頭筋　　B 上腕三頭筋　　C 前腕屈筋群

ことが大切である．子どもたちはまわりの影響を強く受け，近くにいる人の動作を知らないうちに真似ていることが多い．まわりが正しくない姿勢をとり，好ましくない姿勢で歩いていれば，子どもたちの悪い見本となってしまうことがある．しかし，四六時中姿勢や動作に気をつけなくてはならないということではない．むしろ，リラックスしているときと，これから心を引き締めてという場の違いを，明確に示すことが重要である．

　一方でよい姿勢，正しい姿勢とは力を入れた努力性の固めた姿勢ではなく，目的の動作がスムーズにできる準備状態であると筆者は考えている．

①正常
骨盤は床と平行

②トレンデレンブルグ肢位
左の骨盤が下がる

③デュシャンヌ肢位
右の肩が下がる

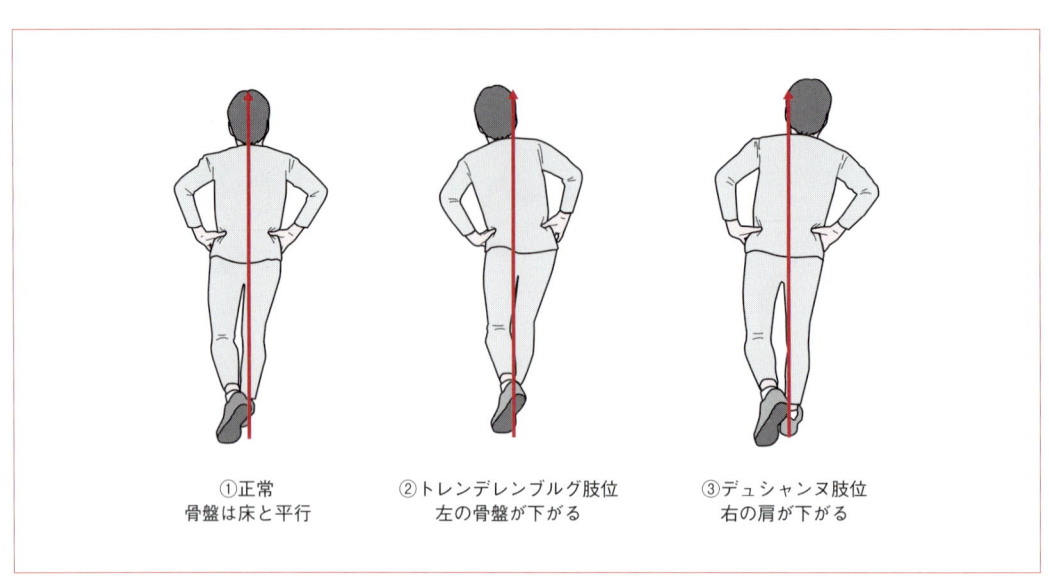

図6A　片脚立ちしたときの姿勢

デュシャンヌ肢位(＋)と
逆トレンデレンブルグ肢位

デュシャンヌ肢位(＋)と
トレンデレンブルグ肢位(＋)

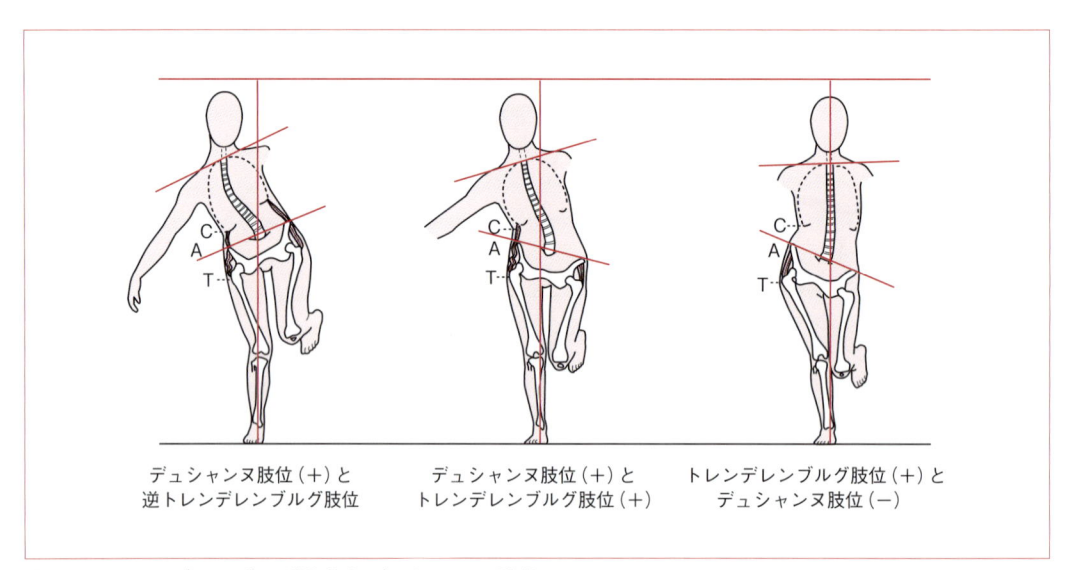

トレンデレンブルグ肢位(＋)と
デュシャンヌ肢位(－)

図6B　トレンデレンブルグ肢位とデュシャンヌ肢位

姿勢とスポーツ障害の関係

　片脚立ちをしたときの骨盤，膝，足部の関係を示したものが図6A①～③である．

　図6A①は正常，図6A②はトレンデレンブルグ肢位といって，立ち足の反対側の骨盤が下に下がっている姿勢，図6A③はデュシャンヌ肢位といって，立ち足のほうに体幹を傾けて重心を立ち足の真上にもっていく姿勢を指す．すなわち立ち足側の肩が下がってしまう姿勢を指す．

　このトレンデレンブルグ肢位とデュシャンヌ肢位はけがにつながりやすい姿勢である．厳密に言えば，骨盤の回旋（回ってしまう）なども入ってくる（**図6B**）が，ここではわかり

やすいように骨盤が上がる，下がる，という点に着目して述べる[4]．
　姿勢からみたけがの原因は大まかには以下のように分類される．
　トレンデレンブルグ肢位に伴って膝が外に逃げてしまう姿勢を取る場合，腸脛靭帯炎，内側半月板損傷，足関節内反捻挫などを起こしやすいといわれている．さらに，下半身だけでなく，リトルリーグショルダーなどの肩の障害にもつながることも多い．
　トレンデレンブルグ肢位またはデュシャンヌ肢位に伴って膝が内側に入ってしまう姿勢を取る場合，前十字靭帯損傷，外側半月板損傷，鵞足炎，シンスプリント，脛骨疲労骨折などを誘発しやすいといわれている．
　さらに上体が後傾して重心が後ろにある場合，脚の前側の筋肉の緊張が高くなって膝蓋靭帯炎，オズグッド・シュラッター病などを起こしやすいといわれている．
　また，上体が前傾して重心が前方にある場合，腰椎分離症，腰椎すべり症，ハムストリングスやふくらはぎの肉離れを起こしやすい傾向がみられる．
　以上のように，その人が普段から取りやすい姿勢とけがは密接な関係にある．

▶体幹エクササイズの必要性

　小児・成長期のスポーツ障害を予防するためには，正しい姿勢を身につけることが大切である．では，正しい姿勢を身につけるためにはどうしたらよいだろうか．何が必要だろうか．これが体幹エクササイズを行う意義である．
　具体的には，腹筋，殿部，肩甲骨周囲のトレーニングをまとめて体幹エクササイズと呼んでいる．子どもの姿勢をチェックしてみて，収縮が不十分な筋肉に対して刺激を入れること，体幹を全体的に鍛えていくということも含んでいる．
　ところで，体幹エクササイズはけがを予防する，けがの再発を防ぐ，ということだけではなく，実はパフォーマンスそのものを向上させるためにも大切である．
　腹筋の力が弱い，または腹筋が働きにくいと腰を反る姿勢を取りやすくなる．反対に，肩甲骨が動きにくい，肩甲骨の周囲の筋肉の収縮が不十分だと，猫背あるいは胸を張った姿勢を保つことができなくなる．また，身体の左右どちらか一方の腹筋や殿部の筋肉，肩甲骨の周囲の筋肉の収縮が不十分であると，左右どちらかに傾いたり回旋したりしてしまう．
　正しい姿勢を保つためは，収縮が不十分な筋肉を鍛えることや筋肉に収縮の刺激を入れることが大切である．そのためにも体幹エクササイズは必要というわけである．

■片脚立ちと片脚スクワットでの姿勢チェックの方法

　まず片脚立ちをする．一人の場合には自分で腰に手を当てて行い，2人組の場合にはチェックする人が相手の腰に後ろから手を当てて（**図7A, B**），その手の動きを判断するのがいちばんわかりやすい．片脚立ちになったときに立ち足の反対側の骨盤が下がっていないか（トレンデレンブルグ肢位），反対側の立ち足側の肩が下がっていて接地側の膝が内

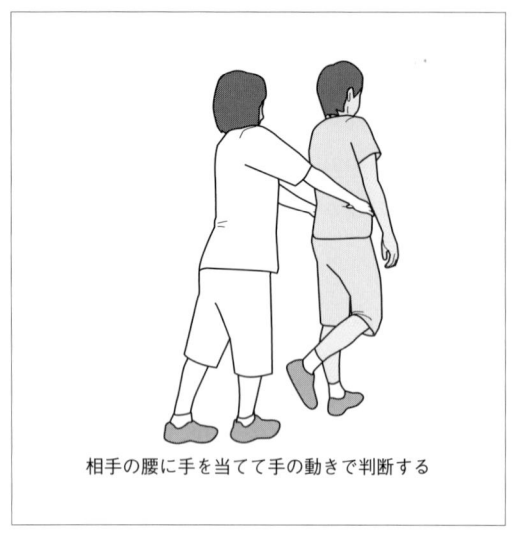

図7A　片脚立ちのチェックの方法
相手の腰に手を当てて手の動きで判断する

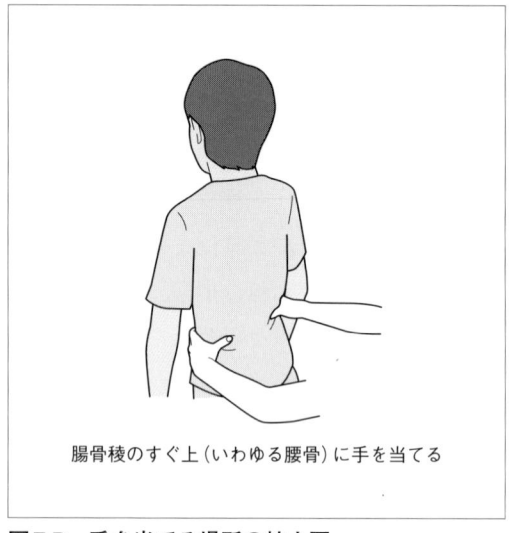

図7B　手を当てる場所の拡大図
腸骨稜のすぐ上（いわゆる腰骨）に手を当てる

①正常
骨盤は床と平行
膝はまっすぐつま先の方向

②トレンデレンブルグ肢位
左の骨盤が下がって
右の膝が内側に入る

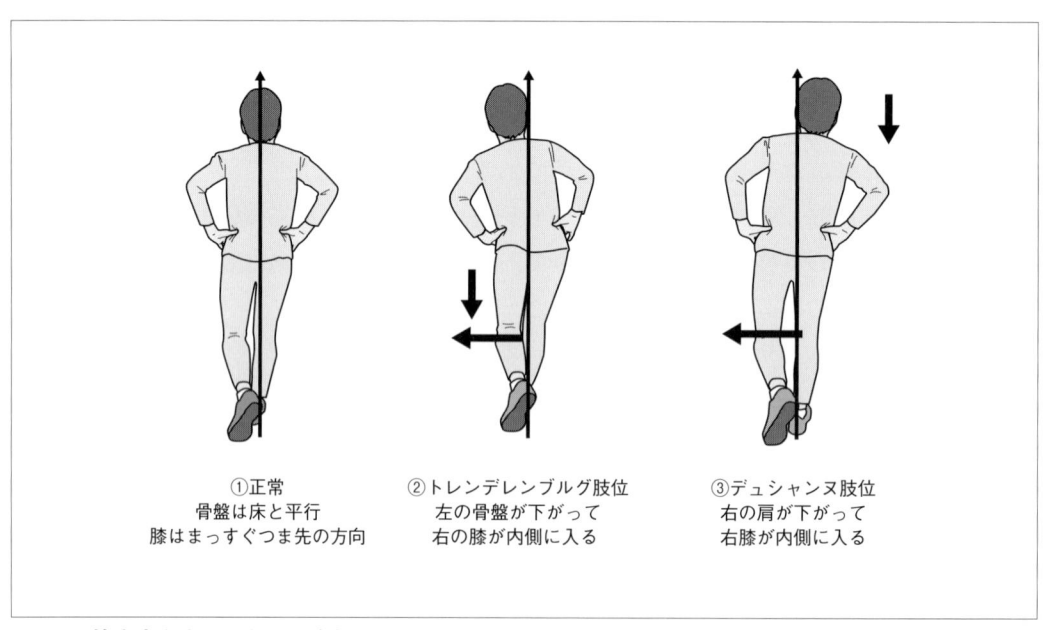

③デュシャンヌ肢位
右の肩が下がって
右膝が内側に入る

図8A　片脚立ちをしたときの姿勢

側に入っていないか（デュシャンヌ肢位），回旋していないかをチェックする（図8A）．さらに，片脚立ちから片脚スクワットを行う（図9A，B）．この時のほうが腰に当てた手の動きがよくわかるはずである．

　立ち足側の膝が内側に入ってしまい，反対側の骨盤が下がっていたら，それは着地している側の殿部の筋が働いていないためと考えられることがほとんどである（図8B）．骨盤が下がった側の腹筋もしっかり働いていない．左片脚スクワットをして右の骨盤が後方回

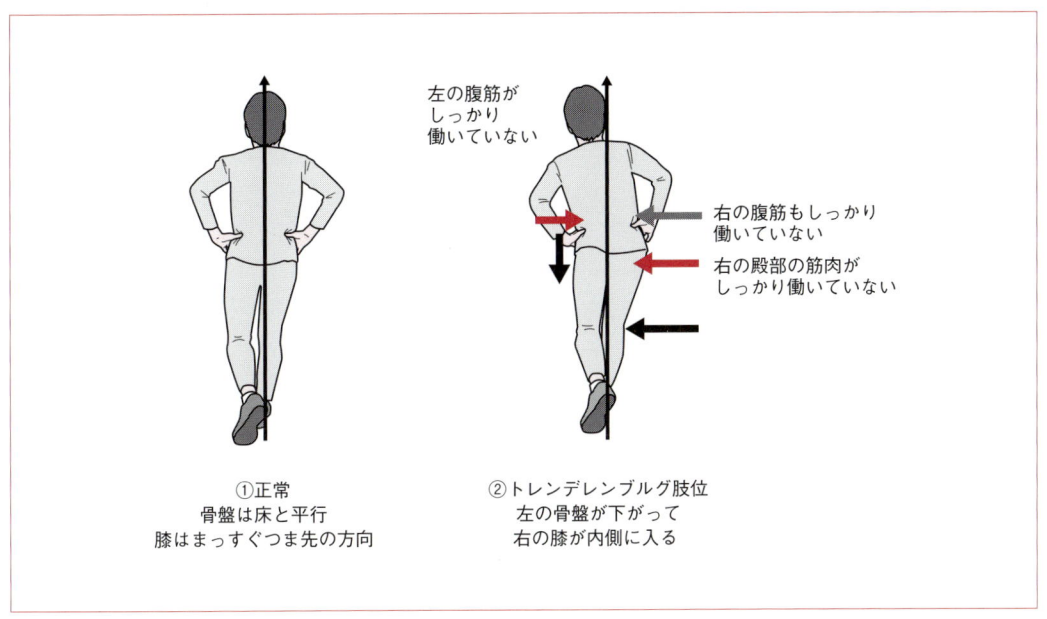

図8B 片脚立ちをしたときの姿勢と評価

①正常
骨盤は床と平行
膝はまっすぐつま先の方向

②トレンデレンブルグ肢位
左の骨盤が下がって
右の膝が内側に入る

左の腹筋がしっかり働いていない
右の腹筋もしっかり働いていない
右の殿部の筋肉がしっかり働いていない

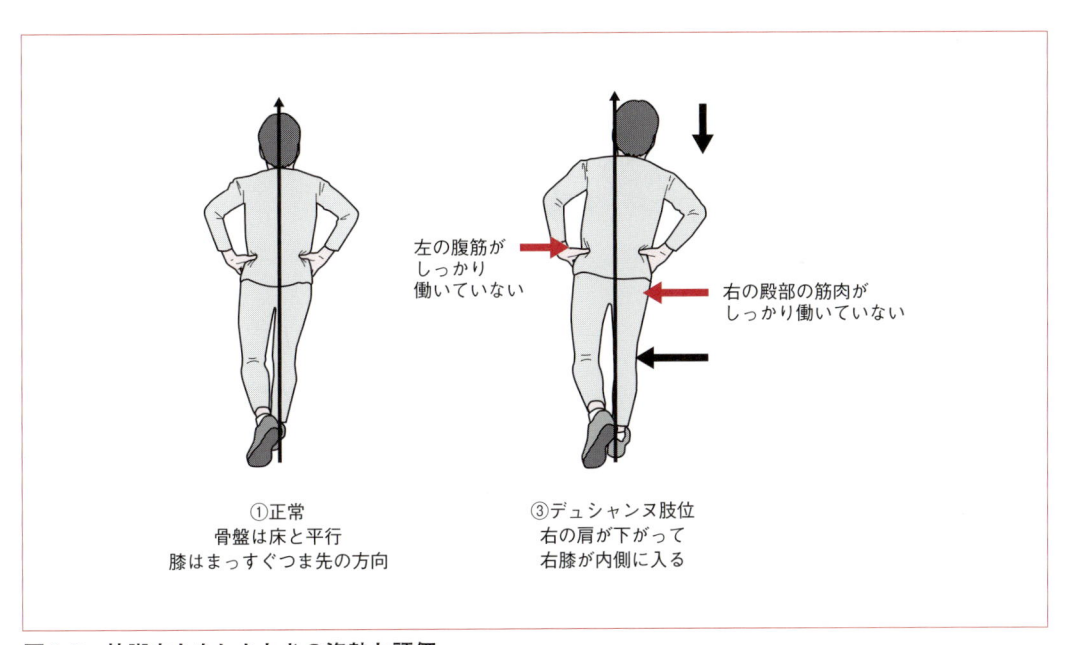

図8C 片脚立ちをしたときの姿勢と評価

①正常
骨盤は床と平行
膝はまっすぐつま先の方向

③デュシャンヌ肢位
右の肩が下がって
右膝が内側に入る

左の腹筋がしっかり働いていない
右の殿部の筋肉がしっかり働いていない

旋してきたときには，特に右側の腹筋がしっかり働いていない（図9A）．
　また骨盤だけでなく，上体が側屈していないかもチェックする．右片脚スクワットをして上体が右に傾いてしまっていたら右の殿部と特に左の腹筋が働いていない（図9B）．
　さらに横から見て，片脚立ちになったときに重心の移動もチェックする．重心が後方に

右の骨盤が下がって後方に回旋し，左膝が内側に入る
左の殿部の筋肉と左右の腹筋（特に右側の腹筋）がしっかり働いていない

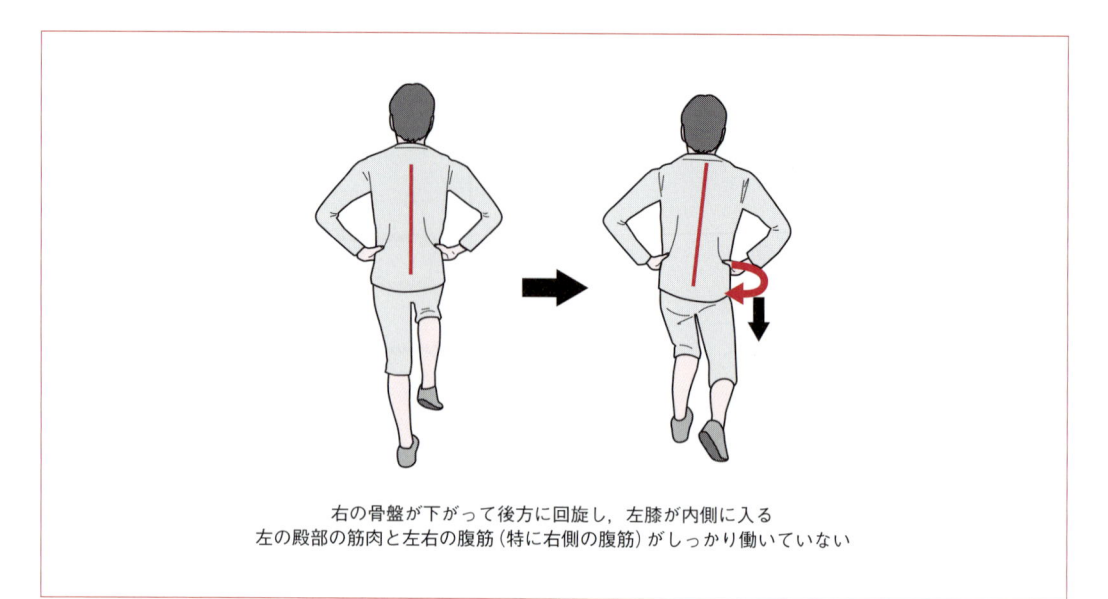

図9A　片脚立ちからスクワット

上体がさらに右に傾く
右の殿部と特に左の腹筋が働いていない

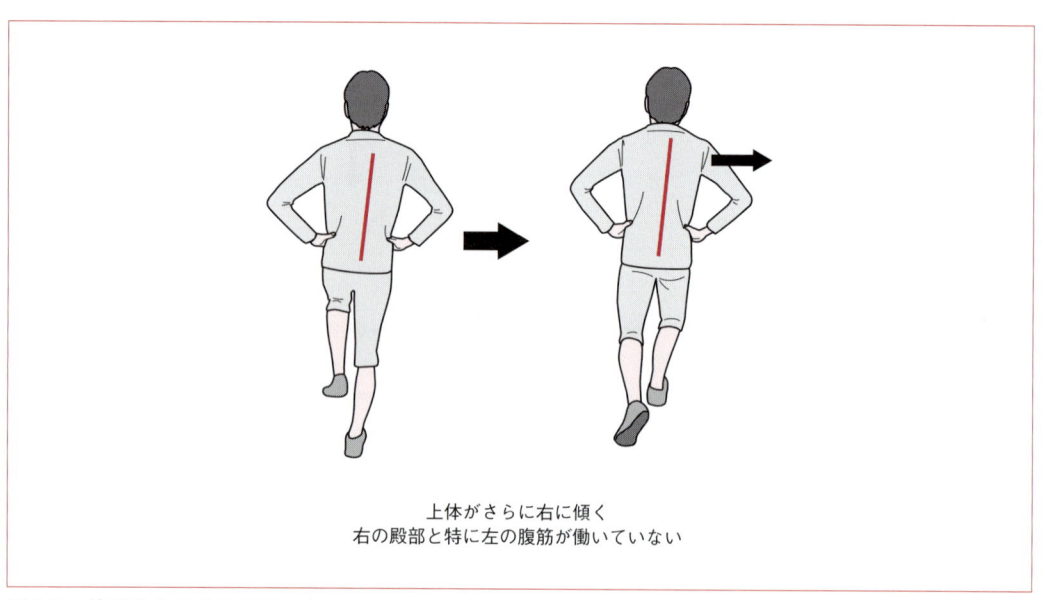

図9B　片脚立ちからスクワット

移行してしまった場合，腹筋がしっかり働いていない（**図10A**）．重心が前にありすぎる場合は，殿部の筋や背筋がしっかり働いていない（**図10B**）．

■トレーニング開始に先立って

今までチェックしたことをもとにトレーニングを始めていく．
まずはしっかり働いていない側の腹筋と殿部の筋のトレーニングを選択的に行う．極端

各論 ── 17．小児スポーツ外傷・障害

A　重心が中心線より後ろにある場合
　　腹筋がしっかり働いていない

B　重心が中心線より前にある場合
　　臀部の筋や背筋がしっかり働いていない

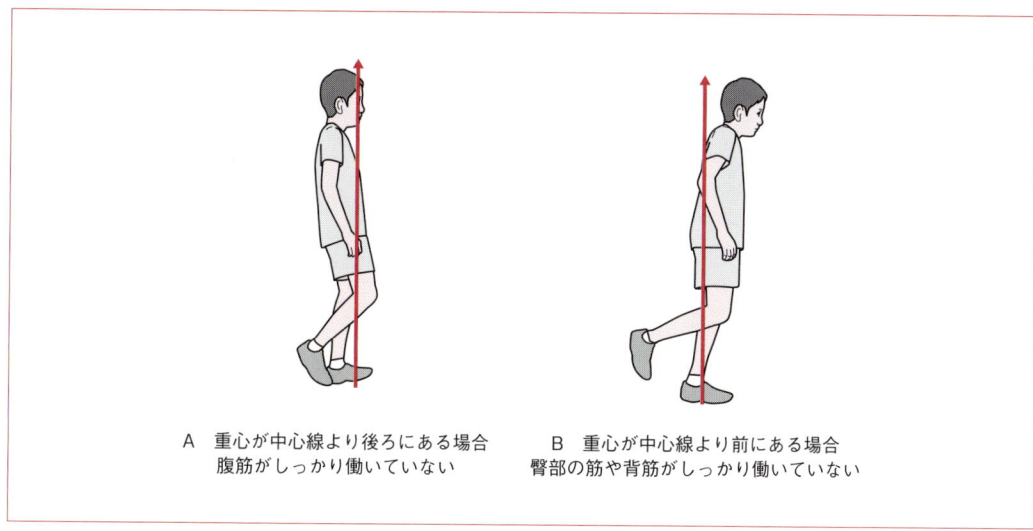

図10　横から見た片脚立ち

膝が浮いてこないようにする

A　右の外腹斜筋

脚は動かさないようにする

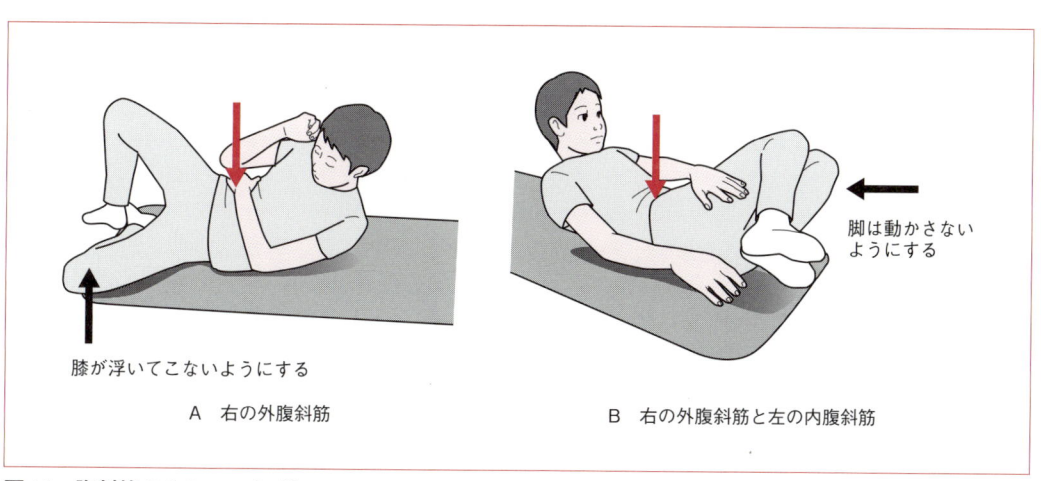

B　右の外腹斜筋と左の内腹斜筋

図11　腹斜筋のトレーニング

に片側だけの殿部の筋と腹筋のトレーニングだけを行うか，あるいはセット数を右3セット，左2セットとして行う．

　以下，最も簡単な腹筋と殿部の筋のトレーニングの方法を示す．

■腹筋（腹斜筋）（図11A，B）

① 仰向けに寝て，鍛えたい側の膝をまっすぐに立てる．反対側の膝は曲げた状態で横に倒す．倒した足は立てた足の手前に入れるようにする．鍛えたい側の手を頭の後ろにおいて，反対側の手は鍛えたい腹筋を触る．
　肘を膝につけるように上体を起こしてきて，ゆっくり戻す．この時，息は吐くようにする．これを5～10回行う（1セット）．この際，起き上がることを優先すると膝

413

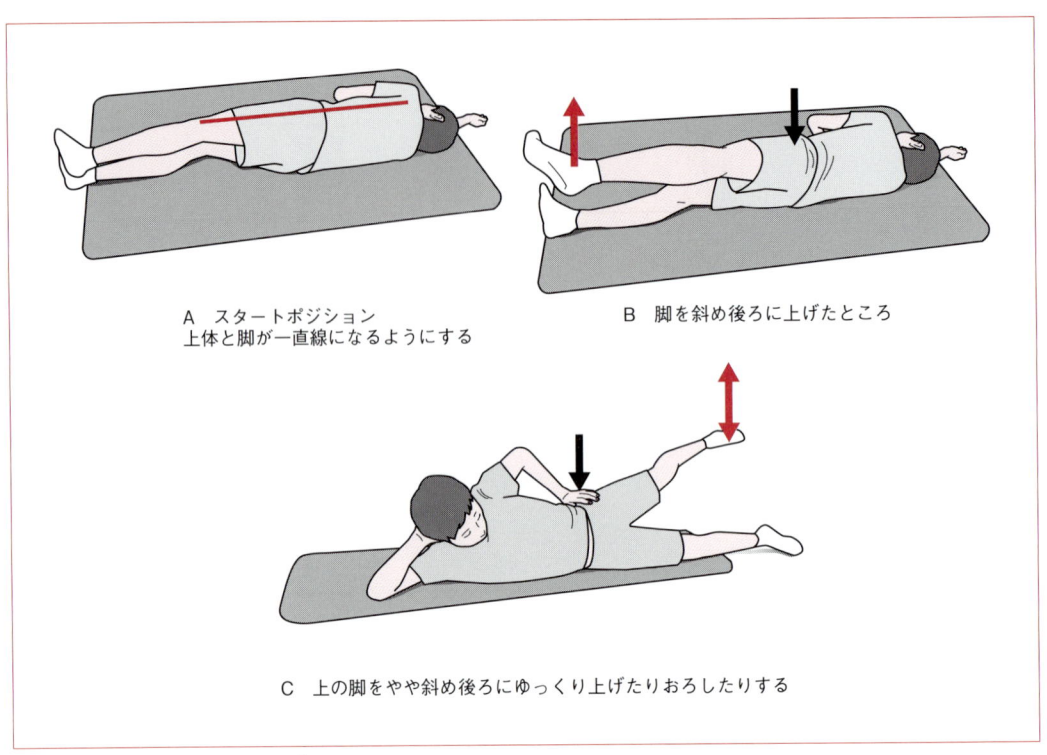

図12　中殿筋のトレーニング

A　スタートポジション
　　上体と脚が一直線になるようにする

B　脚を斜め後ろに上げたところ

C　上の脚をやや斜め後ろにゆっくり上げたりおろしたりする

が浮いてきてしまうので，倒した膝が浮いてこないようにする．あくまでも脚は両方とも動かさない範囲で上体を起こしてくるようにする．腹筋を触っているほうの手で，腹筋が硬くなるのを感じながら行う（**図11A**）．

② 仰向けに寝て，両膝を曲げて鍛えたいほうの反対側に倒す．そして足を床から持ち上げておく．両手を伸ばして自分のつま先を触るように起き上がってゆっくり戻す．自分の腹筋が働いているのを感じながら行うとより効果的である．呼吸は吐きながら行う．この時，脚は動かさないようにする（**図11B**）．これを5〜10回行う（1セット）．

■殿部のトレーニング

▶中殿筋（図12A〜C）

　鍛えたいほうの殿部を上にして横向きに寝る．この時，上体と脚が一直線になるように気をつける（決して股関節が曲がって「く」の字にならないようにする）（**図12A**）．上の脚をやや斜め後ろにゆっくり持ち上げて（**図12B**）おろす．

　疲れてくると股関節が曲がってきて身体が「く」の字になってしまい，脚をやや後ろではなく前に持ち上げてしまう．これでは鍛えたい中殿筋は働かず，大腿の外側の筋肉（大腿筋膜張筋）のトレーニングになってしまう．このトレーニングでは特に脚を上げる方向と姿勢に気をつけて行う（**図12C**）．これを5〜10回行う（1セット）．

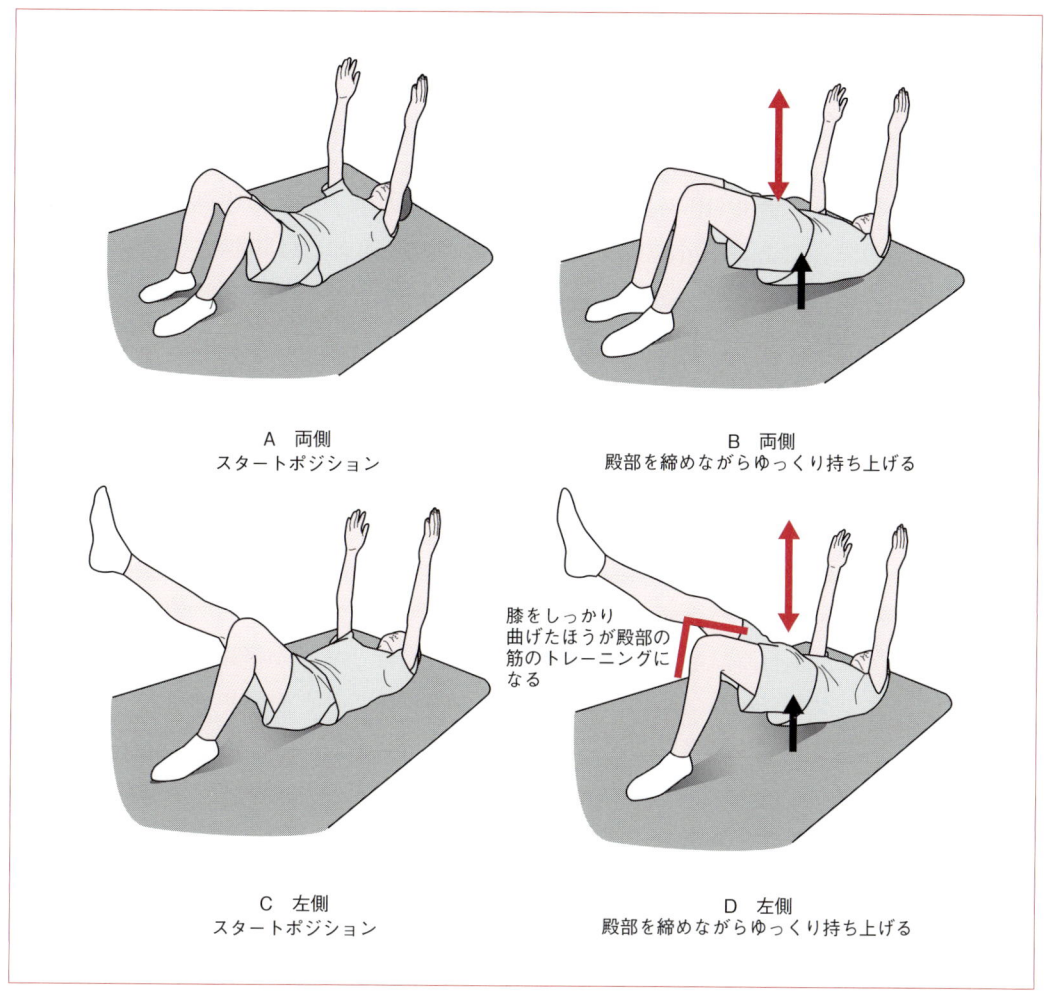

図13 大殿筋のトレーニング

▶大殿筋（図13A〜D）

　仰向けに寝て両膝をできるだけ深く（90°より）曲げる（図13A）．かかとで床を押すようにして殿部を締めながらゆっくり持ち上げておろす（図13B）．この時，できるだけおなかを引っ込めるようにして行うほうが，体幹がより安定する．

　これを5〜10回行う（1セット）．

　片側の殿部を鍛えたい時には，片方の膝を伸ばして脚を持ち上げたままで尻上げを行う（図13C, D）．

　膝をしっかり曲げて行ったほうがより殿部筋のトレーニングになる．膝の曲げる角度が浅くなってくると，主にハムストリングスのトレーニングになる．

小児・成長期に特有なスポーツ障害

オズグッド・シュラッター病

▶ 原因と症状

　小学校高学年から中学生（10～15歳）の活発な発育期の男子に多く見られる，膝蓋靱帯の脛骨付着部の障害である．growth spurt期で骨の成長が著しい時期に，大腿四頭筋や膝蓋靱帯などの軟部組織が骨の成長に追いつかないために，大腿四頭筋の緊張が高くなる．そして常に，脛骨粗面および膝蓋骨に大きな牽引力が加わることによって発症すると考えられている（図14）．脛骨粗面が隆起して，圧痛もある．正座ができないこともある．

▶ 発症しやすいスポーツ

　特に発症しやすいスポーツはサッカー，バスケットボール，野球，バレーボール，陸上競技といわれている．なかでもジャンプや屈伸を多く行うスポーツを行う子どもでは，脛骨粗面に大きな負荷がかかりやすい．

▶ 治　療

　治療法としては，歩行時にも痛みが強いような場合には，痛みが軽減するまでスポーツを禁止する．キックやジャンプの動作は禁止し，安静にすることが第一である．さらに，（運動前に）大腿四頭筋のストレッチング（図3A）を十分に行い，（運動後には）脛骨粗面の周囲のアイシング（図15）をしっかり行うことが重要である．大きな骨片が存在する場合には手術的に摘出することもある．

　スポーツ活動は患部の痛みに応じて，少しずつ再開していってもよい．

▶ 予防法

　具体的な予防法としては，まず身長・体重のチェックを必ず行い，骨成熟度を把握する

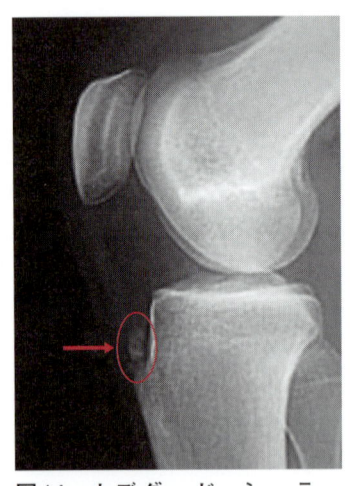

図14　オズグッド・シュラッター病のX線写真
脛骨粗面に大きい牽引力が働いて骨片が剥離している

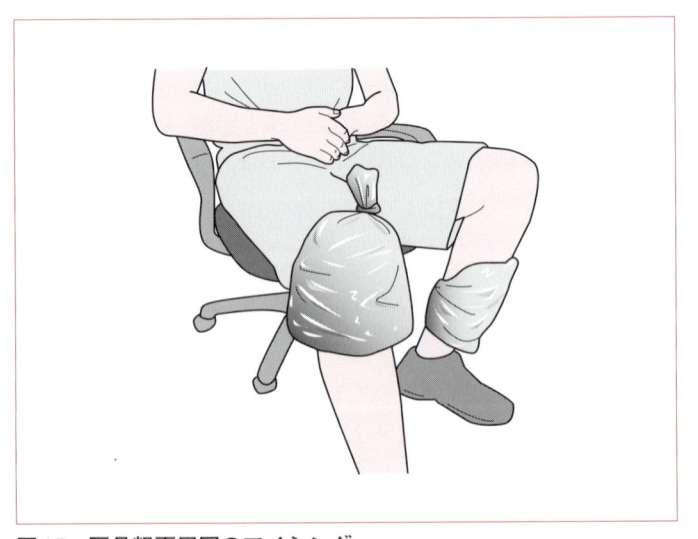

図15　脛骨粗面周囲のアイシング

ことが必要である．特にgrowth spurtが開始されたと判断された時には，セルフチェックを含めたストレッチングやクールダウンを徹底的に行うことが予防につながる．この時期の子どもたちについては，練習や試合のスケジュールが過密でないかを注意する．

さらに，骨端部の圧痛チェックを指導することを勧めたい．痛みが続く場合は医療機関を受診させる．ストレッチングは正しい肢位で20秒以上行うよう指導する（図3）．動的ストレッチングも取り入れるとよい（図2）．練習の前後と帰宅後に必ず行うようにする．ストレッチングで筋の緊張をチェックし，硬い場合には入浴やマッサージなどで回復させることも考慮すべきである．

■ リトルリーグショルダー

▶ 原因と症状

繰り返される投球ストレスにより生じる上腕骨近位骨端線の損傷で，骨端線が開いてくる（図16）．外傷性誘因はなく，投球時や投球後に肩痛が生じ，投球困難となる．徐々に生じる場合と，1回の投球で投球不能となる場合がある．日常生活レベルではほぼ無症状である．小学校高学年から中学生，特に11〜13歳に集中する．

上腕骨頸部の圧痛，抵抗下の外転・内旋・外旋時の運動痛を認める．外観上の明らかな変形や腫脹はないが，投球側の肩甲骨が外側や下方に偏位していることが多い（図17）．これは投球側の広背筋や後方腱板筋群の伸長性が低下していることによると考えられる．

リトルリーグショルダーは，投球時に上腕骨の近位骨端線に剪断力と自重に匹敵する牽引力がかかるために生じるといわれている．簡単に言うと，骨端線の部分を境にして，引っ張る力とねじる力が加わるために受傷する（図18）．

近位骨端線より近位にはインナーマッスルである腱板筋群が付着し，遠位には三角筋・広背筋・大円筋・大胸筋，上腕三頭筋などのアウターマッスルが付着している．

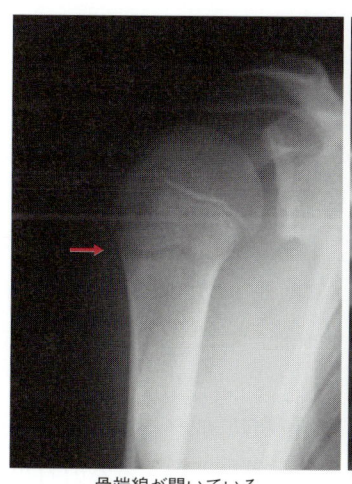

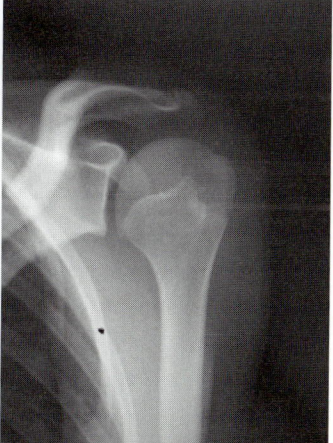

骨端線が開いている　　　　正常
図16　リトルリーグショルダーのX線写真

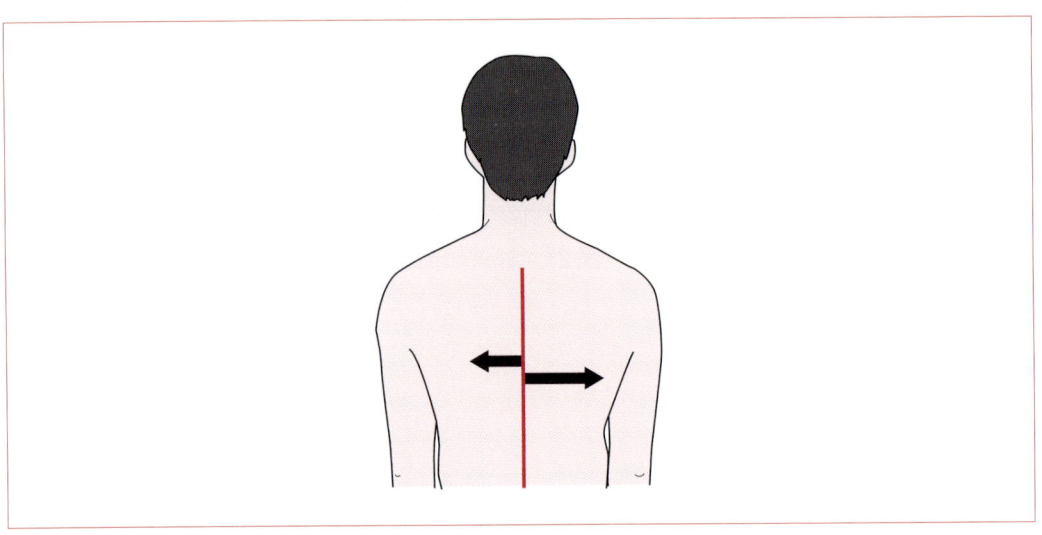

図17 肩甲骨の外転と下方偏位

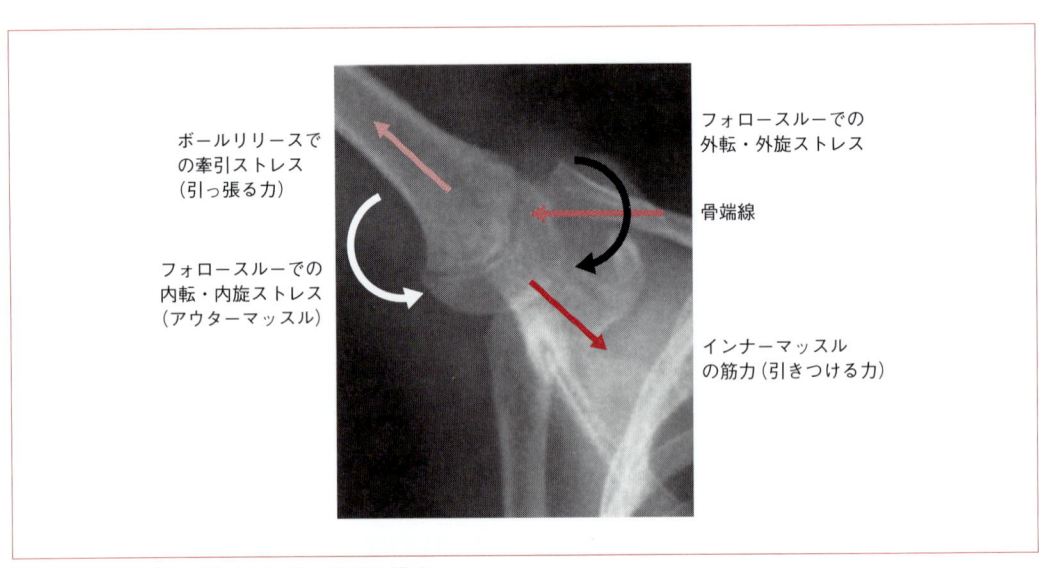

図18 リトルリーグショルダーの発生機序

　投球動作では外転・内旋から急速に外転・外旋，そして内転・内旋に運動方向が変わる．アウターマッスルは内転・内旋方向の力が主となり，インナーマッスルは外転・外旋方向の力が主となる．骨端線の遠位と近位に付着する筋肉の引っ張る力の方向が逆になり，骨端線にまさに剪断力が加わる．剪断力とは断面をずらすような力である．すなわち，骨端線をずらそうとする力が働く．そして，骨端線が離開してリトルリーグショルダーが発症する．

　また，全力投球でのボールリリース時に投球側の肩に加わる牽引力は球速と相関し，小学生野球選手の場合にも全力投球すると，自分の体重に匹敵する牽引力が投球側の肩に加わると考えられている．牽引力に対しては一定の強度をもつ骨端線ではあるが，繰り返し

自重に匹敵する牽引力が加われば疲労骨折を生じる可能性は高まる．

▶ 発症しやすい野球選手のポジション

投手が約半数を占めるといわれており，パフォーマンスが高く全力投球をする頻度が高い選手に好発する．

▶ 治療方針（保存療法）

外固定は通常不要であるが，すべり症を伴って症状が強い場合には三角巾固定を行う場合もある．すべり症を伴う場合を除けば，約1〜2ヵ月の投球禁止（ノースロー）で通常十分である．ノースローの間に，投球側の肩関節に負荷のかからないランニングや体幹・下肢のトレーニング，下肢・体幹・回内屈筋群のストレッチング，回内屈筋群の筋力訓練を積極的に行う．ノースロー後，局所の圧痛や抵抗下の運動痛が消退したら，肩後下方構成体のストレッチングや腱板筋力訓練も積極的に行う．

上腕骨頸部の圧痛が消失して，抵抗下の運動痛が消失したら，投球を許可してもよいと言われている．

▶ 予防法

リトルリーグショルダーが発生する原因として，骨端線の存在のほかに，コンディショニング不良，不良な投球フォーム，さまざまな環境因子（指導者の経験・知識不足，週末に練習・試合が集中，オフがない）があげられる．

ここでは特に投球フォームについて述べる．

▶ 投球フォーム

成長期には身体が未熟であると同時に，投球フォームも未熟で不良であることが多い．

少年野球選手のフォームは，投球動作を成人と比較すると，体重移動や体幹の回旋運動が少なく，肩関節の内旋に頼った肩関節に負担のかかるフォームであると言われている．

投球フォーム上の問題点は，アーリーコッキング初期での軸脚の股関節が十分に屈曲できない，foot plantでの骨盤・体幹が"早く開いてしまう"，open stride，過度なclosed stride，"肘下がり"，腕振りに頼った"手投げ"，肩の内旋主体の"内旋投げ"など，下肢・体幹・両側上肢を含めて多岐にわたっている．これらが投球側の肩・肘への負担を増やす．

また，その子どもたちを指導するコーチや監督が素人の父兄であることが多いため，適切な指導が実施できていないことが多く，間違った指導によりフォームを改悪させている場合もある．

岩間ら[5]は，投球フォーム指導には投球動作の自然な流れをイメージさせることが最も必要と考え，図19のような，投球フォームの22コマからなる連続写真的なイラストと5つのチェックポイントを作成して指導に利用している．

5つのポイントとは，①体重移動（イラスト10）：投球方向にお尻から向かうこと，②肘の高さ（イラスト12）：上でのラインは地面とほぼ平行であること，③腕の引き（イラスト13）：腕を強く引かず，楽に上げること，④身体のタメ（イラスト15，16）：踏み出し脚が着地してから上半身が動き出すこと，⑤股関節の回旋（イラスト19，20）：投球後に身体

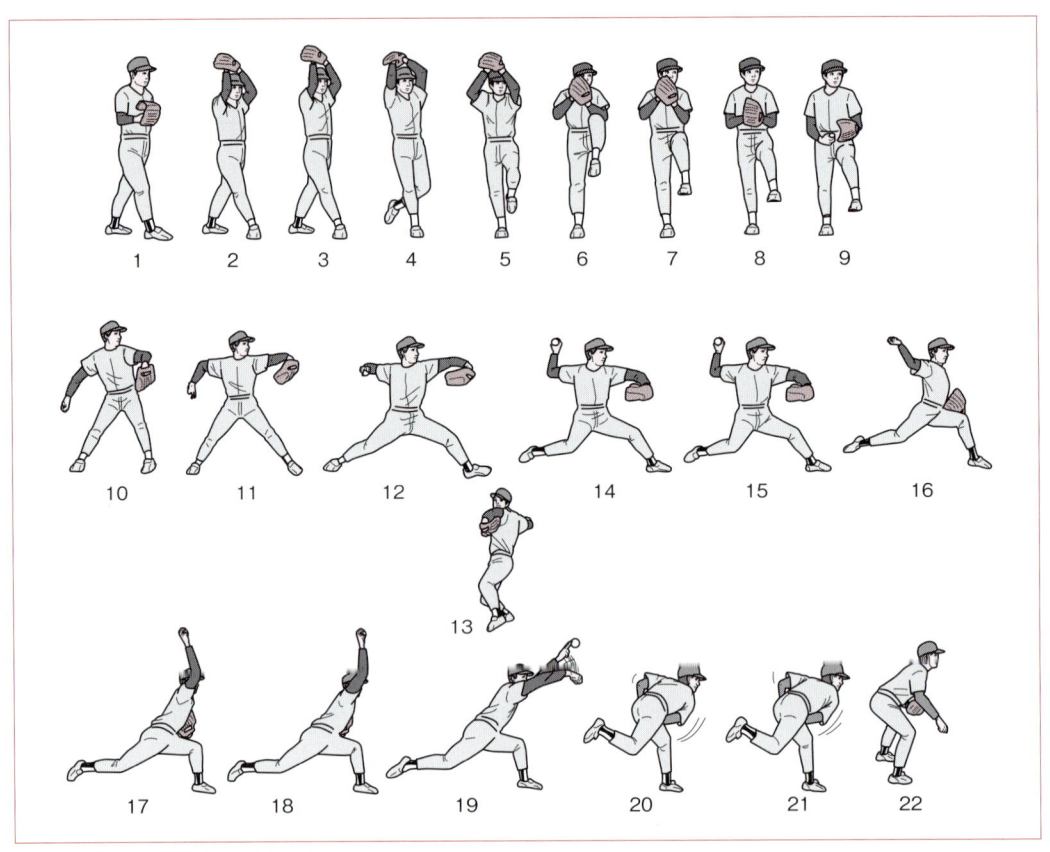

図19　投球の指導者用イラスト
5つのポイント―①体重移動（10）：投球方向にお尻から向かうこと．②肘の高さ（12）：上でのラインは地面とほぼ平行であること．③腕の引き（13）：腕を強く引かず，楽に上げること．④身体のタメ（15，16）：踏み出し脚が着地してから上半身が動き出すこと．⑤股関節の回旋（19，20）：投球後に身体が踏み出し脚上で回旋すること．

（文献5より）

が踏み出し脚上で回旋すること，である．

▶離断性骨軟骨炎

▸離断性骨軟骨炎とは

　投球による肘傷害を総称して「野球肘」という．骨・軟骨や靱帯・筋腱付着部の傷害が含まれるが，部位により内側型と外側型に分類される．

　「内側型」野球肘は内側靱帯・筋腱付着部の傷害や尺骨神経の麻痺が主体で，長期的な経過は比較的良好で，投球しながらの治療も可能である．

　それに対して「外側型」野球肘は，発育期では離断性骨軟骨炎が中心となる．離断性骨軟骨炎は，投球で生じる微小外力の蓄積によって外側の骨軟骨がはがれてくる疾患である．

▸症　状

　離断性骨軟骨炎は野球に伴う骨端症の一つであり，上腕骨小頭での発生頻度が高い．永続的な肘の機能障害を生じる危険性のある疾患であると言われている．少年野球選手が肘

各論 —— 17. 小児スポーツ外傷・障害

外側部痛を訴えて医療機関を受診した場合は，離断性骨軟骨炎の可能性が高い．
　よくみられる症状は，投球時痛と可動域制限である．肘関節を最大屈曲し，上腕骨小頭を押すと痛みを訴えることもある．急性期やロッキングを生じた直後には，肘関節の腫脹が認められることもある．

▶ 原　因

　肘離断性骨軟骨炎の原因は，繰り返される外反ストレスで起こる圧迫力および剪断力と考えられている．
　投球の加速期における肘関節屈曲位，肩関節内旋主体の運動が外反ストレス増強の主要因といわれている．

▶ 治療と予防

　病状の初期ではノースローのみで自然治癒が促されることがあるが，放置して投球を続けると病巣が分離して（はがれて）（**図20A**）遊離体となる（**図20B**）．遊離したことで生じた関節軟骨の欠損は動きが悪い肘，痛みが出やすい肘につながってしまう．したがって，早期診断・病期に応じた適切な治療を行う必要がある．
　対策として野球からの種目変更や利き手交換を勧めることもある．
　6～8ヵ月のノースローでも治癒しない場合，また野球への復帰意欲の高い選手には手術を勧める．
　一方で，肘関節伸展運動主体で，前腕回内および肩関節内旋の強調された運動が円滑に行えるように身体の使い方を身につけることも重要ポイントである．
　投球動作においては単関節の機能が獲得されていても，上肢全体の協調運動の不備により障害を誘発する症例は多い．
　また，投球動作では運動連鎖で下肢から体幹，上肢にエネルギーが伝達されていく．体幹，下肢の可動域制限および筋力低下は伝達されるエネルギーを低下させる．また，症例

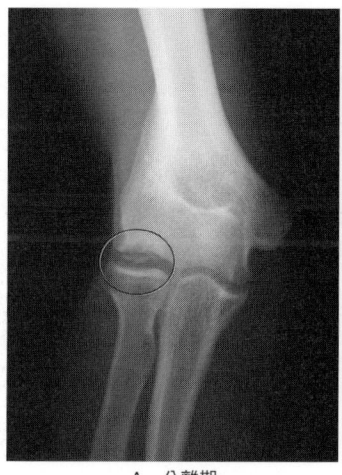

　　A　分離期　　　　　　　　　B　遊離期
○で囲まれた部分が分離している　○で囲まれた部分が遊離している
図20　離断性骨軟骨炎

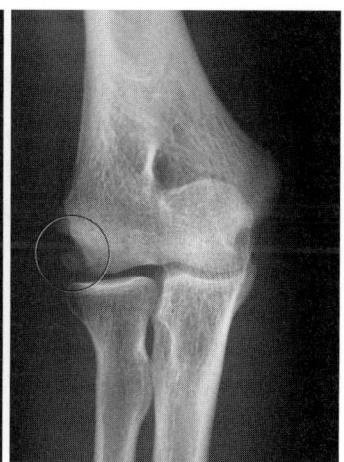

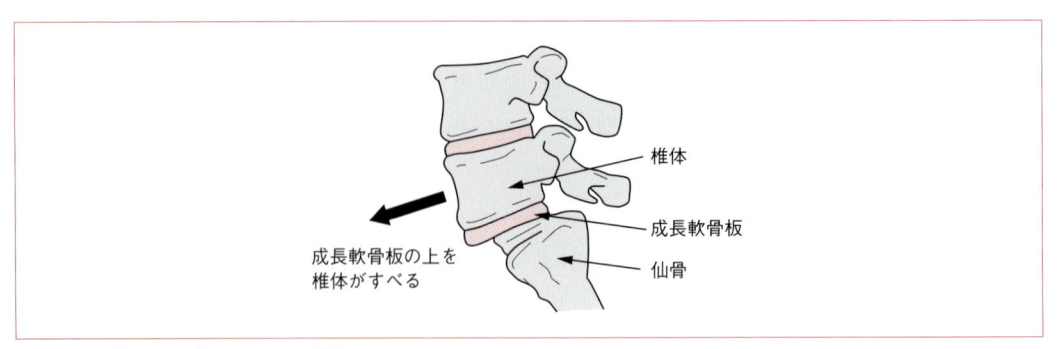

図21　腰椎すべり症のイメージ図

によっては運動の伝達エネルギーの低下を補うため，関節へ過剰な負担をかけてしまうこともある．

そこで，全身を上手に使った投球フォームの獲得が，治療にも予防にもなる．リトルリーグショルダーの項で述べたように，投球の指導者用イラストの図19を参照されたい．

▌腰椎すべり症
▶症　状

腰椎分離症は，脊椎の発育期（小学校高学年から中学生）に主として過度のスポーツによって起こる疲労骨折である．発育期のスポーツ選手で伸展時，棘突起に限局した圧痛が腰椎分離症であるといわれている．

成長する軟骨板（軟骨細胞の集まりで，この部分は増殖力が盛んであり，この軟骨が骨に変化していくことによって，骨が成長していく）に疲労骨折が生じてストレスが集中した場合，さらに脆弱化し，これが原因で椎骨が前方にすべり出してしまう（図21）．これが腰椎すべり症だと考えられている．ただし，成長軟骨板が消失した発育終了後には，軟骨板はすべらなくなる．

腰痛・下肢痛・下肢しびれなどの症状が時に生じる．基本的に保存療法を行い，生活に支障をきたすほどの痛みがある場合は，手術療法の適応を積極的に考える．

▶脊椎骨年齢とすべり症の頻度

椎体と椎間板の間にある二次骨化核が骨化する前をcartilaginous stage（C stage），骨化が生じたがまだ成長軟骨が残存するapophyseal stage（A stage），そしてこのapophysisの骨化が完了し，椎体と癒合し成長が終了したmaturation stageの3期に分けられる（図22）．簡単に言うと，小学生の多くがC stage，中学生がA stage，高校生がmaturation stageである．しかし，個人差は大きく，同じ14歳でも男子がC stageの場合もあれば，女子がすでにmaturationを呈する場合もある．

脊椎が幼若な時期に，成長する軟骨の脆弱性によってC stageにすべり症が発生しやすいと言われている．また，性差では女子にすべり症が発生しやすいと言われている．

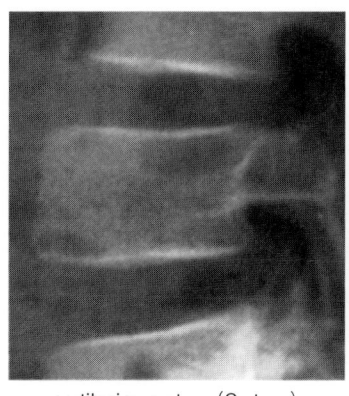

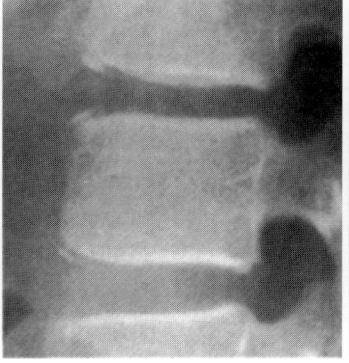

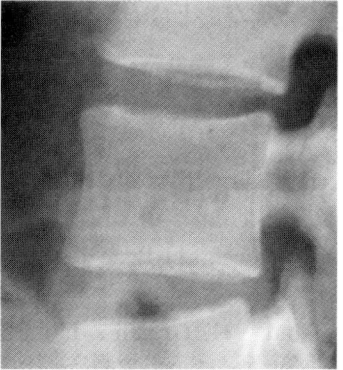

cartilaginous stage (C stage)　　apophyseal stage (A stage)　　maturation stage

図22　脊椎骨年齢

▶ **治　療**

　発育期スポーツ選手の分離症治療のゴールは，早期に発見し，骨癒合を行った後，再発予防しながら現場に復帰させることである．疲労骨折の腰痛には，骨癒合のために伸展運動と回旋運動を制御できるコルセットが有効である．また，スポーツを休止させることも有効である．

　分離が癒合しない場合は，腰痛を管理，再発予防しながら，さらにすべり症予防を念頭に置いて，スポーツ復帰ができるようにリハビリを進めていく．発育期スポーツ選手において最も重要なことは，柔軟性の獲得である．

　ハムストリングスの緊張が高いと体幹前屈時に骨盤の前傾がしにくくなる．ハムストリングスの柔軟性が高ければ骨盤回旋運動が容易にでき，腰椎への負荷が軽減する．

　大腿四頭筋の緊張が高いと体幹後屈時に骨盤の後傾がしにくくなり，腰椎への負荷が増大する．

▶ **予　防**

　予防で重要なことは，普段のコンディショニング中の股関節可動性を確保すること（図2，3）と，体幹エクササイズ（図11～13）を日常的に行うことである．また，その2つを日課としてよい姿勢の獲得を目指すことが再発予防にも重要である．

文献

1) 日本陸上競技連盟医事委員会 編：アスリートのためのコンディショニング，陸上競技社，2010
2) 宗田　大 編：復帰を目指すスポーツ整形外科，メジカルビュー社，2011
3) Weppler CH, Magnusson SP：Increasing muscle extensibility：a matter of increasing length or modifying sensation？ Phys Ther 90(3)：438-449，2010
4) 土方浩美：整形外科診断学に必要な冠名サインとテスト　股関節．Mon Book Orthop 7(5)：49-60，1994
5) 岩間　徹 他：イラストによる投球フォーム指導．日臨スポーツ医会誌 19(3)：460-465，2011

〈高嶋直美〉

各論

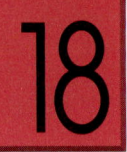

18 徒手療法

Basic Standard

- 徒手療法あるいは徒手理学療法は，疾患を対象にするのではない
- 脳性麻痺の運動障害のとらえ方
- 筋と筋膜の正常な成長過程
- 筋と筋膜の機能異常が生じる原因と結果
- 筋長や筋節長の短縮に対する治療効果
- 徒手療法，特に筋膜リリースの小児に対する用い方

■徒手療法とは

　徒手療法あるいは徒手理学療法は，体性機能異常（筋骨格系およびそれに関連した血管，リンパ，神経系の相互依存的な構成要素の機能異常または機能的変化）に起因する症状や徴候を治療対象とする．

　つまり，整形外科疾患だけではなく，人間誰しもがもつ構造各系（感覚器系，結合組織，筋系，神経系，関節系，循環系など）に対して，最適な治療手技を選択する構造的アプローチが徒手療法である．

■構造的アプローチ＋機能的アプローチ＝包括的アプローチ

　表1に体性機能異常に対する評価項目を示す．患者が訴える症状や徴候から，その原因を身体の構造各系別に総合的に評価することが必要となる．

　これらの評価項目のなかでも，観察・視診・触診は特に重要である．成長期における不良姿勢や間違った運動パターン，日常生活習慣，運動後のストレッチング不足などが影響して，筋・筋膜のインバランスが進行していくことが多い．

　姿勢や運動における筋・筋膜のインバランスを，観察・視診・触診を通して的確に見抜くことが大切となる．さらに，そのインバランスがアライメント不良を生じ，動筋・拮抗筋間の筋力や関節可動域のバランスを乱し，自動運動や他動運動の運動パターンや可動範囲を正常範囲から逸脱させてしまう負の連鎖を考察する必要がある．

　表2に，軟部組織，関節系，神経系への構造的アプローチの種類を示す．評価の結果，機能異常の原因が関節運動に関与する組織（筋・滑液包・腱付着部・神経・骨膜など）の場合は軟部組織へのアプローチを用い，関節を構成する組織（骨・関節包・靱帯）の場合は関節へのアプローチを，関節構造や関節周囲構造へのアプローチによっても解決できな

表1　体性機能異常に対する評価項目

1. 個人的情報
診断名，医学的所見（画像診断，生化学的検査，生検，電気診断学的検査など）
現在の禁忌，既往歴，家族歴（遺伝，アレルギーなど），スポーツ，趣味など
2. 現病歴
主観的所見，局在症状（身体図を利用）
3. 症状の流れ
①現症のはじまりはいつか，②症状がどのように出現したか，③持続期間，④悪化する要因，
⑤軽減する要因，⑥スクリーニングのための問診，⑦既往歴と現病歴に対する治療歴
4. 客観的所見
観察，視診，触診
神経テスト（神経緊張検査，感覚テスト，等尺性抵抗筋力テスト，反射検査）
自動運動テスト（ROM，最終域感，症状）
症状局在テスト（症状誘発/緩和検査）
他動運動テスト（ROM，最終域感，関節副運動検査）
筋の長さテスト
筋スパズム（協調中心・融合中心・トリガーポイントの有無）

い神経系の問題の場合は神経へのアプローチも考慮する．また，各種原因が合わさっている場合は，多面的な治療が必要となる[1]．

治療手技の選択に際しては，患者の身体状態や回復段階に応じた治療手技を取捨選択すべきであり，治療手技に疾患を当てはめるべきではない．

さらに理学療法では運動機能，すなわち可動性や柔軟性，筋力，持久力，バランス，協調性，固有感覚などに焦点を置いた機能的アプローチを加味する必要がある．理学療法における機能的アプローチは，伝統的な理学療法（自動的・他動的関節可動域運動や運動療法，歩行訓練，漸増的抵抗運動，電気療法など）や，神経学的な抑制と促通の理論からなる方法（RoodやBobath，PNF，Brunnstromなど）が含まれる[2]．

構造的アプローチが各構造に対してより的確に実施されていれば，機能的アプローチとして利用される治療方法も，運動機能のどれにいっそう焦点を絞ればよいかという特異性が明確になる．必要な構造的アプローチを伴わない機能的アプローチ，あるいは構造的アプローチだけで機能的アプローチを伴わなければ，包括的アプローチとしての最善の機能正常化は達成できない[2]．

■脳性麻痺の運動障害のとらえ方

脳性麻痺の定義に基づいて運動障害をとらえる場合，2つの側面がある．1つは運動発達の遅滞を余儀なくされる運動そのものの遅れであり，新生児期から乳児期にかけての一次的機能障害（primary impairment）としての神経学的なとらえ方である．もう1つは年齢の増加に伴う異常筋緊張，異常姿勢，異常運動，異常な運動学習の結果によって起こる運動の歪み，つまり二次的機能障害（secondary impairment）としての筋骨格系としてのとらえ方である．

表2 軟部組織・関節系・神経系への構造的アプローチの種類

軟部組織へのアプローチ	
・間接的アプローチ	
muscle pain relief	筋力のベクトルが収束する深筋膜上の明確な点である協調中心（centre of coordination：CC）を治療対象とし，体性機能異常をきたしている身体各部を他動的に最も痛みが少ない楽な姿勢をとらせることで，機能異常を生じさせている不適切な固有受容器活動を減少もしくは抑制し，痛みを軽減する方法．
触圧覚刺激法	特定の関節周囲部のメルケル触盤に触圧覚刺激を加えることで筋スパズムを減少させて関節可動域を改善する．
・直接的アプローチ	
筋膜リリース myofascial release	徒手による構造学的評価と治療であり，全身の膜組織を対象として，単なる筋膜の伸張ではなく，膜組織の制限をリリースする「＝解きほぐす」手技．リリースによって筋膜などの膜組織のねじれを元に戻し，筋と筋の間もしくは筋と他の構成物の間の可動性や伸張性を改善し，筋やその他の構造物が正常に機能できるように助ける．
筋膜マニピュレーション fascial manipulation®	筋膜の高密度化を生じた協調中心（CC）に対して，摩擦によって温度の局所上昇を引き起こし，ゲル化された基質を流動化させることで正常な状態（ゾル）に戻し，筋膜の順応性を活用することによってコラーゲン線維間の癒着を除去する方法．
筋膜モビライゼーション fascial mobilization	いくつかの筋膜の単位の力が収束する，より幅広い領域または点としての融合中心（centre of fusion：CF）に作用する．これらの融合中心は，複合的な運動の協調に関与する．複合運動は，厳密には1つの平面ではない2つの平面の間の中間程度で起こる運動からなる．
軟部組織モビライゼーション soft tissue mobilization	徒手的接触，圧迫，運動にて，伸展性を回復させ，痛みを軽減させる方法．伝統的マッサージ，結合組織マッサージ，伝統的軟部組織モビライゼーション，KaltenbornとEvjenthによるNordic systemの軟部組織モビライゼーション（横断マッサージ，機能的マッサージ，hold-relax，静的ストレッチング，拮抗筋最大随意収縮，セルフストレッチング）などがある．
その他	トリガーポイント圧迫リリース法，随意収縮を用いたリリース法，各種ストレッチング，Rolfing®など
関節系へのアプローチ	
関節モビライゼーション joint mobilization	セラピストが他動的に，低速度かつさまざまな振幅で種々の可動範囲を反復的に動かす方法．治療面に対して持続的な直角方向の牽引や平行滑り運動を用いるKaltenbornの持続的伸張法や，三次元的空間の中で症状が再現される方向を見いだし，それを改善するような方向へ動かすMaitlandの振動法と持続的方法などがある．
関節マニピュレーション joint manipulation	関節のゆるみ（slack）を取った可動範囲の最終域で行われる，小振幅の高速スラスト（thrust）．関節モビライゼーションの上級技術である．
Mulligan Concept	患者が症状を訴える姿勢と動作を，痛みを出さないように患者の自動運動を用いてモビライゼーションする方法．
関節ファシリテーション synovial joint facilitation	関節運動学に基づく関節内運動および関節の潤滑機構に基づく接近（close）技術を用いて，Mennellの関節機能障害（joint dysfunction）を治療し，自動・他動運動における関節の動きを，量的・質的に改善する運動療法技術．
muscle energy technique	関節機能異常の原因となる筋群を，患者自身の等尺性筋収縮後弛緩を利用して自動的に関節のアライメントを正常化する方法．
神経系へのアプローチ	
神経モビライゼーション mobilization of the nervous system neutral tissue mobilization	神経伝導に関与する伝導組織とその伝導組織を保護する結合組織を対象に，神経系の機械的，生理学的な機能異常に注目した方法．神経系の運動性や伸張性を改善するために，神経系に物理的な操作を加える．
マイオセラピー Myotherapy®	脊柱に付着する短縮筋の伸張を行い，椎間孔およびその周辺組織の循環障害を改善させ，神経の機能的障害を回復させる方法．
頭蓋仙骨療法 craniosacral therapy	脳脊髄液の循環に着目し，頭蓋骨と仙骨との動きのリズムを改善する方法．

新生児期から乳児期にかけては神経学的問題が多くを占め，神経学的問題に対して治療は行われる．しかし，長期的展望に立った視点での，予防的な筋骨格系の評価・治療も行う必要がある．

> **memo　脳性麻痺の定義**
> 受胎から生後4週以内の新生児期までの間に生じた，脳の非進行性病変に基づく，永続的な，しかし変化しうる運動および姿勢の異常である．
> その症状は満2歳までに発現する．進行性疾患や一過性運動障害，または将来正常化するであろうと思われる運動発達遅延は除外する（厚生省脳性麻痺研究班，1968年）．

■成長に伴う筋の変化

▶筋節数の増加

筋の基本成分は骨格筋細胞であり，これは通常筋線維と呼ばれる．一般に，ヒトを含む哺乳動物の骨格筋は，筋線維数の増加が胎児期までに終わり，成人に至るまで筋線維数に変化はない．このことから，発育に伴う骨格筋の太さの増大は，筋線維の増加ではなく，筋線維の肥大（筋原線維の太さの増大と筋原線維数の増加）によるものと考えられる[3]．一方，筋の長さの増大については，筋節（サルコメア：筋の最小の機能的単位で，筋節の仕切線をZ線と呼ぶ）数の増加が主な要因であり，特に筋腱移行部において筋節数の増加が起こる．

▶typeⅠ（遅筋）線維とtypeⅡ（速筋）線維

筋線維は，胎児期には複数の運動神経によって支配（多重神経支配：1本の筋線維に対し数個の運動神経が接続した状態）されているとともに，機能的にも代謝的にも未分化な状態にある．胎内での発育が進むにつれ，胎児期の筋線維は，複数の運動神経支配から，単一運動神経支配へと変わり，段階的にtypeⅠ線維とtypeⅡ線維への分化が見られるようになる[3]．

生まれた直後はほとんどの筋がtypeⅡ線維の性質を示すが，姿勢保持筋など持続的な収縮が必要なtypeⅠ線維が分化することによって，抗重力姿勢を獲得できるようになる．

加齢では，筋線維面積はtypeⅡ線維に顕著な萎縮が認められるのに対して，typeⅠ線維はその影響をあまり受けない．運動単位もFF（fast-twitch fatiguable）型およびFR（fast-twitch fatigue resistant）型が運動ニューロンの選択的な死により減少する．筋線維間の毛細血管の分布も減少する．一方，ギプスやベッドレストのような不活動に伴う変化はtypeⅡ線維よりもtypeⅠ線維の減少をもたらすことから，typeⅡ線維の減少は老化に伴う変化としてとらえられる[4]．

■ 単位筋横断面積あたりの筋力

ヒトでは出生後，発育に伴い筋量は増加し，筋力も増加する．単位筋横断面積あたりの筋力は，男女ともに13歳くらいまでは年齢とともに直線的に増加する傾向にあるが，女子では13〜17歳にかけて増加の停滞が認められ，それに対して，男子では急激な増加を示すことが報告されている[3]．これは性成熟に伴うホルモンの影響である．すなわち，女子ではエストロゲンの血中濃度が上昇し，それが長骨の長育の抑制，さらにはtypeⅡ線維の肥大を抑制するため，筋断面積と筋量に性差が生じる．そして，それが発揮筋力の性差となって現われることとなる[5]．

10歳以下の年齢で他の年齢より単位筋断面積あたりの筋力が低い傾向にあるのは，神経系の機能が未発達であり，筋断面積に見合う筋力発揮ができていないからと考えられる[5]．

また，思春期を迎える前の子どもでは，ATP（アデノシン三リン酸）やPCr（クレアチンリン酸）濃度は成人とほぼ同様であるが，無酸素的な代謝過程において重要な働きをする酵素の一つであるPFK（ホスホフルクトキナーゼ）の活性値は，成人の約30%という報告がある．つまり，思春期を迎える前の子どもにとって，乳酸性のエネルギー供給機構をフルに利用し，多くのtypeⅡ線維を動員するような運動，つまり短時間に大きなパワー発揮を強いられるような運動は苦手であるということになる．このことは，思春期前後において，短時間のパワー発揮能力に差が生じることを示唆するものである[3]．

子どもの筋力の発達には神経系が大きく関与しており，思春期前の筋力の向上は神経系機能に拠っている．乳幼児の繰り返しの運動や活動が，筋の発達，筋力，持久力の向上をもたらす．スポーツや運動は筋線維を活性化し，活性化した細胞は筋肉の散熱能力を高め，生活環境に適応する能力を向上させる[6]．

■ 加齢による筋力低下

筋横断面積を指標とすれば24歳ごろをピークに徐々に50歳ごろまで減少し，50歳以降ではその程度はさらに顕著となる[7]．

筋全体の筋力低下は個々の運動単位の減少が影響しており，残存する個々の運動単位そのものが発揮する機能に関してはあまり加齢の影響は受けない可能性が考えられる．加齢による筋力低下の原因は，筋線維組成の変化ではなく，筋の量的変化に強く依存している．加齢による筋量の減少は，筋線維数の減少（損傷を受けた筋線維の再生能力減少，神経筋接合部の再生能力低下，筋を支配する運動神経細胞の減少などが原因）とtypeⅡ線維の選択的萎縮の相乗効果によって生じ，筋力は筋の横断面積と比例することから，筋量の低下は高齢者の筋力低下につながる[4]．また，非荷重による筋横断面積の減少も年齢が高いほど影響を受けやすい[7]．

■ 筋の不動化が及ぼす影響

拘縮は，原因が何であれ，筋の不動が大きな誘因である．拘縮は関節周囲に存在する軟

部組織の器質的変化に由来した関節可動域制限である．拘縮をきたした筋は，解剖学的変化としての筋長が短縮し，機能的変化として筋の伸張性が低下する．

> **memo** 筋節数の変化
> 脳性麻痺児では，痙縮により筋節数の増加が阻害されることも拘縮の大きな原因である．一方，健常成人における拘縮では，筋節の消滅が生じる．

　筋線維自体の伸張性については，筋原線維を構成するミオシンとアクチンの間に存在するクロスブリッジ（連結橋）が大きな鍵を握っている．筋収縮時には，ミオシン頭部がアクチン分子と結合してクロスブリッジが形成され，この状態下では筋線維の伸張性は著しく低下する．さらに筋の血管は筋収縮で圧縮されているので，酸素分圧が低下しエネルギー供給源となるリン酸結合をもつATP，アデノシン二リン酸，PCrが欠乏する．この状態は，筋スパズムや痙縮などによってさらに悪化する．特に，ATPが欠乏すると，アクチンとミオシンのクロスブリッジが切れないままにとどまって収縮を維持し，しこり（筋硬結）となり，拘縮の原因へと進行する可能性もある．

　一方，関節の数週間にわたる不動化では，筋原線維にフィラメントの配列の乱れやZ帯の断裂，蛇行などが生じ，筋線維自体が器質的に変化することで，筋線維がその長軸方向に伸張されにくくなる．

> **memo** 痙縮の概念
> 上位運動神経症候群の一部として，伸張反射の過興奮性の結果生じる，腱反射の亢進を伴った緊張性伸張反射の速度依存性の亢進状態によって特徴づけられる運動障害．

■成長に伴う筋膜の変化

　筋膜とは，人体に行きわたる結合組織系の軟部組織成分である．これは，「固有の膜」とも呼ばれている高密度平面組織シート（中隔・関節包・腱膜・臓器包・支帯）だけでなく，靱帯と腱の形でのこのネットワークの局所高密度化も含む．そのうえ，それは浅筋膜または筋肉内の最奥の筋内膜のようなより柔らかい膠原（コラーゲン）線維性結合組織を含む．
　筋膜組織は局所的な緊張の要求によってその線維配列と密度を適応させる一つの相互接続した緊張したネットワークとみなされる．
　筋膜は，結合組織に含まれる（**図1**）．皮下の筋膜の特徴を**表3**に示す．筋膜は，筋紡錘，ゴルジ腱器官，神経，筋，腱，支帯，関節などの運動器官の構造のすべてに連結されるので，運動器官の多くの機能障害を左右する可能性があることは明らかである．

図1　皮膚と皮下組織の構造

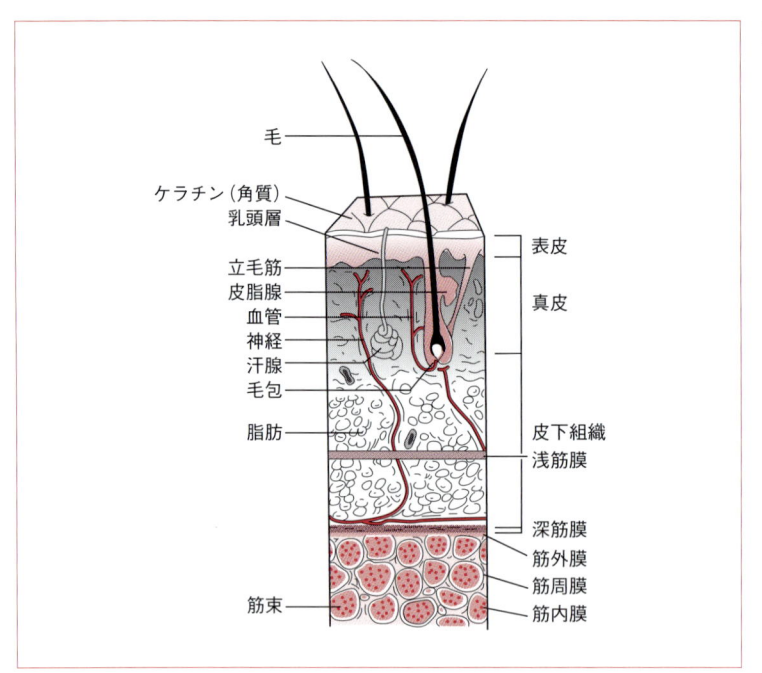

表3　筋膜の特徴

皮下組織浅層	脂肪細胞が豊富で，表在性の皮膚支帯が横切る疎性結合組織
浅筋膜（膜様層）	皮膚と深筋膜との間にあって，全身を連続的におおう．疎性結合組織（エラスチン線維を含む）の中にコラーゲン線維を含む．ゆるく編まれた性質のために，皮膚はその下の組織上で多くの方向に動かすことができる．強い伸張にもよく耐え，あらゆる方向へ滑らせることができる．液またはその他の代謝産物を蓄積する潜在的スペースにもなっている．表在の血管と神経を保護する．リンパ・ドレナージ（リンパ浮腫，筋膜炎，セルライト…）にも影響する．また，外受容（皮膚）と固有感覚（深筋膜）の間を分離する．
皮下組織深層	疎性結合組織と深層の皮膚支帯
深筋膜	深筋膜の基質の中には，波状コラーゲン線維とわずかなエラスチン線維が存在する．コラーゲン線維は縦・横・斜めの異なった方向に走行する．波状コラーゲン線維は，筋長の変動に適応し，深筋膜に包埋されている受容体を効果的に伸張する．四肢の深筋膜では，皮下組織のすぐ下に，深筋膜外層の波状コラーゲン線維がある．体幹の深筋膜では，皮下組織の下に深筋膜浅層の外層があるが，筋外膜としばしば融合している．また，血管や神経およびリンパ管を支持し，かつそれらを通過させる機械的機能もある．
筋外膜	筋外膜は，波状コラーゲン線維とエラスチン線維によって形成され，深筋膜の構造と類似している．筋外膜は，脂肪細胞と多くのエラスチン線維も含む筋周膜と，これらを含まない筋内膜に連続している．筋外膜は，筋間中隔，腱膜と腱として深筋膜と結びつく．筋外膜は，筋内膜と筋紡錘の伸張に適応できるように非常に細密であり，筋の短縮や伸張に対して，また筋内膜と筋紡錘の伸張に対して反応する．腱線維は，筋周膜の波状コラーゲン線維が，平行かつ伸張しないコラーゲン線維へ形質転換したものである．また，筋外膜は，筋紡錘とゴルジ腱器官の間にある張力の作用に直接関与している．
その他	胸郭・骨盤と，それらの内部の内臓筋膜

▶筋膜の発達

　体幹は，次々に，肢節の関与のおかげでその垂直位を保持する．すべての肢節配列は，運動を統一する手段と運動を認知する手段として，体幹の垂直保持機能にかかわる．

平衡に関する鍵となる要素として，しばしば提示される頸部の緊張性反射は，頸部だけでなく全身の特権である．頸部は実際のところ，すべての筋膜配列が収束する部位である．空間知覚の進化は，乳児での協調の発達に対応する．
- 乳児が頭部を動かす1ヵ月目では，ほとんどが反射作用によって，口で物を探索し，物を把持する．乳児は，随意調節のもとで徐々に体の各分節を成長させる．
- 乳児で，座る，這う，歩く，180°向きを変えるなどがはじまると，全身運動を達成するためにさまざまな分節を結合させはじめる．

精神運動過程の成熟も，分節的な相から全体的なものになる．
- 乳児は，口と手の使用を通して，各1つの物の長さ，硬さ，大きさに気づくことが可能になる．
- いったんある程度の身体の制御が達成されてきたら，空間と時間の概念が唯一の意味を持ちはじめる．前方と後方，事前と事後，左と右などである．

筋膜の構造は，この学習過程に関係する．乳児は，経験の統合と検証を必要とする．そして，それは筋膜配列を直接含む．それらが身体の左右や，方向（たとえば前方・後方）の認知のような経験を考慮に入れてくるので，それらが空間の認知を成熟させるのを助ける．それが空間方向のすべてを成熟させた場合にだけ，知覚の記憶は幾何学的な形状を認識可能となる．

手続き記憶は，筋膜螺旋のコラーゲン線維を増強することによって，複雑な運動動作（たとえば，運転，ジャンプ，楽器の演奏など）を容易にしていく[8]．

▪筋膜の変性

筋膜の機能を**表4**に示す．筋膜はさまざまな原因で変性する．外傷，廃用，循環不全による運動不足，反復運動，長期間にわたる不良姿勢などは，コラーゲン束のねじれによって筋膜に高密度化が生じ，最終的に脱水が生じて基質を硬くゲル状にしてしまう．また，ヒアルロン酸の凝集も筋膜の滑りを制限する要因となる．

筋膜の制限は，筋の運動範囲や筋出力を低下させることになり，これらが拘縮の原因と

表4 筋膜とは

・同時に運動器官構造のすべてを連結する要素
・筋膜単位の一方向性の運動単位を結びつける
・筋膜配列の一方向性の筋膜単位を結びつける
・螺旋で同時にさまざまな分節の運動方式を結びつける
・中枢神経系のフレーム枠（大脳鎌，硬膜）を形成する
・発育中の胚で神経支配を導いて，神経鞘を形成する
・配列を経て求心性神経に方向的な意味を与える
・筋外膜と腱上膜を経て筋に硬さを与え，滑走成分を供給する
・関節包を補強して，靭帯と連結する
・骨膜を経て骨の障害や骨折を知らせる
・脈管によって静脈と動脈，そして神経鞘を囲む
・炎症・修復・代謝活性の部位である
・外部の温度を内部の温度にリンクする組織である

なることもある．また，筋外膜と筋周膜の波状コラーゲン線維が腱となり，腱が関節の機械的受容器や侵害受容器を刺激することで，筋に加えて関節周囲への痛みも生じさせる．

■コラーゲン含有量の変化

関節の数週間にわたる不動化では，筋周膜や筋内膜の肥厚が生じることから，筋組織内には線維化が生じると考えられる．また，瘢縮が重症になるほどコラーゲン含有量が増加する．そして，瘢縮の進行は筋の線維化を助長し，拘縮へと発展する．筋線維は不動の影響を受け，劇的かつ急速に筋蛋白質の分解が進み萎縮する．そのため，筋内での結合組織の占める割合が増加し，筋組織は線維化すると考えられ，このことは，筋の伸張性低下の一因となっている[9]．

また，不動後の筋においては，コラーゲン分子間の架橋結合の数やその強度が増加し，組織の柔軟性が低下する要因になる．さらに，コラーゲン線維の配列の変化が，コラーゲン線維の可動性を減少させ，拘縮の病態に深く関与する．

■痙縮と拘縮との関係

短縮位固定と伸張位固定と痙縮筋における筋・筋膜の変化を表5[10〜15]に示す．成人片麻痺において痙縮があるとき，動筋と拮抗筋の活動不均衡により痙縮筋群に慢性的短縮を生じる．痙縮による長期間の関節の固定は，筋線維の短縮，筋出力の低下を招く．この筋短縮は組織学的に筋節長自体の短縮と筋節数の減少，破壊により引き起こされている．

また，個々の筋線維を包む筋内膜，筋線維の束を包む筋周膜，筋全体をおおう筋膜などの結合組織は，その柔軟性，弾力性が低下する．組織学的にはコラーゲン線維の走行角度の変化，分子間架橋結合の増強，エラスチン線維の含有量の低下が引き起こされている．

痙直型脳性麻痺の場合，痙縮の程度が強いほど，また，運動機能のレベルが低くなるにつれて，筋細胞そのものの断面積は減少し，丸みを帯び，細胞間の間隔は増大し，そこに

表5　各状況下における筋・筋膜の変化

短縮位固定	伸張位固定	痙縮筋
・筋節が個々に消失して，筋線維そのものの短縮が起こる ・等尺性収縮力も短縮された筋線維の長さに応じて発揮されるために，筋力の低下は必然的に生じる ・コラーゲンの蓄積は，筋節が消失する以前に筋周膜にはじまり，その後，筋内膜にもコラーゲンの蓄積が見られるようになる	・筋節の新生が起こり，既存の筋原線維の先端に新たに追加され，全体として筋線維が伸張することになる ・伸張された筋線維の筋腱接合部において，ミオシンやメッセンジャーリボ核酸が堆積し，フィラメントが筋腱接合部に集積してくる． ・筋腱接合部で蛋白合成が最も盛んで，ここに筋原線維がつくられて筋線維が長くなる ・筋内におけるコラーゲンの蓄積を防ぐことができる	・筋内膜にコラーゲンが集積し肥厚しており，これが筋を硬くさせ，筋の線維化の原因である ・筋細胞そのものの断面積は減少し，丸みを帯び細胞間の間隔は増大し，そこにコラーゲンが蓄積される

コラーゲンが蓄積されることが報告されている[12]．関節可動域の制限は筋線維の短縮よりも細胞間のコラーゲンの増殖が大きくかかわっているといわれている．

■筋・筋膜が拘縮を生じる悪循環

　痛みによる筋スパズムや痙縮による筋緊張亢進は筋収縮を惹起し，常にミオシンとアクチンの間にクロスブリッジが形成され，これにより筋は不動状態に導かれる．そしてこれは，筋線維の短縮やコラーゲン分子間架橋の生成につながり，筋膜を構成するコラーゲン線維の可動性が減少すると考えられる．また，このような変化が筋に起こると筋緊張も亢進し，悪循環が形成されることになる．

　したがって，関節可動域制限に対するアプローチは，可及的早期からこの悪循環をどこかで断ち切ることが重要となり，もし断ち切ることができなければ，長期不動を招くことにもなり，関節構成体に責任病巣の中心が移行し，重篤な拘縮に至ると推察される．

■筋長や筋節長の短縮に対する治療効果

　筋は弛緩位で不動化すると筋長自体が短縮する．逆に，筋を伸張位で不動化した場合，不動直後には筋節長は延長して伸張された状態にあるが，不動1～2週後には筋節長は本来の長さに戻り，筋節数が増加し，筋長も延長する．すなわち，筋は持続的な伸張刺激が負荷されると，解剖学的な筋長が延長するが，その際には新しい筋節を加えることで筋長を調節する[9]．

　しかし，不動化による線維化形成の途中での介入と，線維化が完成してしまった後での介入では結果が異なるという報告もある．すなわち，筋の不動化の過程で伸張運動を行えば，線維化の発生を予防できる可能性があるが，いったん線維化が発生した後に伸張運動を施してもその回復に対する効果が得にくい．つまり，筋の線維化に対しては可及的早期からの治療介入が重要である[9]．

　また，介入に関しては，超音波照射や間欠的伸張運動はコラーゲン分子間架橋を減少させる作用がある．また，不動によって筋内膜は個々のコラーゲン線維の可動性減少が生じ，筋内膜の伸張性が低下すると考えられるが，この過程で伸張運動や超音波照射を実施するとコラーゲン線維の可動性減少の改善に効果があり，関節可動域制限の進行抑制につながる[9]．

■徒手療法による治療介入

　筋・筋膜のインバランス，特に筋膜の変性は，関節疼痛ならびに関節可動域制限を生じさせる．それが最近の病変である場合には，関節モビライゼーションなどで直接介入できる可能性がある．関節を緩めることで，痛みを伴う求心性神経は低下し，筋・筋膜の過剰な緊張は消える．しかしながら，成長に伴う長期間のインバランスによって症状が慢性化している場合には，まずは軟部組織へのアプローチ（表2）が不可欠となる．

以下，筋膜リリースについて概説し，小児への実践例について紹介する．

■筋膜リリース

　筋膜リリース，特に深筋膜リリースの目的は，高密度化した交差性のコラーゲン線維とエラスチン線維のリリースと，筋膜の基質（細胞間物質）の粘稠度をゲル状からゾル状に変化させることにある．コラーゲン要素による障壁は，無理な力での強制はできない．その代わりに，穏やかな持続した伸張・圧力により，粘稠度すなわち基質の密度が変化し，コラーゲン線維の制限がリリースされ，組織の長さに変化が生じる．

　まず，深筋膜へ圧を到達させる．そのまま，筋膜制限の部位へ穏やかな伸張を加えると，コラーゲン線維による強靱な障壁で制限されるまでエラスチン線維がスプリング様にゆっくりと引っ張られる．そこからのコラーゲン線維による障壁は，無理な力での強制はできない．3〜5分の穏やかな持続した伸張と圧力により，粘稠度すなわち基質の密度が変化し，コラーゲン線維の制限がリリースされ，組織の長さに変化が生じる．結果としてコラーゲン線維がリリースされ，エラスチン線維が組織に本来の形態と柔軟性を取り戻させ，適切な生体力学的アライメントを骨格に取り戻すことになる（図2）．

■小児の筋膜リリース

　小児に対する筋膜リリースは，子どもたちに痛みや苦しみ，不快感そして心への痛みを与えることのない治療法である．

　小児における筋膜リリースは，神経発達学的治療法，ムーブメントセラピー，感覚統合療法などと併用して行うことにより脳性麻痺，出生時損傷，神経学的問題，運動学的問題，側弯症，および頭部外傷の治療に役立つ可能性がある．

　活動性の高い児であれば，安静姿勢をとり続けることが困難であることが多く，玩具を使用したり，バルーンやロールを使い治療姿勢を変化させるなどの環境設定が必要であ

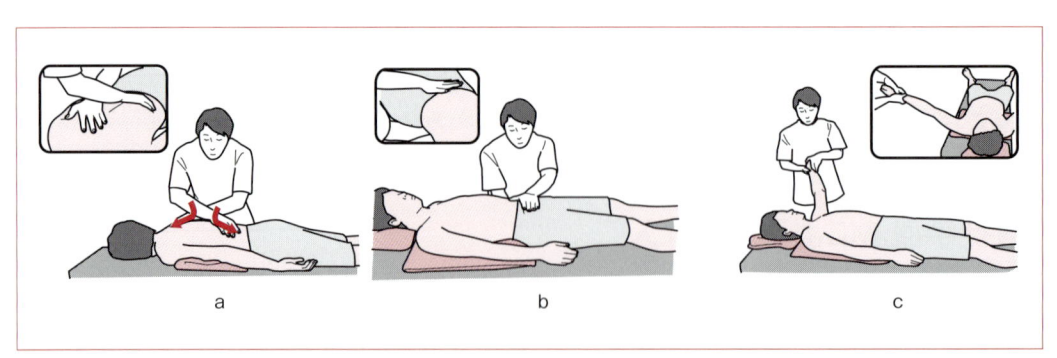

図2　筋膜リリースの基本的な3手技
a. 長軸方向リリース：穏やかに筋膜に圧を加えながら伸張し，エラスチン線維の制限を感じたところで持続的に伸張を維持し，コラーゲン線維の制限を解除して筋膜をリリース．
b. 横断面リリース：深さと腹背のコネクションを感じながら，横断面の筋膜をリリース．
c. pull：筋膜を筒状に遠位方向にリリースしながら，上肢をさまざまな方向に無理なく動かす．下肢も同様に行う．

る．しかし，過剰な努力による玩具操作は避けるべきである．

また，脳性麻痺など中枢神経疾患においては異常姿勢反射の影響を受けることがあるため，最も筋緊張が軽減する姿勢で実施することが望ましい．

顔面，頸部，前腕など手を置く位置が狭く手掌全面での接触が困難な場合は，指腹で行う．身体が小さいことにより，部位に合わせてcross-hand technique，non cross-hand techniqueを使い分け，最も実施しやすい方法で行う．また，深部筋膜リリース，pullなど各手技との組み合わせが行いやすいのも特徴である．

▶環境設定した深部筋膜リリース

①背部垂直（長軸）方向リリース

バルーン上での実施では，姿勢を安定させるためにバルーンを固定する必要がある．玩具を使用するのであれば，頸部伸展，上肢の挙上による過剰な脊柱起立筋群の活動を抑えるため，床面近くに位置させるほうがよい（図3）．

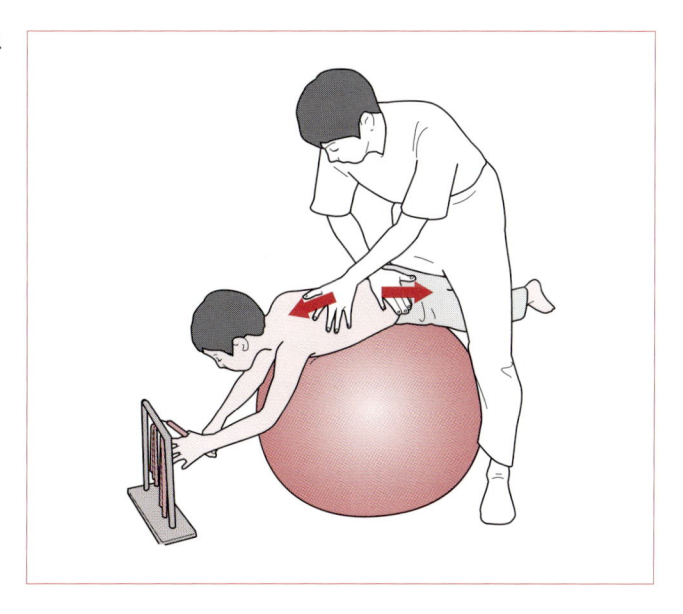

②側腹斜方リリース（lateral oblique release）

効果的なリリースを行うために，腰部の下側にバスタオルなどを丸めて入れるが，側弯があり凸側を下にして治療を行うときは，バスタオルの厚さにより痛みを引き起こすことがあるので注意する（図4）．側弯が複雑である場合は，クッションなどで，最もリラックスできる側臥位をつくってから行う．

過剰な努力による玩具操作は避けるべきである．リリースされるに従い，玩具を少しずつ離してもよい．

③腸腰筋リリース（psoas release）

側臥位は不安定な姿勢のため，背部にクッションを置いたり，治療者の腹部で殿部を固

図3　腰背部垂直（長軸）方向リリース

図4　側腹斜方リリース

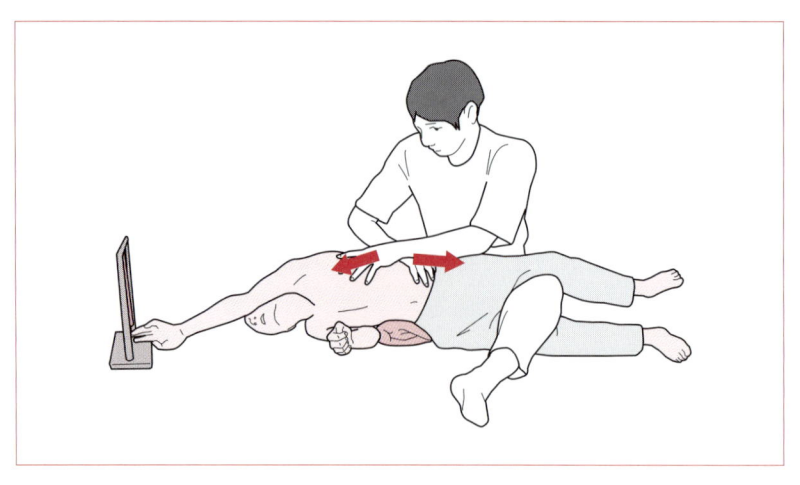

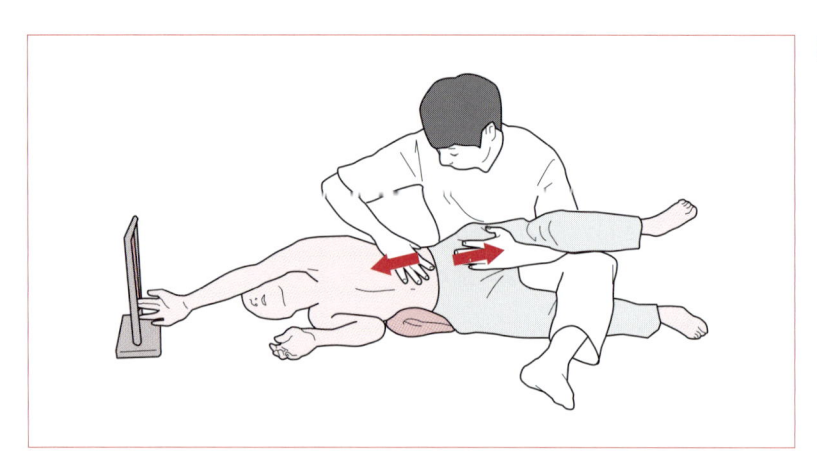

図5　腸腰筋リリース

定しながら，治療者の前腕で大腿部分をしっかりと保持してリリースを行う（図5）．

④胸郭水平方向（大胸筋）リリース（horizontal thoracic release）

坐位姿勢で行う場合は，骨盤の前傾，後傾で大胸筋の筋緊張が変わるため，最も筋緊張が軽減する位置で骨盤を固定してリリースを行う（図6）．

⑤後頭顆リリース（occipital condyle release）

坐位にて，後頭部から側頭部にかけて両手で保持しながら頭側方向にリリースする（図7）．最も注意を要する手技で，脳性麻痺のアテトーゼ型，ダウン症などでは頸椎の安定性を確認して実施するべきである．また，脊椎形成異常の二分脊椎においては反応を評価しながら非常に用心深く，控えめに行う．脳性麻痺のアテトーゼ型では頸椎症，ダウン症では環軸椎亜脱臼に注意が必要である．

▶指腹による深部筋膜リリース

①側頭筋リリース（temporalis release）

手を置く位置が狭く手掌全面での接触が困難な場合は，指腹で行う．指は柔らかく身体

各論 —— 18. 徒手療法

図6 胸郭水平方向（大胸筋）リリース

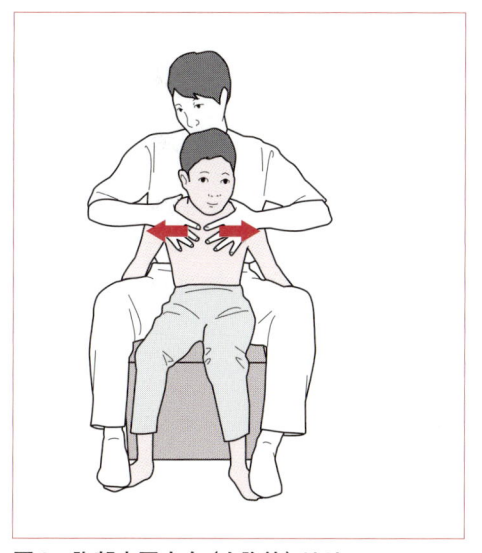

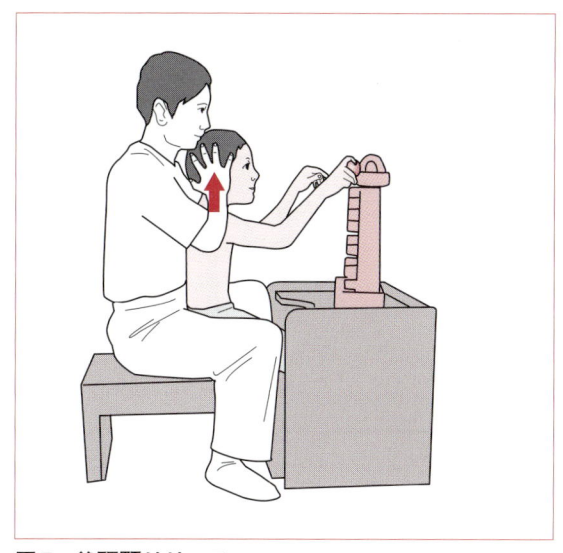

図7 後頭顆リリース

図8 側頭筋リリース

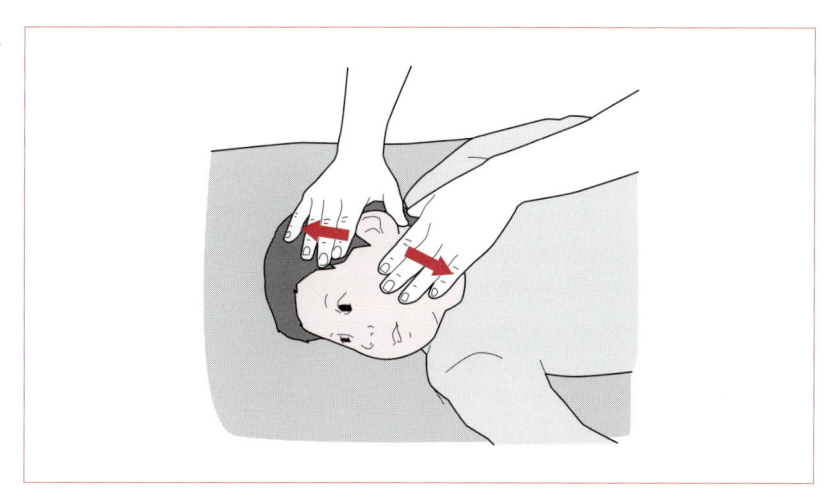

部位に沿わせるように位置させてリリースする（図8）．

②**前腕筋群リリース（forearm release）**

乳幼児の前腕などでは指2本程度でリリースを行う（図9）．乳幼児の場合，脂肪が厚く深筋膜の区別がつきにくいため，その点においても指腹を使ったほうがよい．

リリースの組み合わせ〜体幹回旋リリースとarm pull

体幹回旋リリースに続いて行うものであり（図10），慣れないうちは別々に行ったほうがよい．反対への回旋方向でも行うことができる．また，側腹斜方リリースの続きでarm pullやleg pullを組み合わせて行うこともできる．

437

図9 前腕筋群リリース

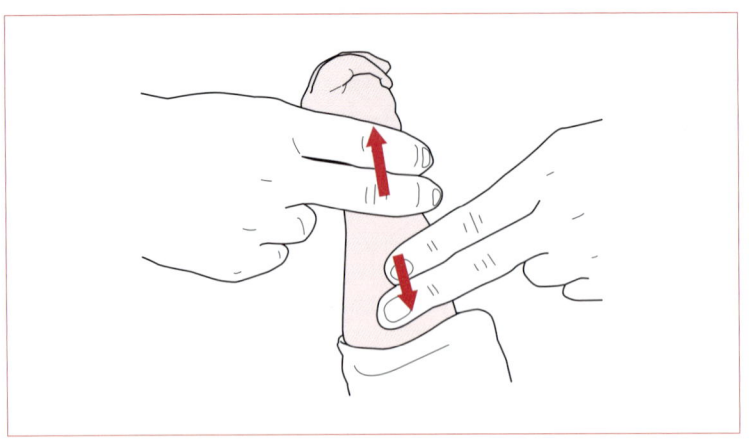

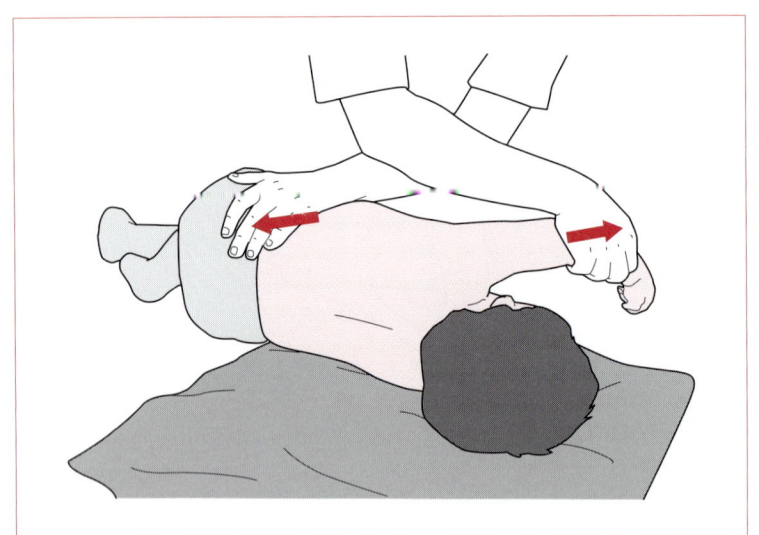

図10 体幹回旋リリースとarm pull

Advice

　脳性麻痺の筋緊張に影響を与える脳幹レベルの反射には，非対称性緊張性頸反射（ATNR），対称性緊張性頸反射（STNR），緊張性迷路反射（TLR）がある．この反射を理解することで緊張が軽減する姿勢を見つける一助になる．

Summing-up

- 徒手療法あるいは徒手理学療法は，人間誰しもがもつ構造各系に対して，最適な治療手技を選択する構造的アプローチである．
- 筋・筋膜のインバランス，特に筋膜の変性は，関節疼痛ならびに関節可動域制限を生じさせる．
- 脳性麻痺児の変形・拘縮は，成長過程において痙縮筋が慢性的短縮位に固定されることにより，筋・筋膜の成長が阻害されることが大きな要因になっている．
- 治療上，正常可動域を獲得・維持することは脳性麻痺における拘縮を防止するとともに骨・筋・筋膜の成長を促し，運動機能の改善の準備として非常に大切となる．
- 中枢神経系に問題のある脳性麻痺にとって，疼痛などの二次障害も視野に含めた長期的展望に立った構造的アプローチが重要である．
- 子どもの特性に合わせた，筋膜リリースの実施が必要である．

文献

1) 竹井 仁：モビライゼーション．(柳澤 健 編)，運動療法学 改訂第2版，金原出版，pp351-379，2011
2) 奈良 勲，他：序論．(奈良 勲 他 編)，系統別治療手技の展開 第2版，協同医書出版社，pp9-13，2007
3) 志手典之：成長期の筋運動と体力．(勝田 茂 編)，運動と筋の科学，朝倉書店，pp140-146，2000
4) 竹井 仁：触診機能解剖カラーアトラス 下巻，文光堂，p321，2008
5) 成澤三雄：生理学から筋力のエイジングの機構を探る．(山田 茂 他 編)，骨格筋スペース運動による機能と形態の変化，ナップ，p165，1999
6) 山本博子：発達障害の運動療法―運動療法の基本的考え―．(千住秀明 監修)，子どもの理学療法 第2版，神陵文庫，p69，2007
7) 山崎俊明：筋力改善の理学療法．(望月 久 他 編)，筋機能改善の理学療法とそのメカニズム―理学療法の科学的基礎を求めて― 第2版，ナップ，pp48-49，2007
8) Luigi Stecco (竹井 仁 訳)：筋膜マニピュレーション，医歯薬出版，p93，2011
9) 沖田 実：筋による拘縮の発生とそのメカニズム．(望月 久 他 編)，筋機能改善の理学療法とそのメカニズム―理学療法の科学的基礎を求めて― 第2版，ナップ，pp123-135，2007
10) Katz RT：Spastic hypertonia: mechanisms and measurement. Arch Phys Med Rehabil 70(2)：144-155，1989
11) Baker JH, et al：Adaptation of skeletal muscle to immobilization in a shortened position. Muscle Nerve 11(3)：231-244，1988
12) Booth M, et al：Collagen accumulation in muscles of children with cerebral palsy and correlation with severity of spasticity. Dev Med Child Neurol 43(5)：314-320，2001
13) Israel Ziv, et al：Muscle growth in normal and spastic mice. Dev Med Child Neurol 26(1)：94-99，1984
14) Holly RG, et al：Stretch-induced growth in chicken wing muscle：a new model of stretch hypertrophy. Am J Physiol 238(1)：C62-71，1980
15) Dix DJ, et al：Myosin mRNA accumulation and myofibrillogenesis at the myotendinous junction of stretched muscle fibers. J Cell Bio 111(5 Pt 1)：1885-1894，1990

〔竹井 仁・金子満寛〕

各論

19-1 中枢性疾患へのアプローチいろいろ ボバースコンセプトに基づくセラピー

Basic Standard

- ボバースコンセプトは，ボバース夫妻が脳卒中片麻痺や脳性麻痺などの中枢性疾患を対象に体系化したセラピー（治療）の考え方である
- ボバースコンセプトは，中枢性疾患の治療に対する複数の治療原則で構成されたもので，画一的な治療手技にこだわったものではない

ボバースコンセプトとは何か？

「ボバースコンセプト」という用語の誕生について語る際において，ボバース夫妻の存在を切り離して説明することはできない．ボバースコンセプトは，神経科医であったカレル・ボバースと理学療法士であったベルタ・ボバースが，脳卒中片麻痺や脳性麻痺などの中枢性疾患に対するリハビリテーションを通して体系化したセラピー（以下，治療で統一）の考え方である．この考え方には，ボバース夫妻が見いだした中枢性疾患の複雑な問題をひもとく複数の治療原則が存在する．セラピストは，この考え方を参考にして，個々の症例の背景やニーズと照らし合わせ，治療方針や治療手技を選択する．繰り返すが，ボバースコンセプトはあくまでも中枢性疾患に対する治療の考え方である．

ボバースコンセプトに基づく治療とは

では，ボバースコンセプトに基づく治療とは何か？ 画一的な治療手技が存在する訳ではない．どちらかといえば，オーダーメイドな治療といってもよい．しかし，このオーダーメイドという意味は，決してセラピストの思いつきではない．中枢性疾患の脳の姿勢制御機能に働きかける介入において，セラピストが個々の症例に合わせて治療方針や治療手技を自由に選択できるという意味である．このようなオーダーメイドな治療を実践するうえで，われわれはまずボバース夫妻の提唱するコンセプトを理解する必要がある．

本章では，まずボバースコンセプトの根幹をなす治療原則について説明する．次に，このコンセプトをどのように活用して治療を展開するのか，具体的な事例を通して説明する．これらのことを通して，読者と一緒にボバースコンセプトについて知識を整理したいと思う．

ボバースコンセプトを構成する治療原則

中枢性疾患の協調的運動の改善，これがボバースコンセプトの根幹をなす．このような

各論 19-1. 中枢性疾患へのアプローチいろいろ ボバースコンセプトに基づくセラピー

着眼点に基づき，ボバース夫妻は自らのリハビリテーションを通して見いだした治療原則を提唱している．これらの治療原則を症例に照らし合わせることで，はじめてボバースコンセプトに基づいた治療が展開できる．

ボバースコンセプトを構成する治療原則として，①姿勢筋緊張への対処，②運動パターンの抑制，③連合反応への対処，④正常な反応の促通，⑤キーポイント・オブ・コントロール，⑥反応の自発性，そして⑦評価と治療の一体化があげられる．これらの治療原則の理解こそがボバースコンセプトに基づく治療の足がかりとなるので，読者もよく内容を噛み砕いて理解してほしい．

▶姿勢筋緊張に対処する

セラピストは，症例の精神的緊張や恐怖心が最も減少する姿勢や肢位を確かめ，治療時の開始姿勢と肢位を設定しなければならない．このことが，姿勢筋緊張への対処の第一歩である．

脳性麻痺の姿勢筋緊張には，痙直型のように亢進状態が持続しやすいものや，アテトーゼ型のように動揺しやすく変動が大きいものが存在する（図1）．このような姿勢筋緊張の特性を理解し，症例が安心して運動できる姿勢や肢位を選択する必要がある．

姿勢筋緊張の対処には，セラピストの症例への接し方も重要となる．セラピストが症例のどの部位からハンドリングを行うのかによって，姿勢筋緊張は変動する．さらに，症例とどのような環境下で治療を行うかも姿勢筋緊張の調整に大きな影響を及ぼす．体幹部が不安定である脳性麻痺児であれば，バランスを崩す場面に遭遇しやすい．このようなときに事前に前方へテーブルを設置しておけば，バランス喪失時に両手で身体を支えることが

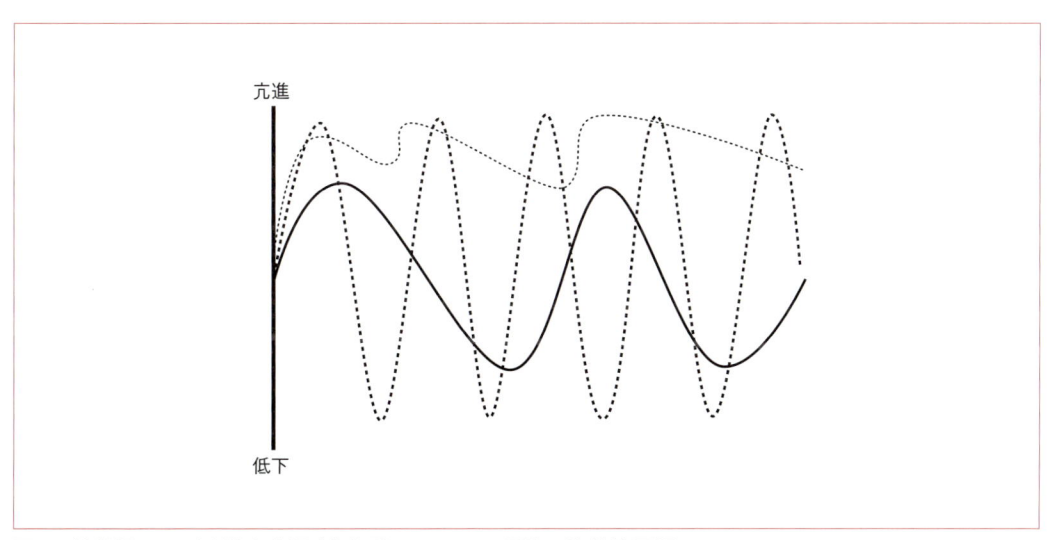

図1　健常児および脳性麻痺児（痙直型・アテトーゼ型）の姿勢筋緊張
健常児は実線（──），痙直型は点線（‥‥），アテトーゼ型は破線（----）で姿勢筋緊張の変動を示す．痙直型は，姿勢筋緊張が健常児よりも亢進状態が持続しやすく，さらに低下するのに時間がかかる．一方，アテトーゼ型は，姿勢筋緊張が動揺しやすく，変動が大きい．そのため，姿勢筋緊張を一定のレベルに調整することが困難である．

でき，転倒への恐怖心を和らげられる．このようなことも考慮して，症例の精神的緊張や恐怖心が最も減少する姿勢や肢位を確かめ，姿勢筋緊張に対処していかなければならない．

> **memo　早産児の脳性麻痺**
> 近年は，周産期医療の発展に伴い早産児の救命率が著しく改善している．このような早期産児のなかには，脳室周囲白質軟化症（periventricular leukomalacia：PVL）と呼ばれる中枢部の不安定性を特徴とする脳性麻痺児が多くなっている．

▪運動パターンを抑制する

もし，セラピストが姿勢筋緊張に適切に対処できなかった場合，中枢性の問題を有する症例では全身に有する痙縮を利用した全身性の運動を行いやすくなる．このような全身性の運動を運動パターンと呼ぶ．

図2に示すアテトーゼ児の背臥位の姿勢から運動パターンの特徴を説明する[1]．対象児は，頭部と体幹部を過伸展させ，全身を激しく反り返らせた姿勢を示している．この状態は，頭部と体幹部の伸筋優位な筋活動を同時に強めていることを示唆する．さらに，対象児の姿勢は，生後1～2ヵ月ごろに健常児で観察される非対称性緊張性頸反射（頭部の向いた方向の上・下肢が伸展し，反対側は屈曲した姿勢を呈する反射）と呼ばれる原始反射に類似した姿勢も示している．この反射は，健常児では頭部のポジションによって，四肢の運動が変化する．しかし，対象児では頭部が常に右を向きながら過伸展しており，四肢の運動に変化は生じない．つまり，運動パターンとは全身の分離性に欠けた強制的な姿勢・運動と表現できる．

このような運動パターンを用いるため，中枢性の問題を有する症例では立ち直り・平衡反応が欠如する．正常な運動の経験が困難となり，運動発達を推し進めることに制約を有するので，セラピストは症例の運動パターンの出現をできるだけ減らす（これを抑制と呼ぶ）ようにかかわらなければならない．運動パターンを抑制できたら，セラピストは姿勢

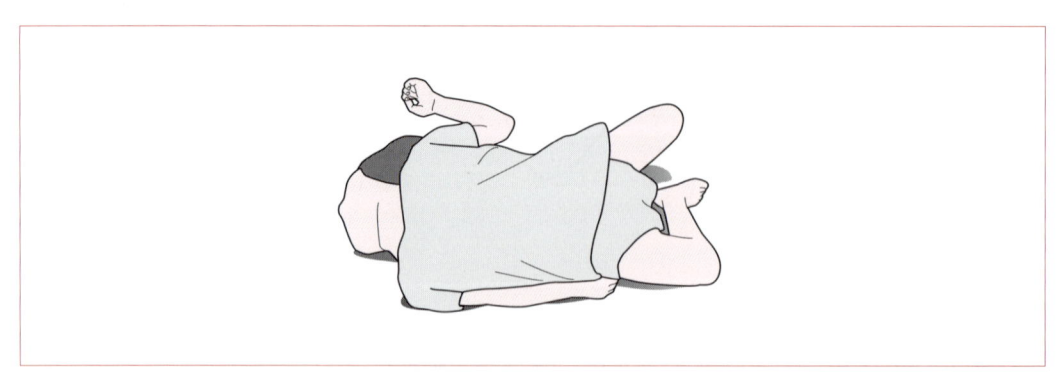

図2　アテトーゼ児の示す運動パターン
アテトーゼ児の背臥位の姿勢は，頭部と体幹を過伸展させ，非対称性緊張性頸反射ときわめて類似している（3歳2ヵ月時点）．
（文献1）より）

各論 19-1. 中枢性疾患へのアプローチいろいろ ボバースコンセプトに基づくセラピー

筋緊張への対処が容易になる．

また，運動パターンは代償的に用いられる運動によっても増強される．図3に示す痙直型両麻痺児の立位保持場面から説明する[2]．対象児は，もともと下肢筋に痙縮を有しており，股関節屈曲・内旋，膝関節屈曲，足関節底屈・内反を示す運動パターンを出現させていた．このような下肢の運動パターンでは，上体や上肢の過剰な運動によりさらに分離的な運動が困難となる．このような麻痺を有していない部分の過剰な運動により，下肢の運動パターンが増強されることがある．それゆえに，セラピストは代償的な運動の出現にも注意を払う必要がある．

▶連合反応を避ける

セラピストは，症例の治療中に出現する連合反応にも注意を払わなければならない．連合反応とは，身体のある部分の運動に伴ってほかの部位が運動する反応が関節運動として現れる現象である．読者が最もイメージしやすい連合反応は，痙直型片麻痺児が非麻痺側上肢でリーチ活動した際に，麻痺側の肘関節が屈曲する例と思われる．

連合反応の出現も，運動パターンと同様に姿勢筋緊張を亢進させる．そのため，セラピストはなぜ連合反応が生じるのか注意深く症例を観察し，適切に対処しなければならない．

▶正常な反応の促通

セラピストは症例により正常な反応を促す必要がある．中枢性の問題を有する症例は，運動パターンや連合反応の出現に伴い，頭部・体幹・四肢を分離的に動かすことが難しく

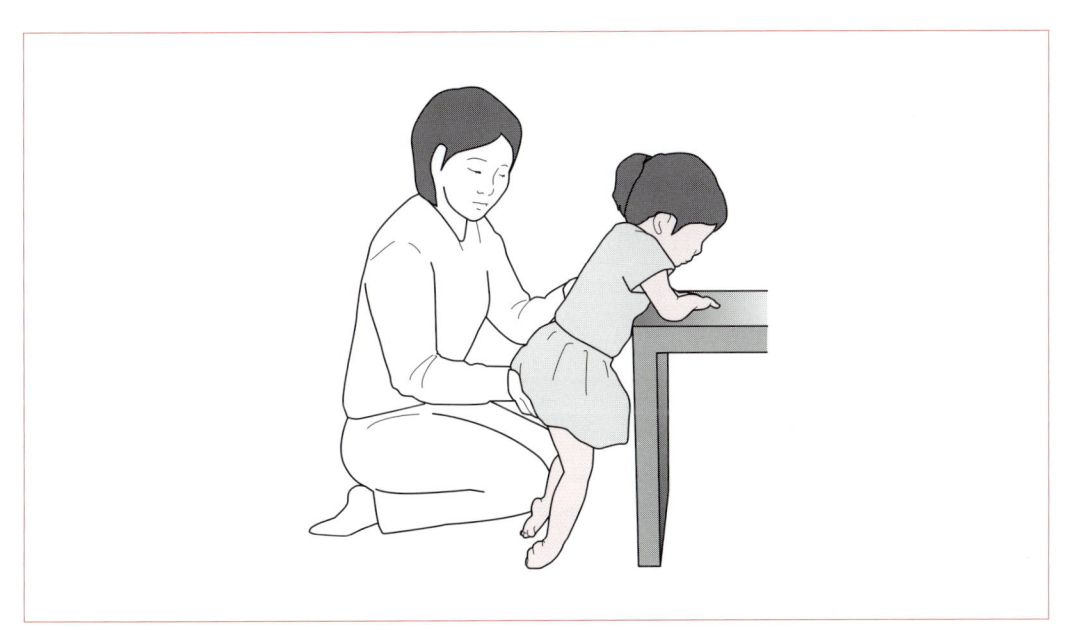

図3　痙直型両麻痺児の示す運動パターン
両上肢を利用して，上体を台にあずけながら立位を保持している．この時，股関節は屈曲・内旋，膝関節は屈曲，足関節は底屈・内反を示す運動パターンが観察される（2歳7ヵ月時点）　　　　　　　　　　（文献2）より）

なる．このことが，運動発達を遅滞・停滞させる一因となる．中枢性の問題を有する症例が通常示している運動パターンによって引き起こされる関節運動とは異なる反応（たとえば，股関節に屈筋痙縮を有する場合は，股関節の伸展を引き出すこと）を促すことを促通と呼ぶ．

正常な反応の促通のためには，セラピストが症例の運動パターンの出現をできるだけ減らさなければならない．言い換えると，運動パターンの出現により症例が潜在的に有する正常な反応の出現が阻害される．だから，セラピストは症例の運動パターンの抑制と同時に，正常な反応を促通する必要がある．

■キーポイント・オブ・コントロール

運動パターンの抑制と正常な反応の促通を同時進行させる．この達成には，キーポイント・オブ・コントロールという概念の理解が必要となる．

キーポイント・オブ・コントロールとは，痙縮を軽減させると同時により正常な反応を促通させる身体の一部分のことをいう．たとえば腹臥位で頭部を伸展させるハンドリングを行うと，上肢の支持反応が得られ，体幹や下肢が伸展しやすくなる（図4）．このようなハンドリングは，全身に屈筋痙縮を有する痙直型両麻痺児では有効な刺激となるだろう．一方，全身に伸筋痙縮を有するアテトーゼ児では伸展の運動パターンを増強させる．

このように，ハンドリングが身体にどのように影響を及ぼすか理解することが，運動パターンの抑制と正常な反応の促通を同時進行させるために重要となる．そして，症例の特性に合わせ正常な反応を促通できる部位を選択し，適切な操作が加えられたとき，潜在的に有する正常な反応を出現させられる．

■自発的な反応を引き出す

キーポイント・オブ・コントロールという概念を参考に，症例に正常な反応を促通する．しかし，この正常な反応が自発的に引き出されない限りは，症例の運動学習効果は少ない．それゆえに，セラピストは症例が有する正常な反応を自発的に引き出さなければならない．

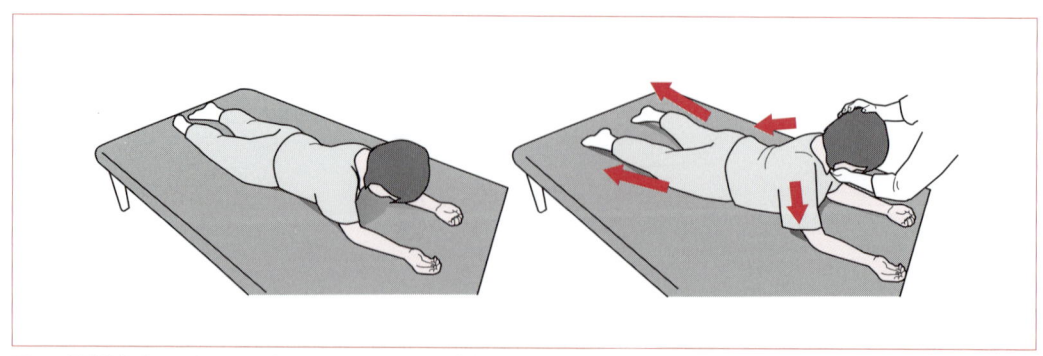

図4　頭部をキーポイントとしたハンドリング（腹臥位）

各論 19-1. 中枢性疾患へのアプローチいろいろ ボバースコンセプトに基づくセラピー

たとえば，上肢からハンドリングする場合で考えてみる．前腕部（遠位部）を回内させるハンドリングでは，頭部・体幹が屈曲位に誘導される（逆に，前腕を回外させると，頭部・体幹は伸展しやすくなる）(**図5**)．一方，上腕部（近位部）から肩関節を内旋させるハンドリングでは，前腕部（遠位部）よりもわずかな力で頭部・体幹を屈曲位に誘導できる．これは，後者（上腕部からのハンドリング）のほうが，ハンドリング中に加えられた力という観点で，自発的ととらえられる．ただし，もし前腕部（遠位部）からのハンドリングでも上腕部（近位部）と同じ力で頭部・体幹を屈曲できたとすれば，より多くの身体運動を症例自ら調整したという観点で自発的ととらえることもできる．このように，セラピストがハンドリングを加えた部位（近位部 vs 遠位部）や力の入れ具合という観点で自発性の引き出し方法も変化する．

また，遠位部からのハンドリングでも，あえて力の入れ具合を少なくして，その状態のまま長時間刺激を加える方法もある．これは，症例がセラピストの操作刺激に自ら気づき対応することを期待したものである．このように，症例の自発的な反応を引き出すためには，セラピストはハンドリング中の量・時間を考慮する必要がある．

▶評価と治療の一体化

ボバースコンセプトに基づく治療では，評価と治療を一体化させなければならない．

症例への治療は，これまで述べてきたように姿勢筋緊張への対処，運動パターンや連合反応の抑制，正常な反応の促通，キーポイント・オブ・コントロール，反応の自発性などさまざまな観点を考慮する必要がある．それゆえに，このコンセプトに基づく治療はオーダーメイドな側面が強く，画一的な治療手技は存在しない．セラピストは評価に基づき治療介入し，表出された反応が望ましいものなのか常に治療中の反応を視診・触診しなけれ

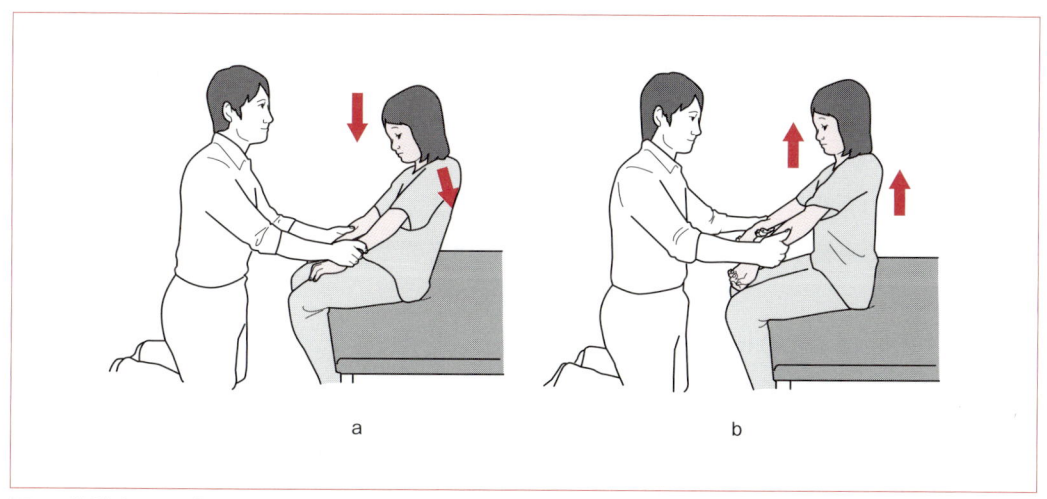

図5 前腕をキーポイントとしたハンドリング（座位）
a）は，前腕を回内させる操作を加えることで，頭部と体幹部を屈曲位に誘導している．
b）は，前腕を回外させる操作を加えることで，頭部と体幹部を伸展位に誘導している．

ばならない．そして，次に与えるべき適切な治療刺激を探しながらかかわる必要がある．

　言い換えると，セラピストの介入は治療行為でもあるが，同時に症例の治療目標を達成するための情報をセラピストに提供する．このような情報をもとに，必要があれば治療手技を変更し，症例の治療目標の達成に少しでも近づけるようにする．ボバースコンセプトに基づく治療が評価と治療の一体化を重んじる理由がここにある．

■ボバースコンセプトに基づく治療（実践場面）

　ボバースコンセプトに基づく治療は，セラピストが個々の症例の背景に照らし合わせ治療方針や治療手技を選択するなどオーダーメイドの要素が強い．あらかじめお伝えするが，今回の事例で使用している治療手技そのものがボバースコンセプトに基づく治療ではない．症例の掲げる目標達成のため，病態像をとらえ，最も適する治療プログラムを立案する．そして，治療の良し悪しを症例の表出した反応から再評価し，必要があれば治療手技を変更し治療を再展開する．このプロセスにこそ，ボバースコンセプトに基づく治療の本質があることを，肝に銘じてほしい．

■症例紹介

　対象は，地域中学校に通う13歳の痙直型四肢麻痺を呈する脳性麻痺の男児である．

　運動機能については，小学校5年生までは歩行器を用いた歩行や座位保持が可能であった．しかし，中学校入学時よりこれらの機能以外につかまり立ちや介助歩行も困難となった．下肢には著明な関節可動域の制限があり，股関節屈曲に左90°，右80°，伸展に左－25°，右－20°，内転に左－10°，膝関節伸展に両側とも－20°であった．股関節は両側とも外転（左20°，右10°）し，床上では開排位の肢位を示した．肩関節伸筋と肘関節屈筋，および股・膝関節屈筋に中等度の痙縮が存在した．

　今回，セラピストは対象児の基本動作能力を再獲得させ，日常生活の介助負担軽減を目標に治療を展開した．具体的には，トイレ動作時の介助に焦点を絞った．

■初期評価

　トイレ動作の介助負担軽減には，車椅子から便座までのトランスファー，便座上での座位保持，そして車椅子へのトランスファーの評価が必要となる．これらの動作状況について説明する．

▶車椅子から便座までのトランスファー

　車椅子からの立ち上がり動作では，セラピストが対象児の殿部を前方に引き出し，両足底を床面に接地させた状態から介助した．対象児の両手を前方に引き出しながら前方へ重心移動させたが，対象児は体幹をほとんど前傾できなかった（図6-a，b）[3]．対象児が重心を十分に前方移動させた感触がなかったので，セラピストは身体をかがめ，腕を対象児の腰に回して立位の誘導を行った（図6-c）．対象児はこの時点ですでに体幹を直立させな

がら，立位へ移行しようとした．両膝関節の完全伸展が困難で重心も後方にあったので，セラピストが対象児の身体を前方に引き寄せ立位を保持させた（図6-d）．このように立位を保持し，セラピストが便座の近くまで対象児を抱えて移動し，着座への協力を求めて便座に座った．

▶ 便座上での座位保持と車椅子への移乗・着座場面

対象児は自力で座位が保持できない．このため，便座にはあらかじめイレクターパイプで連結した囲いを設置しておいた．そして，イレクターパイプの囲いと便座後面の隙間に背もたれを用意した．このような環境設定を行い，対象児はイレクターパイプの側面上部を両手で把持し，座位を保持した（図7-a）[3]．

車椅子への着座では，セラピストが対象児をまず車椅子に浅く腰かけられるよう介助した．セラピストは片手で対象児の姿勢を保持しながら，もう片方の手で対象児の足をフットレストに乗せた（図7-b）．その後，セラピストは対象児の体幹部に腕を回し，フットレスト上の下肢で体幹を支持させ殿部を後方へ移動させた．そして，対象児に全身の力を抜いてもらい，着座させた．

■ 治療方針と治療場面

▶ 治療方針

対象児への治療方針を「運動を意識させず，力を抜いて動作が行えること」とした．この方針は，対象児の運動が伸筋優位な姿勢筋緊張を伴い，体幹を後方に押しつける動作が日常化していると判断したので，設定した．

▶ 治療場面Ⅰ（ローラー座位の保持練習）（図8）[3]

(1) 導入初期の対応

ローラーに体幹部をあずけ座位を保持する課題を対象児に提示した．この課題は支持基底面も広く確保でき，対象児にとってさほど難易度の高くない課題とセラピストは考えて

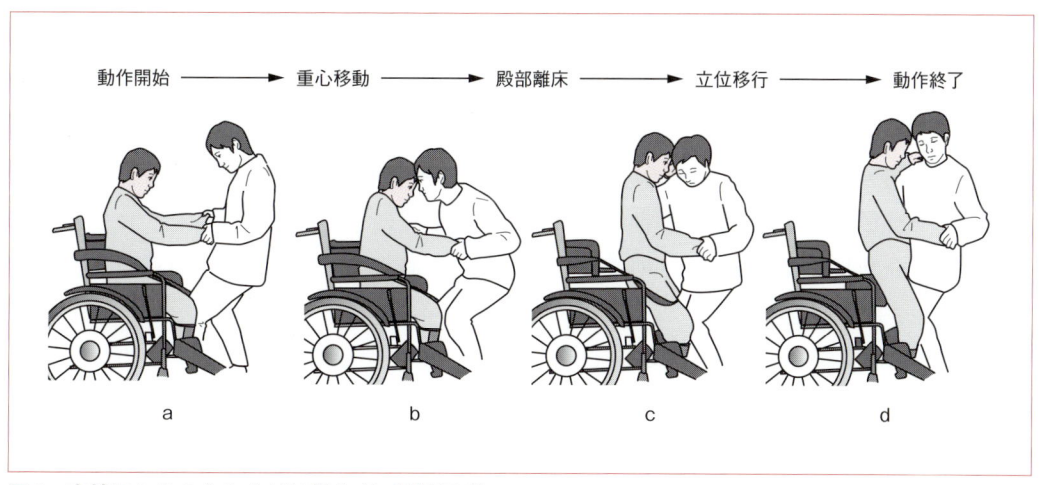

図6 車椅子からの立ち上がり動作（初期評価時） （文献3）より）

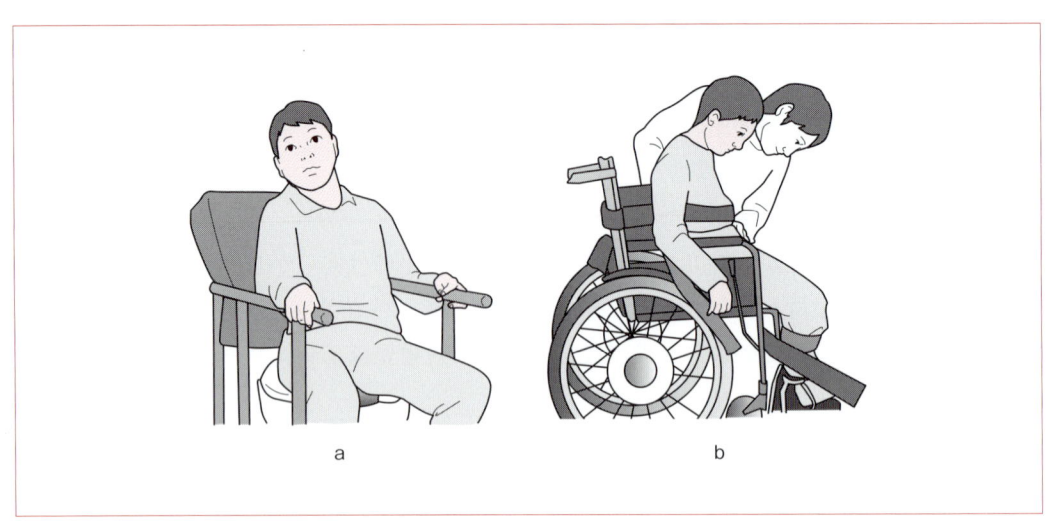

図7 トイレに動作に関する動作支援(初期評価時)　　　　　　　　　　　　　　　　　　　　　　　（文献3)より）

いた．しかし，対象児は課題中に体幹を伸展させ後方にバランスを崩し，課題は達成できない状況であった（図8-a, b）．

(2) 課題未達成の理由の推察（再評価）

課題の未達成から，セラピストは対象児が抱える問題の大きさを痛感した．そして，課題が達成できない理由を，「○○しなければならないという意識を過剰に高めること」と考え直した．このような意識の高まりが，対象児の姿勢筋緊張を亢進させ，ローラー座位の保持さえも困難にしていると解釈した．課題提示に伴う過度な運動への意識と同時に対象児の運動パターンを変化させることが，対象児の治療に必要と判断した．

(3) 再評価後の治療展開

このような仮説に基づき，再度課題動作を行った．まず，対象児の運動に対する意識を少しでも和らげられるように，課題動作の説明内容を吟味した．導入初期時は「座ってごらん」と提示した指示内容を，「何も考えずに，頭を下げてローラーにもたれてごらん」という内容に変更した．このことで，姿勢を保たなければならないという意識を和らげようとした．

さらに，対象児は体幹の伸展運動と同時に肩関節伸展・肘関節屈曲を伴いやすい（図8-b）．このような運動の出現も，重心を後方へ移動させ課題の達成を阻害すると考えた．そこで，セラピストは肩関節を屈曲位，肘関節を伸展位にして姿勢を保持し，ローラー座位の保持を介助した（図8-c）．この操作で，体幹の伸筋痙縮が抑制され，ローラーに身体をもたれやすくなると考えた．

このような指示内容の変更と操作を伴うことで，対象児はローラー座位を10分程度保持できるようになった（図8-d）．

▶ **治療場面Ⅱ（車椅子からの立ち上がり動作）（図9）**[3]

ローラー座位の保持が可能となったということは，対象児の運動への意識変化と姿勢筋

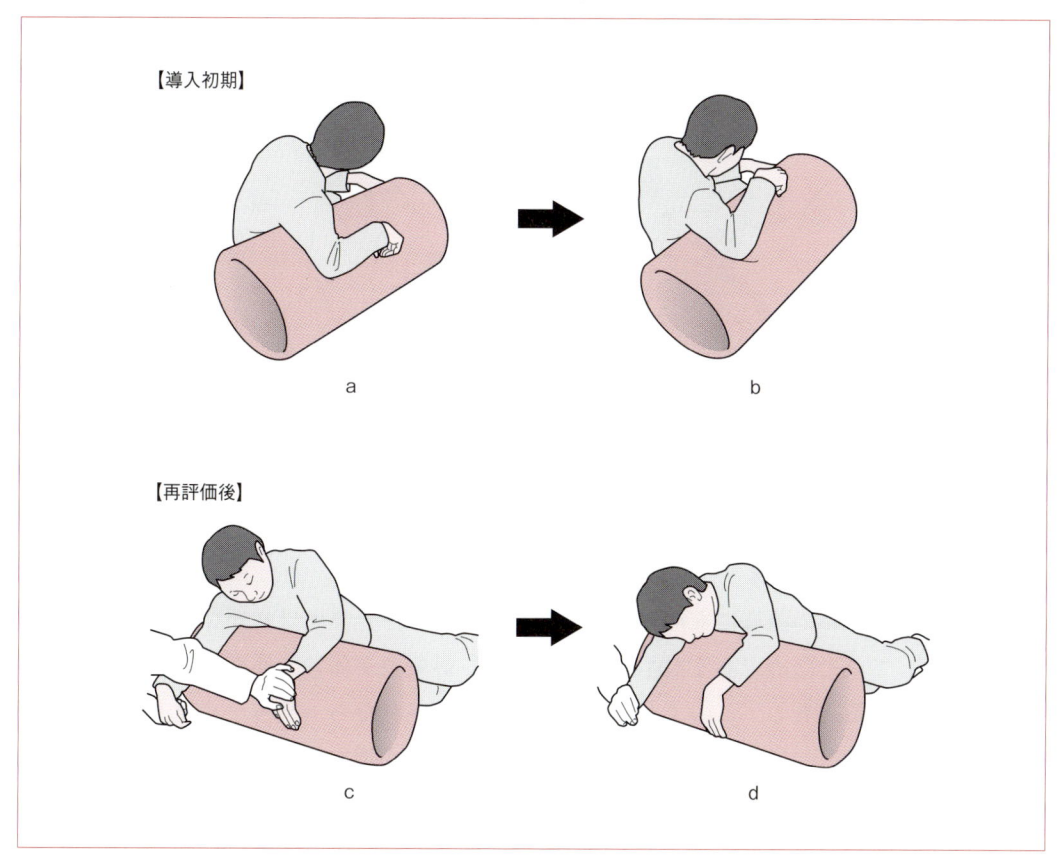

各論 ------ 19-1. 中枢性疾患へのアプローチいろいろ ボバースコンセプトに基づくセラピー

図8 ローラー座位の保持練習
上段が課題導入初期，下段が再評価後に課題に取り組む様子である．
（文献3）より）

緊張の調整能力の向上を示唆する．これらの習得技能を日常生活動作に汎化させるために，セラピストは立ち上がり動作に焦点をあて治療を展開した．

　読者には初期評価時点の対象児の立ち上がり動作過程を今一度思い出してほしい（図6）．対象児は体幹をほとんど前傾できなかったため重心を前方に移動させにくく（図6-a, b），セラピストが対象児の身体を引き寄せ立位保持していた（図6-d）．立ち上がり動作の改善に向け，対象児がローラー座位で習得した技能を活かせるよう立ち上がり動作を誘導したので，立ち上がり動作の相分類に沿ってその方法を説明する．

(1) 重心移動期での誘導

　立ち上がり動作において，体幹の前傾運動は重心を前方へ移動させるうえで重要である[4]．この運動を誘導するため，まずセラピストは対象児の座位姿勢よりも低いポジションまで身体をかがめ，両腋窩部から肩甲骨に手をあて．対象児との距離を保ち，「ローラー座位の保持場面と同様に，もたれるつもりで私の肩まで身体を曲げてきてごらん」と指示を与え，動作を誘導した（図9-a）．すると，対象児はセラピストの肩まで自ら体幹を前傾させてきた（図9-b）．このことで，セラピストは対象児の重心が十分に前方移動している感触を得ることができた．

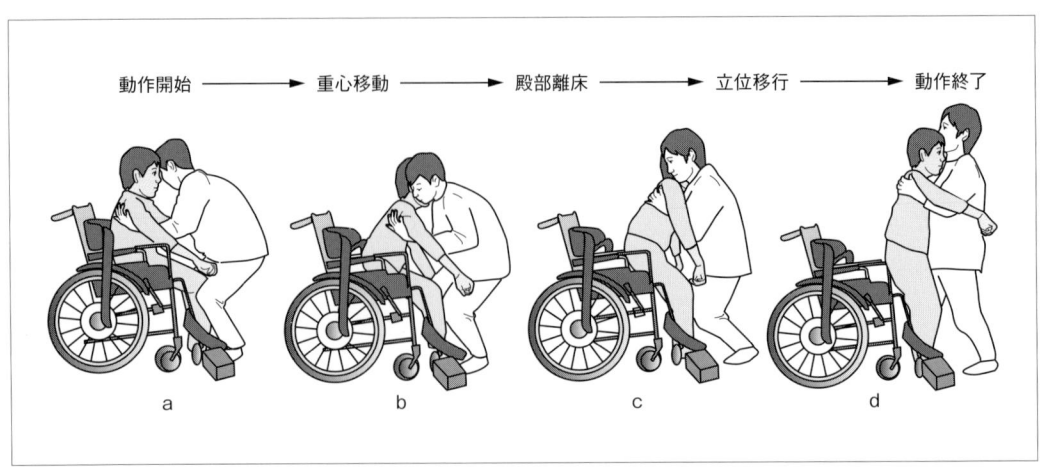

図9　車椅子からの立ち上がり動作（ローラー座位保持可能後）　　　　　　　　　　　　　　　　　　　　　　　　　　（文献3）より）

(2) 立位移行期での誘導

　次に，殿部離床時の誘導にも注意を払った．なぜなら，対象児は初期評価時では体幹が直立位を示していたためである（図6-b）．これは，対象児が体幹の伸筋優位な活動を強めていた所見である．もし，このような運動が再び誘導されたら，せっかく前方へ移動した重心が後方へ移動し，立ち上がりの誘導の際に介助負担が増すことが予想される．

　対象児が伸筋優位な活動を引き起こさないように，殿部離床前に「自分で立とうとせずに，セラピストに身を任せてごらん」と口頭指示を与え，動作を誘導した．この指示は，対象児に体幹を必要以上に伸展させないことを伝えようとしたものである．すると，体幹を前傾位に保持した状態で殿部を離床できた（図9-c）．そして，セラピストが体幹と下肢を伸展させ立位に至ると，この運動と呼応するように対象児も体幹と下肢を伸展させてきた．

　さらに，「怖がらずに，両上肢を自分で前に出してセラピストにもたれてきてごらん」と指示を与え，より安定した姿勢に誘導した（図9-d）．この誘導により，対象児に姿勢筋緊張を高めずとも姿勢を保持できる感覚を体感させた．

▶ **治療場面Ⅲ（座位保持場面）（図10）**[3)]

　立ち上がり動作中の誘導を通して，ローラー座位場面で習得した姿勢筋緊張の調整能力をさらに向上させようとした．この結果，対象児は動作中に体幹を大きく前傾させるなど，より分離的な運動が行えるようになった．このような機能改善により，座位保持場面でもさらなる変化が確認された．

　対象児自ら「壁にもたれた状態であれば一人で座っていられそうだ」と伝えてきたので，課題を導入すると，初回で30秒以上の姿勢保持が可能で，繰り返し練習するうちに3分間以上の保持が可能となった（図10-a）．さらに，この状態から自ら体幹を前傾させ姿勢を保持できるようになっていた（図10-b）．

　日常生活では，対象児は手すりなどがない便座でも介助者に軽く肩を押さえてもらえば

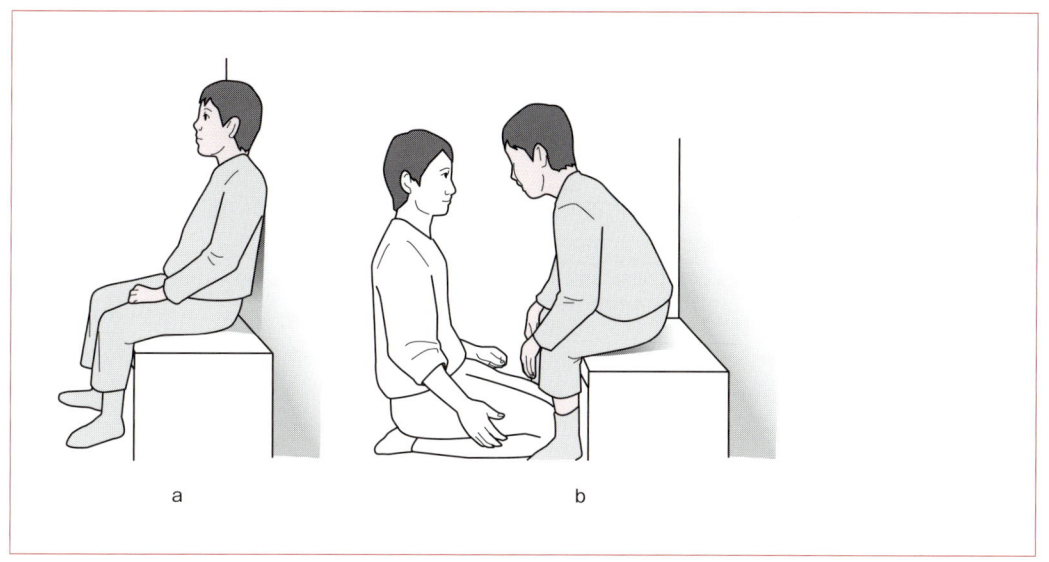

図10 座位保持場面 (文献3)より)

姿勢保持できるレベルまで，介助負担が軽減した．

■ボバースコンセプトとは何か？

　今回，筆者が担当した事例を通して，ボバースコンセプトに基づく治療の一例を示した．何度もお断りするが，今回紹介した治療が，これこそボバースコンセプトに基づく治療と断言できるものでもないし，そのなかに特殊な治療手技もない．では，何をもってボバースコンセプトと呼ぶのか？　あえて断言するとすれば，「症例から学ぶ」プロセスにあると筆者は信じている．

　治療方針の決定も，治療手技の選択もその多くはセラピストに委ねられる．しかし，これらの権利は，症例の治療の目標を達成することを前提として与えられたものである．ボバースコンセプトは，あくまでも中枢性疾患への治療の考え方であって，画一的な方法は存在しない．セラピストによるオーダーメイドの治療であるがゆえに，その是非は症例にある．ボバースコンセプトは，「症例から学ぶ」プロセスを糧として今もなお発展を続ける中枢性疾患の治療に対する考え方である．

Summing-up

・ボバースコンセプトを構成する治療原則を理解することで，セラピストは症例の背景に照らし合わせたオーダーメイドの治療を展開できる．
・ボバースコンセプトは，「症例から学ぶ」という基本スタンスをセラピストに投げかけている．

文献

1) 前川喜平 編著：理学療法士・作業療法士のための小児の反射と発達の診かた，新興医学出版社，2007
2) 米津　亮 他：足部への荷重刺激が一脳性麻痺児の立位バランスに及ぼす影響．理学療法学 33(8)：442-444, 2006
3) 米津　亮 他：理学療法の治療形態・内容・頻度が脳性麻痺児一症例の運動に及ぼす影響．理学療法学 32(2)：96-102, 2005
4) Riley PO, et al：Mechanics of a constrained chair-rise. J Biomech 24：77-85, 1991

〔米津　亮〕

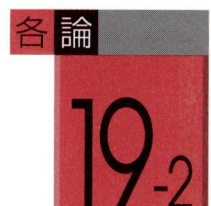

各論 19-2 中枢性疾患へのアプローチいろいろ ― ボイタ法について ―

Basic Standard

- ボイタ法って簡単にいうと，なに？
- ボイタ法の基盤にある『運動学的に分析された正常運動発達の考え方』って，なに？
- ボイタ法の治療手技の反射性移動運動って，なに？
- ボイタ法の特徴って，なに？

■ボイタ法って，なに？

　ボイタ法を簡単に定義すると，『ボイタ博士によって発見された反射性移動運動を用いて，生下時から独歩に至るまでの正常運動発達にみられる筋肉の活動を，本人の意思とは関係なしに，誘発する運動療法』と表現できる．ボイタ法は，『発達運動学的アプローチ』とも呼ばれ，ボイタ博士によって運動学的に分析された正常運動発達の考え方がその基盤にある．

　この正常運動発達の考え方を理解せずにはボイタ法は理解できないため，以下に簡単に説明する．

■ボイタの理想的な正常運動発達

◆ボイタの正常運動発達の特徴

▶ 1．乳児の理想的な正常運動発達である

　正常には，ある程度の範囲があるが，ボイタのいう正常運動発達は理想的な乳児の運動発達を運動学的に分析している．理想的とは運動の効率が非常によいということであり，言い換えれば中枢神経系の発達をみているともとらえられる．

▶ 2．milestoneだけでみない

　何ヵ月で何ができるといったmilestone的な見方だけではなくて，姿勢や運動のつながりや流れ，関係性を重視してみていく．

▶ 3．運動の量と質でみる

　量：なにができているのか（四つ這い，歩行など）だけをみるのではなく，質：その運動をどのように行っているのかをみていくことが重要である．

▶ 4．背臥位からの発達と腹臥位からの発達

　背臥位からの発達は把握機能の発達といわれ，腹臥位からの発達は支持機能または移動運動の発達と呼ばれている．その両面からの発達をみていくと同時に，背臥位からの発達

と腹臥位からの発達の関連性も重要である．

▶ 5．すべての発達の原動力はモチベーション

　移動運動や把握運動は，『目的』ではなく『手段』であり，子どもの見たい，取りたいなどのモチベーションがすべての運動発達の原動力となっている．

■腹臥位からの発達（支持機能の発達・移動運動の発達）

▶ 1．新生児（図1）

　上下肢は屈曲優位で，頭部が一側に回旋して，頸部は後側屈位，肩甲帯はプロトラクションを強く示す．このプロトラクションの姿勢では上肢を前に出すことはできない状態にある．頭の向きの非対称姿勢が全身に影響して脊柱全体も非対称な姿勢をとる．重心は胸骨あたりにあり，支持点はなく，床面に乗っかっているだけの状態である．

> **memo　肩甲帯のプロトラクション**
> 　肩甲骨が，挙上，外転，上方回旋している状態で，肩を強く挙上して前方に突出させた姿勢を示す．

▶ 2．4〜6週（図1）

　視覚のオリエンテーションがはじまり，モチベーションが高まってくる．頭を回旋の過

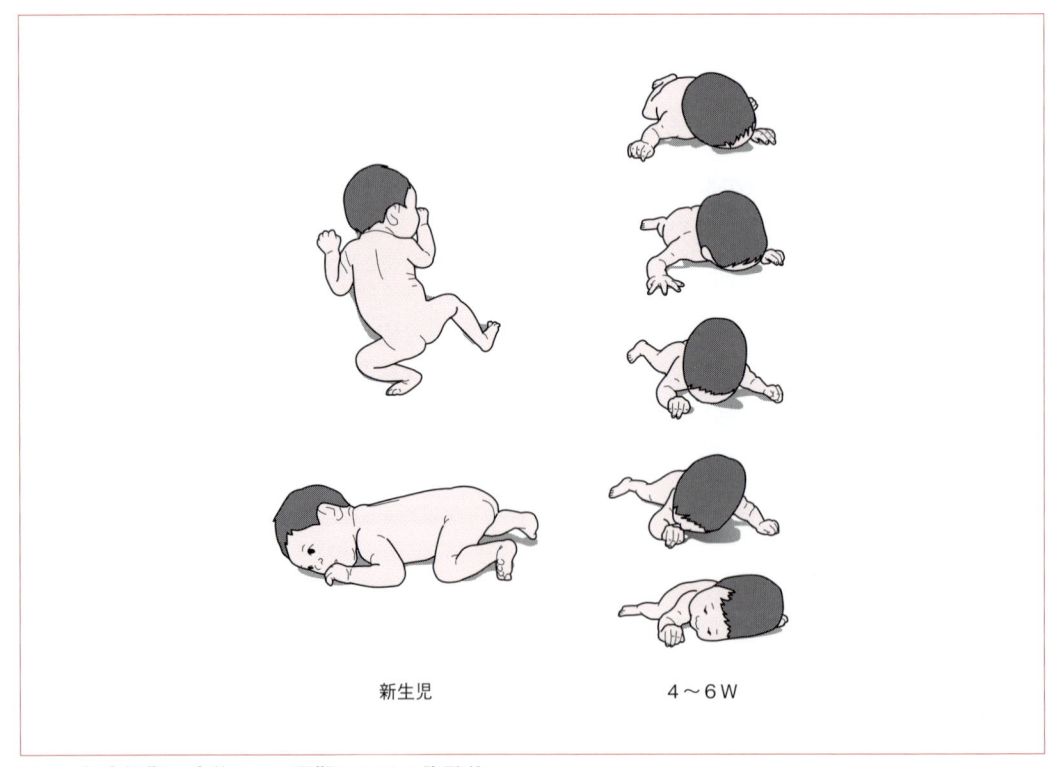

図1　新生児期，生後4〜6週期における腹臥位

各論 ── 19-2．中枢性疾患へのアプローチいろいろ ─ ボイタ法について ─

程のなかで瞬間的に鼻が引っかからないぎりぎりの所まで持ち上げ，口の周囲の三叉神経領域（この時期にはここが認識器官）を床にこすりつけながら反対側に頭を向ける．正中位で止まることはできず，頭の後屈も強いままであるが，瞬間的に上肢で支持して頭を持ち上げた瞬間に肩甲帯のプロトラクションが少し緩みはじめて，上肢が前に出しやすくなってくる．

memo 人間の認識器官の発達
人間の最終的な認識器官は，立体認知覚をもつ手であるが，この時期の子どもは口の周囲が認識器官である．手が認識器官として発達してくるまでの間は玩具をよく口に入れて認識している．

▶ **3．2ヵ月：前腕支持（図2）**

肩甲帯のプロトラクションが緩んできて，上肢が少し前に出せるようになり，前腕で支持することにより，肩甲骨の下制，内転，下方回旋がさらに強まっていく．前腕支持により，今までは回旋の過程のなかでしか頭を持ち上げられなかったのが，正中位で頭を持ち上げられるようになり，脊柱の非対称姿勢は減少して対称的となる．また，頸椎の軸伸展がはじまり，それにより脊柱のローテーションが少し可能となって，左右30°程度の回旋が可能となる．頭が対称的に持ち上がったことにより，重心は尾側に移動し，下肢の屈曲肢位が緩んでいく．

memo 脊柱の軸伸展
通常脊柱の伸展は前弯を強めるかたちでの運動を意味するが，ここでいう『軸伸展』は，脊柱が長軸方向にまっすぐに伸びていくという意味での伸展である．それにより

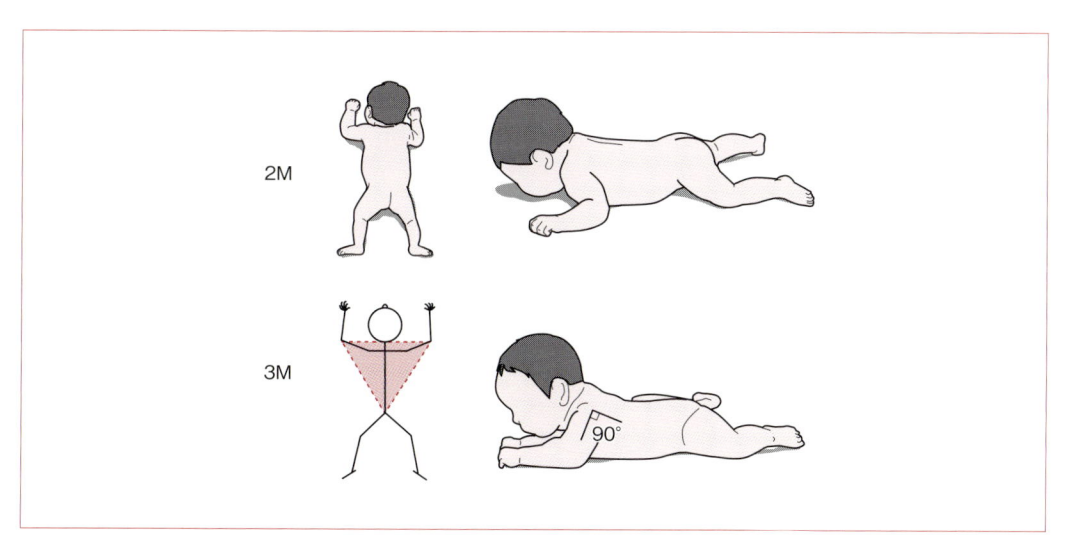

図2　生後2ヵ月（前腕支持）期・生後3ヵ月（肘支持）期

脊柱の支持性が向上し，軸伸展した部分での脊柱のローテーションが可能となる．

▶ 4．3ヵ月：肘支持（図2）

　肩甲帯のプロトラクションはさらに緩み，胸郭と肩甲骨がしっかりと固定されるようになり，肩甲骨が胸郭をクレーンのように持ち上げることが可能となる．上肢はさらに前方に出て，体幹と上腕のなす角度が約90°をとる．脊柱は胸腰椎移行部まで軸伸展し，左右90°の頭の回旋が可能になる．この時期にはじめて明確な支持点が生まれ，両側の上腕骨内側上顆と恥骨で支持して支持面を形成する．この支持面の外に出た部位は自由に動かすことができる．重心は恥骨のあたりまで下がってきており，下肢の屈曲はさらに緩み，外旋位で対称性弛緩性の伸展位をとるようになる．

▶ 5．4.5ヵ月：片肘支持（図3）

　両肘支持で横にある玩具に顔を近づけることによって，重心は側方移動するが，顔面側の肘に重心がかかることになり，顔面側の上肢を玩具に伸ばそうとすると姿勢が崩れてしまう．しかし，何とかして玩具を取りたい子どもは，4.5ヵ月ごろになると，後頭側の肘で支持して，顔面側の上肢を玩具に伸ばそうとする．その際，より安定して，かつ，高い所に手が伸ばせるようにするために顔面側の下肢を屈曲させて膝に支持点をつくって，支持面の外に顔面側上肢を出してその目的を達成する．この下肢の屈曲を可能にしているのが，前段階の両肘支持で獲得した恥骨支持であり，恥骨で支持することにより下肢は自由に動きやすくなり，それに後頭側の肘での支持点に向かって働く体幹筋によって骨盤がやや斜めになり，顔面側の下肢が屈曲する．また，同じく3ヵ月ごろの肘支持で獲得した脊柱の軸伸展が脊柱のローテーションを可能にして，この片肘支持を完成させている．

　この片肘支持は，『移動運動の構成要素』の発達にとっても重要な意味をもっている．すべての移動運動には3つの構成要素：①支持・起き上がり機能，②相運動，③姿勢に対する反応能力があり，この片肘支持にあてはめると，①後頭側上肢の支持点の形成とそこに向かって三次元（上方・側方・前方）に肩甲骨・体幹を起き上がらせる機能，②顔面側上肢が玩具に向かってリーチするという相運動，③この一連の運動を安定して遂行できるように調節する能力ということになる．すなわち，この時期にすでに移動運動の構成要素は始まっているといえる．

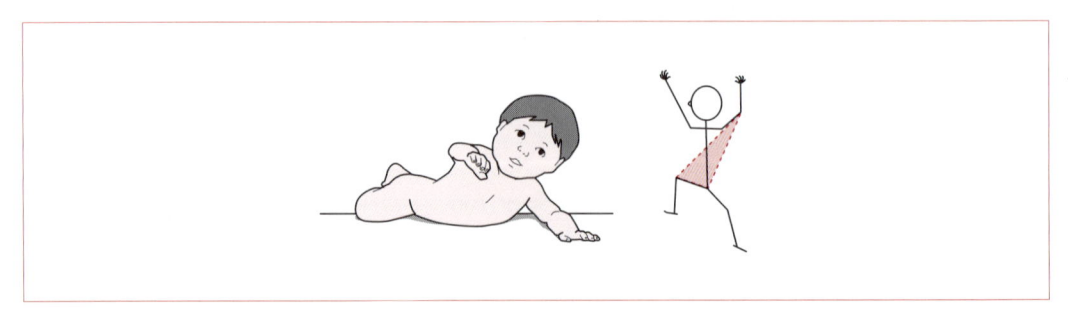

図3　生後4.5ヵ月期（片肘支持）

各論 ── 19-2．中枢性疾患へのアプローチいろいろ ─ ボイタ法について ─

> **memo** 　**顔面側・後頭側**
> 　　　顔が向いた側の半身を顔面側と呼び，その反対側を後頭側と呼んで運動を表現する．

▶ **6．5～6ヵ月：仮性手支持→ピボット→手掌支持（図4）**

仮性手支持：手掌支持がまだできていない段階で，子どもがより高い所のものに興味を
　↓　　　　示した結果，本来の手掌支持の手を着く位置よりもかなり前方に手根で支
　　　　　　持することによって起こってくる．
ピボット　：仮性手支持では目的物から遠ざかってしまうため，興奮して手を出そうと
　↓　　　　して支持がはずれて遊泳運動を生じる．
手掌支持　：ピボットを繰り返すなかで，徐々に手を着く位置が体幹に近づき，手掌支
　　　　　　持が可能となる．重心は骨盤よりも尾側に移動し，仙骨まで軸伸展してく
　　　　　　る．手は，指が弛緩性に伸展して，中手骨が外転した状態で支持する．こ
　　　　　　の中手骨の外転が，その後の手の立体認知覚にとって重要になってくる．

▶ **7．7ヵ月：四点支持**

　手掌支持からより前にあるものへの興味により，前方に進もうとしたときに膝に支持が入って，骨盤が持ち上がって四点支持になる．脊柱は重力に抗して床面に対してまっすぐに保持されている．その姿勢から左右に顔を向けたり，前後にロッキングしたりすることによって，四点支持から瞬間的に三点支持，さらに対角線上の二点支持になったりして四つ這い移動がはじまっていく．

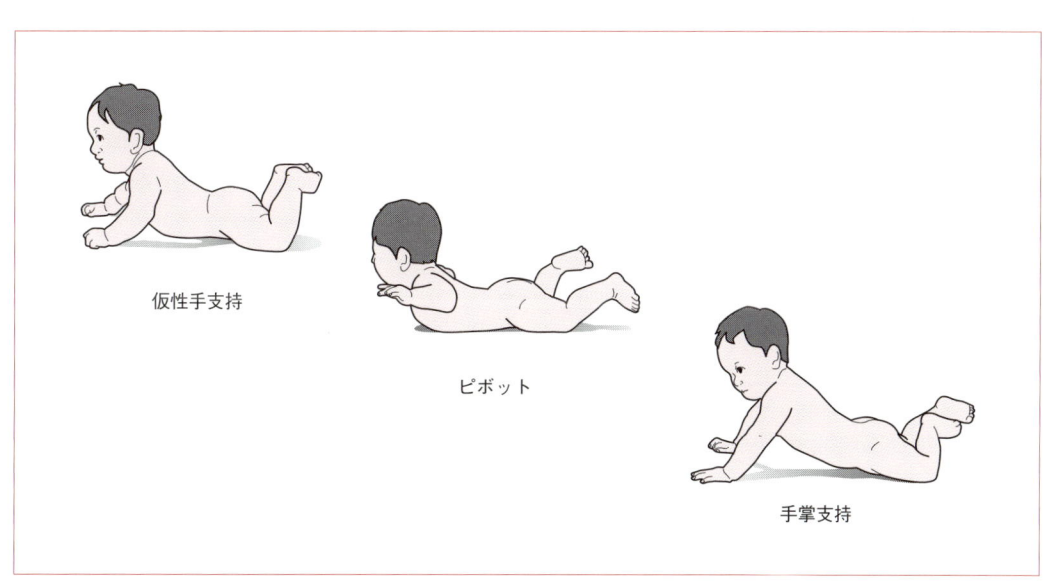

図4　生後5～6ヵ月期（仮性手支持→ピボット→手掌支持）

■背臥位からの発達（把握機能の発達）

　ここでいう『把握』とは，単に物を取りにいくということだけではなくて，まわりの状況（目に見えるもの，聞こえるもの）をとらえよう，つかまえようとする運動全般を指している．

▶ 1．新生児（図5）

　基本的には，腹臥位の姿勢と同様である．このプロトラクションの姿勢では，上肢はリーチすることはできない状態にある．脊柱は，前弯して非対称な姿勢で，非常に不安定な状態にある．下肢は，原始的な屈曲・伸展運動を行うが，基本的に抗重力機能はまだない状態である．不安定な姿勢のため，内的・外的刺激に対して集合運動というモロー様の全身運動を示す．

▶ 2．4～6週（図5）

　4週ぐらいから視覚のオリエンテーションが高まり，近くのお母さんの顔をじっと見るといった固視がはじまり，その後6週くらいで少し追視がはじまる．ただ，この時の追視は頭と眼球は同時に動く段階で，それにより，ATNR（非対称性緊張性頸反射）様のフェンシング肢位を全身が示すようになる．フェンシング肢位を左右交互でとることにより，下肢に伸展の要素が入ってきて，屈曲が緩んでいく．その追視の過程のなかで肩甲帯の強いプロトラクションは少し緩みはじめ，頭部が正中位の軸上に近づいてくる．

▶ 3．2ヵ月：対称性のはじまり（図6）

　肩甲骨の下制・内転・下方回旋がさらに進んできて，肩甲帯が床面に対して安定して支持できるようになりはじめることによって，頸の後屈が緩んできて，頭は正中線上で保持できるようになる．そのため，姿勢は対称的になって，頸椎の軸伸展がはじまってくるこ

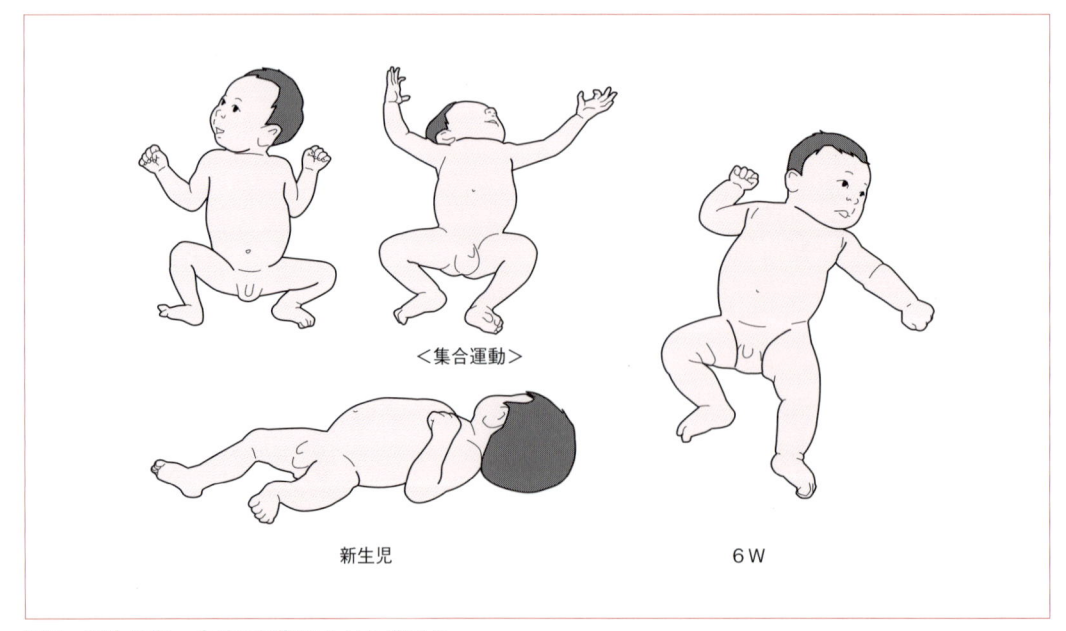

図5　新生児期，生後6週期における背臥位

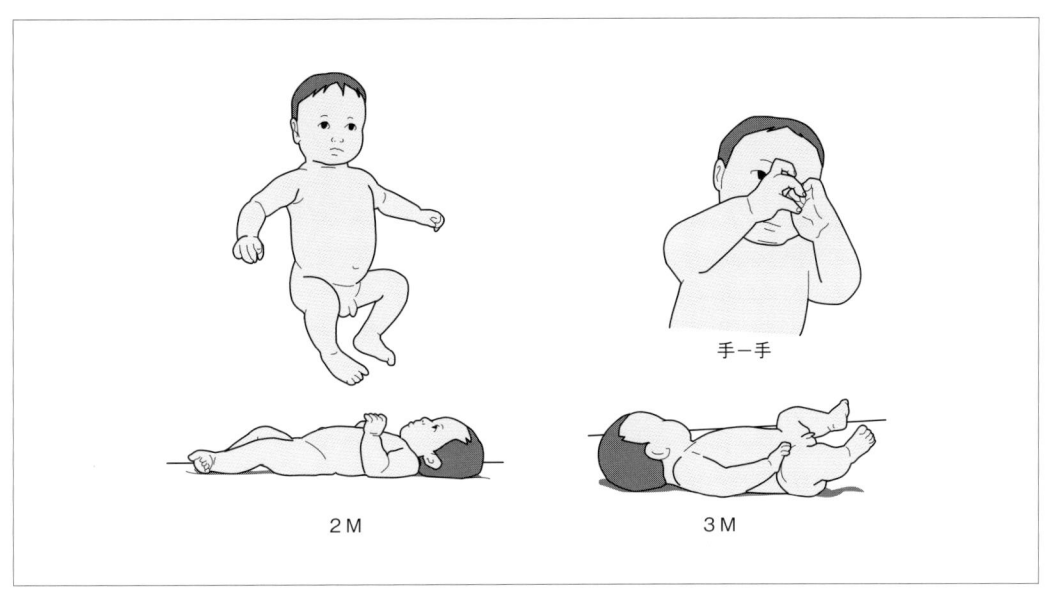

各論 19-2. 中枢性疾患へのアプローチいろいろ —ボイタ法について—

図6 生後2ヵ月（対称性のはじまり）期・生後3ヵ月（対称的な姿勢）期

とにより，体幹が固定された状態での追視が左右30〜40°可能となってくる．また上肢も少し抗重力に屈曲・内転できるようになり，胸の上での手-手協調運動が可能になる．肩甲帯での支持性が向上することにより，下肢も把握運動のはじまりとして床から短時間持ち上げることができるようになる．

▶ **4. 3ヵ月：対称的な姿勢（図6）**

肩甲骨の下制・内転・下方回旋はほぼ完成し，肩甲帯でしっかり支持できるようになっている．脊柱全体は軸伸展して，環椎後頭関節でのうなずき運動も可能となり，胸の上の物が見えるようになる．そのため，追視は左右90°可能になる．肩甲帯での支持が安定し，胸郭が固定されることにより，骨盤前後傾中間位，下肢は股関節90°屈曲，外転左右30°で軽度外旋位，膝関節90°屈曲，足関節底背屈中間位の屈曲・内転位の抗重力位で保持できるようになる．そのため重心は少し頭側に移動しはじめる．上肢は顔の前での手-手，手-口（前腕回内位），手-目の各協調運動が可能となる．

▶ **5. 4ヵ月：足-足の把握運動（図7）**

足-足の把握運動は上肢だけでなく，下肢を含めた全身で物をとらえようとして起こってくる運動である．股関節を外旋させ，足関節回外位で足の裏と裏を合わせる．足-足の把握運動に伴って骨盤は後傾し，重心はさらに頭側に移動し，支持面は狭くなる．したがって，さらなる肩甲帯での支持性の向上が不可欠となる．この頃の上肢のリーチは正中位を越えることはなく，視野と同側の上肢で尺側把握を行う．手-口の協調運動は前腕回外位で可能となる．

▶ **6. 4.5ヵ月：骨盤の斜位（図7）**

この時期になると上肢は正中線を越えて反対側にもリーチできるようになってくる．骨

4 M（足-足）　　　4.5M（骨盤の斜位）

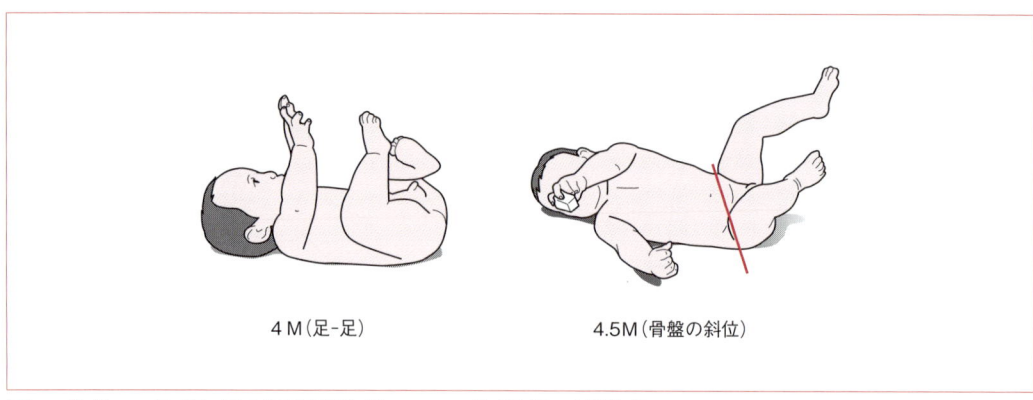

図7　生後4ヵ月（足-足の把握運動）期・4.5ヵ月（骨盤の斜位）期

盤の後傾が起こった状態で，正中線を越えるリーチが起こると重心は側方移動し，肩甲帯の一側で支持することになり，この支持点に向かって体幹筋が働くことにより骨盤の斜位が起こってくる．この動きが，次の寝返りへとつながっていく．

▶ 7. 5ヵ月

　手-膝の協調運動が可能となる．手の把握では手掌把握が可能となる．

▶ 8. 6ヵ月：寝返り（図8, 9）

　手-足の協調運動が可能となる．そのために，骨盤はさらに後傾し，重心は頭側に移動し，支持面はもっと狭くなる．手の把握は橈側把握が可能となる．

　また，肘支持に寝返って玩具で遊ぶ合目的な寝返りが可能となり，ここで背臥位と腹臥位の発達が結びつくことになる．

▶ 9. 7ヵ月：背臥位での発達の完成（図8）

　骨盤はさらに後傾し，重心は頭側に移動し，支持面はもっと狭くなって，目-手-口-足の協調運動が可能となる．この狭い支持面でも左右に倒れずに姿勢を保っていられるのには，肩甲帯の非常に安定した支持性と腹筋と背筋の協調した働きが必要である．目-手-口-足の協調運動で完成する一連の協調運動はボディイメージの確立のために非常に重要な運動である．

▶ 10. 8〜9ヵ月：協調された四つ這いへの寝返り（図9）

　四つ這いは本来，把握動作である寝返りから発達してきたものといわれている．6ヵ月での寝返りに手支持と膝支持が加わり，左右の下肢の分離した運動により，寝返ったときにはすでに1歩踏み出したかたちの四つ這い移動へと進んでいく．

▶ 11. 9〜10ヵ月：四つ這い（図10）

　協調された四つ這いの定義

　① 四肢は交互に同程度に体重が負荷される．

　② 指が弛緩性に伸展した手掌支持で支持される．

　③ 体幹は一側へ動揺しない．

　④ 下肢を前に運ぶ際，足部は下腿の軸に対してまっすぐで弛緩性に底屈．

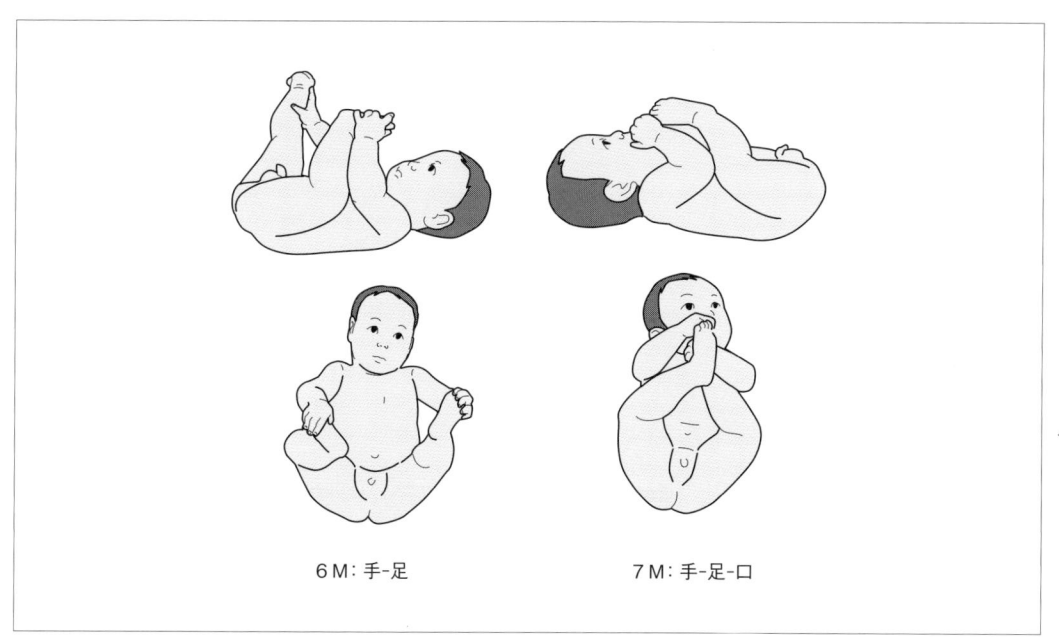

各論 ── 19-2. 中枢性疾患へのアプローチいろいろ ─ ボイタ法について ─

6M：手-足 　　　　　　　　　7M：手-足-口

図8　生後6ヵ月（手-足）期・生後7ヵ月（手-足-口）期

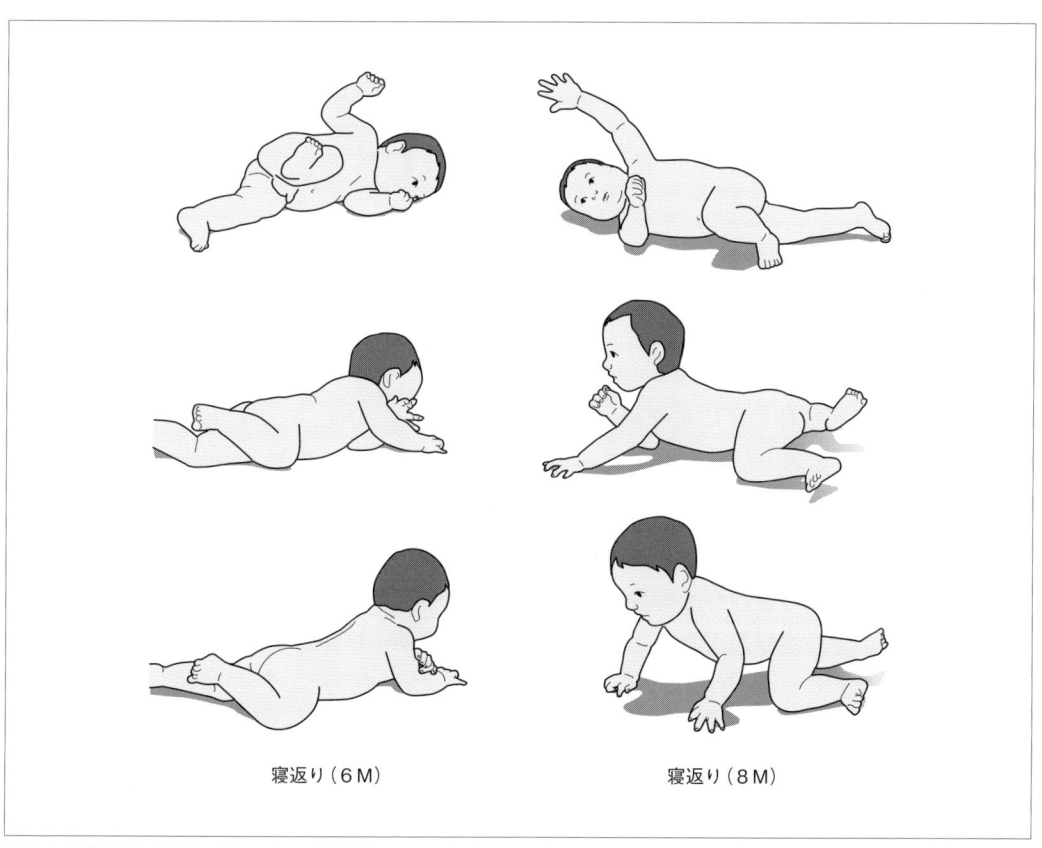

寝返り（6M）　　　　　　　　寝返り（8M）

図9　協調された四つ這いへの寝返り

461

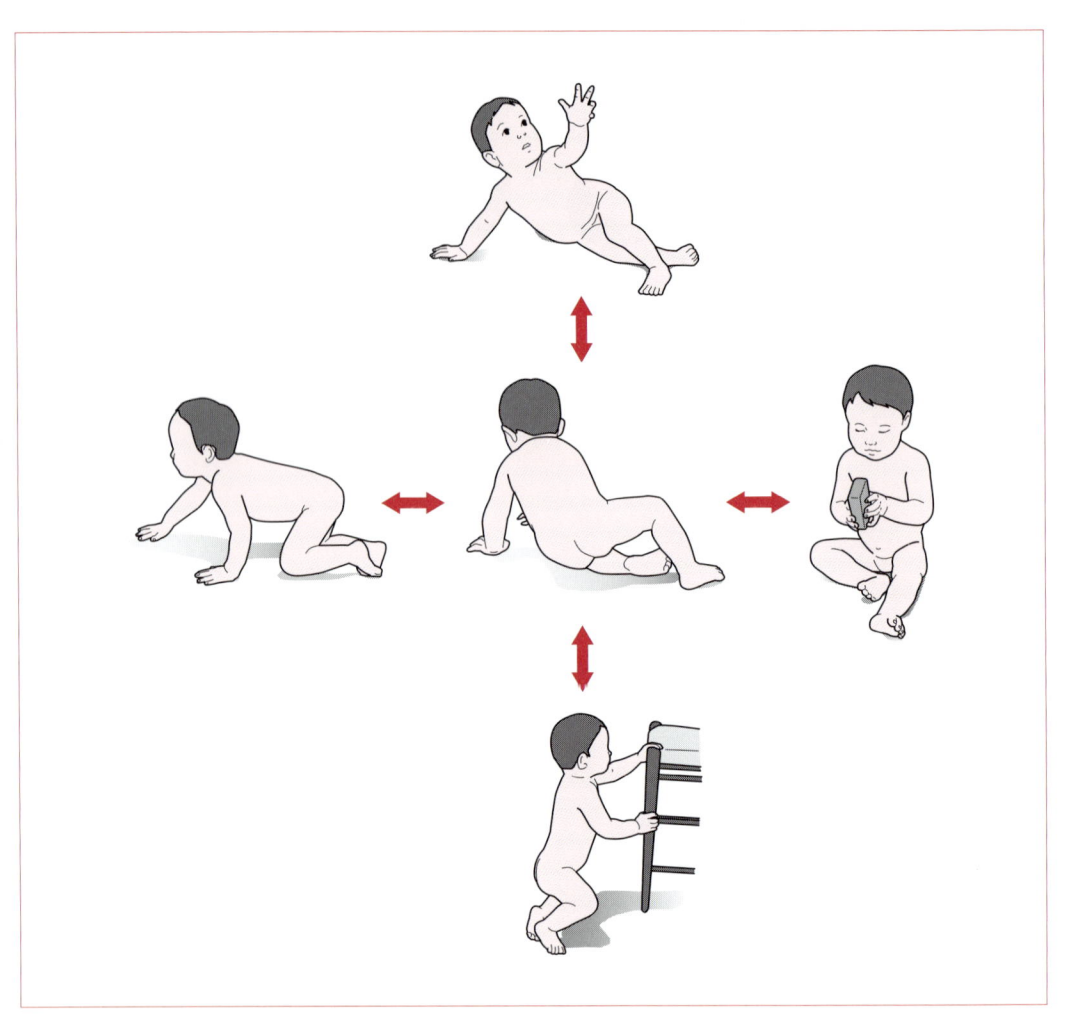

図10　生後9〜11ヵ月（姿勢の変換）

⑤連合性の背屈を伴わずに足を前に運ぶ．

　四つ這いができるのとほぼ同時期に斜め座りを経て長座位も可能となる．四つ這い・斜め座り・長座位間の姿勢変換はスムーズに可能で，脊柱は軸伸展を保っている．また，斜め座りでの120°を超えた上肢の挙上が可能となり，脊柱の垂直化が促されて，立位化の準備がはじまる．この運動がその後のつかまり立ちのときに上肢が肩のラインを越えて振り出す運動に必要な機能となる．これら一連の姿勢変換を可能にしているのが脊柱全体の軸伸展の完成であり，それによって起こってくる脊柱のローテーションである．

乳児の運動発達の最終目標

　乳児の運動発達の最終目標は，垂直化によって足が支持器官として発達し二足歩行が可能となり，手が本来の手としての機能を発揮できるようになることである．そのためには，まず，肩甲帯，骨盤帯を含む体幹の安定した支持性の発達が必要で，それが可能にな

ることによって中間関節といわれる肘や膝での支持機能が発達し，それが最終的に手や足といった末端の支持性につながり，二足歩行へと発達していく．したがって，脳性麻痺などの運動発達障害の治療に際しては，その発達の最も基礎となる肩甲帯，骨盤帯を含む体幹の機能を十分観察して評価することが重要となってくる．

■反射性移動運動について

ボイタ法の治療手技を反射性移動運動と呼び，それは反射性寝返りと反射性腹這いの2つに大きく分類される．この手技を行うにあたっては，①出発肢位，②誘発帯，③反応の3つを正確に理解する必要がある．

出発肢位とは，治療を開始するにあたって患者に保たせる姿勢である．誘発帯とは刺激をする場所の総称で，骨膜や筋肉への刺激を含んでいる．正確な場所での正確な方向への適切な圧刺激が加わることによって，患者の身体に誘発される筋活動が反応であり，この反応が，正常運動発達でみられる筋肉の活動を内蔵している．治療に際しては，正しい反応が起こっているかを確認できる観察力が必要である．

ボイタ法を治療手技として用いるには，国際ボイタ協会認定のセラピスト講習会を受講して学んでいただきたい．治療の原理や詳しい内容に関しては専門書※を参照されたい．

■ボイタ法の特徴

① 生まれてから独歩に至るまでに正常運動発達で出てくる筋肉の基本的な運動パターンを内蔵している．
② 人間にとって最も安定した姿勢で治療を行っている．
③ 量的・質的の両側面から評価している．
④ 移動運動であり，協調性複合運動体である．
⑤ 反射源性の運動であり，治療手技が評価手技としても使える．

以上の5項目の特徴を症例も含めて説明することにより，ボイタ法のもっている意味を理解していただきたい．

▶生まれてから独歩に至るまでに正常運動発達で出てくる筋肉の基本的な運動パターンを内蔵している

1) 反射性寝返り (図11)

反射性寝返りは，理想的な正常運動発達のなかに出てくる『協調された四つ這いへの寝返り』と同じ筋活動を内蔵している．したがって，反射性寝返りは人の個体発生に属するものといわれている．背臥位から側臥位を経て四つ這いへと起き上がっていく過程をいくつかの出発肢位に分けているが，ここではⅠ相についてだけ簡単に説明する．

① 反射性寝返りⅠ相の出発肢位
姿勢は背臥位で，脊柱はできる限りまっすぐな姿勢をとらせて，頭を一側に30°だけ回

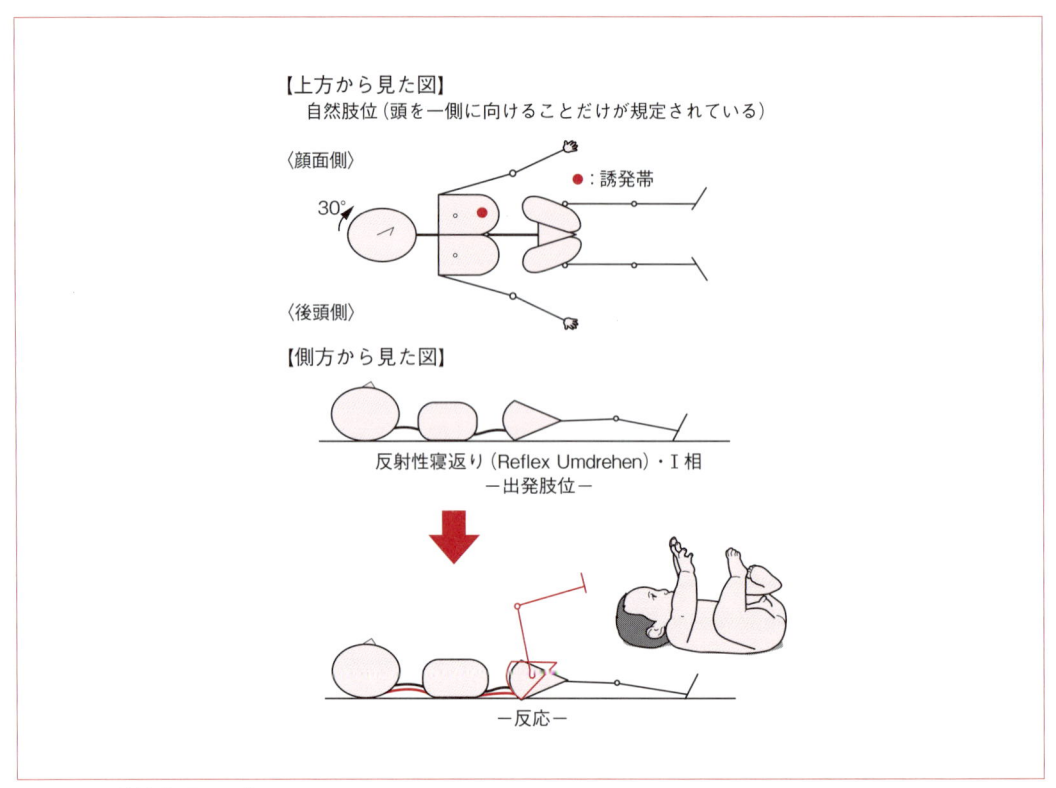

図11 反射性寝返りⅠ相

旋させた姿勢をとらせる．上下肢は自然な姿勢をとらせるだけである．

　② 反射性寝返りⅠ相の反応

　理想的な正常運動発達の4ヵ月で起こってくる骨盤の後傾と同じ筋活動が誘発される．脊柱は軸伸展して，頭は反対側に回旋しようとする．

2）反射性腹這い（図12）

　反射性腹這いは，顔面側の肘と後頭側の踵で支持して体幹を軸伸展した状態で水平に持ち上げ，反対側の上下肢が相運動を起こして前方に振り出し，全体としては斜め前方に進んでいくという腹這い運動を内蔵している．この運動全体は正常運動発達にはみられないが，この運動は系統発生に属する運動といわれ，いろいろな部位に，正常運動発達でみられる運動がちりばめられて誘発される．反射性腹這いの最もスタンダードな手技について説明する．

　① 反射性腹這いの出発肢位（図13）

　姿勢は，腹臥位．頭は一側に30°回旋して，脊柱はできる限りまっすぐにする．顔面側の上肢と後頭側の下肢を軽く屈曲した姿勢をとらせ，顔面側の肩と手首を結んだ線と後頭側の坐骨と踵を結んだ線が脊柱の線と平行になるように姿勢を保持する．

　② 反射性腹這いの反応（図13）

　上述したように，いろいろな部位に，いろいろな時期の正常運動発達でみられる運動が

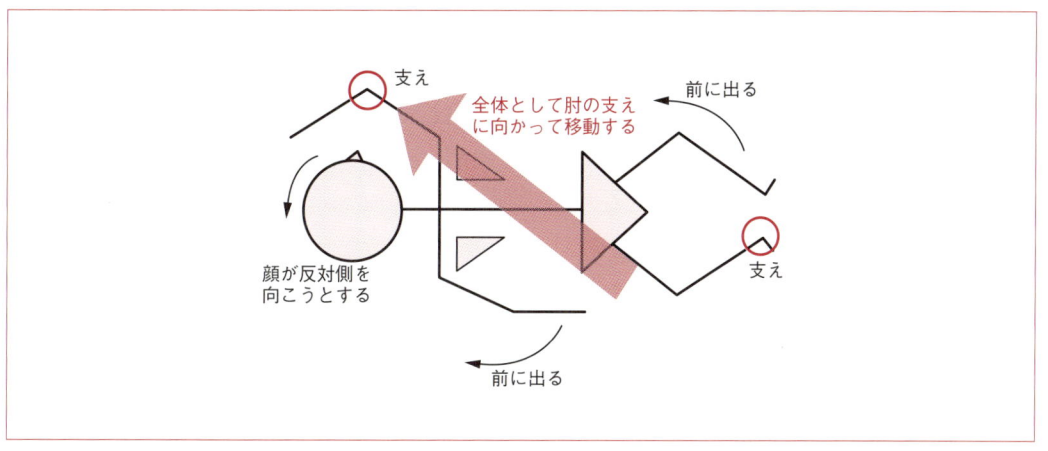

各論 ── 19-2．中枢性疾患へのアプローチいろいろ ― ボイタ法について ―

図12　反射性腹這い

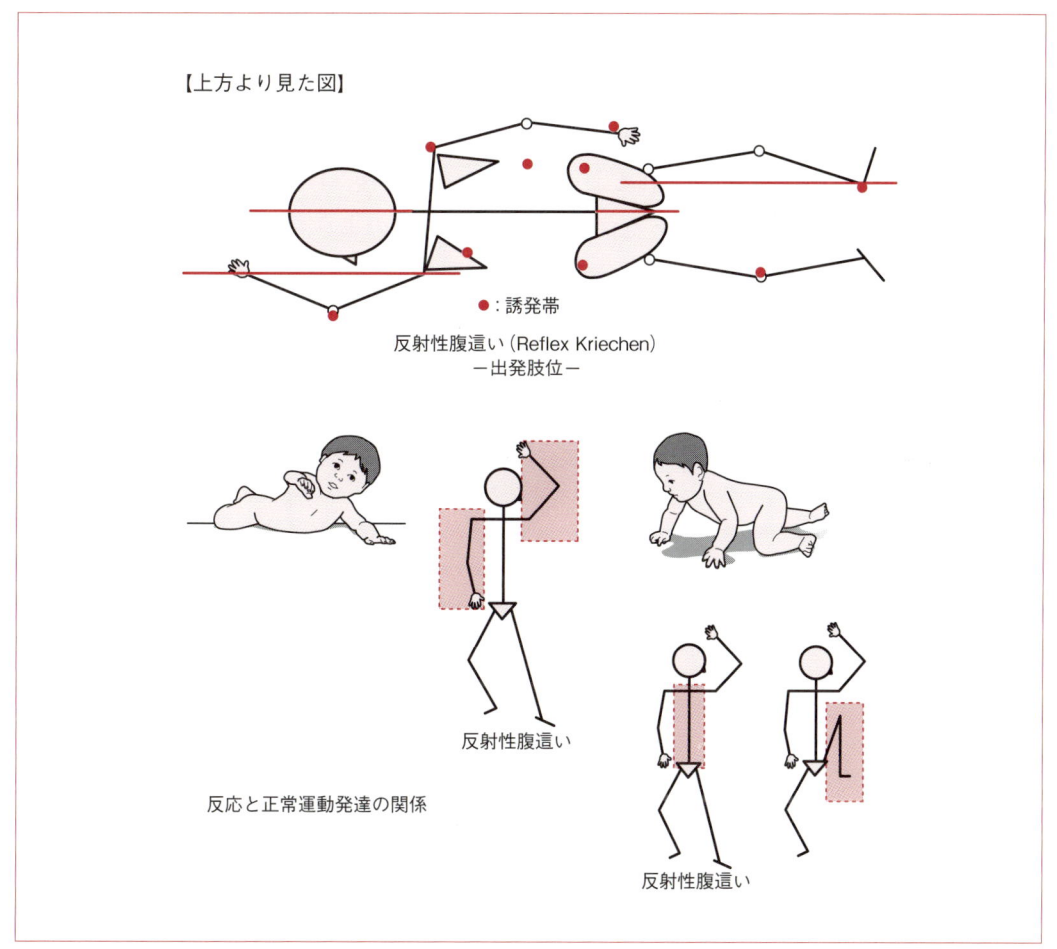

図13　反射性腹這いの出発肢位および反応

ちりばめられて誘発される．たとえば，顔面側の肘で支持して，肩甲骨が胸郭に固定され，脊柱は軸伸展を起こし，体幹は支持点に向かって起き上がって上方・側方・前方に移動

し，後頭側の上肢は前方に振り出される．この一連の反応は，正常運動発達の4.5ヵ月でみられる片肘支持と同様の運動パターンである．脊柱に関しては，四つ這いのころと同じ軸伸展を誘発でき，反応として顔面側の下肢が屈曲してきて膝で支持するのもほぼ同じ時期の反応である．後頭側の下肢については，最終的に踵で支持してくるため，独歩のときと同じ筋活動を誘発していることになる．

3) 治療例（図14）

ボイタ法は，正常運動発達に必要な筋肉の活動を誘発することにより治療する運動療法であるため，患者の示す自動運動を正常発達をベースに運動学的に分析して，その欠けている部分を反射性移動運動の反応に置き換えて治療プログラムを立てていく．**図14**のケースは10ヵ月の痙直性両麻痺児で，治療前の状態は，正常運動発達の仮性手支持とは異なり，全身を反り返らせて，手根で突っ張っているオピストトーヌスといわれる状態で，言い換えれば新生児の状態よりも異常な方向に向かっている状態である．このケースに対して，まずは，肩甲帯のプロトラクションの強い状態から肩甲骨の下制・内転・下方回旋を引き出し，上肢の支持性を向上させるとともに脊柱の軸伸展をはかっていくように考えて治療を行った．その結果，1回の治療で，頸の非対称姿勢は残っているものの，正常発達の前腕支持に近い姿勢がとれるようになった．その後，1ヵ月間の治療継続の結果，左の肘はまだやや浮き気味ではあるが，3ヵ月の肘支持のような姿勢がとれるようにな

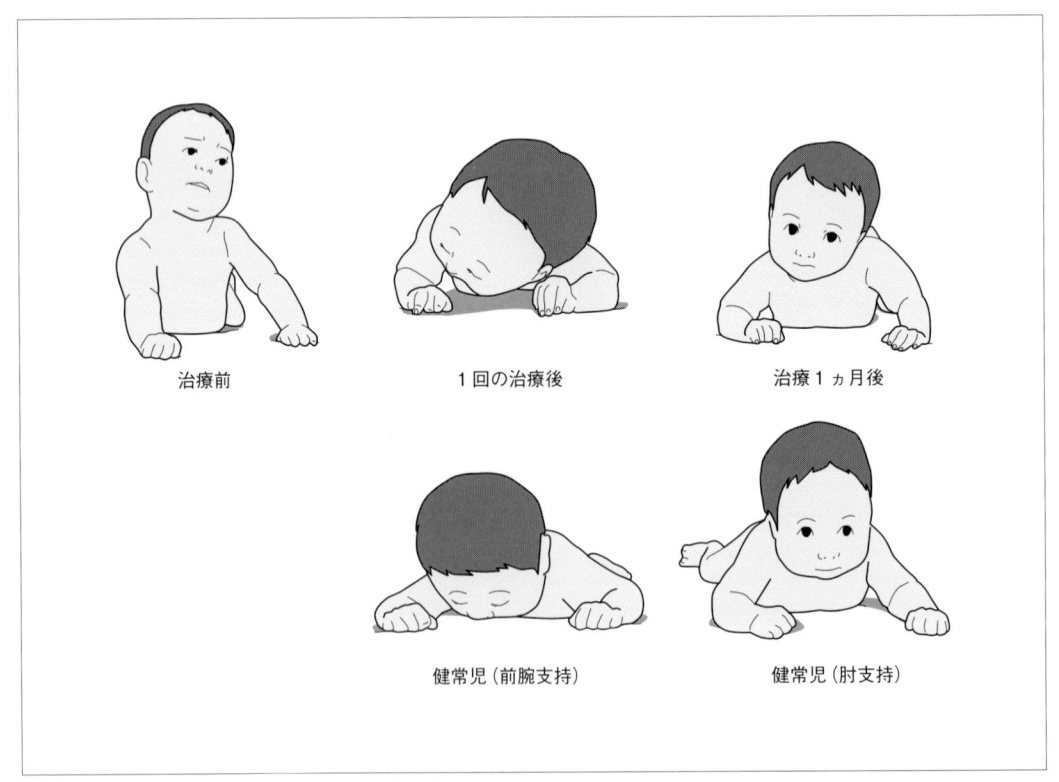

治療前　　　　1回の治療後　　　　治療1ヵ月後

健常児（前腕支持）　　健常児（肘支持）

図14　痙直性両麻痺（10ヵ月）のボイタ法による治療例

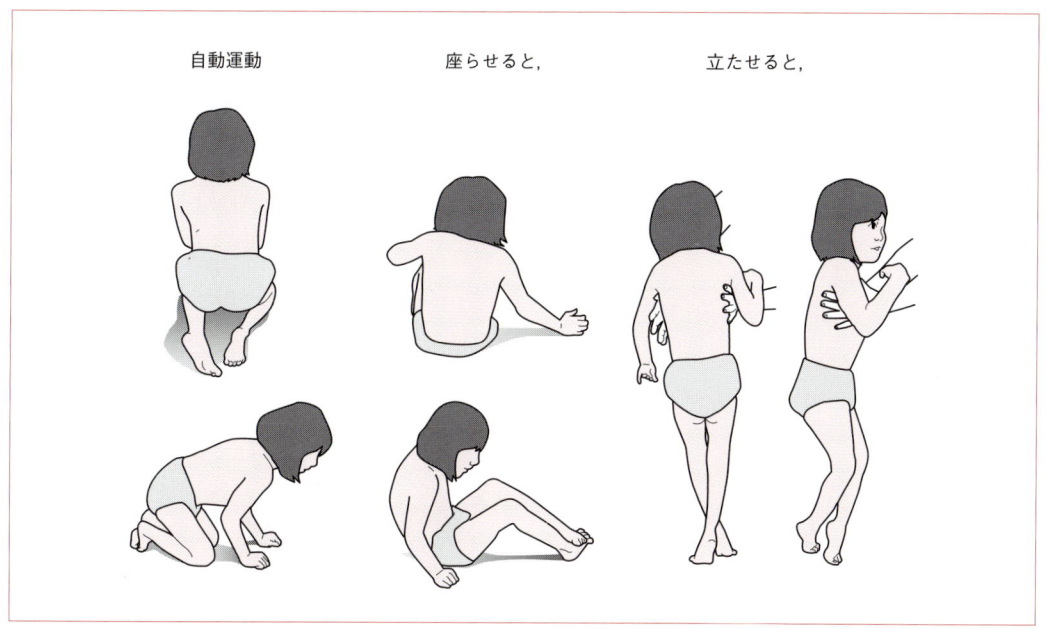

各論 ── 19-2. 中枢性疾患へのアプローチいろいろ ─ ボイタ法について ─

図15　痙直性両麻痺（5歳4ヵ月）

り，全身の筋緊張も軽減して穏やかな表情がみられるようになっている．このように，正常発達の順番に沿った変化がみられるのもボイタ法の一つの特徴と考える．

▶**人間にとって最も安定した姿勢で治療を行っている**

　図15は5歳4ヵ月の痙直性両麻痺児で，自動運動では，バニーポッピングで移動している．しかし，この患者に座位や立位といった自分の姿勢の発達レベルより高い姿勢をとらせようとすると，明らかに姿勢の異常性が強くなってしまう．したがって，このような異常性を出さないで治療を行うことが求められる．ボイタ法は，抗重力の世界に生きているわれわれにとって，最も安定して低い姿勢である背臥位や腹臥位の姿勢で抗重力的な移動運動を引き出すことが可能であり，反射性移動運動の出発肢位には，異常な運動パターンを出しにくい姿勢で治療が行えるという意味もあると考えている．

▶**量的・質的の両側面から評価している**（図16）

　このケースは量的には独歩可能な軽症のケースである．歩いてはいるが，質的には，肩甲帯のプロトラクションが強く，翼状肩甲が目立ち，脊柱は前弯して軸伸展は少なく，骨盤は前傾，膝は足部の背屈制限のために反張膝を示している．脊柱の軸伸展が少ないため，脊柱のローテーションが起こらず，どうしても体幹を側屈させた歩行になってしまう．したがって，治療に際しては，下肢だけに重点をおくのではなく，肩甲帯のプロトラクションを軽減させて，少しでも脊柱を軸伸展に近づけるようにしながら，下肢の支持性や足部の背屈制限およびその左右差を改善させていくようにプログラムを組んでいく．た

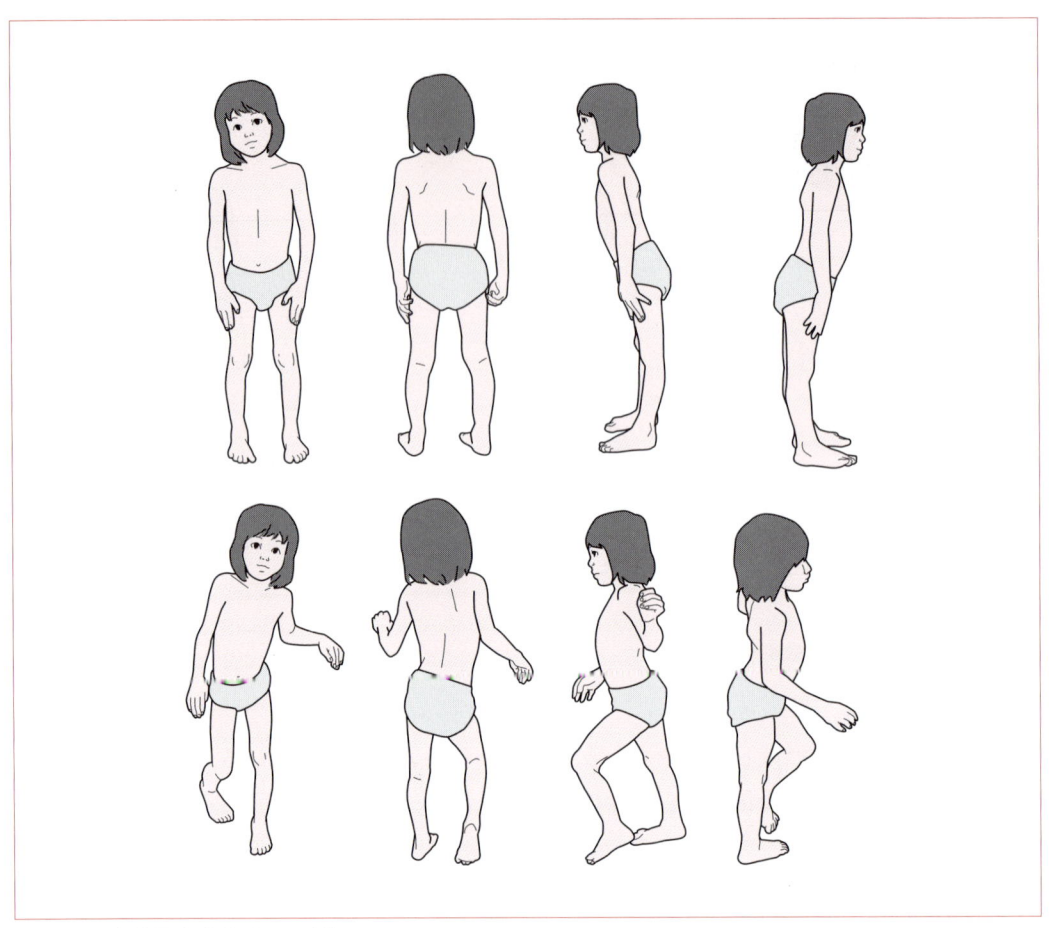

図16　痙直性両麻痺（8歳2ヵ月）

とえば，反射性腹這いの反応には，これらを改善させることができるすべての要素が含まれている．

このケースはその後，踵骨鋼線牽引術とボイタ法による治療を併用して，6ヵ月間の入園治療を実施した結果，**図17**のように，肩甲帯のプロトラクションは減少し，脊柱は軸伸展方向に近づき，歩行時の体幹の動揺も減少した．

▶ 移動運動であり，協調性複合運動体である

反射性寝返りも反射性腹這いも，その反応は単に支えて止まっているわけではなく，移動運動を起こしていることは理解していただけたと思う．ただ，この反応は，単に上下肢や体幹の筋肉にだけ起こっているのではなく，全身の筋肉が協調して働いているのである．たとえば，眼球や舌は頭が回旋しようとする方向に側方運動を起こし，そのことによって斜視や摂食機能が改善する．それだけでなく，呼吸や嚥下に関する筋肉まで働いてくるのである．この全身におよぶ筋活動を協調性複合運動体と呼んでいる．

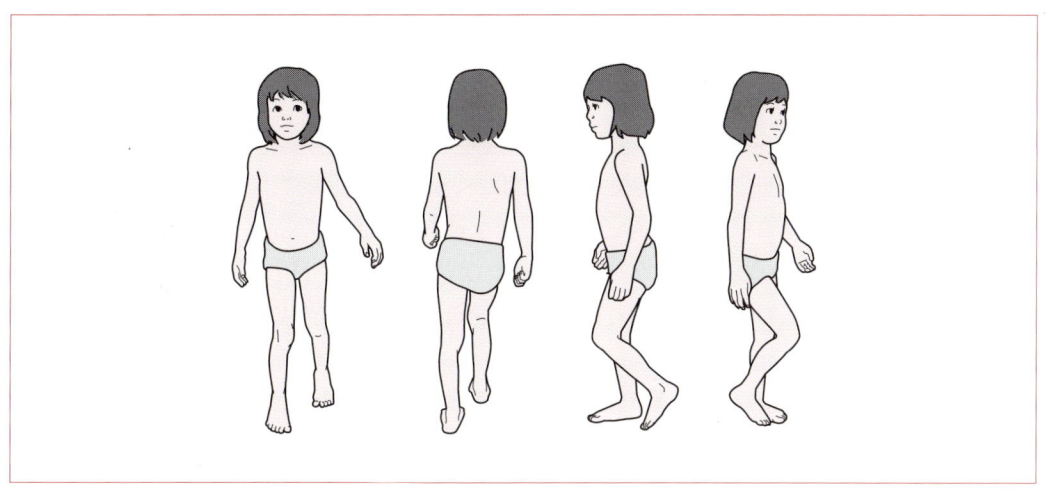

図17　6ヵ月の治療後の痙直性両麻痺児（8歳8ヵ月）

▶反射源性の運動であり，治療手技が評価手技としても使える

　反射源性の運動であるということは，本人の意思とは関係なしに筋活動が起こってくるということである．これは性別や年齢，障害の有無に関係なく，人間であれば誘発されるものである．したがって，二分脊椎や分娩麻痺などの中枢神経系以外の麻痺で，早期にその障害レベルの判定が必要な疾患の場合，反射性移動運動を行うことによって，その反応がどのレベルの筋肉まで誘発できるかによって運動麻痺レベルを推察することが可能となる．言い換えれば治療手技を評価手技としても利用できるわけである．

■ボイタ法に興味がある方へ

　ボイタ法は，ボイタ博士が患者の治療の過程を克明に観察し，記録することによって発見された治療法であり，決して理論が先にあったわけではない．現在ではかなり詳しくそのメカニズムが研究されてきているが，最も大切なことは，『患者さんの状態が改善する』という事実であり，その変化を保護者の方が見て実感できるということである．

　近年はエビデンスが重要視され過ぎる傾向にあり，症例報告，特にシングルケーススタディは意味がないといわれることが多くなっている．しかし，本来は，理論的根拠は明確ではなくても，症状が改善された事実が大切で，そのような多くの症例報告が集まって，その後に，それを解釈することを考えるのが順番ではないかと思う．

　ぜひ，一人でも多くの方にボイタ法に興味をもっていただいて，体験していただきたいと願って止まない．

memo　特定非営利活動法人日本ボイタ協会

　　ボイタ法について興味のある方や講習会受講希望の方は，特定非営利活動法人日本ボイタ協会のホームページをご覧ください．また，ボイタの正常運動発達だけに

関する講習会も開催しているので，併せてチェックしてみていただきたい．

Summing-up

- ボイタ法とは『理想的な正常運動発達に出てくる筋肉の活動を，本人の意思とは関係なしに，反射源性に誘発することができる運動療法』である．
- ボイタ法の考え方の基盤には，ボイタ博士が運動学的に分析した正常運動発達の考え方があり，これを理解しないで，ボイタ法は理解できない．
- ボイタ法の特徴は，
  ① 正常運動発達で出てくる筋肉の基本的な運動パターンを内蔵している
  ② 背臥位・腹臥位などの人間にとって最も安定した姿勢で治療を行っている
  ③ 運動を量的・質的の両側面から評価している
  ④ 移動運動であり，協調性複合運動体である
  ⑤ 反射源性の運動であり，治療手技が評価手技としても使える

文献・資料

※専門書
1) Vojta V（富　雅男 訳）：乳児の脳性運動障害　第6版，医歯薬出版，2004
2) Vojta V 他（富　雅男 訳）：ボイタ法の治療原理　第2版，医歯薬出版，2002

（中嶋信太郎）

各論

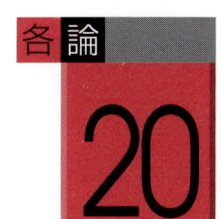

20 小児の訪問リハビリテーション

Basic Standard

- 重度の障害を有している肢体不自由児は増加しており,日常の生活のなかでの介助の必要性,暮らしやすい環境の整備などが求められている
- 成長・発達の援助には,ライフステージに合わせた医療・福祉の支援が必要である
- 小児における理学療法士・作業療法士・言語聴覚士が訪問できる制度を理解する必要がある
- 在宅におけるライフステージ別の課題と訪問リハの役割について理解する必要がある

はじめに

　新生児医療や小児医療の高度・専門化に伴い,重度化・複雑化した障害とともに生活している子どもが増えている.リハビリを必要とする子どもは先天的な障害から中途障害まで多岐にわたり,その年齢の範囲も広くなっている.

　リハビリを必要とする子どもが増えているにもかかわらず,リハビリを受けることのできる機会はまだ限られており,子どもたちが住んでいる地域でリハビリを受けることができることが必要である.

　小児の成長・発達の援助には,ライフステージに合わせた数々の医療・福祉のサービスがある.小児の訪問リハビリテーションもそのうちの一つであり,その役割と目的を知ることにより,小児の発達援助のために適切なサービスを提供できる.

　小児のリハビリテーションは医療保険制度では,病院での施設基準により脳血管疾患などリハビリテーション料や運動器リハビリテーション料,障害児(者)リハビリテーション料などに基づき医療サービスが提供されている.また,1994年の健康保険法の改正により小児の訪問看護・リハビリテーションも発展し,病院・診療所からの訪問リハビリテーション,訪問看護ステーションからの医療サービスが提供されている.

小児の訪問に対する社会的ニードや制度

身体障害児の実態

　厚生労働省社会・援護局障害保健福祉部企画課が行った平成18年身体障害児・者実態調査の結果[1])によると,平成18年7月1日現在,全国の18歳未満の身体障害児数(在宅)は,93,100人と推計されている.平成13年6月の調査の推計数と比較すると,11,200人

(13.7％）増加している．

　障害の種類別にみると，肢体不自由児が身体障害児総数の約6割を占めており，障害の程度についてみると，身体障害者手帳1・2級の重度の障害を有する身体障害児のうち肢体不自由児が約7割を占めている．また，肢体不自由児の約8割が1・2級の重度の障害を有している．

　障害の種類・日常生活動作別にみた介助の必要度では「外出する」，「入浴をする」，「排泄をする」などで介助を必要とする割合が高い．

　福祉サービスなどで最も要望が高いのは「手当などの経済的援助の充実」であり，次いで「医療費の負担軽減」，「障害児が暮らしやすい住宅の整備」となっている．

　以上のように，重度の障害を有している肢体不自由児が増加しているなかで，日常の生活のなかでの介助の必要性，暮らしやすい環境の整備などが求められている．

■在宅医療，訪問看護，訪問リハの歴史[2,3]

▶ 1. 在宅医療

　在宅医療とは在宅で行う医療のことであり，外来・入院に次いで第3の医療としてとらえられている．緩和医療などの医療者が通院困難な患者の自宅もしくは老人施設などを訪問して医療を行うことであり，「病院外」で行うすべての医療のことである．

　1981年のインスリンの在宅自己注射指導管理料の導入により，診療報酬上の在宅医療が制度化された．これを契機に診療報酬改定ごとに，在宅酸素療法指導管理料，在宅自己導尿など在宅医療分野で診療報酬上の評価が行われるようになった．

　1986年厚生（現・厚生労働）省により，家庭での介護機能を強化する観点から，在宅サービスシステムを確立し，施設サービスと合わせた総合的な施策を推進する新たな施策の方向性が示された．

　長寿社会対策大綱においても，可能な限り家庭を中心とした日常生活の場で必要な医療および看護・介護が行われるように在宅サービスの拡充をはかるため，開業医を中心とした包括的な健康管理の推進，リハビリテーションなど社会生活機能の維持・増進に重点を置いた医療体系の確立，保健師による訪問指導などと連携した在宅看護の充実などにより，地域における在宅保健・医療サービスの拡充をはかることを明確化した．

　1994年健康保険法の改正において在宅医療が「療養の給付」と位置づけられ，訪問看護の対象がすべての年齢層の在宅療養者に拡大された．

　その後1998年の診療報酬改定において，「寝たきり老人在宅総合診療料」および「24時間連携体制加算」が新設され，2006年改定において，「在宅療養支援診療所」が診療報酬上の制度として整備されて現在に至っている．

　在宅医療には病院・診療所からの医師による訪問診療または往診，看護師による訪問看護と理学療法士などによる訪問リハビリテーションがある．また，病院・診療所の医師の指示書に基づく訪問看護ステーションからの看護師，理学療法士などの訪問がある（図

各論 —— 20. 小児の訪問リハビリテーション

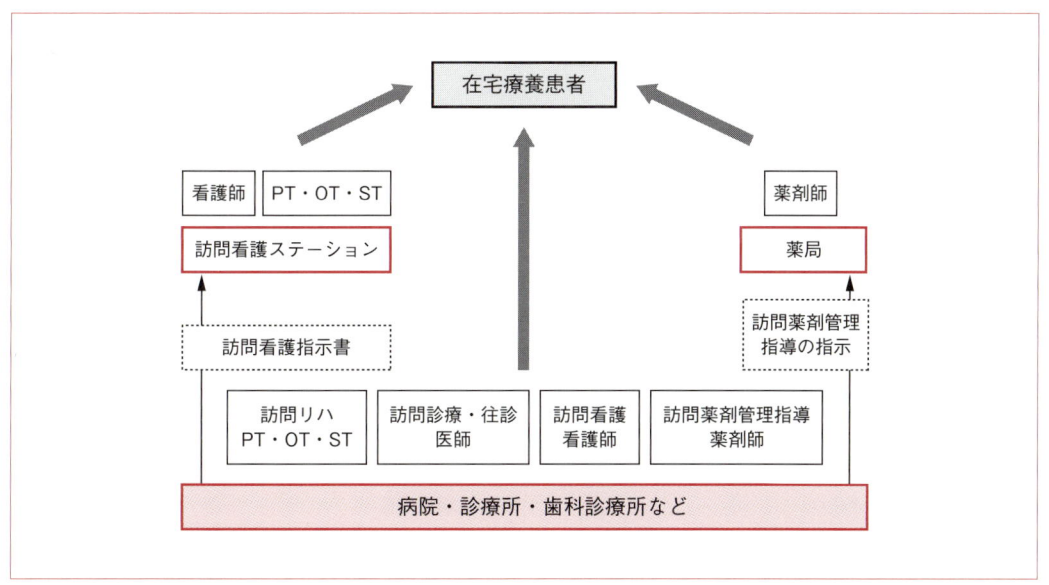

図1 在宅医療の仕組み

表1 訪問看護の定義

介護保険法	要介護者（主治の医師がその治療の必要の程度につき厚生労働省で定める基準に適合していると認めたものに限る）について，その者の居宅において看護師その他厚生労働省令で定める者により行われる療養上の世話又は必要な診療の補助をいう．(介護保険法第7条ノ8)
健康保険法	疾病又は負傷により，居宅において継続して療養を受ける状態にある者（主治の医師がその治療の必要の程度につき厚生労働省令で定める基準に適合していると認めたものに限る）について，その者の居宅において看護師その他厚生労働省令で定める者により行われる療養上の世話又は必要な診療の補助をいう．（健康保険法第88条）

1)．その他には，歯科医師による歯科診療，薬剤師による訪問薬剤指導，栄養士による訪問栄養指導などがある．

▶ 2．訪問看護

1983年に老人保健法によってはじめて訪問看護が法的に位置づけられ，1992年には看護師が管理者である訪問看護ステーションの制度が創設され，1994年の健康保険法などの改正によって，訪問看護の対象がすべての年齢層の在宅療養者に拡大された．その後2000年に介護保険法が成立し，このころから，病院での在院日数短縮化の流れのなか，訪問看護ステーションの役割が認知され現在に至っている．訪問看護は介護保険法，健康保険法により表1のように定義されている．

▶ 3．訪問リハビリテーション

訪問リハビリテーション（以下，訪問リハ）も1982年に老人保健法が施行されたのに伴い，機能訓練事業および訪問指導事業に理学療法士がかかわったことから，制度的にはじまっている．医療において訪問理学療法が同時期に認められている．

表2　在宅にPT・OT・STが訪問できる制度

介護保険	・病院・老人保健施設・歯科医院の訪問リハ事業所からの訪問リハビリ1・2 ・訪問看護ステーションからの訪問看護Ⅰ5
医療保険	・病院からの訪問リハ（在宅患者訪問リハビリテーション指導管理料） ・訪問看護ステーションからの訪問看護基本療養費

表3　医療保険における訪問看護制度

対象：居宅において継続して療養を受ける状態にあり通院困難な患者	
回数制限のある対象者（週3日以内）	40歳未満の者
	40歳以上の要支援者・要介護者でない者
回数制限のない対象者（週4日以上）	

厚生労働大臣が定める疾病などの患者	末期の悪性腫瘍	多発性硬化症
	重症筋無力症	スモン
	筋萎縮性側索硬化症	脊髄小脳変性症
	ハンチントン病	進行性筋ジストロフィー症
	パーキンソン病関連疾患（進行性核上性麻痺，大脳皮質基底核変性症，パーキンソン病（ホーエン・ヤールの重症度分類がステージ3以上かつ生活機能障害度がⅡ度またはⅢ度のものに限る））	
	多系統萎縮症（線条体黒質変性症，オリーブ橋小脳萎縮症，シャイ・ドレーガー症候群）	
	プリオン病	亜急性硬化性全脳炎
	後天性免疫不全症候群	頸髄損傷
	ライソゾーム病	副腎白質ジストロフィー
	脊髄性筋萎縮症	球脊髄性筋萎縮症
	慢性炎症性脱髄性多発神経炎	
	人工呼吸器を装着している患者	

●特別訪問看護指示書
　病状の急性増悪などにより一時的に頻回の訪問看護が必要であると医師が認めた者※（14日間を限度とし，月1回まで交付できる）
※厚生労働大臣が定める以下の状態にある者は月2回まで交付できる
・気管カニューレを使用している
・真皮を越える褥瘡の状態にある

▶訪問看護ステーションと訪問リハの違い

　訪問リハには，病院や老人保健施設，訪問リハ事業所，訪問看護ステーションからの訪問があり，さまざまな制度が入り混じっているのが現状である．
　表2に在宅に理学療法士・作業療法士・言語聴覚士（以下PT・OT・ST）が訪問できる制度をまとめた．

▶小児の訪問看護制度（訪問看護ステーション）

　小児の場合，医療保険での制度利用になり，表3に定められている居宅において継続して療養を受ける状態にあって通院困難な患者を対象にし，基本的には1日1回，週3日以内の訪問回数の制限がある．
　厚生労働大臣が定める疾病など，または特別訪問看護指示書の交付を受けている期間の

場合については，訪問看護の扱いは以下のようになる．

1. 週4日以上訪問できる．
2. 指示書を出した医師の往診日と重複が認められる．
3. 1日3回までの訪問看護に対する加算が認められている．
4. 3ヵ所の訪問看護ステーションからの訪問が認められる．（ただし，1日に3ヵ所は認められない）

医療保険の適応となるため，「障害者医療証」や「こども医療証」により，多くは自己負担はない（所得により自己負担がある場合あり）が，各自治体により医療費助成制度が違うため確認が必要である．

訪問看護ステーションの現状

小規模な事業所が多く，非効率さやスタッフの負担が課題となっている反面，訪問看護を必要とする者は増加しており，そのニーズは多様化している．医療依存度の高い患者，難病，がん，小児の利用者が増加し，利用者のニーズは多様化している．

保健局医療課調べによると，医療保険の訪問看護を受ける小児（0～9歳）の数は，平成13年の1ヵ月あたり842人から平成21年の2,928人へと，約3.5倍に増加している（**図2**）．

小児訪問リハを受けるまでの流れ

小児の場合，医療保険での制度利用になり，訪問看護ステーションか病院からの訪問リハを受けることができる．

訪問看護ステーションからPT・OT・STを利用する流れを**図3**に示す．利用者本人もしくは保護者より直接依頼する場合（A）と，病院から依頼される場合（B）がある．Aの場合，訪問看護ステーションから，利用者本人もしくは保護者を通じて，かかりつけの病院へ「訪問看護指示書」（以下，指示書）を依頼する．主治医から指示書が出された後，契

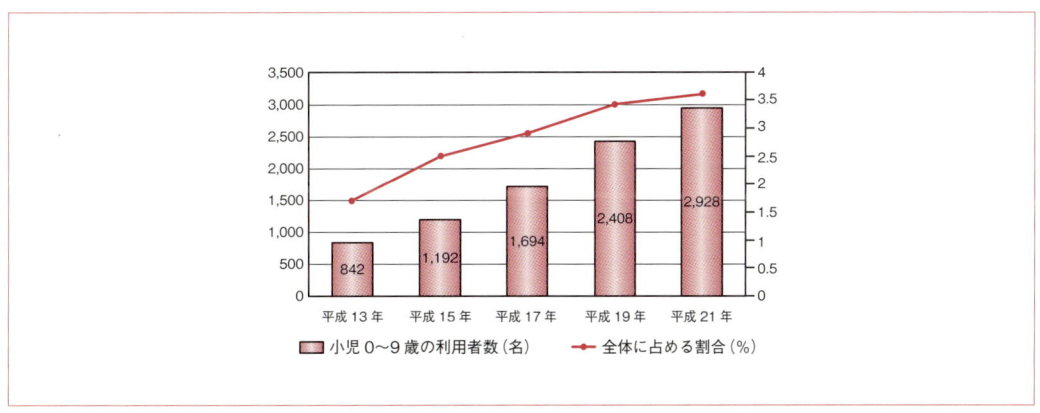

図2　小児（0～9歳）の利用者数および全体に占める割合の推移　保健局医療課調べ（6月審査分，H13年のみ8月）
医療保険からの訪問看護を受ける小児（0～9歳）の利用者は増加傾向にある．

（文献4）より）

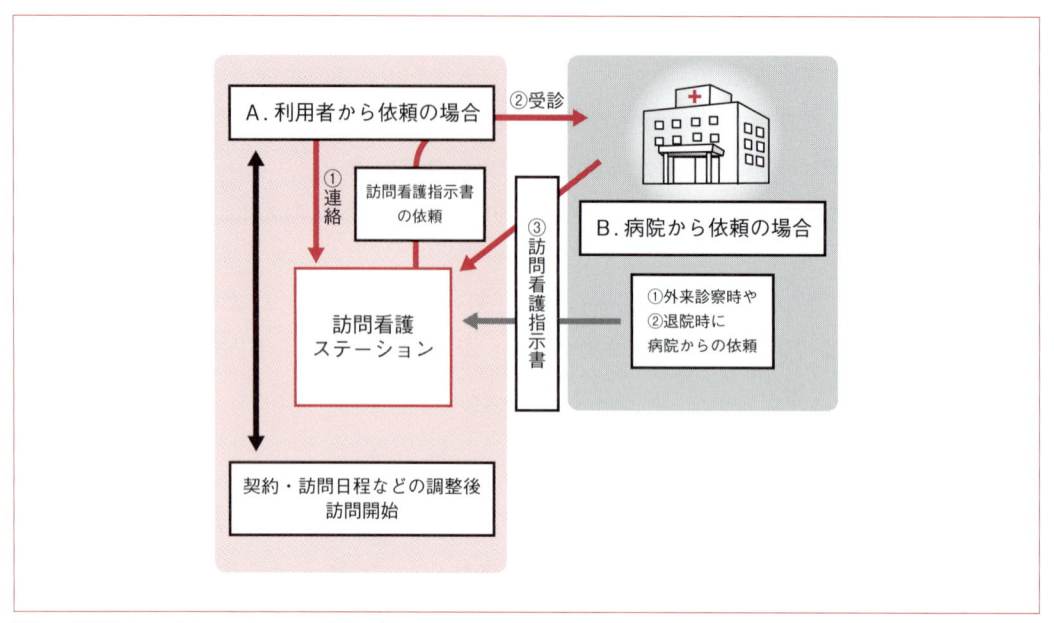

図3 訪問リハビリテーション利用の流れ

約，訪問の日程の調整をして訪問開始となる．

　病院からの訪問リハは1ヵ月以内に医師の在宅診療があり，ほかの病院での在宅患者訪問リハビリテーション指導管理料をとっていない場合，訪問リハビリテーション指示書により訪問リハを受けることができる．

> **memo　指示書の内容**
> 　指示書は病院の書式もしくは訪問看護ステーションの書式でよい．ただし，指示内容のなかにPT，OTやSTのいずれか複数での訪問であることを明記してもらうことが必要である．

■対象となる疾患，年齢など

　訪問看護ステーションが対象としている年齢の幅は広く，その疾患もさまざまである．筆者の勤務する訪問看護ステーション（H24年5月現在）を一つの例として紹介する．

　各々訪問看護ステーションには特徴があり，小児を受け入れているステーションは全国的にはまだ少ない．また，リハを提供できるところはさらに少ないのが現状である．

　当ステーションでは医療保険の割合が多く（**図4**），医療保険のうち約6割が18歳以下である．

　対象となる疾患は脳性麻痺が6割を占めており（**図5**），ほぼ身体障害者手帳1・2級の重度の障害を有している．その他の疾患においては，運動発達遅延やダウン症などのうち発達の経過がよい小児や，進行性の予後の不良な疾患においては，経過により利用がなくなるため，脳性麻痺の占める割合は多くなってくる．

　対象年齢は，年齢別に分けると11～20歳が多く（**図6**），教育課程別にみるとほぼ1学

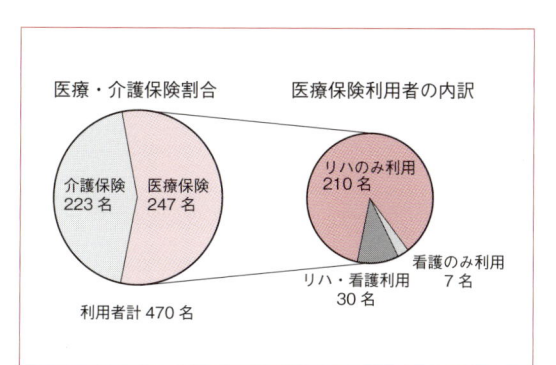

図4 当ステーションにおける医療保険・介護保険の割合（平成24年5月現在）

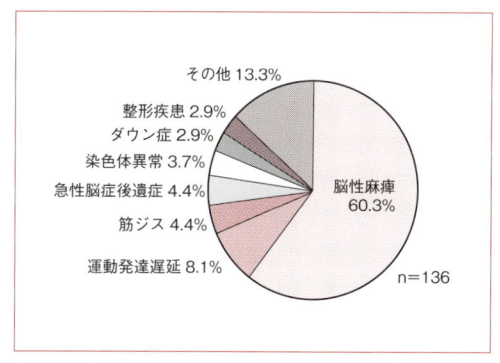

図5 当ステーションにおける18歳以下の利用者の疾患

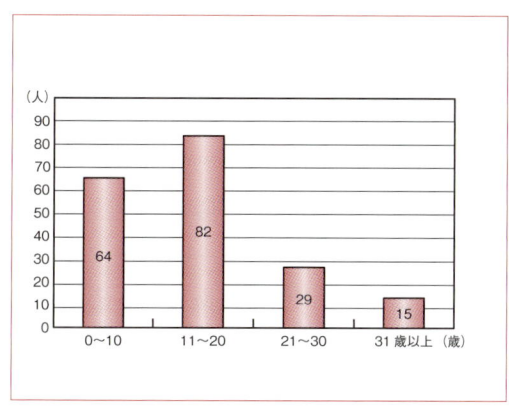

図6 当ステーションにおける年齢別利用人数

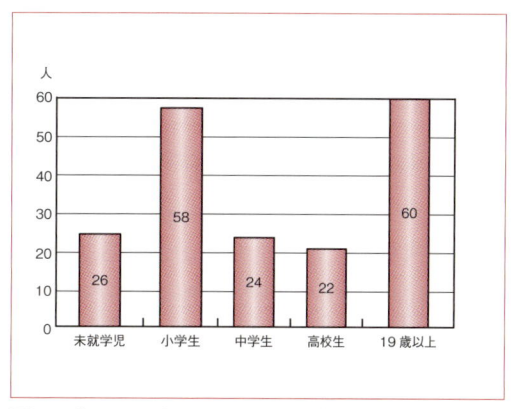

図7 当ステーションにおける教育課程別利用人数

年で7～10人程度が利用している（図7）.

■訪問支援に対する親の期待[4〜8]

　障害だけでなく子どもや家族の全体と，子どもの将来を見通した支援を具体化するために，できるだけ子ども・家族にとって身近な地域において支援が受けられること，ほかの子どもたちと一緒に育つ場が提供されること，子どものライフステージに応じた一貫した支援が受けられること，家族を含めたトータルな支援が行われること，そして，子どもの将来の自立に向けた発達支援が必要である.

　訪問支援に対する親の期待は大きく分けて，医療依存度が高く本来の在宅医療としての訪問リハを期待される場合と，年齢増加に伴い小児専門病院でのリハの回数減少や終了，小児療育センターなどでの年齢制限による受け入れが困難になった場合のリハを受ける場所としての訪問リハを期待されている場合とがある.

　訪問リハに限らずリハビリテーションに期待されているものは，就学後も含めて必要な訓練を受けたい，回数を増やしてほしい，アドバイスがほしいなど，リハビリテーションに対する方法，対象，頻度，時間，内容などニーズは多様である.

表4　母親の心理の一例

- 一人じゃ背負いきれない
- 今でも，これが夢だったらって
- ホントは働きたかった
- 家族までを視野に入れた支援がほしい
- すっかり乗り越えてなんかいない
- 「産む性」として欠陥が？
- 私のせいなのだろうか？
- 第2子を産むには勇気がない
- 負い目，子どもに？　それとも自分に？
- 同情や気休めの言葉はいらない
- はっきり・率直に・曖昧でなく説明をしてほしい
- 理解してほしい（親の立場に立って）　など

ここでは，障害児をもつ母親の心理の一例を表4にあげる．

■特に実施している理学療法技術

訪問リハに必要な理学療法技術としては，通常の状態を確認するための基本的なバイタルチェックから姿勢の管理，関節可動域訓練，発達促進の運動療法，呼吸理学療法，摂食嚥下訓練など，生活全般にかかわる援助のために多くの知識と治療技術を必要とする．しかし，病院での治療とは異なり，いかに生活しやすくできるか，いかに楽しく生活できるかを常に考えながら治療にあたることが必要である．

また，治療場面が家であり，治療器具はなく日常で使用しているものを利用して治療を行うことになる．日常に使用しているものを使うことで，より生活に密着し，生活のなかで生かせる治療が展開できる．治療者の発想や工夫が必要になるということである．ただし，子どもの生活のリズムだけではなく，主たる介助者や家族の生活のリズムにも気を配り，誰にとっても無理のない範囲のものを提案し生活のなかに組み込むようにすることが必要である．

健康を維持するために，呼吸，嚥下，睡眠，排泄については特に観察に注意が必要である．
以下に，在宅におけるライフステージ別の課題と訪問リハの役割についてまとめる．

Advice

わずかな体調の変化を見つけるために，子どもの普段の様子を知ることは大切である．特に訪問リハにおいては健康に関する体温，睡眠，食事，排泄，呼吸などについて，子どもの普段の様子を知っておくことが必要である．

▶乳幼児期

○課題
- 睡眠・覚醒などの生活リズムが不安定で体調を崩しやすい
- 保護者が障害受容過程の途中である

- 育児や今後に対する不安が大きい
- 医療的ケアを必要とする子どもの保育所や通所施設での受け入れが制限される

○訪問リハの役割（医療，看護との連携が特に必要）
- 生活リズム（特に栄養・睡眠・排泄）の安定
- 哺乳，摂食指導
- 日常生活における姿勢管理，ポジショニングの検討
- 呼吸状態の把握
- 運動発達の支援
- 母子間の絆を高めるかかわり
- お母さんの悩みの受容
- アドバイス

児童期

○課題
- 生活のベースが家庭から学校へ移行していくため，学校での問題点・課題が増える
- 入浴・排泄・移動など介護者の介助負担が増加する
- 必要なリハ回数が確保できない

○訪問リハの役割（学校との連携が必要）
- 学校への訪問および学校の先生の家庭訪問
- 使いやすい福祉機器・サービスの検討
- 二次障害，合併症の予防

青年・成人期

○課題
- 生活のベースが学校から施設もしくは家庭へ移行していく
- 通所施設，日中での活動施設
- 二次障害が顕著になる場合がある
- 身体的な成長，側弯などの変形に伴い車椅子への移乗などが困難になり，外出が難しくなる

○訪問リハの役割（生活を支えるサービスを併用することが必要）
- 呼吸リハ
- 姿勢・ポジショニングの検討
- 関節の拘縮予防
- 障害福祉サービスを利用した余暇活動，楽しみを広げる

Summing-up

- 介護保険での在宅医療は，在宅支援診療所や訪問看護ステーションの充実など発展してきている．しかし，超重症児・準超重症児を含めた重度障害児に対する在宅支援は，まだ社会資源が十分に整備されているとは言い難く，小児の訪問リハビリテーションを含めた小児在宅医療の充実は今後の課題となっている．
- リハビリテーション全体に期待されているものは，リハビリテーションの方法，対象，頻度，時間，内容など多様であり，訪問リハにおいては本来の在宅医療としての訪問リハへの期待と，病院などでの受け入れが困難になった場合のリハを受ける場所としての訪問リハが期待されている．
- 訪問リハに必要な理学療法技術としては，生活全般にかかわる援助のため多くの知識と治療技術を必要とする．

文献

1) 厚生労働省社会・援護局障害保健福祉部企画課：平成18年身体障害児・者実態調査結果，平成20年3月24日，2008
2) 吉良健司：はじめての訪問リハビリテーション，医学書院，2007
3) 船戸正久：医療従事者と家族のための小児在宅医療支援マニュアル，第2版，メディカ出版，2010
4) 厚生労働省医政局：医療計画の見直しに関する都道府県担当者向け研修会，資料A-5在宅医療について，2001
5) 沖 高司：小児・障害児（者）のための在宅医療マニュアル，金芳堂，2008
6) 社団法人 全国訪問看護事業協会 編：平成19年度厚生労働省障害者保健福祉推進事業（障害者自立支援調査研究プロジェクト）重症心身障害児・者への訪問看護ステーション業務基準を活用した発達支援モデル事業報告書，2008
7) 社団法人 全国訪問看護事業協会 編：平成22年度厚生労働省障害者総合福祉推進事業（障害者自立支援調査研究プロジェクト）医療ニーズの高い障害者等への支援策に関する調査報告書，2011
8) 社団法人 全国訪問看護事業協会 編：平成21年度厚生労働省障害者保健福祉推進事業（障害者自立支援調査研究プロジェクト）障害児の地域生活への移行を促進するための調査研究事業報告書，2010

（金子満寛）

各論

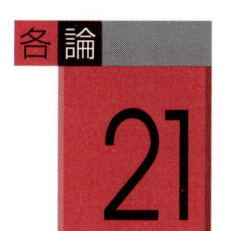

21 特別支援教育

Basic Standard

- PT，OTは特別支援教育の制度や法令，歴史などについて巡回・訪問前に学習しておく
- 特別支援学校に勤めるOTならではの役割は何か
- 常に流動し変化している現場に応じた役割とは

■ はじめに

「学齢期」を過ごす子どもたちは，かつては外来通院というかたちでしかOT・PTとかかわれなかった．障害によって学生としての権利を十分に行使できず，訓練に通う患者としての時間が放課後の多くを占める子どももいたようだ．しかし，最近は学校現場に直接OT・PTが出向いて教員と一緒に指導を考える機会が拡大し，成長を支援できる職種としてPT・OTが認知されつつある．

1日を過ごす生活の場にもリハ職の視点をもって常勤する職種は必要である．時間制限にとらわれず長期的な目で見て，職種の枠を越えて一緒に教員と同じ方向性でかかわることができることが望ましい．教育現場ならではのいろいろな課題はあるが，そこで働くことに共感し支えてくれる周囲の教員の力添えによって，リハ職がいっそう活かされるものと感じる．対象者としての学齢児の成長・発達を支援する専門職として，力が発揮できる領域であることを知ってほしい．

■ 特別支援教育は今

社会の変化のなかで，特別支援学校には多くのことが求められるようになった．児童生徒の障害の多様化に伴い教員に求められる専門性は広い分野にわたり，教員自身の専門性と，学校組織としての専門性の確立が全国共通の課題となっている．障害の重複した子どもの割合は多く，医療的ケアを必要とする重症児も在籍する．一方で，大学進学を目指したり医療を受ける間の一時的在籍の場合など，教育的ニーズが多岐にわたる．教員がすべてに対応できるわけではないので，学校ごとに一定の専門性の継承が大事であり，基本的な知識を何らかのかたちで残す努力も行われている．この点でも，特別支援学校への専門職の参画の意義は大きい．

特別支援学校には，子どもの障害の実態に応じた教育活動を行うための教育課程があり，学校それぞれの時間割がある．そして一人ひとりに個別指導計画が作成されている．

memo 教育課程

各学校の教育課程は法律（教育基本法および学校教育法など）や学習指導要領に基づいて編成・実施されている．特別支援学校では，「障害の重度・重複化，多様化への対応」「一人ひとりに応じた指導の充実」「自立と社会参加に向けた職業教育の充実」「交流および共同学習の推進」などの観点が強調される．

memo 個別指導計画

学校で行う教育の全体計画が「教育課程」で，それを具体化したものが「個別指導計画」である．「個別指導計画」は，すべての児童・生徒の指導において各教科にわたって作成される．そこには実態把握や目標，内容，教材，配慮事項などが記入される．

■外部からの専門職による支援が求められている

養護学校から特別支援教育へと変わるなかで，障害にかかわる外部の専門職が学校教育から必要とされる時代となった．OT，PT，ST，心理職などが教育という分野の違う領域のなかで協働し，特別支援教育に必要な職種として期待されて連携が開始された．全国的に地域差はあるものの，教員との効果的な連携モデルの報告の数も増えている．しかし，地域の小・中学校に関しては訪問・巡回型システムをとることが圧倒的に多く，常勤でOT，PTが働く地域は依然として少ない．今後も継続的に学校教育に必要とされていくために，真の連携に向けてもう一歩先に進めていく転換・発展期にあると考える．期間をおいて数回訪問し指導・助言するシステムでは，助言は活かされるが一方向的な関係になりやすく，持続性において限界がある．支援者側としても子どもの全体像のとらえにくさ，環境活用のしづらさ，学校ルール，対象者でもある初対面の教員との距離感の縮め方など，現実的には沢山の課題がある．さらに，現場の教員と支援者をつなぐコーディネーターにも依存せざるをえず，教員から出たニーズの背景をつかむには教員の仕事や現場を知っていることが前提となる．そうした努力をともにしていかないと，表面的な連携や一方通行的なやりとりに終わり，外部者の枠内で活躍するだけということになる．

■学校にいるOTは何をやっているか

▶自立活動教諭とは

個々の障害による「学習上又は生活上の困難を克服し自立を図るために必要な知識技能を授ける」必要性が学校教育法72条に明記され，特別支援学校には各教科のほかに「自立活動」が設定されている．この自立活動を専門とする自立活動教諭の免許状を取得し，常勤で教職員として働いているOT・PTが少数ながら全国にいる．各地域や各学校によって業務内容は異なり，筆者の場合は複数の専任教員で構成される「自立活動部」という部署に所属し，自立活動の教員として勤務している．児童・生徒の自立活動の授業の担当を

する一方で，外部の専門職のコーディネートをする役割も担う．校内の教職員の一員として学校組織の大所帯のなかで動いているため，タイムリーな課題の共有が可能であり，子どもたちの経年的変化や成長に長期的に立ち会うこともできる．いくつものエピソードが指導のヒントになり，担任が交代する時期にスムーズな橋渡しの役割を担うこともできる．

自立活動の指導は，学校の教育活動全体を通じて適切に行うものとされ，前述の個別指導計画にも反映されている．つまり，自立活動教員と担任教員は必要に応じて相談や試行を繰り返しながら，教科学習や行事などで個に応じた手立てを講じ創意工夫を試みている．それぞれの障害に焦点をあてている「自立活動」はOT・PTの視点と重なり，いろいろな問題解決の際にその専門性が活かされる分野である．

> **memo　自立活動**
> 　自立活動の内容は，6つの区分に分類・整理される．「健康の保持」「心理的な安定」「環境の把握」「身体の動き」「コミュニケーション」「人間関係の形成」であり，それぞれの区分の下には3～5項目が置かれている（詳しくは学習指導要領を参照されたい）．

外部の専門職をコーディネートする

①教室環境と教員の動きを把握

　OT・PTなどの専門職が現場でそれぞれのスキルを発揮して動けるようなシステムを校内に作っていくためにコーディネーターに必要なのは，知識と想像力である．この活用事業は教員の専門性の向上や子どもへの支援が目的であり，OT・PTのためのシステムではない．各専門領域を見極め，何に時間をかけどのように動いてもらうかを現場で検討し，年間計画案のもとで取りあえず専門職は動くことになる．まず子どもたちの普段の生活や馴染みの教室環境や教員の動きを知ってもらうことは必須である．障害状況だけでなく，学校の生徒でもある姿からの評価を求め，関係教員にとってわかりやすい助言を検討してもらいたい．直接かかわる教員がその教室でできることを提案してもらうことで，環境や教材，授業中の姿勢づくりなどが実際に改善されている．

②校内での外部の専門職の動き方

　表1は勤務校における専門職種とその業務例である．教員からの相談票をもとにコーディネーターが時間と場を調整するが，専門職同士の横の連携もはかり，互いの領域を理解してこその多職種による協業である．

③コーディネートとマネージメント

　教員から出された相談内容（表2）については文章の意味合いにとどまらず，その背景となる長期的指導の経緯や校内トピックスについて事前に専門職に簡潔に伝え，ともに吟味する．かつ，対象教員の興味・関心事や専門分野，そして得意技も必要な情報として取り上げることで，伝達内容が絞られてくる．介入の方向性が決まれば，事前に教員と直接話

表1 外部専門職の業務内容（例）

職　種	業　　務
作業療法士	集団授業に入り，一人ひとりの子どもに合ったわかりやすい指導方法の提言．ADLやコミュニケーションの具体的アプローチの導入の提言と試し．
理学療法士	変形・拘縮予防のための日常のポジショニング．本人の能力を活かせるような姿勢設定の支援方法の伝達．装具，車椅子などへの助言．
言語聴覚士	給食時の巡回による安全な介助のしかたと摂食機能の経年的発達のための指導方法の伝達と評価・記録．
視能訓練士	授業中の見え方に問題のあるケースを中心に視機能を評価する．担任からの情報聴取をもとに検査と観察から教材や環境の変更の試行と提言．検査場面に担任が立ち会えることで心理的緊張が起こらず楽しく実施できる．
臨床心理士	発達検査の実施．認知能力を測り，学習の進み具合とリンクさせて子どもを担任と再評価する．伸び悩んでいる部分を認知特性からも理解する．

表2 教員の相談内容からの発展例

相談票に書かれていたニーズ	複数の専門職介入結果により，中心的な課題へ焦点化された中身
「A君の実態に合った課題とは（小3）」	担任によるICFの全体像のとらえをもとに，精神発達の評価と視機能支援を通してA君の行動レパートリーを広げる．
「B君の自傷行為への手立て」（中1）	経年的な生活史からB君の情緒が安定する場面を探り，安心できる活動の導入に向ける．
「C君の適切な進路選択について」（高1）	現段階のADL評価と認知特性を把握すると同時に，自己理解の支援を行うための具体的な言葉の使い方など．

せる場を設定する．ここから1つのチームとしての意識が生まれる．チーム体制で子どもにかかわることで教員の観点も広がっていくことが最大のメリットでもある．終了時にはお互いに課題が焦点化され指導経過も共有されるため，専門職からの助言伝達の会というよりも職種を越えた協議の場となり有意義である．コーディネーターとしては，チームが足並みをそろえて進めるよう，随時の情報共有を図り最終的方向性を見極めるための中心課題の再評価を行い，チームの成果としての記録を残し，次につなげることを任務と考える．現場で協業を実現させるべくマネージメントの役割は重要である．年間に多くの事例は行えないが，指導に悩みを抱えている場合にはとても有効な問題解決の方法であり，仕組みの定着が課題である．

　複数の職種がかかわった事例報告会も校内で年に数回実施する．それにより，ライフステージによって児童・生徒に求められる課題が変わっていくことが学べ，小学生，中学生，高校生を担任する教員同士が子どもたちの現在・過去・未来を考えるきっかけになることが期待される．

▶ ④教員からのニーズや発信を引き出す

　教員からの支援要望が出ず，また目の前の現象が言語化しにくい場合がある．校内OTとしては，教室での子どもの様子を観察しながら教員の気づきに至るような問題提起やきっかけづくりに努め，クラスのほうからニーズを口に出せるように動き回る．特に学期末のまとめの話し合いの時期には職員室で子どもの全体像や課題が見えやすいので，外部

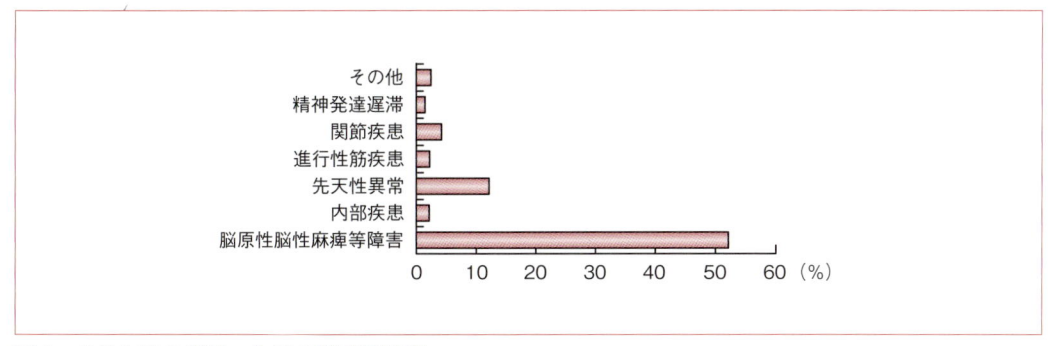

図1　ある年度の児童・生徒の障害別分類

の専門職が介入しスキル発揮につながる事例となりやすい．指導に悩んでいる事例に対しては，主体的な活動を引き出す諸環境の再構築として，専門職から出された知恵を活かして教室で教員が実践して手ごたえのある指導を行えるのが理想である．

■校内OTの視点で「学校」をとらえる

▶自立活動部

校内OTとして児童・生徒への直接支援だけでなく，学校全体を見渡して必要な「なかみ」の提案をして進めていける点は，常勤ならではの強みである．小，中，高の全校児童・生徒を対象集団として特徴を抽出し，学校全体のニーズの評価を，教育環境・活動の内容に反映させていくことができるのは，自立活動部という組織があることのメリットである．ただし，部内の同僚との意思疎通や関係性が良好でなければ，発信し推進するというようにはいかない．協力体制がとれてはじめて強力な校内組織となる．学校運営のルールに沿って数年先を見通した「なかみ」を実現するためにも，組織内での目的の共有や校内での位置づけは大事である．

▶子どもたちのライフステージと環境

例としてA特別支援学校の児童・生徒全体の障害実態をみてみる．脳性麻痺児が全体の約5割であるがその実態像は実にさまざまである．筋ジストロフィーや障害の重複した疾患など，いろいろな子ども達が集団活動や授業のプログラムへ参加できるよう複数の授業内容が用意されている．

また，小学，中学，高等部では，それぞれに教育課程を有し，同じ校内であるが各学部ごとに異なる課題があり，12年間のなかでそれぞれに子どもたちの成長発達が期待される．入り口の小学部では「運動発達の促進，探索行動の引き出し」，中学部では「二次障害の予防や思春期の身体や心の変化に向き合う」，出口の高等部では「卒後の地域生活を意識した準備や実習，介助の軽減や支援用具の適合」などを重点とし，生活時間や過ごす教室を変えながらも個別と集団の指導課題を引き継ぎながら学齢期の生活を送ることとなる．

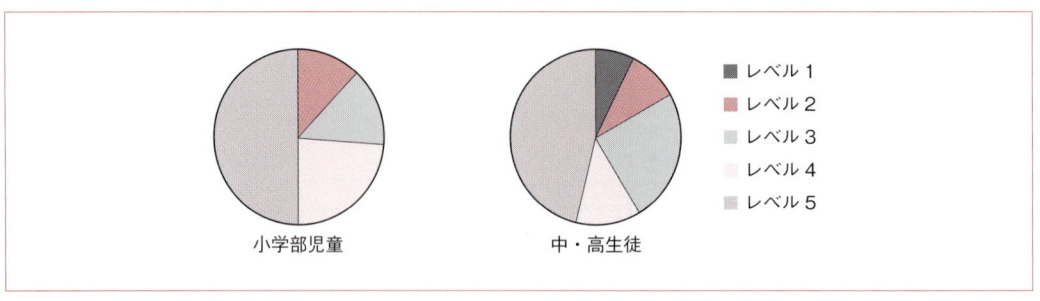

図2　小学部児童と中・高生徒のGMFCS
小学生はレベル4, 5の臥位姿勢の児が7割強と多いが，中・高生は臥位レベル児と多少移動ができる生徒とが半々の割合である．

　12年間をほぼ同じ集団が年齢を重ねていくという点では，各学年の運動機能の特徴をみていき，環境を考えることができる．図2では，粗大運動能力分類システム(GMFCS)でそれぞれの学部を示してある．ここから，数年後に必要な備品，教室環境配置や動線が多少なりともイメージできる．運動能力の維持や生活意欲のために必要な教材や姿勢保持具などをそろえる計画を組むことが可能だ．身体の成長や進行性疾患への手だての必要性を想像しながら校内環境を計画的に整備していくことが期待される．

　特別支援学校は，個々のニーズに応じた教育支援を行える環境を整え発達を教育的側面から支援する場である．一人の子の移動や排泄，食事などのADL支援をとぎれなく伝達していく校内の仕組みが必要であり，継続的かつ適時性のある校内支援を行えるようなシステムの確立がどの学校でも課題となっている．校内OTやPTの視点から子どもの成長を長期的にとらえ，生活環境への計画的な提案を行い，学校の数年先を見越した環境調整へもかかわることができれば理想である．直面している困難事例の問題解決への対応だけでなく，長期的展望をもちたいものである．

校内での環境づくり実例

　次に学校環境のなかでOTの視点が活かされる場面について紹介する．図3は自立活動室の一部と各種教材である．児童・生徒たちは「自立活動」の授業を週に2回受け，指導計画のもとで個別の指導が進められる．

▶ ①3次元を意識した訓練室（自立活動室）のスペースと教材

　小児の訓練室といえば，多くはマットを敷いて脳性麻痺児の筋緊張調整と抗重力姿勢のための箱椅子座位練習，立位姿勢練習のスペースが占める．時代の流れとともに，障害改善を目指した機能訓練は主体的な活動を引き出す時間に変わったので，自立活動室は個々のニーズを包括的に含み，子どもの実態に応じて時期ごとに見直し変更ができるレイアウトが望ましい．垂直に身体を起こし探索的な活動に向けたスペースや，環境から活動がアフォードされる場を期待してつくったり，見えづらさに対応した視覚空間や，壁で遮断して注意転導を防ぐ仕切り部屋など，配置やレイアウトを工夫する．いろいろな可能性を想

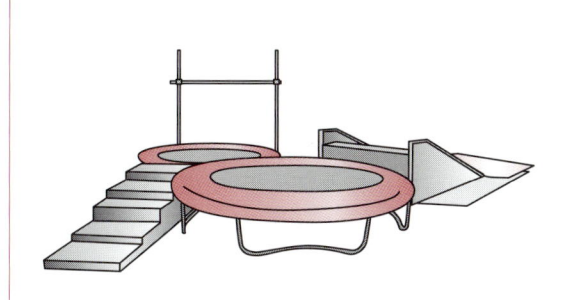

各論 —— 21．特別支援教育

「自立活動室活動スペース」
階段を上がってジャンプして滑って降りてトンネルへ．段ボールによる手づくり．低めに設定．

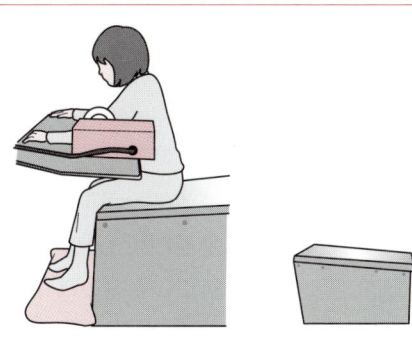

「傾斜箱椅子」
腰が起きやすく手を前に出して使いやすい．机は高さ調整のできるものを使う．

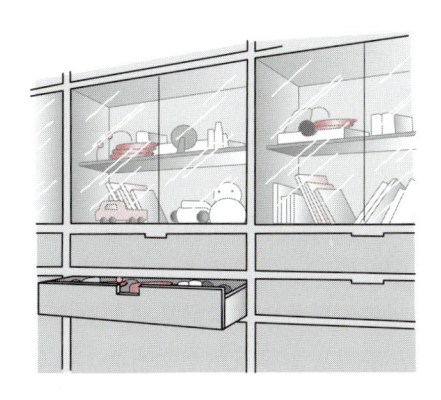

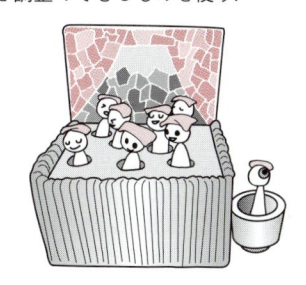

「おもちゃ棚」
皆が好きなおもちゃ棚．棚の安定感を利用して片手でおもちゃへ．

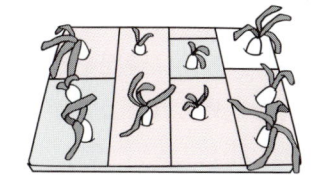

「お風呂かたはめ（目玉つき）」と「大根畑」
取る・はめるが好きな児童と遊ぶ．教員とお話ししながらやりとりできる（OTSとの共同作品）．

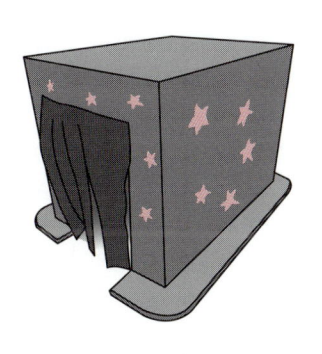

「ブラックボックス」
中に入ると暗く，光に注目しやすい．懐中電灯などで壁を照らし注視や追視を促す．手を差し出す子もいる．

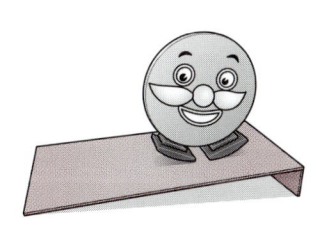

「動くトーマス」
直径1mの大きな顔が，振り子のように揺れて坂をゆっくり下る．遠くで動くものに焦点が合わせやすい児童に向けて，自立活動教員が作った力作．

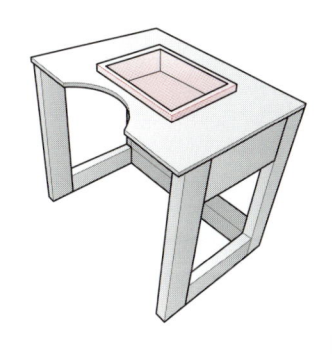

「まぜる楽しみ机」
手作りテーブルにバットがはめてあるので，手首が掌屈していても小豆や水をまぜて楽しめ，自然と手に視線がいき，遊びが広がる．

図3　自立活動室の活動スペースと各種教材

定して創意工夫をすることで，偶然的な出会いと発見が起こる楽しさがある．

▶ ②スヌーズレンのある教室

　毎年の秋の行事でスヌーズレン空間を期間限定で設置・演出する学校や施設は多いが，常設空間はなかなかつくれない．数年前に偶然チャンスがあり，教室設計計画に加わることになり，勤務校にはスヌーズレン室がある．余暇時間や授業に活用され，肢体不自由部門だけでなく知的障害部門でも使用されている．目的は心理的リラックス・環境探索・視覚評価，保有感覚の活用・朗読の雰囲気づくりと色々である．不要な刺激をなくし注意が向きやすい空間をつくることで，動機づけになり，台によじ登って立ち上がる子や横になって休み自己調整力が引き出される場面もあった．教員が一方的に指示を出す時間にならないよう，利用前に必ず事前説明の時間を設け，子どもの姿から感覚の好き嫌いや能動的探索による感覚の評価ができるよう学習会を実施している．年間を通して授業で使用するグループが多く，教員は子どもの毎回の変化をよくとらえている．

■校内研修会の企画

▶外部の専門職と協働した校内研修会

　校内研修の企画・進行は，校内OTの大事な役割である．時期，対象教員，テーマをタイムリーにとらえ，外部の専門職種を活用した計画をつくって進めていく．通常の講師研修では概論や一般論に時間をかけることが多いが，校内研修会には対象事例をもとに踏み込んだ内容を進められるよさがある．外部のOTと協力して展開した学習会の概要を一例として表3に示す．

表3　OTとの校内研修会の概要（90分）

テーマ	教科書を使用する教育課程の児童・生徒の生活・学習の困難さと進路指導（キャリア教育）	
対象教員	小・中・高それぞれの学部で教科授業を担当している教員	
講師	外部OT，校内コーディネーター（OT），進路指導教員	
学習会の中身	校内OT	事前アンケートにて各教科ごとに困っている場面を情報収集し，一覧にして，学習に必要な認知能力・社会性・心理特性などの共通点を提示する
	外部OT	職業リハビリテーションの観点から訓練校や社会人として求められる資質や能力の育て方
	進路指導専門教員	肢体不自由児教育のなかから進路指導の経験と卒業生の実態や現在の動向
学習目標	12年間の学校生活を通し，教科指導を受けている児童・生徒に身につけたい力と社会から求められているものは何か．また，障害からくる共通の情報処理や操作性の弱さがあることを踏まえて，今後の指導を進めていくことへの問題提起．	

> **memo　キャリア教育**
>
> 　東京都では自立と社会参加を目指したキャリア教育の推進の研究を行っている．キャリア教育とは，ライフサイクルのなかでのさまざまな役割を意識し必要な意欲や能力などを目指していくものとされ，社会的自立や職業的自立，自己実現を果たす力を育てる教育を表す．

▶教科の授業への支援

　OTPTに対する教員の相談内容は子どもの障害についての対応方法が多くなるが，本当に知りたいことは，授業で「どのように子どもたちに教科単元を教えられるか」ということであったりする．教員の専門性である教科指導の場面で，困っている教員は実際に多い．理科の実験などでは子どもたちの手でビーカーに液体を入れてもらいたいし，顕微鏡をのぞいてもらいたいと教員は願っている．授業中に操作課題が多い教科では，時間的制限もあり介助して行うことが多く，やむをえないと教員は思っているが，ここにOTが介入するポイントがある．授業見学の際は，姿勢や目と手の協調性だけを見るのではなく，求められている活動の分析を積極的に行うべきである．事前に授業のねらいを聞き，子どもたちの主体的参加をねらいたいところはどこか，教員と相談できるといいのではないか．

> **Advice**
> 専門教科を教える教員からの各教科での困難さのアンケートから：
> 家庭科では「ミシンがけでの力加減」，英語では「基礎的言語能力の問題」「筆記能力」，音楽では「テンポの刻み方」「楽器の選択」「両手でばちを打つ」「声を合わせて歌う」，理科では「器具の片づけや準備」「ビーカー洗い」「顕微鏡をのぞく」，数学では「量の概念など」ほか略．

　教員からの普段の相談内容は子どもの障害対応に特化するが，授業展開するうえで一番困っているのは実はこうした点にあると思われる．

　授業中の操作課題にかかわる場面では時間的制限もあり介助して行うことが多く，やむをえないと思われがちである．しかし，ここにOTが介入するポイントがあるのではないか．授業見学の際は，姿勢や協調性など本人の障害特性だけを見るのではなく，求められている活動の分析を積極的に行うべきである．障害との関係性をたどって困難さを具体的活動で説明し，手だてをアドバイスできるのはOTである．

▶自立活動部との事例検討会

　個々の児童・生徒の中心テーマをもとに，校内OTのいる自立活動部でも学年教員と事例検討を行っている．校内の教員同士だからこそできる検討会にもそれなりのよさがある．

　「A君の上肢使用のための手立て」「健康管理のためのBさんのセルフケア」「緊張が強く顔が上がりにくいCさんへの対応」などの質問が教員から出され，こうしたテーマをもとに子どもの情報交換を通して話し合いをもっていく．その場の問題解決よりも，事例検討の先にあるものについて意識しながら進行することが大事であり，また経年的な成長の経過を振り返り見直す機会でもある．「A君の上肢の使い方が広がると，認識面や行動面でどのような広がりが期待できるか．動詞の言葉の理解だけでなく形容詞の意味理解につなげていくには？」（感覚器としての手の使用を言葉の発達につなげてほしい！）

　「Bさんに運動習慣やセルフケアができても，IADLの力は上がるのか？　生活のなかで

の組み込み方は？」（健康管理とともに外出のスキルをつけて生活意欲に！）など，指導を次へ展開させるうえでのイメージを広げていく．あるいは「数年前の身体の動きと比較してCさんは今の自分をどう受け止めていて，支援はどの方向性でいく？」と過去からの連続性で子どもをとらえこれからを考える．

　質問に対する答えを求める場で終わらないように，この先の視点をもてることを自立活動部では心がけている．学校の教員は，毎日山ほどの文書を処理しながらも教材の作成（選択）や授業研究に取り組んでいる．筆者も同様であるが，「視線のシフトをはかる」こと，すなわち教員目線から一度ずらしたところで子ども像をズームアップし周辺環境から見直していくと，問題解決につながることもある．人の力や知恵の寄せ合いができて，共感し合える結論が出て，翌日からまた子どもと対峙できる．関係教員が忙しさに流されず，一度立ち止まる場を共有できることは大事である．校内OTだからこその目線もある．学校とは，日々流動的な変化のなかで関係職種が模索しつつ，子どもたちの成長・発達に向けてズームを調整しながら試行錯誤している現場である．

Advice

「脳性麻痺児・者」

　脳性麻痺の運動発達は右上がりとはいえない．思春期の成長のなかで身体の部位のバランスが変わり，身長の伸びや体重増が顕著となる時期を迎える．それにより関節可動域制限が生じて拘縮が起こったり，体重に見合った筋力がつかず姿勢がつぶれてきたり，持久力の低下がみられたりすることがある．手こぎで車椅子移動をしていた児童が肩腕に硬さが生じ移動距離が短くなってしまったり，介助者の体力低下により歩行介助の援助ができなくなったりもする．できている能力を維持することが目標でもあるが，支援機器の導入も成長に合わせて考える．自己選択ができ判断力のある児童などでは，早めに電動車椅子を導入し，自尊感情や生活意欲が低下しないような支援が必要である．また，本人が自己の障害に向き合う場面では，そばにいる大人が配慮し将来の生活に希望をもたせて，対人関係に臆することなく集団や社会のなかで生きていけるよう心理的支持を行う．

Summing-up

- 学校では教員とのチームの力を活かして児童・生徒にあたっていくことが肝要である．
- 教員とタイアップして，授業づくりにOTの活躍が期待できる授業が展開できるように，授業づくりに作業療法士の活躍が期待できる．
- 特別支援学校は成長過程にある子どもたちの学びが実現できる場である．そこで専門職がスキルを活かして活躍できるよう，コーディネート担当教員と連絡調整を密にはかる必要がある．
- 外部専門職として教員と連携して子どもの発達支援をすることは意義があるが，フィールドが違うところで継続的なニーズにつなげるためにはまだ課題があるので，現場と双方で努力することが求められる．

文献

1) 全国特別支援学校肢体不自由教育校長会 編著：障害の重い子どもの指導Q＆A，ジアース教育新社，2011
2) 日本肢体不自由教育研究会 監修：専門性向上につなげる授業の評価・改善，慶應義塾大学出版会，2009
3) 菊池恵美子 編：OT臨地実習ルートマップ，メジカルビュー社，2011
4) 東京都教育委員会：肢体不自由特別支援学校におけるキャリア教育の充実.「肢体不自由特別支援学校キャリア教育推進委員会」報告書，2011

（波多野裕子）

索 引

和文索引

あ

アイマスク　349
アキレス腱延長　132, 137
アキレス腱延長術　137
アクチン　433
アクティヴタッチ　33
遊びとは何か　109
遊びの発達　109, 110
遊びの分類　110
亜脱臼　390
安定性　5

い

育成医療の給付　155
異種感覚モダリティ　90
異常肢位　391, 392
一人称的　277
一側性難聴　361, 363
遺伝　4
遺伝子　4, 120
遺伝子異常　115
遺伝の法則　121
遺伝要因　112
移動運動の構成要素　456
移動運動の発達　454
意味のある作業　209
医療的ケア　481
インクルージョン教育　160, 161
咽頭反射　50
インバランス　433
インフォームド・コンセント　159
韻律　359

う

運動学習　92
運動企画　81
運動障害の身体分布による分類　195
運動能力　305
運動パターン　442
運動評価　266
運動負荷　299
運動・行為　87

え

エピジェネティックス　121
エミール　157
エラスチン線維　430
エリック・エリクソン　12
嚥下反射　50

お

応益負担　148, 149
大島の分類　275
オージオグラム　353
オズグッド・シュラッター病　416
オーラルコントロール　58
音韻　359
音声の発達　53

か

開口反応　51
外傷性疾患　120
下衣の脱衣　105
開排位　391
開排制限　391
外発的微笑　63
外反扁平足　291, 292, 296
外反股　381
外偏位角　384
過可動域　292
かがみ姿位　137, 139
蝸牛　368
核黄疸　118
学習　96
学習基礎能力　211
拡大読書器（CCTV）　343
拡大レンズ　343
学童期　193
学童期の理学療法　196
学齢期　263
囲い込み　172
仮性手支持　457
仮性肥大（Gowers徴候）　239
家族再統合　373
家族の再統合　374
可塑性　5
片脚スクワット　409
片脚立ち　409
学校での問題　271
学校文化　212
割座　215
活動に対するアプローチ　204
過用性筋力低下（overwork weakness）　229
加齢　428
感音性難聴　353
感覚　309
感覚運動経験　82
感覚刺激　307
感覚受容　304, 307
感覚調整障害　84, 314
感覚統合　79, 83, 314
感覚統合機能の評価法　84
感覚統合障害　84, 374
感覚統合療法　84, 434
感覚統合理論　77
感覚と感覚との協応　89
感覚・運動経験　208, 215
感覚（sensation）　87
カンガルーケア　276
環境　4
環境調整　84, 170, 309
環境の探索　90
環境要因　112
環境，用具　404
寛骨臼の空虚　392

環軸椎脱臼　289
完全参加と平等　148
完全脱臼　390

き

キアリ奇形　250
利き手　38
基質　431, 434
技術　403
気づき　39, 88
機能的アプローチ　425
機能的側弯症　394
キーポイント・オブ・コントロール　444
虐待の世代間連鎖　372
逆変形　132, 136, 137
キャリア教育　488
吸引　50
臼蓋角　384
臼蓋形成不全　390
吸啜　50
吸啜反射　49
教育課程　481, 482
胸郭水平方向（大胸筋）リリース　436
協調された四つ這いの定義　460
協調された四つ這いへの寝返り　460
協調性複合運動体　463
共同注意　97
極小未熟児　338
居宅介護事業　155
筋間腱延長　129
筋緊張低下　303
筋ジストロフィー機能障害度の厚生省分類（新分類）　226
筋節　427
筋節長　433
筋長　433
筋の不動化　428
筋膜　429, 430
筋膜の発達　430
筋膜の変性　431
筋膜リリース　434
筋力　428

筋力低下　428

く

空間関係　272
空間の認知　90
グッドイナフ人物画検査　377
靴ひもを結ぶ　107
クリック徴候　391
グループ支援　290
クロスブリッジ　433

け

ケアホームとグループホーム　151
ケアホームをグループホームへ　151
経管栄養法　56
痙縮　429, 432
頸体角　381
痙直型脳性麻痺　194
頸椎症　213
系統発生　464
軽度難聴　356
経皮的酸素飽和度　228
頸部聴診　57
ゲル状　431, 434
顕在性（開放性）二分脊椎　250
原始的触覚（防衛的触覚）　78
原始反射　49

こ

行為機能の障害　314
更衣動作機能　105
更衣動作の発達　104
高音急墜型　360
口形　363, 366
抗重力姿勢　80, 83
抗重力伸展活動　292
拘縮　432
口唇反射　49
光線療法　119
構造化　319
構造的アプローチ　424, 426
酵素補充療法　125
構築性側弯症　394

後頭顆リリース　436
行動観察チェックシート　174
高度難聴　358
咳反射　50
高密度化　431
誤嚥　55
股関節脱臼　131, 382
呼気圧迫法　171
呼気終末炭酸ガス分圧　228
呼吸理学療法　171
国際障害者年　148
国際生活機能分類（International Classification of Functioning, Disability and Health：ICF）　197
国連・障害者の十年　148
個人差　402
個体発生　463
骨端線　401
骨盤の後傾　459
骨盤の斜位　460
こども医療証　475
子どもの虐待　370
子ども・子育て応援プラン　143
子ども・子育て関連3法　142, 145
子ども・子育て支援法　145
個別指導計画　481, 482
コミュニケーション　60
コミュニケーション手段　364
固有受容覚　77, 310
コラーゲン含有量の変化　432
コラーゲン線維　430

さ

最小可聴閾値　353
最大強制吸気量（maximum insufflation capacity：MIC）　227
最大流量（CPF）　228
在宅医療　472
再発予防　404
参加に対するアプローチ　205
三項関係　64
三肢麻痺　196

三半規管　368

し

シェマ　7
支援費制度　148
視覚機能　31
視覚経路（視覚システム）　40
視覚的解放/リリース　39
視覚的接近/リーチ　39
視覚的操作/操作　39
視覚的把握/把握　39
視覚のオリエンテーション　454
視覚誘導によるリーチと把握　36
識別的触覚　78
自己刺激　307
自己中心性　9
自己導尿　264
支持機能の発達　454
指示書　476
四肢麻痺　196
児者一貫　278
思春期（青年前期）　6
ジスキネティック型脳性麻痺　194
ジストニック型脳性麻痺　194
姿勢　309, 403, 406
姿勢筋緊張　179, 441
姿勢時筋緊張　294
姿勢調整　269
視知覚技能の階層性　45
視知覚障害　209
視知覚と視運動知覚　42
失調型脳性麻痺　195
児童期　7
児童虐待相談件数　144
児童虐待防止法　370
指導者　403
児童相談所　144, 153
児童手当　147
児童発達支援　153
児童福祉法　142, 152, 153, 155, 156
視能訓練士　347
自閉症の特徴　317

シミュレーションレンズ　349
社会生活　296
社会生活能力　265
視野外操作　37
社会的微笑　63
遮光レンズ　344
シャツを着る　107
ジャン・ピアジェ　7
就学準備　211
集合運動　458
舟漕ぎ呼吸　229
重症心身障害児施設　154
重症度　274
重度難聴　359
柔軟性　403
手掌支持　457
術後の作業療法　270
手内筋　305
手内操作　40
手の機能　31
手の役割　32
手話　364
手話通訳士　366
障害児相談支援事業　156
障害児通所支援　153
障害児入所支援　153
障害児福祉手当　156
障害者医療証　475
障害者基本法　150, 151, 152, 159
障害者虐待防止法　160
障害者差別解消法　160
障害者自立支援法　142, 148, 149, 151, 153, 155, 156
障害者総合支援法　142, 149, 150, 152, 155, 156, 160
障害者の権利条約　159, 160
小奇形　114
少子化社会対策大綱　143, 145
上肢機能　266
情緒面　265
小児の成長・発達　112
小児・成長期　400
食事行動　101
食事動作　103

食事療法　125
触覚　78, 368
叙述の指差し　64
自立活動　482, 483
自立活動教諭　482
神経行動　167
神経行動特性　174
神経細胞のネットワーク（神経回路網）の形成　91
神経ネットワークの再編成　92
神経発達学的治療法　434
人工内耳　362, 363
心疾患　288
新生児　6
新生児仮死　117
新生児マススクリーニング　126
身体　87
身体イメージ　95
身体機能・身体構造に対するアプローチ　202
身体障害者手帳　339
身体図式　81, 272
身体的虐待　371
身体表象　95, 98
心の理論　74
新版K式発達検査　377
親への支援　374
信頼関係　312
心理的虐待　371

す

水頭症　250, 273
髄膜炎　119
ストレス反応　169
ストレッチング　405
スヌーズレン　488
スプーン操作　103
スポーツ外傷　401
スポーツ障害　401
スライド延長　129, 130, 137

せ

生活リズム　478
成功体験　308

成熟　5
精神運動退行　124
成人嚥下　51
成長　402
性的虐待　371
青年期　263
性別　402
脊柱の軸伸展　455
セルフケア　101
全国心身障害者実態調査　152
潜在性二分脊椎　250
染色体　4
染色体異常　287
染色体異常症　114
尖足　131, 140
センソリーダイエット　86
選択的痙性コントロール手術　127
前庭覚　77
先天性股関節脱臼　390
先天性代謝異常症　123
先天性多発性関節拘縮症　386
前捻角　381
前腕筋群リリース　437

そ

早期介入　262
総合こども園法　145
早産児行動評価法　168
喪失体験　236, 249
足-足の把握運動　459
促通　186, 444
側頭筋リリース　436
側腹斜方リリース　435
足部の発達　296
咀嚼　52
粗大運動能力尺度（Gross Motor Function Measure：GMFM）（評価的尺度）　199
粗大運動能力分類システム　194, 486
措置から契約制度へ　142
措置制度　148
ゾル状　434

た

胎芽期　2, 113
体幹エクササイズ　405
体幹回旋リリース　437
大奇形　113
胎児期　2, 3, 113
代謝障害　123
代償運動　179
代償動作　236, 243, 249
対象の永続性　8
胎生期　2, 6
大腿皮膚溝　392
大殿筋　415
大転子高位　393
胎内感染症　116
ダイナミックタッチ　33
対話モデル　97
ダウン症候群　287, 311
多関節筋　127, 136, 140
立ち直り・平衡反応　181
脱臼肢位　383
田中ビネー知能検査　376
ダブルタッチ　88
単眼鏡　343
単関節筋　127, 131, 136, 140
短期入所事業　155
探索反射　49

ち

地域子育て支援拠点　145
地域の子育て支援の拠点　143, 145
知覚仮説　97
知覚経験　88
知覚（perception）　87
知的機能　301, 304
知的発達遅滞　293
チームアプローチ　61
注意の持続力　290
注視　39
注視点移行　39
中心化　8
中心視と周辺視　41
中殿筋　414

中等度難聴　357
超未熟児　338
腸腰筋リリース　435
聴力型　362
箸を使う　108

つ

追視　39
通告義務　374
包み込み　172

て

定位　39
低緊張　289
定型化　183
ディストラクション　158
適応行動　302
適応反応　80
手帳の交付　155
手づかみ食べ　102
デュシェンヌ型筋ジストロフィー　236
デュシャンヌ肢位　408
伝音性難聴　353
点字　348

と

同化と調節　7
投球フォーム　419
同時収縮　180
導尿　256
糖尿病　123
登はん性起立　239
特定非営利活動法人日本ボイタ協会　469
特発性側弯症　387
特別支援学校　481
特別児童扶養手当　156
特別訪問看護指示書　474
読話　356
徒手療法　424
トリソミー　115
トレンデレンブルグ肢位　408

な

内部観察　95
難聴　353

に

二項関係　64
二次障害　129, 479
二次的障害　265
日常生活評価　266
二分脊椎（Spina bifida）　262
日本語対応手話　364
日本耳鼻咽喉科学会　362
日本手話　364
乳児嚥下　51
乳児期　6
認知運動療法　93
認知過程　93
認知行動療法　322
認知問題　96
認知（cognition）　87

ね

寝返り　460
ネグレクト　371

の

脳梗塞　120
脳室周囲白質軟化症　118, 442
脳性麻痺　93, 193, 425, 490
脳性麻痺児の障害像　201
脳性麻痺の運動障害タイプの分類　194
脳性麻痺の定義　193, 427

は

把握機能の発達　458
胚期（卵体期）　2
排泄の発達　108
背部垂直（長軸）方向リリース　435
白杖　347
白内障　350
発達　4, 5
発達運動学的アプローチ　453

発達区分（ライフコース）　6
発達障害支援センター　156
発達障害者支援法　152, 156
発達段階　7
発達の最近接領域　11, 97
発達の神経基盤　91
発病パターン　124
パネルシアター　350
母親の心理　478
バランス　299
反射源性の運動　463
反射性移動運動　463
反射性寝返り　463
反射性腹這い　463
反張膝　131, 137, 138, 139, 297
パンツがはける　106
ハンドリング　170, 186

ひ

ヒアルロン酸　431
微細運動　303, 306
非侵襲的陽圧換気療法（NPPV）　231
非対称位　273
ビデオ透視嚥下造影検査　57
人見知り　64
ピボット　457
肥満　291
評価と治療の一体化　445
標準化された評価指標　200
敏感期（臨界期）　5

ふ

ファロー四徴症　289
不器用さ　299, 301
腹斜筋　413
輻輳・開散　35
服の改良　271
舞踏様アテトーゼ型脳性麻痺　194
プレパレーション　158
プロソディー　359
フロッピーインファント　291
文化　364
分教室　220

へ

平衡感覚　368
ペルテス病　386
変性疾患　120
片側脱臼　393
片麻痺　196

ほ

保育所待機児童　143
保育所等訪問支援　152, 153
ボイタの正常運動発達　453
ボイタ法　453
放課後等デイサービス　152, 153
包括的アプローチ　425
訪問看護　472, 473
訪問看護指示書　475
訪問看護ステーション　476
訪問リハの役割　479
訪問リハビリテーション　471, 473
ポジショニング　172, 280
母子接触（相互作用）　173
母子相互作用　62, 176
ポストトラウマティックプレイ　375
補装具の給付　156
ボタン操作　312
ボタンはめ　106
補聴器　362, 363
ボツリヌストキシン（BTX）療法後　43
ボバースコンセプト　440, 451

ま

マイクロスリップ　40
マイルストーン　276
麻痺レベル　265
マンチング　52

み

ミエリン形成（髄鞘化）　92
ミオシン　433
未熟児網膜症　34, 338
ミトコンドリア遺伝　121

む

無差別的愛着 374
ムーブメントセラピー 434

も

目的のある作業 209
目と手の協調 37, 213
目と手の協調性 82
モノソミー 115

や

やりとり遊び 64

よ

養育行動 80
要求の指差し 64
幼児期 6, 263
腰椎すべり症 422

腰椎分離症 422
幼保一元化 145
抑制 186, 442
予防 404
寄り添う 285

ら

ライフステージ 58, 471, 477
ランドルト環 338

り

理学療法技術 478
リスク管理 299
リスク児 164
リトルリーグショルダー 417
リハビリテーションのための子どもの能力低下評価法（Pediatric Evaluation of Disability Inventory：PEDI） 199

リミットテスティング 374
療育指導 155
両側協調 81
両側脱臼 393
量の保存 8
両麻痺 195
両（側）片麻痺 196
力の調整 266
臨界期 2

れ

レフ・ヴィゴツキー 11
連合反応 179, 443

わ

渡り 360

数字

21番染色体トリソミー 287

欧文索引

A

Allis徴候 392
Apgar score 117
assessment of preterm infant's behavior 168

C

Calve線 385
Cobb角 383
CPF（cough peak flow） 228
cross-hand technique 435
crouch posture 258

D

developmental care 164, 176
Dubowitz評価 165
Duchenne型筋ジストロフィー 222

E

EM理論 74

F

Fractional延長 129, 130, 137

G

general movements assessment 165
GMFCSレベル別GMFM-66の成長曲線 198
GMs評価 165
Gross Motor Function Classification System（GMFCS） 194
Gross Motor Function Measure：GMFM-66 197

H

Hofferの移動能力分類 252
hypertonia 197

M

minimal handling 172

N

Nash-Moe法 388
NBAS 167
neonatal behavioral assessment scale 167
nesting 172
NICU（neonatal intensive care unit） 164
non cross-hand technique 435

O

Ombredanne線 385
OSSCS 127, 140
OTの援助 274

P

parapodium 258
PCW（posture control walker） 258
PTSD 375

R

RGO (reciprocating gait orthosis)　258
Risser sign　388

S

Sharp角　385
Sharrardの分類　252
Shenton線　385
spasticity　197
SST　322
state　168
swaddling　172

T

TEACCHプログラム　316
telescope sign　392
TORCH症候群　116
typeⅠ（遅筋）線維　427
typeⅡ（速筋）線維　427

W

WHO聴覚障害等級表　355

X

X脚（外反膝）　297

Y

Y線（Wollenberg線）　384

Z

Z延長　130

検印省略

小児・発達期の包括的アプローチ
―PT・OTのための実践的リハビリテーション

定価（本体 10,000円＋税）

2013年12月3日　第1版　第1刷発行
2014年1月6日　同　　第2刷発行

編集者　新田収,竹井仁,三浦香織
　　　　（にった おさむ）（たけ い ひとし）（み うら か おり）
発行者　浅井　宏祐
発行所　株式会社 文光堂
　　　　〒113-0033　東京都文京区本郷7-2-7
　　　　TEL（03）3813-5478（営業）
　　　　　　（03）3813-5411（編集）

©新田収他, 2013　　　　　　　　　　　　　印刷・製本：真興社

乱丁,落丁の際はお取り替えいたします.

ISBN978-4-8306-4501-3　　　　　　　　　　　　Printed in Japan

・本書の複製権・上映権・譲渡権・翻訳権・翻案権・送信にかかわる権利・電子メディア等で利用する権利は，株式会社文光堂が保有します.
・本書を無断で複製する行為（コピー，スキャン，デジタルデータ化など）は，私的使用のための複製など著作権法上の限られた例外を除き禁じられています．大学，病院，企業などにおいて，業務上使用する目的で上記の行為を行うことは，使用範囲が内部に限られるものであっても私的使用には該当せず，違法です．また私的使用に該当する場合であっても，代行業者等の第三者に依頼して上記の行為を行うことは違法となります.
・JCOPY〈（社）出版者著作権管理機構 委託出版物〉
本書を複写（コピー）される場合は，そのつど事前に（社）出版者著作権管理機構（電話 03-3513-6969, FAX 03-3513-6979, e-mail：info@jcopy.or.jp）の許諾を得てください.